湖北道地
及特色药材志

主审◎詹亚华 刘合刚 吴和珍 主编◎黄必胜 梅之南 朱志国

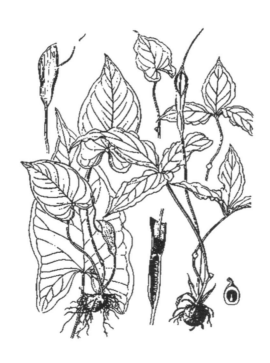

长江出版传媒
湖北科学技术出版社

图书在版编目(CIP)数据

湖北道地及特色药材志/黄必胜,梅之南,朱志国主编. —武汉：湖北科学技术出版社，2021.8

ISBN 978-7-5706-1291-8

Ⅰ.①湖… Ⅱ.①黄… ②梅… ③朱… Ⅲ.①中药材－湖北 Ⅳ.①R282

中国版本图书馆 CIP 数据核字(2021)第 048364 号

湖北道地及特色药材志
HUBEI DAODI JI TESE YAOCAIZHI

策　　划：冯友仁	
责任编辑：程玉珊　李　青	封面设计：胡　博

出版发行：湖北科学技术出版社	电话：027－87679468
地　　址：武汉市雄楚大街 268 号	邮编：430070
（湖北出版文化城 B 座 13－14 层）	
网　　址：http://www.hbstp.com.cn	

印　　刷：湖北新华印务有限公司	邮编：430035

787×1092	1/16	29 印张	640 千字
2021 年 8 月第 1 版		2021 年 8 月第 1 次印刷	
			定价：298.00 元

《湖北道地及特色药材志》

编 委 会

序　言

　　荆楚大地，承东启西，连南接北，长江横贯，云梦润泽，北屏秦巴，西抵武陵，东枕大别，山地、丘陵、平原、江河、湖泊错落分布、高低有势，动植栖居品种良多，为华中药用植物宝库，道地药材资源丰富。

　　湖北是中华文明的重要发祥地之一，传统中医药文化积淀深厚，既有神农尝百草的传说，更有李时珍的恢宏巨著《本草纲目》，为我国乃至世界传统医学传承发展做出了不朽贡献。

　　湖北是我国的中药资源大省，中药资源种类居全国第5位，中药材产量居全国第7位，是我国中药材的主产区之一。湖北优质道地药材较多，代表品种有茯苓、黄连、厚朴、独活、木瓜、党参、杜仲、天麻、湖北贝母、续断、苍术、半夏、川黄柏、玄参、山麦冬、射干、莲子、菊花、艾叶、蕲蛇、蜈蚣、龟板、鳖甲、石膏等，大多在历史上久负盛名；其中43种获国家地理标志产品保护，如九资河茯苓、利川鸡爪黄连、恩施紫油厚朴、板桥党参、咸丰鸡腿白术、五鹤续断、蕲春艾叶、应城石膏、巴东玄参、资丘独活、荆半夏、福白菊等，都在国内外中药材市场中占据重要地位。

　　湖北中药产业布局完善，优势品种地位凸显，业已形成武陵山区、秦巴山区、大别山区、幕阜山区、江汉平原区等五大中药材优势产区，形成7个中药材GAP种植基地；湖北省政府高度重视中医药产业发展，已经出台了《湖北省推进中医药强省建设三年行动计划（2020—2022）》，致力打造湖北中医药强省形象，推动湖北中医药产业迈向千亿产业规模，湖北中医药产业发展迎来天时、地利、人和的大好时机。

　　我们乐于看到湖北中药产业在近几十年中取得的重大发展，也应充分认识到，道地药材的形成既是一个历史性过程，也是一个不断发展传承创新的过程。传统上由于历史区划、交通集散等原因，部分鄂产（恩施）道地药材曾以川药流通，而其他部分主产药材品种或存在道地性、集中度、辨识度、认知度尚需提高等问题，需要进一步发掘整理，并在现代科技支持下进行创新提高，积极开展资源普查、良种选育、规范种养、标准加工等研究与应用，完善提升中药农业、中药工业、中药商业、中药服务业产业链条，切实促进中药资源保护与发展，夯实道地性基础，集中打造特色优势品种，点亮湖北道地药材品牌形象。

　　我非常欣慰地看到，在湖北中药政、产、学、研各方积极努力下，认真开展湖北道地药材梳理、总结和提升工作，并形成了划时代的出版物《湖北道地及特色药材志》，该专著必将为推动湖北道地药材产业发展发挥积极作用，为促进产区经济社会发展、助力湖北中医药强省建设做出具有引领性、示范性的贡献。

乐见书成，以待其功，是之为序。

中国中医科学院院长

中国工程院院士

2021 年 3 月

前　言

　　湖北省地属华中，连通九州，东、西、北三面环山，中有江汉平原，长江穿流而过，为亚热带季风气候，雨热同期，水资源、动植物资源、矿产资源丰富，在历次自然气候变迁中保留了大量珍稀动植物，有华中基因库之美誉。湖北省是我国中药资源大省，中药资源种类数量列全国第 5 位，蕴藏量及产量为全国第 7 位。拥有蕲艾、九资河茯苓、利川黄连、巴东玄参、板桥党参、资丘木瓜、麻城菊花、英山苍术、紫油厚朴、荆半夏等道地中药材，现有国家地理标志产品保护品种 43 个，中药材产业基础雄厚。

　　"诸药所生，皆有境界"。道地中药材是指经过中医临床长期应用优选出来的，产在特定地域，与其他地区所产同种中药材相比，品质和疗效更好，且质量稳定，具有较高知名度的中药材，是优质药材和品牌的代名词。道地药材的形成是一个长期的历史过程，其形成机制既有优质种质资源及长期历史选育的内因，也与独特的地理环境、气候特点、种植加工、聚散流通、人文历史密切相关。然而，尚有部分中药品种因可适宜生长区域广泛、供需分散等原因并未形成典型的道地药材产区。另外，随着人类生产活动的扩大、中药材引种培育与自然气候的变迁，传统道地药材产区也会发生变化和转移，正是这些现象造成了道地药材形成机制的复杂性和可塑性，也为今后道地中药材事业的发展提供了广阔的空间。

　　湖北的中医药文化底蕴深厚，拥有神农和李时珍两大中医药历史文化品牌，也形成了多个道地药材品种，但长期以来，湖北省中医药发展还面临种植规模不大、产业链条不长、道地药材知名度不高、综合品牌效应尚未得到充分发挥、企业核心竞争力不强、服务能力不足等问题，亟须整理提高。本书旨在系统梳理湖北省道地与特色中药材资源与应用的现状及历史，发掘湖北中医药产业发展潜力，整体打造湖北道地药材品牌，为湖北中医药强省建设提供源头活水。

　　本书所载湖北道地与特色药材 46 种，其中包括传统鄂产道地药材（如黄连、厚朴等）、在湖北建立独家繁育与生产基地的品种［如冬虫夏草（繁育品）、体外培育牛黄等］、以湖北作为主产区且在国内具有较高的知名度的药材（如玄参、银杏叶等）及部分具有代表性的湖北特色药材（如竹节参、珠子参等），对上述品种的选择，既是基于历史沉积，也更是对湖北今后中药材生产优势特色及参与国内外中医药产业发展的定位与思考。

本书在编写上，对各收录品种的道地性特征进行了详尽而系统的本草考证，阐明了湖北作为道地产区的文献依据和历史优势；详细地记录了生物学特性与种养殖技术，并总结了传统鄂产道地药材的特色栽培加工方法及商品特性；梳理了各品种质量研究、化学成分、药理活性、临床应用等方面的最新成果，凸显了湖北作为道地产区的科学内涵和质量优势；介绍了湖北省内种养殖基地的建设现状，反映了鄂产道地与特色药材基地建设的最新进展；书中还提供了体现道地性特征的药材、饮片和部分特色种植与产地加工方面的高质量照片，其中药材和饮片照片皆为鄂产优质药材实物拍摄，种植与产地加工照片皆为现场实地拍摄，为研究湖北道地与特色药材提供了科学直观的一手资料。相关内容科学严谨，内容翔实，既可供学者科研参考使用，也可供一线从事种养殖、炮制加工、饮片生产、质量分析、产品营销与市场管理人员作参考。

本书汇集了湖北省内中医药教育、科研、生产、医疗、管理等单位专家的集体智慧，并在国内多位专家的指导下，历时 3 年编撰完成，在此对本书付出辛勤努力的专家学者与行业领导表示衷心感谢！本书是对湖北省既往道地与特色药材的历史经验与知识成果的系统总结，更是对今后湖北省中医药发展方向的把脉与指引，特别是在现阶段国家高度重视中医药产业守正创新科学发展的前提下，为实现湖北省中医药产业高质量发展，推动中医药强省建设提供必要支持。

本书在编写过程中可能存在不足与疏漏之处，也恳请读者朋友不吝指正，我们将不断予以完善提高。

本书编委会
2021 年 1 月 1 日

目录

 总 论

第一章　湖北省概况　002

　　第一节　生态环境与自然资源　002

　　第二节　人文基础与中医药文化　004

第二章　道地药材的科学内涵　006

　　第一节　道地药材的起源与概念　006

　　第二节　道地药材的形成与发展　007

第三章　湖北道地药材的评价体系　010

　　第一节　道地药材的质量控制标准　010

　　第二节　道地药材评价体系的构建　011

第四章　湖北省道地及特色药材产业发展策略　015

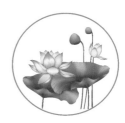

 各 论

艾叶　020

菝葜　028

白及　037

白术　047

百部　056

百合　065

半夏　073

鳖甲　081

苍术　089

柴胡（北柴胡）　098

大黄　109

党参（板党）　121

冬虫夏草（繁育品）　131

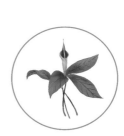

独活 138

杜仲 146

茯苓 155

骨碎补 165

龟甲 171

厚朴 183

湖北贝母 195

黄柏 204

黄精 213

黄连（味连） 223

桔梗 235

菊花（福白菊） 242

莲子 251

木瓜 260

蕲蛇 268

山麦冬（湖北麦冬） 278

山茱萸 285

射干 294

石菖蒲 302

石膏 308

水蛭 314

娑罗子 325

体外培育牛黄 334

天麻 339

蜈蚣 350

续断 358

玄参 367

野菊花 375

银杏叶 382

栀子 394

珠子参 404

竹节参 411

紫苏叶 422

参考文献 429

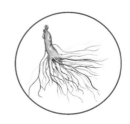

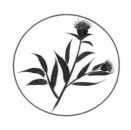

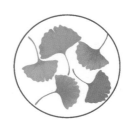

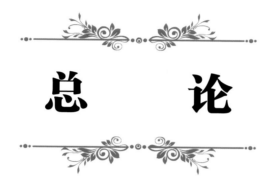

总　　论

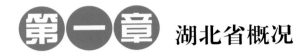

第一章 湖北省概况

第一节 生态环境与自然资源

湖北省位于长江中游、洞庭湖之北，故名湖北。周朝春秋时期汉水中游流域的丹水一带为荆楚方国领地，故湖北又称荆楚；战国后期，楚伯后人和芈姓鄂（楚）人及当地土著等扩展至整个长江中部流域，共同组建了一个江上方国"鄂"，故湖北省又简称"鄂"，荆楚文化由此为核心而构成了古代的南方主体文化。宋时湖北省大部分地区属荆湖北路，元时湖北省大部分地区属湖广行省和河南行省，自清置湖北省直至现代。湖北省现有 12 个省辖市、1 个自治州、39 个市辖区、25 个县级市（含 3 个直管市）、36 个县、2 个自治县、1 个林区，全省面积 18.59 万 km²，省会为武汉市。

湖北省位于我国的中部，地处长江中游，位于东经 108°21′42″～116°07′50″、北纬 29°01′53″～33°06′47″，东邻安徽，南接湖南、江西，西连重庆，北邻河南，西北与陕西接壤。东西长约 740 km，南北宽约 470 km。全省面积占全国总面积的 1.94%。全省地势大致为东、西、北三面环山，中间低平，略呈向南敞开的不完整盆地。在全省总面积中，山地面积占 56%，丘陵面积占 24%，平原湖区面积占 20%。湖北省大部分地区属亚热带季风气候，四季分明，春天天气复杂多变，夏季高温湿热，秋季温和气爽，冬季干燥寒冷。气候的主要特点：日照充足，全省平均日照时数在 1 100～2 150 h；热量丰富，年平均气温在 15～17 ℃；1 月平均气温为 2～4 ℃；7 月最热，除高山地区外，平均气温为 27～29 ℃，极端高温可达 40 ℃以上；无霜期为 230～300 d；雨量充沛，年均降雨量在 800～1 600 mm。

湖北省土壤可分为红黄壤地带和黄棕壤地带。红壤是鄂东南地区的地带性土壤，其他的还有山地黄棕壤、山地草地沿江滨湖潮土等。黄棕壤是鄂西山区的地带性土壤，另还有黄色石灰土、高山棕色石灰土、紫色土等。黄棕壤分布范围广泛，包括鄂东北、鄂西北、鄂北岗地及鄂东丘陵地区。此外，在辽阔的江汉平原，分布有潮土，其亚类可分为灰湖潮土和灰河土。优越的自然地理条件造就了湖北丰富的动植物资源、水资源、矿产资源。

一、植物资源

湖北海拔差异大，植物垂直分布层次分明，显示东西南北区系交叉过渡特点，植物种类多样性丰富，既有中生代子遗植物水杉、银杏、芒萁、里白等古老品种，也有中国独有杜仲、金钱松、水青树、血水草、山麻黄等单种属品种。据有关资料记载，湖北省有维管植物 207 科 1 165 属，3 816 种、242 变种，其中，蕨类植物 35 科，182 种；裸子植物 7 科 23 属，37 种、5 变种；被子植物 165 科 1 075 属，3 579 种、237 变种。植物种类中属于亚热带成分的有 84 科 315 属，属于温带成分的有 59 科 346 属，属于热带成分的有 13 科 40 属，属于广布种类的有 51 科 494 属。拥有国家一级保护植物苏铁、水杉、银杏、莼菜等 13 种（栽培 4 种），二级保护植物金毛狗脊蕨、杜仲、金钱松、七子花、连香树等 44 种（栽培 7 种）。形成了大别山区、武陵山区、秦巴山区、幕阜山区等药材种植区，药材总产量居全国第 7 位。

二、动物资源

在动物地理区划系统中，湖北省属东泽界、华中区，动物资源种类丰富，共有脊椎动物 893 种，其中兽类 121 种、鸟类 456 种、爬行类 62 种、两栖类 48 种、鱼类 206 种，约占全国种类总数的 14%。无脊椎动物分布广泛，种类多样，包括原生动物、多孔动物、腔肠动物、环节动物、软体动物、节肢动物等各类型动物，据不完全统计，仅神农架林区就有昆虫 4 143 种，《湖北省昆虫名录》收载原尾目、弹尾目等 28 目和重要经济昆虫共 5 735 种。湖北省拥有国家和省级重点保护野生动物 258 种，其中国家级重点保护野生动物有 125 种，属于一级保护品种有金丝猴、白鳍豚、华南虎、白鹤等 25 种，属于二级保护的品种有黑熊、原麝、林麝、水獭、小灵猫等 100 种。全省先后建立了 282 个以保护野生动物为主的自然保护区、湿地公园、森林公园，其中国家级自然保护区 8 个、省级自然保护区 19 个、国家湿地公园 17 个，这些保护地已成为湖北省野生动物重要的繁殖地、迁徙地和越冬地，如长江干流鱼类主要产卵场约 40 处，其中湖北占一半以上。湖北省丰富的动物资源和分布特征，构成了鄂西北的大巴山系、鄂西南的武陵山系、鄂东大别山系、鄂东南幕阜山系和长江中游湿地系等动物资源分布区亚系。

三、水资源

湖北省地处长江中游，历来是中国水路交通枢纽，武汉素有"九省通衢"之称，承东启西，连接南北。湖北省各级河流河长 5 km 以上的有 4 228 条，河流总长 5.92 万 km，其中河长在 100 km 以上的河流 41 条。长江流贯省内 26 个县市，流程 1 041 km。其中汉水为长江中游最大支流，在湖北省境内由西北向东南流经 13 个县市，流程 858 km。湖北省又素称"千湖之省"，境内湖泊主要分布在江汉平原上。面积百亩以上的湖泊约 800 余个，湖泊总面积 2 983.5 km²。面积大于 100 km² 的湖泊有洪湖、长湖、梁子湖、斧头湖等。湖北省地表水资源量 991.15 亿 m³，折合径流深 533.2 mm。其中长江流域地表水资源量 986.29 亿 m³，折合径流深 534.4 mm。

四、矿产资源

湖北矿产资源丰富。目前全省已发现矿产 136 种（不含亚矿种，下同），占全国已发现矿种数的 81% 左右；其中已查明资源储量的矿产有 87 种，约占全国已查明资源储量矿产的 56%；已发现但未查明资源储量的矿种有 49 种。列入《湖北省矿产储量表》的矿种约 80 种（石油、天然气、地热、铀、钍、地下水、矿泉水等未列入），保有资源储量位于全国前 10 位的矿产有 57 种。

五、中药资源

湖北省独特的地理条件和优越的气候条件，孕育了湖北省丰富多样的中药资源，据第 3 次中药资源普查结果表明，湖北省拥有中药资源 3 974 种，其中药用植物 3 389 种（包括变种和亚种），药用动物 524 种，药用矿物 61 种，中药资源种类数量列全国第 5 位，蕴藏量及产量为全国第 7 位。拥有九资河茯苓、利川黄连、巴东玄参、板桥党参、资丘独活、资丘木瓜、麻城菊花、英山苍术、荆半夏、湖北麦冬等道地药材，现有地理标志产品保护品牌 36 个，中药材产业基础雄厚。

第二节　人文基础与中医药文化

湖北省地处长江中游，位于华中腹地，是中华文明重要发祥地之一。早在七八十万年前，我们的祖先就在这块土地上辛勤劳作，繁衍生息，创造了光辉灿烂的历史文化。湖北早期文化的代表是江汉地区的屈家岭文化遗址，出土了大量新石器时代的石器和陶器，具有很高的研究价值，反映出当时农耕、水利、渔猎、手工业、纺织业已经发展到相当的程度，是荆楚文化的源头之一。

湖北历史人文资源丰厚，历史名人荟萃，许多文化亮点在全国乃至全世界华人文化圈中都有极高的知名度，被我国确认的不可移动文物点和全国重点文物保护单位有 148 处，全省已查出各类不可移动的文物点 30 000 余处，已公布的县级以上文物保护单位共 3 000 余处，其中省政府审定公布的省级文物保护单位有 809 处。湖北省政府还审定公布了 11 座湖北省历史文化名城，其中武汉、荆州、襄阳、随州、钟祥 5 座城市被国务院命名为国家历史文化名城。国家历史文化名镇 12 个，国家历史文化名村 7 个。湖北省非物质文化遗产相当可观，拥有人类非物质文化遗产代表作名录 4 项、国家级名录 100 项（127 个项目保护单位）、省级名录 347 项（546 个项目保护单位），有国家级项目代表性传承人 57 人、省级项目代表性传承人 571 人，有国家级文化生态保护实验区 1 个、省级文化生态保护实验区 13 个、国家级非物质文化遗产生产性保护示范基地 5 个、省级非物质文化遗产生产性保护示范基地 19 个、非物质文化遗产研究中心 22 个。

作为古荆楚文化区之腹地的湖北，其文化历史悠久，几乎与中原同步。位于宜都的城背溪文化，发祥于公元前 6000 年—公元前 5000 年，屈家岭文化也有 4 500～5 000 年历史，湖北于 7 000～8 000 年前的新石器时代开始种植水稻，为我国最早种植水稻的地区之一，此时开始出现适合挖掘土地种稻的石器和渔猎生产工具；先进的制陶、青铜冶铸、最早的铁器、最富有创造力的丝绸和刺绣均出自楚国，许多科学技术在不同历史时期都处于领先的地位，包括衡器制造技术、编钟铸造技术、酿酒技术、陆羽的制茶技术、毕昇的印刷技术等，对我国经济文化的发展起到了重要的促进作用。

伴随着经济文化的发展，医药文化和医疗技术不断进步。早在几千年前，相传炎帝神农氏为了解植物的药性，尝遍百草，在《淮南子修务训》中就有记载"神农……尝百草之滋味，水泉之甘苦，令民知所避就，当此之时，一日而遇七十毒"，"神农尝百草"的故事为世人所熟知，其发生地为湖北随州和神农架。明代蕲州（今蕲春县）的李时珍更是众人皆晓，从 35 岁开始便走访各地名医，寻访各地民间药方，在全面研究 800 余种文献的基础上，历经近 30 余载，完成了 192 万字、集我国 16 世纪以前药学成就之大成的本草学巨著《本草纲目》，该书被达尔文称为"中国古代的百科全书"。湖北省罗田人万密斋，在儿、妇、麻、痘诸科享有盛名，被国家新闻出版广电总局列为我国明清两代 30 位著名医学家之一。李时珍、万密斋及与他们并称为"鄂东四大名医"的杨际泰、庞安时等，共同铸就了湖北省深厚的中医药文化底蕴，为湖北省中医药文化的发展提供了良好支撑。

武汉"九省通衢"的发达水陆交通、便利的商业条件，吸引了全国各地中药商贾。明末崇祯年间，河南怀庆府的一些药农带着药材来武汉保寿桥一带销售，开始出现最早的中药材交易市场，逐渐形成"怀帮""汉帮""浙帮"等不同"帮口"，药材销售的"道地"文化在此逐步形成。至清朝末期，汉口销售全国不同产地药材的药材行已达 28家，年贸易额达白银 300 余万两，生意繁荣的景象可见一斑，也成就了"汉口药帮巷"的辉煌历史。

深厚的中药文化和商业基础催生出湖北省早期中药工业的萌芽，建立了最早的工商合一的中医药工业企业叶开泰药店，创立了一批中华老字号工业品牌，如马应龙（1582 年）、刘天保（1861 年）、金同仁（1889 年）、陈太乙（1922 年）、初开堂（1939年）等，在中国中医药产业发展的历史上留下了光辉的一页。

深厚的楚文化为实现湖北跨越式发展提供了精神动力和智力支持，以历史发展的视野做好道地中药材的科学保护、有序开发、合理利用，是中医药大健康产业成为全省经济重要支柱产业、建成中医药强省的重要工作。

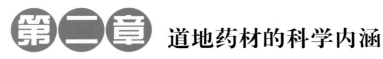

第二章 道地药材的科学内涵

第一节 道地药材的起源与概念

一、道地药材的起源

早在先秦时期，虽然还不能根据药材的产地明确辨别药材的优劣，但也出现了药材产地和生态环境的记录，如在《五十二病方》中提到了"菫"生"泽旁"。《神农本草经》收载了365种中药材，其中一些药材的药名已体现出和药材产地之间的关系，如阿胶、秦皮等。由此可知，在中医药发展的早期，我们的祖先已经发现药材的产地对药材质量的影响。

南北朝时期，人们对药材的产地已有进一步认识，陶弘景所著《本草经集注》中描述"诸药所生，皆有境界"和"江东以来，小小杂药，多出近道，气力性理，不及本邦"，整体论述了药材的产地分布，何处所产为胜，初步形成"道地"的概念。

至唐贞观元年，依据自然地理位置，将全国药材产地分为关内、河内、河东、河北、山南、淮南、江南、陇右、剑南、岭南十道。孙思邈在《千金翼方》一书中用"药出州土篇"专门记载了十道各州的地产药材。这是当时有关药材分布较全面的记载，也是道地药材这一名称产生的主要依据，为"道地药材"的形成与发展奠定了坚实的基础。后来，苏颂的《本草图经》和李时珍的《本草纲目》两书，均对药材的产地与质量进行了详细论述，成为目前考证药材历史产地的主要依据。

"道地药材"一词最早见于文学作品，明代汤显祖《牡丹亭》在第三十四出《洞药》篇中，前来求诊的患者夸赞郎中的药铺时说道："好铺面！这'儒医'二字杜太爷赠的！好'道地药材'！"此所谓道地，乃真正、真实而言。这是现存文献中发现的"道地药材"一词的最早记载。

二、道地药材的概念

关于"道地药材"的含义，论述颇多。《中国大百科全书·中国传统医学卷》将其定义为："道地药材是指那些历史悠久、品种优良、产量宏丰、疗效显著、具有明显地域特色的药材。"本草学家胡世林认为："道地药材的思想源自古代'天人相应'的理论，是指与一定环境有关、货真质优的药材，是中药学中控制药材质量的一项独具特色的综合制剂标准。"本草生药学家谢宗万将道地药材概括为："道地药材就是指在特定自然条件、生态环境的地域内所产的药材，且生产较为集中，栽培技术、采收加工也都有一定的讲究，以致较同种药材在其他地区所产者品质佳、疗效好、为世人所公认而久负盛名者称之。"

根据《中华人民共和国中医药法》，道地中药材是指经过中医临床长期应用优选出来的，产在特定地域，与其他地区所产同种中药材相比，品质和疗效更好，且质量稳定，具有较高知名度的中药材。因此，道地药材是指具有特定产区、被传统中医药临床所认可的货真质优的中药材，与独特的地理环境、气候特点、生产技术、人文历史密切相关。

第二节　道地药材的形成与发展

一、道地药材的形成

道地药材的形成主要可以概括为内因和外因两个部分。

1. 道地药材形成的内因

道地药材形成的内因主要是由生物遗传基因及变异产生，也可称为道地药材形成的生物学机制。道地药材首先具有明确的物种特征，如《本草经集注》指出当归有"马尾当归"和"草当归"两种，现今考证证实前者为当归的正品物种。《新修本草》所记录的蓼科大黄属波叶组的大黄，与传统的为蓼科大黄属掌叶组的大黄不同。道地药材在生物学上具有特异性、地域性、连续性、迁延性等特点，这些特点在生物学上都是适应环境变异的结果，特异性是适应环境异质性的结果，连续性是适应环境因子连续变异的结果，迁延性是适应历史上环境因子变迁的结果。道地药材还与不同栽培品种密切联系，如药用菊花就有亳菊、滁菊、怀菊、贡菊、杭菊、福白菊之别，各品种因产地不同均有其自身的遗传特质，但都必须符合药用菊花共同的物种和成分特征，其中历史悠久、含量优异者就是优质道地药材。

道地药材的遗传变异在居群水平通常是个量变的过程，它与种内其他非道地药材区别主要表现为居群内基因型频率的改变。可见，道地药材的基因特化，主要表现为道地居群内某种基因型频率的增高或降低。这就是道地药材遗传多样性或高或低，其与同种其他居群的遗传分化或大或小。同时，遗传变异和生态环境的交互作用，大大丰富了中药材原物种的种质的多样性和种质资源，为道地药材品质形成提供了生态生物学基础。无论是生态环境，还是内在种质，均可以影响药材的质量与功效。从生物学上说，道地药材的表型是由自身的遗传本质基因型所决定的，受一定的生境条件影响，因此，道地药材的形成是基因型和环境之间相互作用的产物。

生物在长期的物种进化和生态适应过程中不断分化、演变，形成了适应于特定生态地理条件的原物种、变种或生态型，道地药材正是在这种不断的演进过程中形成了丰富的种质资源，为品种改良提供了较好的物质基础。

2. 道地药材形成的外因

道地药材形成的外因主要是由特定的自然条件、栽培、加工炮制方法和人文环境组成。清代《医学源流论》指出"古方所用之药，当时效验显著""当时初用之始，必有所产之地，此乃其本生之土，故气厚而力全"。只有在最适宜的自然条件下生长出来的药材，质量才是最好的，疗效才是最高的。即"诸药所生，皆的有境界（南北朝《本草经集注》）""土地之所宜者，则药力具（宋代《本草衍义》）"。李时珍在《本草纲目》一书以全新的角度研究了道地药材，重点论述了水、土、气象及其相互关系，对道地药材的认识由单纯的产地概念，逐步延伸到地理、生态环境，推动了道地药材思想的纵深发展。近年来，有学者研究发现，通过对甘草产地土壤生态因子和气象因素调查研究，认为气候因素是甘草生存的先决条件，而土壤因素则影响甘草药材的质量优劣。

据报道，生长在麻城福田河的福白菊中总黄酮含量达 8.19%，绿原酸的含量为 0.352%；而同等级杭菊及贡菊总黄酮含量分别为 6.84% 和 7.26%，绿原酸的含量分别为 0.297%、0.09%，表明福白菊中总黄酮及绿原酸含量较其他菊花品种高。因此中药材的质量与产地的各种生态条件有密切的关系，许多研究成果均证实了这一点。

传统中药材产地加工生产中，各地根据自己的栽培、采收、加工习惯和销售需求，形成了各地独有的产地加工方法。例如，九资河茯苓在道地产区的产地加工过程中，形成了发汗、去皮、切片、切丁等一系列配套技术。湖北天麻在"无硫加工"方面建立了鲜切片的产地加工方法和标准。由此可见，产地加工也是药材道地性形成的重要原因。

二、道地药材的发展

早在东汉时期，《神农本草经》就记载：药有"土地所出，真伪新陈……"强调了区分药材的产地、讲究道地的重要性。在《神农本草经》中所载的 365 种药材中，有不少从药名上就可以看出有道地色彩，如巴豆、巴戟天、蜀漆、秦椒、秦皮、秦艽、吴茱萸、阿胶、戎盐等。唐代，社会、经济、文化高度发展，人们对道地药材的认识更加深刻。现存的"第一部国家药典"唐代《新修本草》谓"离其本土，则质同而效异"；孙思邈《千金翼方》特别强调药材的产地，指出"用药必依土地"，有"药出州土"篇，载"其出药土地，凡一百三十三州，合五百一十九种"。宋代医药学家进一步继承和发展了道地药材的理论，总结了道地药材栽培、采集、加工和应用的经验。如唐慎微著《证类本草》，对道地药材的记载较汉唐时期丰富；寇宗奭《本草衍义》中提出"凡用药必须择州土所宜者，则药力具，用之有据。如上党人参、川蜀当归、齐州半夏、华州细辛"。清代医药学家更加重视药材道地性与疗效之间的关系，探究道地变迁的原因，道地药材的理论进一步完善，道地药材的数量得以增加。如徐大椿《医学源流论》在讨论药性变迁时指出"古方所用之药，当时效验显著，而本草载其功用凿凿者，今依方施用，竟有应有不应，其故何哉？盖有数端焉"，此时，道地药材的整体概念已广为人知。

中华人民共和国成立后，我国高度重视道地药材的研究和生产，先后完成 3 次中药资源普查，启动第 4 次中药资源普查，基本摸清了我国药材分布和道地药材生产情况，出版了《中国中药资源》《中国中药资源志要》《中国常用中药材》《中国中药区划》《中国药材资源地图集》等系列图书；对道地药材区划、成因、质量等方面研究不断深入，《中国地道药材》《中国道地药材论丛》《道地药材图典》《中华道地药材》等一系列有关道地药材的研究专著相继问世，道地药材形成机制、影响因素、生产方法等方面的研究不断取得突破，道地药材科学内涵正被逐步揭示。国家先后启动中药现代化科技产业基地建设、中药材规范化生产基地建设、中药标准化及中药现代化等科技专项，促使道地药材生产取得前所未有的突破性进展，为我国人民健康提供了有力保障。

中药材是中医药事业传承和发展的物质基础，道地药材是我国传统优质药材的代表。但道地药材品种创新不足、质量安全水平不高，影响中医药持续健康发展。加快道地药材产业园区建设，对促进特色农业发展和农民持续增收、加快发展现代中医药产业具有重要意义。"九五"计划以来，湖北省已建成一批优质骨干道地药材生产基地，形成大别山、武陵山、秦巴山及幕阜山等中药材生产种植区，区域化生产格局已具雏形。从 2001 年起，湖北省科技厅、农业农村厅等部门联合在 25 个县市启动了茯苓等 30 个道地药材的规范化种植研究及示范基地建设工程，大力实施中药材资源的规范化、产业化开发。

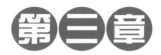

第三章 湖北道地药材的评价体系

第一节 道地药材的质量控制标准

道地药材首先是药材，因此其品质必须符合《中国药典》这一国家标准。《中国药典》体系完备，并在不断改进和完善之中。2020 版《中国药典》最显著的改进是删除了有毒中药材马兜铃和天仙藤等，对植物类药材和饮片规定了 33 种禁用农药，27 个中药品种规定了重金属和有害元素的限量，22 个品种规定了黄曲霉素的限量。这些改进将极大促进中药材品质的提升。

道地药材是优质药材，因此它必须尽量满足各种行业或团体标准中关于道地药材及其规格等级标准中的优级标准。

道地药材又是具有鲜明地域特色的优质药材。因此，道地药材不仅具有鲜明的遗传或种质资源等品种特征，而且具有鲜明的地理和生态环境特征，具有特有的生产、管理、加工、储藏技术。对道地药材的质量控制和品质评价，一方面必须采取不断改进的各种科学技术方法和各种客观性指标对终端药材产品进行分析测试；另一方面，道地药材的质量也特别强调对药材生产和生长过程的过程控制。例如，湖北省优质道地药材利川黄连的质量标准，不仅仅制定了规定其物种、生长的地域环境和海拔高度、质量的规格等级、农残限量等的湖北省地方标准（DB42/T 270—2011 地理标志产品利川黄连），而且制定了对其种子、种苗、生产过程和初加工进行全程控制的技术规程（DB42/T 626—2010、627—2010、331—2005 和 944—2014）。这样，通过严格的全程生产过程控制，可以确保道地药材优质特征的稳定性。高端的优质道地药材，不仅仅要满足国家各级标准的主要理化指标和对指标成分的含量要求，还必须满足对特殊生长时间或年限的要求，有些还必须满足仿野生的生态环境。如在湖北恩施培育的马蹄大黄（DB42/T 1370—2018 中药材马蹄大黄生产技术规程），为满足高质量的商品要求，其栽培时必须达到 3～5 年，使其品质得到极大提升。同样情况的还有产于湖北郧阳山区的丹参、产于恩施的当归、产于黄冈地区的优质桔梗，当其生长年限增加，其品质和疗效都会得到极大提升。对生产的过程控制和真实生产过程的产品信誉都是优质道地药材的重要保证。

第二节 道地药材评价体系的构建

中药材作为一个复杂的生物体系，需要建立整体的质量控制指标。在药材质量控制中的一个重要方法，是让更多的能够代表该植物的指标性成分或有效成分用来鉴别药材真伪和评价质量优劣。道地药材受到药材品种、产地生态和地理条件、栽培技术及产地加工等多种因素的影响，各种因素之间又互相关联和影响。因此对道地药材的评价和标准的构建，需要在药材质量标准之上从更多角度展开，既需要衡量它的主要质量指标和疗效，也要尽可能界定药材产区、生产加工方式乃至生产年限等。

一、中药材质量控制标准体系的构建方法

在中药的质量控制标准体系构建方面的研究，国内主要有以下几种主流思想方法。

1. 生物效价检测法确定质量标准

生物效价检测是指在严格控制的试验条件下，通过比较标准品和供试品对生物体或离体器官与组织的特定生物效应，从而控制和评价供试品的质量或活性。这种方法通常适用于结构复杂或理化方法不能测定其含量或理化测定不能反映其临床生物活性的药物，具有普适性好、实时在线、客观灵敏、定性定量、经济高效等特点，符合中药药效与质量评价的客观现实和发展方向。通过建立基于道地药材和生物效价检测的中药质量控制与评价模式和方法，从常规、化学和生物多方面构建中药质量控制和评价方法标准，建立道地药材的生物效价检测质量管理模式。

2. 过程控制和产品质量控制的标准体系

随着中药质量控制技术标准逐渐成为一种现代化的客观需求，对药材生产过程的质量控制的技术科学性要求越来越高。现代科技的发展为复杂中药体系的质量控制方法与技术的发展及创新奠定了基础。中药质量控制的关键技术是进行安全性控制技术、对照品生产技术、质量控制标准体系等，主要包括分离技术和表征技术。因此，从内容上中药质量控制标准体系可以分为药材（饮片）质量控制技术、过程质量控制技术、产品质量控制技术及技术标准四个部分。通过构建中药对照品生产技术、中药标准综合评价技术、有毒有害物质脱除技术等，制定技术标准，解决药材质量控制关键问题，建立一套中药特色的生产过程和产品质量控制标准，对于中药产业发展具有重大意义。

3. 多学科技术方法确定质量标准

一是确定标准对照提取物。对照提取物的应用及一测多评方法可以更好地帮助解决对照药材缺货或者买到的对照药材不同批号在薄层鉴别中表现不同的问题。通过制备相应的对照提取物来制订科学可行的质量控制标准，并保持提取物的标准严谨、全面，通过结果控制过程。

二是薄层图谱、特征图谱与指纹图谱的应用。薄层图谱在鉴别项下以薄层鉴别为主，在实际工作中需要对更多的成分进行检识，以更好地监控药材的真伪和优劣。特征图谱是对某个药材品种或提取物的特征性成分的色谱或光谱进行的定性鉴别，它的

主要特点是要突出该品种与其他品种不同的特异性成分。指纹图谱是指将中药材经过特殊试剂处理，并采用一定的分析手段，得到能够标示其化学特征的色谱图或光谱图。具有整体、宏观和模糊分析等特点，因其能有效控制中药品质而日益受到人们的重视。指纹图谱为道地药材的品质评价拓宽了思路，使得中药材的质量控制走向创新化和现代化。但现在指纹图谱技术多用于药材不同产地间有效成分的相互比较，难以直观分辨药材品质的道地性，因此，在实际应用过程中，指纹图谱技术仍需结合其他数据分析模式等进行进一步完善。

三是一测多评方法的应用。多指标成分的质控已经越来越广泛，而对照品的提供又是该方法应用的瓶颈，由此进行多指标含量测定的一测多评方法逐渐受到重视。一测多评方法是指在含量测定时，采用一个对照品，同时对多个成分进行含量测定。一测多评法在方法构建阶段时，要比传统方法多进行相对转换因子和相对保留时间的计算，对方法的耐用性要求更高。

二、道地药材评价体系的构建方法

自 20 世纪 80 年代以来，国内学者开始道地药材的形成机制和产地适宜性探索，分别从生物学、生态学、遗传学等多学科的角度展开了对道地药材的研究。为了促进道地药材生产的健康和可持续发展，不少学者提出了建立道地药材客观的评价体系的思路和方法。

道地药材是具有一定地域特色的名优中药材，其品质高于一般正品中药材，道地药材的客观真实性和品质特征使得其能区别于一般药材。在道地药材的品质评价上，传统的经验评价方法直观、简便易行，具有广泛的实用性；随着科学技术水平的发展，运用现代高科技手段和分析方法，能更精确、深层次地揭示道地药材的特征。

1. 生物性状及经验评价法

道地药材特有的外观形态是其质量最直观的反映，性状品质优异是道地药材最主要也是最直接的标志。传统生药学评价技术主要包括来源、性状、显微、理化这四种经典鉴定方法，是中药材鉴定的基础。传统的药材检测通常是根据《中国药典》所规定的标准，对药材进行来源、性状等鉴定，并运用色谱法对有效成分进行定性与定量分析，这种方法能对中药材品质进行初步研究，且适用范围广，一般的道地药材均适用。但一般的生药学评价技术在近缘品种的区分及药材的道地性评价等方面，已不能完全适用。因此，现代化技术将会成为今后道地药材品质评价的必要手段，传统的生药学评价技术则可作为辅助方法对品质进行探讨。

道地药材在特有的生长环境和生长年限，往往具有有别于一般药材的生物学性状特征。当地老药农、药工、药商对中药材特别是道地药材的经验往往匠心独具，具有较好的鉴赏力和鉴别力。因此可以在系统搜集和整理老一辈药农、药工传统鉴别经验的基础上，结合某些性状特征的参数测定（如特殊的形状、纹理、粉性、油性、韧性、硬度、密度等），根据其经验鉴别特征和术语对道地药材进行规范化，建立多种道地药材经验鉴别的计算机专家系统，形成道地药材质量的实践经验判定标准。

2. 生物生态学评价法

道地药材具有基原概念居群化特征，运用现代物种生物学、群体生态学、区系地理学等原理和方法，定性定量地对道地药材基原起源与演化规律及生态中心、地理中心和分化中心区域进行分析，基原居群变异幅度和性质及其与中药真伪优劣的相关性，从而进一步阐明道地药材形成的生物学实质，近年来的相关研究以居群概念论证了多源药材"道地性"与道地药材"多源性"的特征和实质，提供了建立一套动态且定量化的具有中药药性与资源生态特色的中药真伪优劣鉴别与道地药材品质评价体系和方法。

道地药材的生态适宜性评价。生态环境是道地药材形成和发展的重要因素，为有效揭示道地药材产生及发展的科学内涵和药材质量水平，对道地药材的产地适宜性进行评价，主要有两种方法：一是数理统计分析。主要指应用现代数学统计分析方法，如灰色系统理论、模糊数学、聚类分析、人工神经网络分析等，通过科学复杂的数据处理方法，对道地药材的生产区划、规范化种植、GAP 基地建设规划等进行评价。二是现代信息技术的应用。目前在道地药材及中药材的生态区划和资源调查中应用较广泛的现代信息技术主要有遥感技术（RS）、全球定位系统（GPS）和地理信息系统（GIS）等。

3. 化学药学评价法

中药材的有效成分含量往往是中药材质量的重要标准，道地药材的有效成分含量测定是其品质评价的重要依据，以高效液相和气相色谱分析和以紫外、红外、质谱和核磁共振等光谱分析为主体的化学成分指纹图谱目前成为鉴定不同产地和品种中药材特别是道地药材内在质量的重要手段，已广泛应用于中药学研究领域，尤其是在对道地药材与非道地药材的化学成分鉴别对比研究中，成为道地药材质量评价的主要方法和手段。国内在指纹图谱库的基础上，结合多元统计和计算机技术，分别建立了大黄、人参、丹皮、厚朴、黄芪和乌头等道地药材品种和质量化学模式的识别系统，能够有效划分道地药材的质量标准等级。

对照道地药材的评价指标体系。在国家药品标准建立标准物质对照的基础上，袁媛等提出建立"对照道地药材"的思路，可由此表征道地药材各方面特性及其相互联系的多个指标组成，包括生态特征、性状特征、化学特征、遗传特征、其他特征 5 个方面。对照道地药材可为道地药材的检测分析提供客观性指标，不仅符合经典的药材鉴别方法，而且具有确定的特征性量值，可以用于道地药材在生产、流通各个环节进行质量控制，为道地药材现代评价体系的建立提供了一个重要方法。

4. 生物效价检测法

疗效是鉴定和评价道地药材品质的最高和最终标准。道地药材质优效佳，但往往缺少临床中药学和现代药理学的实验支持。近年来国内学者从临床中药学和药理学角度开展了以道地药材为主药的复方制剂药效学系统研究，评价道地药材质量，建立道地药材药效标准。

生物效价检测方法已经是药材鉴定和品质评价的常规方法，它是评价药效和药物毒性的常用方法，对成分复杂甚至是成分不明确的中药尤为适用，它在很多情况下比单纯的中药指标性成分的定性定量分析更具说服力。因此，道地药材的评价可以更多地采用生物效价检测的方法。

5. 药材品质综合量化评价方法

道地药材是我国中药材的重要组成部分，针对我国中药材品质评控研究现状的不足，肖小河等提出中药品质评价应采用综合量化评控策略，以临床应用的"终点指标"——疗效稳定可控为导向，建立一个多指标、定量化、综合性的中药品质评控体系，以保证中药的安全性、有效性与稳定性。通过建立药典常规质量检测与外来有害物质检测、中药材商品规格等级、生物效应评测、效应成分指数、品质综合指数等五级中药材品质标准评控模型，按照科学的原则予以综合量化集成和协同发展。中药品质综合评控方法体系的构建是一个逐步认识中药品质科学内涵的过程，该方法的提出描绘了中药品质评控的新蓝图和新路径，有利于打破中药"品、质、性、效、用"割裂研究、"碎片化"研究成果难以转化为临床治疗价值的困局，逐步形成以临床疗效稳定可控为导向的中药整合创新研究新格局。

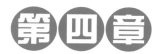 湖北省道地及特色药材产业发展策略

湖北省作为中药资源大省，为我国中医药事业的发展做出了历史性贡献。随着人们对中医药事业的认识不断提高，发展湖北道地药材产业，提高中药产业的核心竞争力、建成中医药强省，成为湖北省中药人的共同目标。在湖北省中药产业发展过程中，我们需要在各级政府的领导下，不断总结经验，集中智慧和力量，化解问题，促进中药产业的全面发展和进步。

一、建立湖北中药种质资源库，保护好道地及特色药材种质资源

优良品种遗传基因是道地药材形成与发展的内在因素，中药系统演进所形成的丰富的种质资源为中药材品种改良和产业发展提供了基础。为有效保障道地药材产业的健康和可持续发展，必须在各地区建立保护道地药材和特有药材物种资源的湖北中药种质资源库。为减少人员和经费的投入，道地药材种质资源库可建在各地区主要的自然保护区内。种质资源库和各地自然保护区内不仅要收集产量大、影响大的湖北道地药材的物种资源，如苍术、半夏、黄连、厚朴、独活等物种资源；也要收集影响范围虽小但疗效显著，药典虽没有收载但《湖北省中药材质量标准（2018年版）》收载了的湖北特有地方药材或少数民族习用药材的物种资源，如开口箭、地乌、竹叶柴胡、细梗胡枝子、江南卷柏、恩施巴戟、湖北海棠等，这些有特殊疗效的物种资源，有可能是将来促进湖北中药产业发展的基础。种质资源库和各地自然保护区内不仅要收集种子繁殖的植物资源，也要有意识地收集无性繁殖的特有物种，如长阳椰坪的资丘木瓜和麻城福白菊是只能无性繁殖的道地药材，可选择在生态多样性丰富和生态适宜的自然保护区内进行移植，以保护这一种源。湖北还要继续坚持开展野生中药资源品种保护工作，特别是保护好正在大量流失和减少的野生动物药材资源，如林麝、各种药用蛇类、野生的龟鳖、蟾蜍、各种药用的水蛭物种等。这主要是通过人工种养殖的方式减少对野生资源的破坏。

二、完善区域布局、稳定发展规模

在已形成生产规模的武陵山区、秦巴山区、大别山区、幕阜山区等药材种植区域的基础上，继续加强中药材生态适宜性研究、中药材生产区划研究，以确保药材质量为着力点，根据《湖北省政府办公厅关于公布湖北道地药材"一县一品"优势品种的通知》》，突出优势，进一步完善我省中药材种养殖区域布局，形成品种适宜、优势互

补、特色鲜明、效益明显的区域布局，减少区域重叠、品种泛滥、无序竞争带来的产业发展压力，促使湖北省中药产业发展逐步进入良性循环。

规模效应是现代农业发展的必然要求，但中药材作为防病治病的特殊商品，盲目追求规模效应，将导致市场的疲软和资源浪费。为合理稳定湖北省中药材种养殖规模，引导不同地区、不同品种开展市场销售回顾性和预测性研究，合理确定和调整不同品种中药材种养殖规模，建立与市场相适应的动态规模调节机制，鼓励和引导定制药园建设，形成良性发展态势。

三、坚持质量第一、提升品牌效应

中药作为中医防病治病的物质基础，关系到中医药的疗效与安全性，关系到大众健康，其质量是关键。在发展湖北省中医药产业的过程中，应始终坚持质量第一的发展宗旨，把质量意识贯彻到中药品种培育、产地选择、育苗育种、田间管理、生长年限、采收加工、贮藏、运输等各个环节，全过程实行规范化管理，进一步提升湖北省道地中药材质量。为完成这一目标，需要进一步加强湖北省道地药材物质基础、临床疗效、形成因素、道地性评价等方面研究；需要制定和完善地理标志产品的质量标准，制定和完善湖北省道地药材地方标准或行业标准；需要自觉执行药材全过程的生产规程，以及对主要生产节点的有效推动和监督；需要强化营销和质量跟踪服务，开展中药材生产、加工、贮藏、销售、使用等全过程可溯源体系的建设，以不断提升湖北道地药材的品牌价值。

四、推进供给侧结构改革，提高中药产业化水平

中药材生产需要满足中医药各种不同层次的需要。围绕市场需求，既需要进一步完善大宗药材、资源短缺药材的大规模需求，也需要满足细贵药材、保健药材和各种高端优质药材在各种商品细分领域的要求，进一步推进中药材商品生产和加工向层次多样、结构合理、消费需求多样化的方向发展，深层次推动湖北省中药材生产供给侧结构改革，不断提高市场竞争力和市场占有率，提升促进经济发展和满足健康服务的能力。

产业化水平是现代工业发展的水平的集中体现，是行业产业服务经济社会发展能力的标尺。中药材产业作为中药产业的源头和基础，其产业化水平体现于自身产业化程度和下游产业分化发展状况。湖北省中药材生产总量虽然处于全国前列，但由于产业自身规模化程度不够、下游产业的支撑不足，导致我省中药材产业在全国的影响较小，行业地位不高。根据我省中药材品种特色，进一步加强基础研究和产品开发应用研究，完善产业链建设，提升湖北省中药材资源使用效率，不断提升中药材产业化水平，是全面实现中医药强省的关键。

五、加强科技创新，推动湖北中药产业的科技进步

1. 打造一批道地中药材种植科技创新基地

规划道地药材基地建设，引导资源要素向道地产区汇集，围绕"种苗繁育良种化、

基地建设规范化、功能布局多样化"的战略,加强野生资源保护、优良品种选育、生态种植技术等研究,保障野生资源永续利用和药材的优质生产。通过研发和推广有机肥替代化肥、绿色防控替代化学防治等关键技术,减少化肥、农药用量,大力推广中药材绿色无公害生产技术,建立种源繁育基地和种质资源库,开展全链条质量追溯。倡导中医药企业自建或以订单形式联建稳定的中药材生产基地,加快构建中药材研发、生产加工和市场营销体系,打造以蕲艾、菊花、苍术、半夏、黄连为代表的道地药材"一县一品"种植规模化、设施现代化、生产标准化的道地药材科技创新基地,推动中药材产品和产业结构优化升级,保证药材原材料的安全和高品质。

2. 培育一批中医药科技创新企业

围绕中药种植、加工、研发、生产、物流等核心产业链,重点培育健民、马应龙、九州通、劲酒、国药中联等骨干企业,大力扶植具有产品和技术优势的研发型中小企业。充分发挥企业创新主体作用,向上游与高等院校、科研院所形成紧密的产学研合作,与其他生产研发企业进行技术、项目、信息、资源交流共享,加强质量控制,提高智能化制造水平,推进中医药产业区域融合发展和国际化进程,通过技术创新、产业政策支持,做大做强一批骨干中医药企业,部分企业进入国内儿科用药、肛肠药物、中医药物流、大健康产品等领域龙头企业行列;大力扶持中药标准煎药、民营中医馆、中医文化宣传等中药创新企业,提升中医药健康服务的能力和水平,带动农民增收、生态环境保护、提升湖北省中医药产业整体竞争力。

3. 创建一批中医药科技创新平台

围绕湖北省中医药领域的共性关键问题,建立多学科融合的科研平台。加强中医药重点领域省级临床医学研究中心建设,支持条件成熟的单位申报国家级中医药领域科研平台;加强中医药大数据平台建设,重点建设湖北及县市中医药数据中心和诊疗健康信息云平台、道地药材资源动态监测及服务体系等平台建设、推进科技资源和数据信息开放共享;支持企业、医疗机构、高等学校、科研机构等协同创新,以产业链、服务链布局创新链,完善中医药产学研一体化创新模式,建设以企业为主体、市场为导向,多学科交叉的产学研合作创新平台。形成适应中医药现代化、国际化发展需求的科技创新协作网络,打造一批中医药临床研究、产业转化的高地,以新的组织模式和运行机制加快推进中医诊疗防治技术创新、科技成果转化和中药产业发展。

4. 启动一批中医药科技创新项目

一是湖北高品质道地中药材生态种植及可持续利用研究 针对湖北省道地中药材种植中存在的瓶颈问题,开展中药材品种基因组解析、定向选育、生态种植、土壤改良及修复、主要病害发生的生物学机制及生物防治研究,建立种源繁育基地和种质资源库,开展全链条质量追溯,形成道地药材种植技术体系,打造高品质的道地中药材生产示范基地,并面向适生地区示范推广,带动地方绿色经济发展和乡村振兴。

二是加快经典名方开发及重大新药创制。开展基于湖北道地药材的配方经典名方品种研发,以医院制剂、临床验方、现代科学研究中药方剂为基础,大力开发发病率高、市场容量大、疗效确切、安全性高、有独立知识产权、产品差异化特点的中药新产品。

三是加快中药大品种深度二次开发。以我省优势中药大品种为研究对象，基于产品组方特点及功效开展特色中医理论、药效物质基础和临床研究。通过临床功能主治的扩大与技术升级，达成构建中成药临床准确定位的循证医学大样本研究、药效物质整体系统辨析、网络药理学、工艺品质调优等核心技术体系的目标。

四是加快大健康产品的研发。随着大健康理念的兴起，健康食品的均支出、消费人群有了显著提升，大健康政策利好促进该行业快速发展。围绕中医药与健康养老、旅游产业等融合发展，加快科技创新，开展系列大健康产品研发，助推湖北省中医药产业融合发展。

5. 培养一批中医药科技创新人才团队

通过学科专科建设、重大科研平台建设和重大项目实施等，培养造就一批高水平中医临床人才和多学科交叉的中医药创新型领军人才，支持组建一批高层次创新团队。鼓励中医药院校与企业联合培养中医药产业人才，支持中医药院校与湖北省内其他综合高等学校联合培养高层次复合型中医药人才。

总之，湖北省得天独厚的资源优势、源远流长的文化优势、"九省通衢"的交通优势、商贾云集的市场优势等为我省中药材产业的发展提供了良好的支撑。深入贯彻国家和湖北省中药产业发展政策，抢抓中医药发展现代化、产业化、国际化机遇，不断推进科技创新以及科技创新与产业发展相结合，认真落实《湖北省推进中医药强省建设三年行动计划（2020—2022年）》，全面建成中医药强省的战略目标必将实现。

各 论

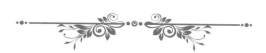

艾叶

Aiye

ARTEMISIAE ARGYI FOLIUM

商品名 艾叶、蕲艾、艾蒿。

基原 本品为菊科植物艾 *Artemisia argyi* Levl. et Vant. 的干燥叶。

本草考证 艾始载于《名医别录》，列为中品。艾的品种发生变异，形成各地各具特色的亚种。有关艾叶道地性形成的历史和变迁，直到宋代的《本草图经》才有记述，其曰："处处有之，以当时的浙江四明（今浙江宁波一带）及复道（今河南安阳市汤阴县）者为佳品。"《本草品汇精要》曰："道地蕲州（今湖北省蕲春县）、明州（今浙江省宁波市）。"李时珍《本草纲目》提到曾作为道地艾叶的有北艾、海艾、蕲艾，认为艾草起源于中国北方，并对艾叶的道地性变迁作了翔实描述："艾叶本草不著土产，但生田野，宋时以汤阴复道者为佳，四明者图形。近代惟汤阴者谓之北艾；四明者谓之海艾。自成化以来则以蕲州者为胜，用充方物，天下重之，谓之蕲艾。相传他处艾灸酒坛不能透，蕲艾一灸则直透彻，为异也。此草多生山原。二月宿根生苗成丛。其茎直生，白色，高四五尺。其叶四布，状如蒿，分为五尖，桠上复有小尖，面青背白，有茸而柔厚。七、八月叶间出穗如车前穗，细花，结实累累盈枝，中有细子，霜后始枯。皆以五月五日连茎刈取，暴干收叶。"上述史记对蕲艾（今湖北蕲春）药材的道地性品质给予了充分肯定。而后自清代至近代，清宫医案及清《祁州志》的"物产"中记载有一艾叶优良品种"祁艾"（今河北安国），也被列为道地药材，但其应用远不及"蕲艾"。《本草乘雅半偈》中亦有记述："蕲州贡艾叶，叶九尖，长盈五、七寸，厚约一分许，岂唯力胜，堪称美艾。生山谷田野间，蕲州者最贵，四明者亦佳。"李时珍之父李言闻所著《蕲艾传》中记述蕲艾"产于山阳，采以端午，治病灸疾，功非小补"。

到了明代，艾叶的道地产地变迁为湖北的"蕲州"，正是由于李时珍父子对蕲州艾叶的充分肯定，为蕲艾成为艾叶道地药材的地位奠定了基础，加之众多医家如刘文泰、陈嘉谟等对蕲艾大力推崇，后世不少医家在用艾方中强调要用蕲艾 *Artemisia argyi* Levl. et Vant. cv. qiai. 。蕲艾已获国家地理标志产品保护。

原植物 多年生草本或半灌木状，植株有浓烈香气。茎直立，单生或中上部有分枝，高 80～150 cm，圆形，基部木质化。茎、枝均被灰色蛛丝状柔毛。单叶，互生，叶厚纸质，上面被灰白色短柔毛，并有白色腺点与小凹点，背面密被灰白色蛛丝状密绒毛；基生叶具长柄，开花时即枯萎；中部叶羽状浅裂，上部叶通常不分裂，呈椭圆形或长椭圆形，长 7～8 cm，宽 1.5 cm，叶揉之常成棉絮状；叶片卵状椭圆形，羽状深裂，裂片椭圆状或倒卵状长椭圆形，每裂片有 2～3 枚小裂齿。头状花序椭圆形，直径 2.5～3.5 mm，无梗或近无梗，每数枚至 10 余枚在分枝上排成小型的穗状花序或复穗状花序；总苞苞片 4～5 层，外层较小，卵状披针形，中层及内层较大，边缘膜质，密被绵毛；花托扁平，半球形；花冠狭管状，花柱细长；花药狭线形，先端附属物尖。瘦果长卵形或长圆形（图 1-1）。

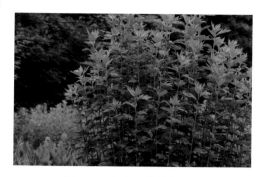

图 1-1　艾叶（原植物）

生态环境　艾草喜温暖、湿润的气候，适应性较强，耐寒耐旱，多生于低或中海拔地区的路旁、林缘、山坡、草地、山谷、灌丛及河湖滨草地等；中低海拔，阳生、山谷、草地、灌丛中及路旁。对土壤要求不严，一般土壤都可种植，但在盐碱地中生长不良。

适宜区　除蕲春大量人工栽培外，湖北省内其他地区多为野生。蕲春县的气候和土壤非常适宜种植蕲艾。

栽培技术

1. 生物学特性

蕲艾喜湿润、温暖的气候，以肥沃潮湿的土壤生长较好。人工栽培在低中山地区及丘陵地带，最适生长温度为 24～30℃，高于 30℃ 茎秆易抽枝老化，病虫害严重，冬季温度低于 −3℃ 易导致当年生宿根生长不良。

2. 繁殖方法

多采取分株繁殖和根状茎繁殖，较少采用种子繁殖。种子繁殖出芽率仅为 5%，且苗期周期长，需 2 年。分株繁殖成活率高，繁殖速度快，无幼苗生长期，为目前常用的繁殖方法。根状茎繁殖，成活率高，但苗期相对较长，需 2 个月时间。繁殖用母株要求叶片大而肥厚，茎秆直立粗壮，叶色浓绿，气味浓郁，密被绒毛，幼苗根系发达。

3. 种植方法

1) 选地与整地。选取土层深厚、肥沃、疏松、排水排气好、保肥能力较强，富含腐殖质的砂质壤土作为苗床地，三犁三耙，结合整地，每亩施腐熟厩肥或土杂肥 1 000～2 000 kg 作为基肥，开沟作畦。

2) 栽植。

(1) 分株繁殖：3—4 月从母株上分割出新分蘖的幼苗，于雨后土壤湿润时，在畦面上按行距 40 cm、株距 30 cm 开穴，每穴栽苗 2～3 株，浇施稀释的农家肥。

(2) 根茎繁殖：2—3 月选择发芽前的幼嫩根茎，截成 10～15 cm 长的小段，于畦面上开沟，沟距 35～50 cm；将茎每隔 20 cm 平放于沟内，覆土压实后浇水。

3）田间管理。

（1）中耕除草：发现杂草，及时进行中耕除草，中耕宜浅。

（2）灌水追肥：干旱季节，苗高 80 cm 以下通过叶面喷灌浇水，苗高 80 cm 以上时大田漫灌。幼苗栽植成活后，苗高至 30 cm 左右按 900 g/km² 施用尿素作提苗肥，晴天叶面喷施，阴雨天撒施。每次除草后追施尿素或农家肥。

4. 病虫害防治

由于蕲艾含挥发油较多，气味浓郁，穿透性强，种植过程几乎没有病虫害发生。但采收期之后，日均气温升至 30℃ 时，未采收的艾叶易被瓢虫咬食。可及时清理残枝败叶，并集中焚烧或深埋，每年冬季结合中耕除草、深翻土壤、杀灭虫卵、阻止虫卵在土中越冬等农业防治措施，也可在采收蕲艾后在未出芽前空地的地表喷洒多菌灵或甲基托布津进行化学防治。

采收加工 在端午前后花未开时采摘，除去杂质，晒干。

产销情况

1. 商品生产与流通

湖北蕲春县种植面积约 234 000 亩（1 亩 ≈ 666.67 m²），涉艾企业达到 2 500 余家，并建有蕲艾产业园；以艾叶为原料，蕲春先后开发出蕲艾条、艾炷、日化、精油、灸贴等 20 多个系列近千个健康养生产品，以蕲艾为名的品牌连锁养生馆有 4 000 余家。蕲艾产业年产值达 60 亿元。2021 年蕲艾品牌价值达 98.69 亿元，在区域品牌（地理标志产品）排行榜上列第 37 名。

2. 商品规格

统货。

药材性状 本品多皱缩、破碎，有短柄。完整叶片展平后呈卵状椭圆形，羽状深裂，裂片椭圆状披针形，边缘有不规则的粗锯齿，上表面灰绿色或深黄绿色，有稀疏的柔毛及腺点；下表面密生灰白色绒毛。质柔软。气清香，味苦（图 1-2）。

蕲艾道地药材（多为栽培品）与其他产区艾叶的主要区别：叶片较大而厚，长 5～16 cm，宽 3～16 cm；叶片一至二回羽状深裂至半裂，裂片较宽，多为 1.5～3（5）cm；叶片下表面通常被厚密绒毛层。特异清香气浓烈。

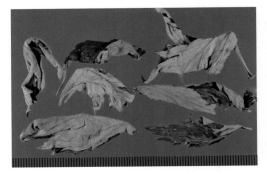

图 1-2 艾叶药材

理化鉴别及含量测定

1. 理化鉴别

取本品粉末 2 g，加石油醚（60～90℃）25 ml，置水浴上加热回流 30 min，滤过，滤液挥干，残渣加正己烷 1 ml 使溶解，作为供试品溶液。另取艾叶对照药材 1 g，同法制成对照药材溶液。照薄层色谱法（《中国药典》2020 年版四部通则 0502）试验，吸取上述两种溶液各 2～5 μl，分别点于同一硅胶 G 薄层板上，以石油醚（60～90℃）-甲苯-丙酮（10∶8∶0.5）为展开剂，展开，取出，晾干，喷以 1% 香草醛硫酸溶液，在 105℃加热至斑点显色清晰。供试品色谱中，在与对照药材色谱相应的位置上，显相同颜色的主斑点。

2. 含量测定

采用气相色谱法（《中国药典》2020 年版四部通则 0502）测定，本品按干燥品计算，含桉油精（$C_{10}H_8O$）不得少于 0.050%，含龙脑（$C_{10}H_{18}O$）不得少于 0.020%。

质量研究

1. 不同产地艾叶黄酮类物质含量比较研究

采用超声波乙醇浸提法分别提取湖北蕲春、安徽霍山、山东郓城、江西樟树、河北安国 5 个产地艾叶中黄酮类物质，通过分光光度法测定总黄酮含量，不同产地艾叶中的总黄酮得率为 1.05%～3.90%，其中湖北蕲春的总黄酮得率最高。通过超声萃取，利用高效液相色谱法对蕲艾中黄酮类成分柚皮苷和山奈酚进行测定，实验研究表明，蕲艾中柚皮苷的平均含量为 2.03%，山奈酚的平均含量为 0.13%。

2. 不同产地艾叶中挥发性成分含量比较研究

采用顶空加热法提取湖北蕲春与河南南阳两个产地艾叶的挥发性成分，通过气相色谱-质谱（GC-MS）技术分析，并结合美国国家标准与技术研究院（NIST）标准数据库进行了定性分析。从河南南阳产艾叶中鉴定出 51 种化合物，从湖北蕲春产艾叶中鉴定出 59 种化合物，主要为单萜类、倍半萜及其含氧衍生物，以及其他的酮、烷、醛及苯系化合物。两地艾叶药材中共有 32 种挥发性成分相同，包括桉油精、石竹烯、侧柏酮、樟脑、丁香油酚、α-石竹烯、萜品烯和石竹烯氧化物等，部分挥发性成分及含量表现出一定差异，如蕲春艾叶中侧柏酮和樟脑的含量分别是 18.40% 和 8.51%，远高于南阳艾叶的含量（分别为 2.68%、5.42%）。

3. 不同产地艾叶中有机酸含量的比较研究

通过四因素三水平正交试验采用超声提取法对湖北蕲春、山东郓城、安徽霍山、河北安国、江西樟树 5 个产地艾叶中的总鞣酸含量进行比较分析，结果表明湖北蕲春艾叶的总鞣酸含量达到 13.29%，远高于其他 4 个产地的含量，是山东郓城和安徽霍山的 4.5 倍。

4. 蕲艾挥发油 GC-MS 指纹图谱研究

采用水蒸气蒸馏法提取蕲艾挥发油，用 GC-MS 联用技术对栽培蕲艾进行指纹图谱测定。栽培蕲艾挥发性成分中含有 23 个共有特征性指标成分，并标定了 p-伞花烃、桉油精、萜品烯、侧柏酮、樟脑、冰片、1-石竹烯、氧化石竹烯 8 个特征性指标成分，以此建立了共有峰为特征指纹信息的 GC-MS 指纹图谱。

炮制 除去杂质及梗，筛去灰屑。

贮藏 置阴凉干燥处。

化学成分 主要化学成分有挥发油、黄酮类、三萜类、有机酸类、鞣质、微量元素等（图 1-3）。

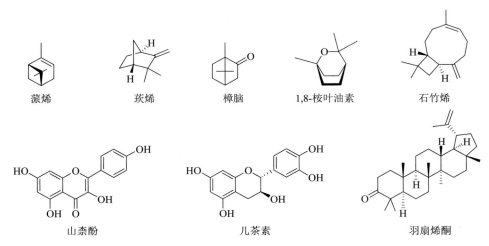

山柰酚　　　　　　　　　　儿茶素　　　　　　　　　　羽扇烯酮

图 1-3　蕲艾中的代表性化学成分

1. 挥发油

挥发油为艾叶的主要药效成分，艾叶挥发油主要为单萜、倍半萜及其衍生物，主要包括 α-侧柏烯、蒎烯、莰烯、樟脑、石竹烯、香桧烯、1-辛烯-3-醇、对-聚伞花素、1，8-桉叶油素，以及 1，8-桉树脑、异蒿属（甲）酮冰片、α-荜澄茄烯、松油醇等。

2. 黄酮类

艾叶中黄酮类含量较高，成分复杂，其中主要以游离黄酮为主。主要有异泽兰黄素、5-羟基-6，7，3′，4′-四甲氧基黄酮、柚皮素、槲皮素、儿茶素；山柰酚、芹菜素、木犀草素；棕矢车菊素、蒙花普、异泽兰黄素、紫花牡荆素、5，7，3′，4′-四羟基-6-甲氧基黄酮、5，7，4′，5′-四羟基-3′，6-二甲氧基黄酮、5，7，3′，4′-四羟基二氢黄酮等。

3. 三萜类

艾叶中含有丰富的三萜类成分，主要包括 α-香树脂醇、β-香树脂醇、羽扇烯酮、β-谷甾醇、豆甾醇、黏霉烯酮、羊齿烯酮、2，4-亚甲基环木菠萝烷酮、西米杜鹃醇、无羁萜和 α-香树脂醇及 β-香树脂醇的乙酸酯等。

4. 有机酸类

艾叶中有机酸类化合物主要有绿原酸、朝鲜蓟酸、棕榈酸、十八烷二烯酸、十五烷酸、对羟基苯甲酸和苯亚甲基丁二酸，有机酸化合物中绿原酸含量最高，且有广泛的生理活性。

5. 鞣质、微量元素

艾叶中的鞣质含量可高达 6.29%，艾叶的鞣质为综合型鞣质，有儿茶酚类和单宁酸类，是其止血、解热和治疗痢疾的物质基础，其主要化学成分为儿茶素、儿茶酚胺和单宁酸。艾叶中含有多种微量元素，如铁（Fe）、钠（Na）、钾（K）、锡（Sr）、铬（Cr）、钴（Co）、钙（Ca）、镁（Mg）、镍（Ni），锰（Mn）、铜（Cu）、锌（Zn）、铝（Al）、钪（Sc）等。

药理作用

1. 药效学研究

1）抗菌、抗病毒作用。艾叶油对金黄色葡萄球菌、白色葡萄球菌、肺炎球菌、甲型和乙型链球菌等多种病菌有较好的抑制作用。艾叶烟熏能显著降低烧伤创面的菌落数，其对皮肤真菌有不同程度的抑制作用，并对大肠杆菌、金黄色葡萄球菌、铜绿假单胞菌、白喉杆菌、结核杆菌等化脓性细菌有显著抑制作用。艾烟对流感病毒、副流感病毒、副流感Ⅰ型病毒、腮腺炎病毒、鼻病毒、疱疹病毒和腺病毒等多种病毒均有抑制作用。

2）抗氧化作用。艾叶中黄酮和多糖类化合物都具有较强的抗氧化能力。其有效成分5-叔丁基连苯三酚抗氧化活性强于人工合成抗氧化剂BHT和天然抗氧化剂维生素C。

3）抗过敏作用。艾叶油对呼吸道过敏反应有较好的保护作用。对卵蛋白致敏的豚鼠再次因卵蛋白引起的过敏性休克有显著的保护作用，能有效抑制慢反应物质及组胺的释放。还能有效抑制经2，4-二硝基氯苯诱导的迟发性超敏反应。

4）免疫增强作用。艾叶油可增加小鼠的胸腺指数和脾脏指数，增强小鼠细胞免疫功能，并促进小鼠淋巴细胞的增殖。苍术艾叶香薰后，人体特异免疫球蛋白A的含量显著上升。艾灸小鼠的大椎穴，能促进环磷酰胺小鼠巨噬细胞的吞噬能力。

5）抗肿瘤作用。传统的中医认为，艾灸具有明显的抗肿瘤作用。采用MTT法研究表明，艾叶不同溶剂的提取物，对人宫颈癌细胞株Hela、肝癌细胞株SMMC-7721和胃癌细胞株SGC-7901均有显著的细胞毒性，能有效抑制肿瘤细胞的增殖。

6）凝血止血作用。研究发现艾叶中的鞣酸具有较强的凝血作用，是最有效的凝血物质。小鼠实验表明，艾叶制炭（炒炭、煅炭、醋艾炭、砂烫炭）有显著的止血作用，艾叶中的黄酮类物质也具有显著的凝血功能。

7）平喘、祛痰、镇咳作用。艾叶中的单萜类化合物，如α-萜品烯醇，具有气管扩张和抗变态反应作用。艾叶油可松弛豚鼠离体气管平滑肌和明显减少豚鼠咳嗽的次数，具有较强的平喘、祛痰和镇咳作用。

8）镇静作用。艾叶油具有镇静作用，并可以延长小鼠的睡眠时间，起到镇静催眠的效果。

2. 安全性研究

艾叶有小毒。艾挥发油及叶中的某些成分，如α-侧柏酮对神经系统有副作用，大量服用会引起癫痫样惊厥。艾燃烧过程中产生的焦油、苯酚、2，4-二甲基苯酚、苯甲醛和绿花白千层醇等芳香烃类物质具有一定毒性物质。长期接触艾条烟雾的人群有可能产生遗传毒理学的变化，也有关于艾烟可能引起艾灸过敏反应的报道。艾叶所含挥发油可引起发热潮红，对皮肤有轻度刺激作用。口服干艾叶3～5g可增进食欲，刺激胃肠道分泌，但大剂量可引起胃肠道急性炎症，产生恶心、呕吐，若大量吸收后可引起中枢神经系统过度兴奋，出现谵妄、惊厥及肝损害等。

性味与归经 苦、辛、微甘，温；有小毒。归肝、脾、肾经。

功能与主治 温经止血，散寒止痛。用于吐血、衄血、崩漏，月经过多，胎漏下血，少腹冷痛，经寒不调，宫寒不孕；外治皮肤瘙痒。醋艾炭温经止血，用于虚寒性出血。

临床应用

1. 临床常用

1）治疗虚寒出血。本品能暖气血而温经脉，为温经止血之要药，适用于虚寒出血。对于下元虚冷，冲任不固所致的崩漏下血，月经过多尤为适宜，为妇科止血要药。可与阿胶、当归、干地黄等同用，如胶艾汤（《金匮要略》）。

2）治疗月经不调、痛经、胎动不安。本品能散寒止痛，暖宫助孕，为治下焦虚寒或寒客胞宫之要药。适用于下焦虚寒、月经不调，经行腹痛、宫寒不孕等，每与香附、肉桂、当归等同用，如艾附暖宫丸（《仁斋直指方论》）。

3）治疗皮肤瘙痒。本品外用，能祛湿杀虫止痒。用于湿疹、阴疮、疥癣等瘙痒性皮肤病。可与雄黄、防风、花椒煎水熏洗。

此外，将本品捣碎，制成艾条、艾炷等，用以熏灸体表穴位，可使热气内注，能温煦气血，透达经络。

2. 临床进展

1）治疗肝纤维化。蕲艾煎剂具有改善肝功能和抗肝纤维化作用，疗效与复方甘草酸苷片相当，无明显的不良反应，且价格低廉。

2）治疗类风湿性关节炎。针刺配合艾灸可有效改善类风湿性关节炎患者的临床症状、体征及实验室指标水平，提高临床效果。

3）治疗肿瘤。艾灸可以减轻手术、放化疗后的副作用，可以改善肿瘤患者多种临床症状，提高免疫功能，并可改善其高凝状态。

4）治疗便秘。腹部穴位艾灸结合常规护理能够显著改善脾肾阳虚型慢传输型便秘患者结肠传输功能和焦虑抑郁的情绪，疗效显著，临床满意度高，复发率显著低于常规护理。

5）治疗小儿支气管哮喘。在常规治疗的基础上，辅以艾灸治疗慢性持续期小儿支气管哮喘能够明显改善患儿哮喘症状，降低血嗜酸性粒细胞，疗效显著。

6）治疗高血脂。艾灸丰隆、足三里穴对血脂有较好的良性调节作用。

用法与用量 3～9 g。外用适量，供灸治或熏洗用。

使用注意 阴虚血热者慎用。

基地建设 湖北省蕲春县作为道地药材蕲艾主产区，是明代伟大医药学家李时珍的故乡。近几年，该县大力发展以中医药为核心的健康产业，被国家中医药协会授予"中国艾都"，以中药材及其加工品为主要资源的医药化工产业集群，被列入湖北省重点扶持的产业集群。蕲春县蕲艾的种植主要以蕲州、八里、赤东、张榜、彭思、横车、青石、漕河、株林等乡镇为主，100亩以上连片蕲艾种植基地246个，1 000亩以上连片基地12个，种植面积达16万亩（图1-4），并建有蕲艾产业园。2010年12月，原国家质检总局批准对"蕲艾"实施地理标志产品保护。

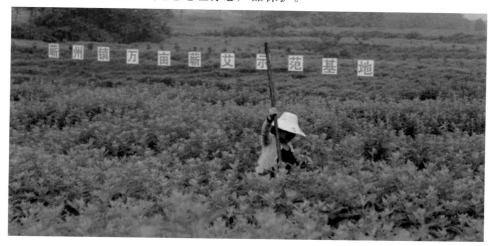

图1-4 蕲艾规范化种植基地（蕲春县蕲州镇）

在蕲艾生产基地建设方面，做了如下工作：

1）开展了湖北蕲春县蕲艾GAP种植基地的环境质量评价。分别对蕲春县红门楼、竹林湖、重新3个蕲艾主要产区的空气、灌溉水、土壤质量进行严格的环境质量检测。结果表明：这些种植基地空气、灌溉水、土壤质量完全符合GAP的相关要求，适宜建立蕲艾GAP生产基地。

2）建立了蕲艾种苗规范化种植示范基地。为了保证种苗质量，提高药材产量和质量，建立了种苗基地。

3）制定了有关蕲艾的生产质量管理体系、技术操作规程、管理制度，完善了基地软、硬件建设。蕲春县围绕创建蕲艾国家级农业标准化示范区，编制了《蕲春县蕲艾适宜种植区域分布》，发布了蕲艾种植的科学标准和蕲艾生产技术操作规程（SOP）。建立了蕲艾"5P"，即GAP种植、GMP加工、GSP流通、GLP研发、GCP临床5个方面规范化的国家质量标准生产体系。

菝葜

Baqia
SMILACIS CHINAE RHIZOMA

商品名 金刚藤、金刚刺、铁菱角。

基原 百合科植物菝葜 *Smilax china* L. 的干燥根茎。

本草考证 菝葜出自梁·陶弘景《名医别录》，被列为中品。曰："菝葜生山野，二月、八月采根，暴干。"又云："此有三种，大略根苗并相类，菝葜茎紫短小，多细刺，小减草薢而色深，人用作饮。"陶弘景虽未对菝葜与草薢在植物形态和生药性状上做出详尽的描述，但可知当时两种植物就很容易相混。宋·苏颂《本草图经》曰："旧不载所出州土，但云生山野，今近京及江浙州郡多有之。苗茎成蔓长二三尺，有刺，其叶如冬青、乌药叶，又似菱叶差大。秋生黄花，结黑子，樱桃许大。其根作块，赤黄色。二月、八月采根，曝干用。江浙间人呼为金刚根。"宋·唐慎微《证类本草》曰："秋生黄花，结黑子，樱桃许大。其根作块，赤黄色。二月、八月采根，曝干用。江浙间人呼为金刚根。"并附图成德军菝葜、海州菝葜、江州菝葜和江宁府菝葜。从《图经》和《证类》二书对其植物形态的描述及附图和其别名"金刚根"来看，可以断定其为今百合科菝葜属植物无疑。明·朱橚《救荒本草》曰："称山梨儿，一名金刚树，一名铁刷子。生钧州山野中，科条高三四尺，枝条上有小刺。叶似杏叶，颇团小，开白花，结实如葡萄颗大，熟则红黄色，味甘酸。"从附图看与菝葜属植物相吻合。又曰："又名老君须，科条高三四尺，条似刺蘼花条，其上多刺，叶似牛尾紫叶又似龙须菜叶，比此二叶俱大。叶间生细丝蔓，其叶味甘。"其附图经研究应是菝葜 *S. china* L. 原植物。明·陈嘉谟《本草蒙筌》在草薢项下对菝葜做了简要描述："菝葜别种，亦系蔓生，俗呼金刚根，又呼鳖儿挽根，延发山野地，采根秋月，切片曝干。"可反向推测其所述草薢为百合科属植物，从另一个侧面反映了草薢与菝葜植物品种繁多、使用混乱。明·李时珍《本草纲目》曰："菝葜，山野中甚多。其茎似蔓而坚强，植生有刺。其叶团大，状如马蹄，光泽似柿叶，不类冬青。秋开黄花，结红子。其根甚硬，有硬须如刺……楚人谓之铁菱角。"李时珍对菝葜的植物形态做了详细的论述，根据黄花、红果等特征，以及附图来看，与今菝葜属植物相符，其功能主治及其别名"铁菱角"也与今之相同。2019 年 4 月 17 日，在湖北省政府《关于公布湖北省道地药材"一县一品"优势品种的通知》中，将通城金刚藤列为湖北省道地药材（优势品种）。

原植物 攀缘灌木，根状茎粗厚，坚硬，粗 2～3 cm。茎长 1～3 m，少数可达

5 m，茎与枝条通常疏生刺。叶薄革质或坚纸质，干后一般红褐色或近古铜色，圆形、卵形或其他形状，长 3～10 cm，宽 1.5～6（10）cm，下面淡绿色，有时具粉霜；叶柄长 5～15 mm，脱落点位于中部以上，占全长 1/2～2/3，具宽 0.5～1 mm 的（一侧）的鞘，几乎全部有卷须，少有例外。花单性，雌雄异株，绿黄色，常呈球形，多朵排成伞形花序，生于叶尚幼嫩的小枝上；总花梗长 1～2 cm，花序托稍膨大，近球形，较少稍延长，具小苞片；雄花：外轮花被片 3，矩圆形，长 3.5～4.5 mm；内轮花被片 3，稍狭；雄蕊约为花被片的 2/3；雌花与雄花大小相似，具 6 枚退化雄蕊。浆果球形，直径 6～15 mm，熟时红色，有粉霜。花期 2－5 月，果期 9－11 月（图 2-1、图 2-2、图 2-3）。

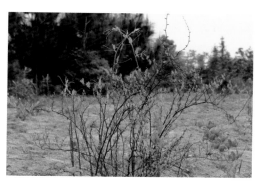

图 2-1　菝葜（原植物）

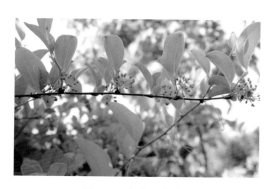

图 2-2　菝葜（花期）

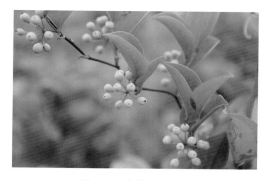

图 2-3　菝葜（果期）

生态环境　菝葜耐干旱，耐贫瘠，较耐阴。多为野生，生长在海拔 2 000 m 以下的林下、灌丛中、路旁、河谷或山坡上。

适宜区　菝葜分布于湖北全境，栽培主产区为湖北省咸宁市。

栽培技术

1. 生物学特性

菝葜种子常经过休眠、发育、萌发的过程。2－3 月茎叶开始生长，两片真叶时下胚轴膨大，开始逐渐形成根状茎。4－6 月为生长盛期，7 月营养生长结束，花期为 2－5 月，8－10 月为根茎膨大期，地下根茎迅速膨大；果期为 9－11 月，11－12 月地下根状茎停止生长，地上部分叶片开始脱落，种子成熟，植株进入休眠期。

2. 繁殖及育苗技术

1）种子采集。11 月中下旬，种子完全成熟，饱满度高，有光泽可采收。

2）种子处理。果实采收回后挤破果皮，用手搓洗出种子，漂去杂质，阴干，沙贮。经过沙贮的种子翌年播种，当年不入土，播种后翌年 3 月才出土。

3）条播。在整好的厢面上横向开沟，行距 25 cm，播幅 7～9 cm，先在沟内撒入腐熟厩肥或土粪做底肥，盖上一层细土后，选择椭圆球形、半圆球形、粒大、饱满有光泽、黄棕色至棕褐色的种子均匀地撒入沟内，覆细土。每亩用量 4～5 kg。

4）移栽。当苗高 5 cm 左右时，按株距 10 cm 定苗；栽种深度 20 cm。

5）良种标准。

抗倒伏：植株在风、雨、涝等恶劣环境时能够正常地直立生长不易倒伏。

抗病虫害：对蚜虫、蛴螬等虫害，褐斑病、病原菌等病害有很强的抗性。

地下药用部位：菝葜主要药用部位为块茎，长势健康，壮硕。

有效成分含量：地下块茎总黄酮、总皂苷含量高。

3. 种植方法

1）选地。应根据不同海拔选定阳坡地带，土地应选土层深厚、土质疏松、排水良好的地块，稀疏林缘地、荒坡、荒地或林药间作，有一定坡度或排水良好的地块。

2）整地、作厢。栽种前全园垦复深翻、整带、整厢；做到深沟窄厢、坡地整带、外高内低，厢宽 1 m，厢面中间略高，沟平不积水。

3）施肥。整好厢、带后，根据地力情况，以"基肥为主、追肥为辅"的施肥原则。农家厩肥要充分腐熟，达到无公害化卫生标准，禁止施用城市生活垃圾。

4）种茎的选择与处理。种茎选择生长 3～5 年家种的金刚藤或野生的健康植株的根状茎作种茎。根状茎切成段长 15～20 cm 为宜，切时横切，不能纵切，切口平整，每段上留芽 1～2 个，或至少 1 个健壮顶芽，或 2 个健壮的侧芽，切时不能切到种芽。

5）移栽。移栽时，根据种茎级别、不同密度，分别进行管理才能保证植株、田间生长一致，栽种时，穴深 40 cm，开穴施入肥料，盖一层 10 cm 厚的土，再放种根茎，芽头朝上放平，覆土轻轻压实。栽种时将种苗块根茎放平，保持芽尖朝上，然后用土固定后盖细土、整平厢、保持厢中间略高。行距 1 m，株距 0.5 m。

6）田间管理。整地时一次性施入土粪肥或菜饼、钙镁磷肥作底肥；第 1、第 2、第 3 年间隔 2 个月中耕 1 次，第 4、第 5 年每隔 3 个月中耕 1 次；中耕除草时要先锄后松土，注意雨天不锄。第 1～3 年 5 月、11 月锄草松土时培土，第 4～5 年 10 月锄草松土时培土；结合松土除草，清沟整厢，从厢沟取土盖在茎秆苑下，并保证厢高 20 cm以上；长期保持沟厢排水通畅，阻止积水。追肥以复合肥为主，头 2 年每年结合中耕施肥，每次约 25 kg/亩，禁止使用未腐熟的人尿粪。金刚藤较耐干旱，下雨时注意积水，及时清沟排渍。

4. 病虫害防治

1）病害。褐斑病：5 月下旬始发，7—8 月渐严重，主要危害叶片，发病初期侵害叶片，在初夏高温高湿时，侵染金刚藤叶片，初发时叶片上有黄色或褐色的小点后，逐渐扩大为近圆形褐斑，斑中央叶肉组织被破坏成褐色，最后褐斑破裂成不规则斑孔，严重时造成落叶。

2）虫害。蚜虫：在初夏新叶展叶期，在叶背及叶柄、茎秆上、叶鞘处，吸吮叶汁，造成叶片卷曲，并长黑霉，影响光合作用，严重时叶片小、不成形，提前落叶。

铜绿金龟子：食性杀，偶有为害，主食叶片。

蛴螬：咬茎秆就近地面。

天蝼蟥：偶有为害，喜丛草、湿润环境，就近土面，吃嫩叶，防治及时除草。

采收加工 10月至翌年2月采挖，除去须根，洗净，晒干或趁鲜切片，干燥。

产销情况

1. 商品生产与流通

省内主产区位于幕阜山区通城县，年产量约5 000 t；此外，湖南、贵州、广西等省区亦产。菝葜主要销往全国各大药材市场、制药企业、医院。

2. 商品规格

统货。

药材性状 本品为不规则块状或弯曲扁柱形，有结节状隆起，长10～20 cm，直径2～4 cm。表面黄棕色或紫棕色，具圆锥状突起的茎基痕，并残留坚硬的刺状须根残基或细根。质坚硬，难折断，断面呈棕黄色或红棕色，纤维性，可见点状维管束和多数小亮点。切片呈不规则形，厚0.3～0.7 cm，边缘不整齐，切面粗纤维性；质硬，折断时有粉尘飞扬。气微，味微苦、涩（图2-4）。

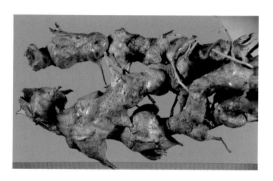

图2-4 菝葜药材

理化鉴别

1）取本品粉末5 g，加乙醇50 ml，超声处理30 min，滤过，滤液加盐酸5 ml，加热回流2 h，放冷，用40%氢氧化钠溶液调至中性，蒸至无醇味，残渣加热水40 ml使溶解，用二氯甲烷振摇提取2次（40 ml，30 ml），合并提取液，蒸干，残渣加甲醇1 ml使溶解，作为供试品溶液。另取薯蓣皂苷元对照品，加甲醇制成每毫升含0.5 mg的溶液，作为对照品溶液。照薄层色谱法（《中国药典》2020年版四部通则0502）试验，吸取上述两种溶液各10 μl，分别点于同一硅胶G薄层板上，以环己烷-乙酸乙酯（4∶1）为展开剂，展开，取出，晾干，喷以10%硫酸乙醇溶液，在105℃加热至斑点清晰。供试品色谱中，在与对照品色谱相应的位置上，显相同颜色的斑点。

2）取本品粉末1 g，加盐酸5 ml，加甲醇25 ml，水浴加热回流1 h，放冷，滤过，取滤液2 ml，蒸干，残渣加甲醇1 ml使溶解，作为供试品溶液。另取菝葜对照药材

1 g，同法制成对照药材溶液。照薄层色谱法（《中国药典》2020 年版四部通则 0502）试验，吸取上述两种溶液各 5 μl，分别点于同一硅胶 G 薄层板上，以甲苯-乙酸乙酯-甲酸（5∶5∶0.2）为展开剂，展开，取出，晾干，再喷 1% 三氯化铁-1% 铁氰化钾（1∶1）混合溶液（新配置，临用前混合）。供试品色谱中，在与对照药材色谱相应的位置上，显相同颜色的斑点。

质量研究 采用高效液相法测定菝葜药材中有效成分薯蓣皂苷元、白藜芦醇、黄杞苷、落新妇苷、总皂苷的含量，对湖北、湖南、广东、广西、安徽、江西等不同产地菝葜有效成分含量进行综合判定，湖北通城 GAP 种植基地总体评价最高（薯蓣皂苷元含量 0.212 mg/g，白藜芦醇含量 7.53 mg/g，总皂苷含量 295.15 mg/g）。

炮制 除去杂质，洗净，润透，切片，干燥。

贮藏 置通风干燥处。

化学成分 主要成分为皂苷、黄酮，还含有机酸、芪类、氨基酸、植物甾醇、萜类等化合物（图 2-5）。

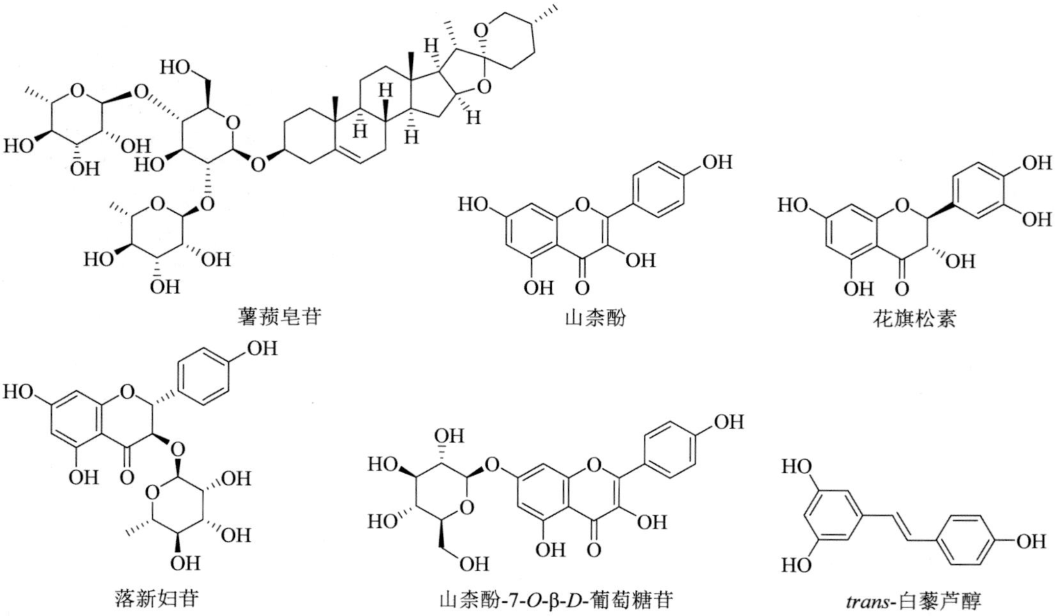

薯蓣皂苷　　　　　山柰酚　　　　　花旗松素

落新妇苷　　　　山柰酚-7-*O*-β-*D*-葡萄糖苷　　　*trans*-白藜芦醇

图 2-5　菝葜中的代表性化学成分

1. 皂苷类

按皂苷元结构不同，可分为 3 类：螺甾烷醇型，异螺甾烷型和呋喃甾烷醇型，且以螺甾烷醇型居多。皂苷中所含的糖主要有 4 种：D-葡萄糖、D-半乳糖、L-鼠李糖、L-阿拉伯糖。他们以不同的方式与皂苷元结合构成种类繁多的皂苷，如薯蓣皂苷元、薯蓣皂苷、薯蓣皂苷次皂苷 A 等。

2. 黄酮类

山奈酚、花旗松素、槲皮素、落新妇苷、槲皮素-4′-O-β-D-葡萄糖苷、二氢山奈酚-3-O-α-L-鼠李糖苷、槲皮素 3-O-α-L-鼠李糖苷、槲皮素-3′-O-β-D-葡萄糖苷、异黄杞苷、山奈酚-7-O-β-D-葡萄糖苷、水飞蓟宾等。

3. 有机酸类

没食子酸、咖啡酸、原儿茶酸、棕榈酸等。

4. 芪类

白藜芦醇、氧化白藜芦醇、云杉鞣酚等。

5. 氨基酸类

4-亚甲基谷氨酸、4-甲基谷氨酸、4-羟基-4-甲基谷氨酸等。

药理作用

1. 抗感染作用

1）菝葜提取物对蛋清诱发大鼠足肿胀、大鼠棉球肉芽肿及二甲苯诱导小鼠耳肿胀有明显的抑制作用。

2）菝葜乙醇提取物、乙酸乙酯部分能明显降低苯酚胶浆致大鼠慢性盆腔炎模型（CPID）血液流变指标，调节大鼠血清炎症细胞因子，即降低促炎因子，升高抗感染因子，从而提高机体抗炎能力，恢复机体免疫平衡；抑制大鼠子宫组织粘连相关指标的表达，减少炎症细胞过度浸润和炎症介质的形成，从而减少黏膜粘连的形成，有效抑制 CPID 模型大鼠炎症，缓解盆腔粘连。

3）菝葜黄酮类成分通过 LPS 诱导 THP-1 细胞模型，发现能够抑制细胞产生 IL-1β、IL-6 和 TNF-α 等促炎因子，有效降低其 mRNA 的表达，从而发挥抗炎作用。

2. 抗肿瘤作用

1）菝葜鞣质能够通过降低抗凋亡因子 bcl-2 及 S 期的节点蛋白 cyclinD2 表达水平，促进细胞凋亡，诱导细胞凋亡和使其细胞周期阻滞在 G_1 期，从而达到抑制癌细胞生长的作用。

2）菝葜正丁醇提取物可通过抑制 AKT 的活性，阻滞 NF-kB 的核转录，抑制其下游因子 Bcl-2、Bcl-xL、XIAP、cIAP-1、ICAM-1、VEGF 和 Cyclin D1，起到抗卵巢癌作用。

3）菝葜单体成分山奈酚 7-O-β-D-葡萄糖苷（kaempferol-7-O-β-D-glucoside）以不依赖于 p53 的方式通过调节 Cyclin B1、Cdk1 的转录水平，减少 Cyclin B1-Cdk1 复合物的含量，将细胞阻滞在 G_2 期；通过抑制 NF-kB 核转位，下调 Bcl-2 蛋白的表达并呈剂量依赖性，上调 Bax 的表达，使得 Bcl-2/Bax 的比值降低，诱导细胞凋亡，在体内外都具有良好的抗肿瘤活性。

4）菝葜提取物对乳腺癌细胞 MCF-7 和 MAD-MB-231 细胞增殖具有明显抑制作用，有良好的抗乳腺癌活性。

3. 免疫抑制作用

1）菝葜正丁醇部能够用参与抑制 CaN 活性，调节机体内的免疫因子 IL-2 和对抗体内的自由基，从而发挥较强的免疫抑制作用。

2）菝葜提取物能够显著促进免疫细胞增殖，抑制细胞因子 IL-2、TNF-α、IFN-γ 3 种细胞因子的分泌，达到免疫功能的调节作用。

4. 抗氧化作用

菝葜提取物在 H_2O_2 诱导大鼠红细胞膜损伤模型中，能够显著降低红细胞悬液中丙二醛（MDA）含量，提高超氧化物歧化酶（SOD）及谷胱甘肽过氧化物酶（GSH-Px）活力达到抗氧化作用。

5. 抑制良性前列腺增生

菝葜提取物能显著抑制丙酸睾酮诱导去势大鼠 BPH 模型 BPH 活性，降低血清前列腺酸性磷酸酶（PACP）含量；病理学检查发现，前列腺组织形态均有明显改善。

性味与归经 甘、微苦、涩，平。归肝、肾经。

功能与主治 利湿去浊，祛风解痹，解毒散瘀。用于小便淋浊，带下量多，风湿痹痛，疔疮痈肿。

临床应用

1. 临床常用

1）治疗癥瘕积聚。《中医肿瘤学》肺鳞癌方：与紫草根、山豆根、草河车等水煎服，每天 1 剂。肺腺癌方：与蜀羊泉、龙葵、山海螺等，水煎服，每天 1 剂。

2）治疗脾虚证。脾胃虚弱、食少纳呆、倦怠乏力等，《鸡峰普济方》："菝葜用水煎，早、中、晚各一次，温服。"

3）治疗风湿痹痛。《浙江民间草药》："铁刺苓、活血龙、山楂根各三钱至五钱。煎服。"

4）治患脚，积年不能行，腰脊挛痹及腹屈内紧急。《补缺肘后方》："菝葜净洗，锉之，一斛，以水三斛，煮取九斗，以渍曲及煮去滓，取一斛渍饭，酿之如酒法，熟即取饮，多少任意。"

5）治筋骨麻木。《南京民间药草》："菝葜浸酒服。"

6）治下痢赤白。《履巉岩本草》："金刚根和好腊茶等分，为末，白梅肉丸如鸡头大。每服五丸至七丸，小儿三丸。赤痢甘草汤下，白痢乌梅汤下，赤白痢乌梅甘草汤下。"

7）治沙石淋。《圣济总录》："菝葜二两。捣罗为细散。每服一钱匕，米饮调下。服毕用地椒煎汤浴，连腰浸。"

8）治乳糜尿。《全展选编·传染病》："楤木（鸟不宿）根、菝葜根茎各一两。水煎，分早晚二次服。"

9）治赤白带下。《江苏药材志》："菝葜半斤，捣碎煎汤，加糖二两。每天服。"

2. 临床进展

1）治疗卵巢囊肿。金刚藤胶囊合桂枝茯苓丸（桂枝茯苓胶囊）用于治疗卵巢囊肿。目前针对卵巢囊肿，西医学一般采用手术治疗，对于非手术指征卵巢囊肿患者，应用中医药保守治疗卵巢囊肿，应用效果显著，不仅可消除卵巢囊肿患者局部肿块，同时还能改善患者临床症状。

2）治疗术后盆腔包裹性积液。包裹性积液大多为术后或感染后盆腔腹膜粘连、盆腔腹膜的炎症渗出等局部聚集而成。常表现为下腹隐痛、下腹坠胀等慢性盆腔炎表现，妇科检查可触及不活动、边界清晰的包块。用金刚藤胶囊能明显改善包裹性积液症状、特征，疗效确切，无创性，复发率低，且副作用小。

3）治疗继发性不孕症。继发性不孕症多因急性输卵管炎治疗不彻底或不及时而导致输卵管粘连，形成盆腔炎，而诱发盆腔炎、附件炎、子宫内膜炎的原因，可能与经期卫生差、患有传播性疾病或有流产后产生的感染等，也可能因外阴、阴道和子宫内膜局部感染引起的上行感染等，形成慢性输卵管阻塞，破坏了输卵管正常结构和环境，导致精子和卵子不能在输卵管内部受精。使用金刚藤胶囊治疗盆腔炎、附件炎、子宫内膜炎等妇科疾病，缓解下腹痛、腰部酸痛、炎性包块有疗效，以增加受孕概率。

4）治妇科炎症。金刚藤具有抗菌消炎、活血化瘀及促性腺作用，对金黄色葡萄糖球菌、淋病双球菌、白色链球菌、大肠埃希菌等有很好的抗菌活性，有抑制急性和亚急性炎性反应的作用，用于湿热下注所致带下量多黄稠、经期腹痛、慢性盆腔炎、附件炎、附件炎性包块继发不孕症等有显著疗效。

5）治疗睑腺炎。金刚藤胶囊外用治疗睑腺炎临床疗效观察 40 例，疗效显著。

6）治疗外科急性感染。菝葜、甘草，水煎两次，日服 2 次。门诊治疗疖痈 67 例，随访 27 例均获显效；蜂窝织炎、淋巴结炎、乳腺炎 63 例，随访 48 例，显效 43 例，效果不明显 5 例；腹部炎性包块、阑尾脓肿 8 例，随访 7 例，显效 6 例，效果不明显 1 例。

7）治疗牛皮癣。菝葜，用温开水浸泡，后煮沸，每天分 2～3 次饭后服。治疗 107 例，痊愈（症状消失，皮损消失，或尚留几小块损害）13 例，显效（症状基本消失，皮损消退 60%～80%）26 例，有效（症状明显减轻，皮损消失 30%～60%，或皮损普遍变平、缩小，红色减退，鳞屑减少）46 例，无效 23 例。痊愈病例停药后，部分有复发，但一般较轻，再服菝葜仍然有效。

用法与用量 10～15 g。

使用注意 阴虚而无湿热、虚寒滑精、气虚下陷者慎服。

基地建设 2000 年至今，通城县政府和企业联合大专院校共同合作，开展了菝葜规范化生产研究，在通城县大坪乡、关刀镇、石南镇分别建立了菝葜规范化种植示范基地（图 2-6），湖北省农业农村厅认证通过通城县菝葜药材种植基地为"金刚藤规范化种植基地"，总面积 5 000 余亩。

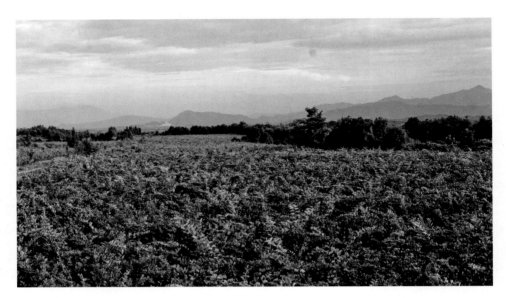

图 2-6　菝葜规范化种植基地（通城县关刀镇白马基地）

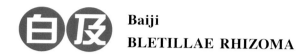

白及

Baiji

BLETILLAE RHIZOMA

商品名 白及。

基原 本品为兰科植物白及 *Bletilla striata*（Thunb. et A. Murray）Rchb. f. 的干燥块茎。

本草考证 白及始载于《神农本草经》，列为下品，曰："味苦平，主治痈肿恶疮败疽，伤阴，死肌，胃中邪气，贼风鬼击，痱缓不收，一名甘根，一名连及草，生川谷。"宋代以前，各古籍对白及均有描述，如陶弘景分别在《名医别录》《本草经集注》中论述其"味辛微寒无毒，除白癣疥虫""紫石英为使，恶理石，畏李核、杏仁"，《日华子本草》论述其"味甘，止惊邪，血邪，刀箭疮，湿热疟疾血痢"。到宋、金、元代，出现了很多记载白及粉末入药的方书。如钱乙《小儿要证直觉》论述白及"粉散为末，拭干贴，用于外治痔疮"；《太平惠民和剂局方》中白及散"为末，以乳汁调，涂在儿颅骨上"；《世医得效方》中也记载其白及散治鼻衄、呕血、咯血等出血证。到了明、清代，白及粉末的功效及用法均得到了极大发展，《本草纲目》云："白及，性涩而收，故能入肺止血，生肌治疮也。"《本草蒙筌》云："白及名擅外科，功专收敛，不煎汤服，唯熬膏敷。"《神农本草经疏》曰："一味为细末，米饮调三钱服，治损肺吐血有奇效。"在白及分布方面，《名医别录》载："白及生北山川谷及宛朐及越山。"北山即今陕西一带，宛朐即今山东曹县西北，越山即今浙江绍兴。《滇南本草图谱》载："多生石山上湿润多苔石缝中。五六月花，八九月实熟，滇省蒙自一带有之，可达两千公尺海拔，花期稍迟。"《本草图经》载："今江淮、河、陕、汉、黔诸有之，生石山上。"

从上述记载可知，白及分布相对广泛，历史上的道地产地主要为长江、黄河、淮河流域及云南、贵州等地区。湖北十堰"房县白及"获国家地理标志产品保护。

原植物 多年生草本植物，植株高 18～60 cm。假鳞茎球形，有时为不规则圆筒形，有 2～3 个分枝，上面具荸荠似的环带，富黏性。茎粗壮，劲直。叶 4～6 枚，狭长圆形或披针形，长 8～40 cm，宽 1.5～5 cm，全缘，先端渐尖，基部有管状鞘，收狭成环抱茎。总状花序顶生，花序具 3～10 朵花，常不分枝或极罕分枝；花序轴或多或少呈"之"字状曲折；花苞片长圆状披针形，长 1.5～2.5 cm，开花时常凋落；花紫红色或粉红色，直径 3～4 cm；萼片和花瓣近等长，狭长圆形，长 25～30 mm，宽 6～

8 mm，先端急尖；花瓣较萼片稍宽；唇瓣
较萼片和花瓣稍短，倒卵状椭圆形，长 23～
28 mm，白色带紫红色，具紫色脉；唇盘上
面具 5 条纵褶片，从基部伸至中裂片近顶
部，仅在中裂片上面为波状；蕊柱长 18～20
mm，柱状，具狭翅，稍弓曲；蒴果圆柱形，
长 3～3.8 cm，直径约 1 cm，有纵棱 6 条；
种子微小，多数；花期 4—6 月，果期 7—9
月（图 3-1）。

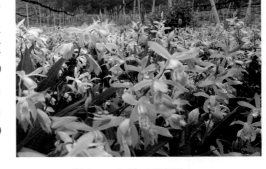

图 3-1　白及（原植物）

生态环境　白及喜温暖湿润气候，常生
于海拔 100～2 000 m 的常绿阔叶林、栎树林
或针叶林下、灌丛下、草丛或岩石缝中。不耐寒，以疏松、肥沃、排水良好而又较为
阴湿的砂质壤土、夹砂土和腐殖质壤土为宜。

适宜区　白及在湖北省内的适宜种植区主要为宜昌、十堰、恩施等地区。

栽培技术

1. 生物学特性

白及为浅根系植物，喜疏松、肥沃阴湿砂质壤土和腐殖质壤土，土壤 pH 值在 5.0～
6.9 为宜，喜温暖、阴凉、湿润，15～25℃ 条件下白及生产旺盛，温度低于 -3 ℃，易
出现冻害。白及需遮荫或林下栽培，温度超过 45℃ 或阳光直射，容易出现灼伤，叶缘
甚至整株枯黄。土壤湿度过大或积水时，容易导致烂根及块茎腐烂。湖北地区 10 月底
地或 11 月初地上部分开始倒苗。

2. 种植方法

1）育苗。白及育苗包括组培育苗、种子直播育苗及块茎繁殖。

（1）组培育苗。

组培培养：选择生长健壮、无病虫危害的植株，于 9—10 月采集成熟、饱满、未
开裂的蒴果，消毒灭菌后剖开果荚，采用"原球茎诱导→诱导芽分化→分化增殖培养→
诱导生根→生根壮苗培养→大棚炼苗"的程序进行组培育苗。培养基根据种子诱导原
球茎、芽增殖培养及生根培养，适度调节 MS、6-BA、NAA 等浓度。光照强度 1 500～
2 000 lx。

瓶苗块茎达到直径 0.3 cm、须根数 2 根以上时，进入炼苗大棚炼苗，大棚加盖荫
蔽度 70% 遮阳网。室温下适应 15～20 d 后打开瓶盖炼苗 3 d，清水洗净根、茎残留培养
基并浸液消毒不超过 15 s，水分略干后移栽。

驯化苗栽培：搭建驯化温棚，深耕细耙土地，按 5∶4∶1 比例混合细土、锯末、
刨花或其他秸秆末，起宽 1～1.5 m、高 8～12 cm 的畦，地沟深 20～30 cm、宽 25～
35 cm。苗床整理后覆盖膜加盖 70% 遮阳网，气温较高时及时通风散热。瓶苗浅埋定
植，16 万～18 万株/亩，驯化栽培 3～5 个月后可大田移栽。

驯化管理：驯化苗定植后及时分 2 次浇透定植水，后期保持表土湿润即可，促进生新根发新芽，1 个月内不施任何肥料，后期适当喷施叶面肥。驯化苗下地前对苗床墒面按 5 kg/亩左右撒 5％辛硫磷颗粒剂等预防地下害虫，后期根据病虫害发生情况杀菌或诱杀地老虎、蝼蛄等。注意及时人工拔草，避免草荒，不可使用任何化学除草剂。

（2）种子土壤直播育苗。

育苗大棚：选择光照时间长、水源充足的平整地块，搭建育苗温棚，遮阳网遮荫度 90％，同时安装好雾化喷灌设施。

基质配置与播种：整理宽 1.2 m、长 3.0 m 的厢，依次加入种床层及种子层基质。种床层 10～20 cm 厚，河沙、杀菌剂约 1 000∶5 混合均匀后暴晒 10～15 d；种子层 5～10 cm 厚，椰壳粉、沙土、草炭土按（8～15）∶（3～5）∶（15～20）比例充分混合，加 2～3 kg/m³ 腐熟畜粪等搅拌，灭菌处理后加 2 kg/m³ 磷酸二铵搅拌混匀，按 1 000∶1 比例加入巨大芽孢杆菌等微生物菌剂混匀过筛。2—4 月，选择饱满的种荚，剖开后种子与滑石粉按 1∶25 混合，用 80 目筛轻轻抖动使种子均匀播于苗床，棚温达到 15 ℃后播种为宜。播种前晒地 1 周，不浇水，播种后可搭建小棚保湿。

幼苗管理：育苗应精心管理，及时除草追肥。发芽前采用雾喷浇水，控制通风、透气，温度保持 18～25 ℃、湿度 70％～80％为宜，土壤湿度 90％以上不积水。幼苗高 1 cm 时，每隔 7～10 d 可喷施 1 次叶面肥；2 cm 以上时，可土壤追肥；3～4 cm 时，移至驯化苗床栽培，所有施肥应严格遵循 NY/T 394 绿色食品肥料使用标准。幼苗生长期，每隔 7 d 消毒苗床 1 次，同时根据病虫害发生情况及时防治。病虫害防治措施严格按照 GB 8321、NY/T 393 的规定执行。

（3）块茎繁殖。该育苗方式仅限于种源母株为白及新品种及优异种质，或者综合表型表现优异的白及，块茎连续无性繁殖留种不超过 5 个生育周期为宜。10—11 月或翌年 2—3 月温度开始回升后，选择 2～4 年生、长势良好的白及母株，挖取地下块茎，小心掰取具有新生芽头的幼嫩块茎，留作繁殖块茎。

2）大田栽培。

（1）选地整地。大田栽培一般 2—4 月完成，块茎繁殖栽培 10—11 月为宜。移栽前 1 个月去除杂草，撒施 2 000～4 000 kg/亩有机肥或堆肥后深翻整地，并拌入诱杀剂防治地下害虫，耙平后整宽 1～1.2 m、高 20～30 cm 的畦。施肥及害虫防治严格按照 GB 8321、NY/T 393 规定执行。

（2）遮荫设施。6—8 月，30％～50％遮荫度遮荫栽培，栽培 2 年以后，可以根据大田坡面或光照情况采取套种其他作物代替遮阳网遮荫。

（3）定植。选择块茎直径达 2 cm、须根数 7 以上的驯化苗，采用双株定植为宜，行距 30～40 cm、株距 20～30 cm，深度 3～4 cm，定植后 3 h 内浇透定植水。块茎繁殖栽培前浸种 20～30 min，新发芽头朝上深度 3～4 cm 定植，定植后浇透定植水。

3）田间管理。白及喜肥，定植后应及时追肥。第 1 年相对少追肥，从第 2 年开始冬季施牛粪等农家肥或有机肥 2 500 kg/亩，齐苗期可追施有机肥 2 000 kg/亩。施肥应严格遵循 NY/394 绿色食品肥料使用标准。

白及不耐旱也不耐涝，2—4月可适当补充水分，干旱天气要多浇水，每次浇透，保持土壤湿润。第2年后注意控制土壤水分。5月份雨季前清理地沟，有效过滤雨水，防止烂根。及时除草。冬季气温低于零下时应覆盖1~2 cm稻草、树叶或其他覆盖物，防止冻害。

3. 病虫害防治

白及主要病害为块茎腐烂病、叶锈病、褐斑病、灰霉病、炭疽病等，虫害为地老虎、菜蚜、蜗牛、蝼蛄等，按照"预防为主、综合防治"的总体方针，以"农业防治、物理防治、生物防治为主，化学防治为辅"的原则防治。

充分改良土壤，加强水肥管理，阴雨天注意排涝，并适当高垄栽培，及时清沟除草，提高白及抗性。发病的病残体及时收集、集中销毁，害虫防治主要采用杀虫灯诱杀或趋避害虫，或者人工捕捉。药剂防治以生物农药为主，应符合 GB 8321、NY/T 393 的规定。

采收加工 夏、秋二季采挖。除去茎秆与须根，分成单个，洗净，置沸水中煮或蒸至无白心，晒至半干，除去外皮，晒干。

产销情况

1. 商品生产与流通

传统白及药材主要依靠野生资源，过度采挖已经导致我国白及野生资源急剧萎缩，目前仅在湖北等区域存在一定规模的野生资源，市场产品已转为以人工栽培为主。白及具有相对广泛的适宜区，主产于贵州、四川、湖南、湖北、云南、安徽、广西等地，浙江、陕西、河南、江西、甘肃、江苏等地有部分栽培。近5~10年，湖北省白及栽培规模快速增加，主要集中在宜昌、荆门、十堰、黄冈、襄阳、恩施等地区。白及主要销往全国各大药材市场、制药企业，以及部分化妆品及化工企业，流通形式主要为药材市场及订单收购。

2. 商品规格

白及按商品类型分为白及个、白及切片。

按采收加工方法分为白及个、白及片两种规格。白及个可按每千克所含个数分为两等。

一等：干货。每千克200个以内。无须根，无霉变。

二等：干货。每千克200个以外。余同一等。

药材性状 呈不规则扁圆形，多有2~3个爪状分枝，少数具有4~5个爪状分枝，长1.5~6 cm，厚0.5~3 cm。表面灰白色至灰棕色，或黄白色，有数圈同心环节和棕色点状须根痕，上面有突起的茎痕，下面有连接另一块茎的痕迹。质坚硬，不易折断，断面类白色，角质样。气微，味苦，嚼之有黏性（图3-2）。

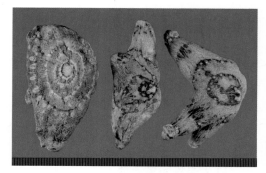

图3-2 白及药材

理化鉴别与含量测定

1. 理化鉴别

取本品粉末 2 g，加 70％甲醇 20 ml，超声处理 30 min，滤过，滤液蒸干，残渣加水 10 ml 使溶解，用乙醚振摇提取 2 次，每次 20 ml，合并乙醚液，挥发至 1 ml，作为供试品溶液。另取白及对照药材 1 g，同法制成对照药材溶液。照薄层色谱法（《中国药典》2020 年版四部通则 0502）试验，吸取供试品溶液 5～10 μl、对照药材溶液 5 μl，分别点于同一硅胶 G 薄层板上，以环己烷-乙酸乙酯-甲醇（6：2.5：1）为展开剂，展开，取出，晾干，喷以 10％硫酸乙醇溶液，在 105℃加热数分钟，放置 30～60 min。供试品色谱中，在对照药材色谱相应的位置上，显相同颜色的斑点；置于紫外光灯（365 nm）下检视，显相同的棕红色荧光斑点。

2. 含量测定

采用高效液相色谱法（《中国药典》2020 版四部通则 0512）测定。本品按干燥品计算，含 1，4-二［4-（葡萄糖氧）苄基］-2-异丁基苹果酸酯（$C_{34}H_{46}O_{17}$）不得少于 2.0％。

质量研究

1. 不同产地白及中多糖含量测定比较

采用水提醇沉法提取白及多糖，以苯酚-硫酸为显色剂，采用紫外分光光度法测定多糖含量。根据分析的主要样品，全国主要产区白及多糖含量为 23.1％～58.7％，其中湖北各产地白及多糖含量相对较高，为 37.6％～58.7％，鹤峰、五峰、夷陵等品质优异。

2. 不同产地白及中总酚含量测定比较

以没食子酸为对照品，采用 Folin-酚比色法，运用可见紫外分光光度法测定不同产地白及块茎中总酚的含量。全国主要产区白及总酚含量为 2.59％～4.92％，其中湖北主要产地白及总酚含量为 2.98％～4.92％，利川、夷陵、罗田等地白及质量较好。

3. 不同生长年限白及中多糖及总酚含量比较

三年生含量最高，二年生次之。三年生白及多糖及多酚含量分别较一年生增加 10.61％、31.20％。

4. 不同种植年限白及的重金属含量特征

白及重金属含量随种植年限的增长而不断升高，Cu、As、Cd、Hg、Pb 这 5 种重金属含量在种植年限为三年及以下白及中均符合要求。但四年生白及 Cd 和 Pb 含量均超过限定标准，超标率分别为 20％和 1.2％。种植过程中应注意通过合理选择种植土壤并及时采收。

5. 不同加工方法对白及品质的影响

白及淀粉和多糖含量表现为随干燥温度的升高而先增后减，而蛋白质含量无显著变化。推荐蒸制断生后恒温烘干。

炮制 洗净,润透,切薄片,晒干(图3-3)。

贮藏 置通风干燥处。

化学成分 白及主要化学成分为白及多糖、联苄类、菲类、甾类、萜类、蒽醌衍生物等,其中白及多糖为白及最主要的活性成分(图3-4)。

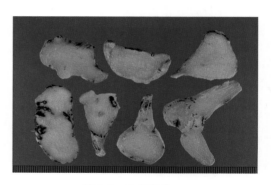

图3-3 白及饮片

1. 白及多糖

白及多糖是一种高分子黏性葡甘聚糖,为多个单糖(α-甘露糖、β-甘露糖和β-葡萄糖)以糖苷键连接,甘露糖与葡萄糖的相对摩尔比约为2.4∶1,两种糖基的比例大约为4∶1。白及多糖分子量跨度大,从几万到几十万不等。白及多糖含量占白及干重的20%～55%。

β-甘露糖-(4-1)-β-甘露糖

3,3′-二羟基-2-(对羟苄基)-5-甲氧联苄

bulbocodin

2,8-二羟基-4,7-二甲氧基-9,10-二氢菲

bletilol C

2,7-二羟基-1,3-二(对羟苄基)-4-甲氧基-9,10-二氢菲

图3-4 白及中的代表性化学成分

2. 联苄类化合物

联苄类化合物是具有1,2-二苯乙烷母核或其聚合物的天然产物的总称,联苄类化合物是白及块茎的主要活性成分之一。有3,3′-二羟基-2,6-二(对羟苄基)-5-甲氧基联苄、2,6-二(对羟苄基)-3′,5-二甲氧基-3-羟基联苄、3,3′-二羟基-5-甲氧基-2,5′,6-三(对羟苄基)联苄、3,3′,5-三甲氧基联苄、3,5-二甲氧基联苄、3,3′-二羟

基-4-（对羟苄基)-5-甲氧联苄、3，3′-二羟基-2-（对羟苄基)-5-甲氧联苄、3′，5-二羟基-2-（对羟苄基)-3-甲氧联苄、blestritin A、blestritin B、blestritin C、3，3′-二羟基-5，4′-二甲氧基联苄、bulbocodin、bulbocodin D、gymconopin D、5-羟基-4-（对羟基苄基)-3′，3-二甲氧基联苄、3′，3-二羟基-5-甲氧基联苄等。

3. 菲类化合物

菲类是目前报道从白及块茎中分离得到最多的化合物。有4，7-二羟基-1-（对羟苄基)-2-甲氧基-9，10-二氢菲、4，7-二羟基-2-甲氧基-9，10-二氢菲、1，6-二（4-羟基苄基)-4-甲氧基-2，7-二羟基-9，10-二氢菲、3-（4-羟基苄基)-4-甲氧基-2，7-二羟基-9，10-二氢菲、2，4，7-三甲氧基-9，10-二氢菲、2，7-二羟基-1，3-二（对羟苄基)-4-甲氧基-9，10-二氢菲、2，7-二羟基-1-（对羟苄基)-4-甲氧基-9，10-二氢菲、2，8-二羟基-4，7-二甲氧基-9，10-二氢菲等。

药理作用

1. 药效学研究

1）止血。白及多糖能增强血小板第Ⅲ因子的活性，缩短凝血酶生成时间，抑制纤维蛋白酶的活性，使细胞凝聚，形成人工血栓，达到止血的作用。白及的正丁醇和水提部位能显著升高腺苷二磷酸诱导的血小板最大聚集率，是其止血作用的主要有效部位。

2）促进伤口愈合。白及能明显促进角质形成细胞游走，白及多糖能有效促进血管内皮细胞生长因子表达，提高创面细胞组织中的羟脯氨酸含量和蛋白质含量及伤口巨噬细胞数量，从而促进肉芽、新生毛细血管和胶原纤维生成而加速伤口愈合。

3）抗溃疡。白及多糖可以有效促进溃疡创面愈合，有效刺激炎症细胞浸润，促进上皮组织形成、纤维细胞增殖及胶原的合成，增加羟脯氨酸的合成和释放，从而促进溃疡创面愈合。白及增强胃黏膜抗氧化能力、抑制自由基生成、促进溃疡局部胃黏膜上皮细胞增生、加强损伤组织修复。

4）抗菌。由于白及多糖黏性较大，可以在皮肤表面形成保护膜，防止细菌感染。且从白及中提得5个成分，即3个联苄类（bibenzyls）联菲及双氢菲类化合物、2个双氢菲类（dihydrophenanthrenes），100 $\mu g/ml$ 浓度白及提取液对枯草杆菌、金黄色葡萄球菌、白色念珠菌 ATCC1057、发癣菌 QM248 及耐甲氧西林金黄色葡萄球均有抑制作用。乙醇浸提液对金黄色葡萄球菌、枯草杆菌、人型结核杆菌和奥杜益小孢子菌有抑制作用。白及化合物的抗菌活性与其结构有关，对甲氧基化合物的抗菌作用减弱，而对羟基苄化合物的抗菌活性增强。

5）抗肿瘤作用。白及多糖具有良好栓塞性能，为一种广谱抗肿瘤成分，是一种较理想的肝癌血管栓塞剂，能选择性进入并聚集在肿瘤组织内，抑制肿瘤栓塞后侧支循环的再形成。白及萜类能抑制肿瘤血管内皮生长因子与其受体的结合从而抑制肿瘤血管生成，从而抑制癌细胞增殖、诱导细胞凋亡、杀死癌细胞。水浸出液可促进小鼠骨髓细胞增殖，以及白细胞介素-2（IL-2）的分泌。

6）其他。代血浆、免疫调节、抗氧化等，白及菲类化合物可以通过干预流感病毒复制周期中复制、释放环节，调节宿主细胞基因表达及免疫细胞因子发挥抗流感病毒作用。白及多糖能显著增强 Con A 诱导的 T 淋巴细胞的增殖，也可提升 LPS 诱导的 B 淋巴细胞增殖的能力，同时对小鼠的非特异性免疫和特异性免疫功能均有显著的增强作用。

2. 安全性研究

主要以白及多糖评价为主。白及多糖高分子黏性葡甘聚糖可作为天然增稠剂，对皮肤无刺激，无变态性反应和光毒反应，可有效减少敷料对皮肤的刺激性危害；白及多糖对所接触的局部组织（如肝、脑、皮下组织等）无明显刺激性，不诱发感染性炎症，不影响创面愈合；白及多糖对狗等动物的肝、脑、皮下组织均无明显刺激反应，其局部吸收较明胶海绵快，且局部毒性反应明显低于明胶海绵；白及多糖在用药局部吸收快，组织刺激性小，说明静脉注射白及多糖毒性大于腹腔注射，口服毒性较小，无明显局部毒性反应；白及作为代血浆，因无过敏原，不会引起过敏，对家兔、小白鼠、亚急性毒性、犬急性试验都表明无热原反应，安全无毒，体内可存留 8 h 以上。白及最大耐受量为 180 生药/kg，相当于成人临床日用量（0.25 g/kg）的 720 倍，其急性毒性较小，安全性较好。

性味与归经 苦、甘、涩，微寒。归肺、肝、胃经。

功能与主治 收敛止血，消肿生肌。用于咯血，吐血，外伤出血，痈疮肿毒，皮肤皲裂。

临床应用

1. 临床常用

1）用于出血。本品质极黏腻，性极收涩，为收敛止血之要药。适用于体内外诸多出血症，内服外用皆宜。因其主入肺、胃二经，故对于咯血、吐血等肺胃出血尤为多用。若治咯血，可单用，如白及片（《部颁标准》）；或与制何首乌、土鳖虫同用，如肺结核丸（《部颁标准》），与藕节、枇杷叶、蛤粉、阿胶等同用治肺痨咯血。治吐血、便血，可与阿胶同用，如止血胶（《部颁标准》）。对于外伤出血，可单味研末外掺或水调外敷，或与三七等研细末，掺疮口上。乌贼骨与白及药对治疗各类肿瘤出血最为常用。

2）用于痈肿疮疡、手足皲裂、水火烫伤。本品味苦气寒，能消散血热之痈肿；质黏味涩，能收敛疮口而生肌，故为外疮消肿生肌之要药。对于疮疡肿毒初起未溃者，用之可使之消肿；疮疡已溃久不收口，或水火烫伤，或皮肤皲裂者，用之可生肌敛疮。若治疮疡初起，可与芙蓉叶、相思子、大黄等共为末，醋调后敷患处，如芙蓉散（《部颁标准》）。疮疡已溃，久不收口者，以之与黄连、贝母、轻粉、五倍子等为末外敷，如生肌干脓散（《证治准绳》）。治皮肤皲裂，可以之研末，麻油调涂。治烧伤、烫伤、冻疮溃烂，可与炉甘石、石膏粉、冰片等熬膏，涂敷患处，如创灼膏（《部颁标准》）。

2. 临床进展

1）治疗创面。以白及为主药制得的安氏肛肠熏洗剂，对混合痔外剥内扎术患者的肛门痛感及出血症状均有缓解效果，有效改善肉芽生长情况并缩短创面愈合时间。白及消渴洗剂能使患者血清 IL-1、IL-6 和创面 TNF-α 显著下降，创面愈合时间明显加快。白及粉外用治疗伤口感染，14 d 刀口痊愈，随访半年未复发。

2）治疗口腔溃疡。以白及多糖制成的口腔黏附片能有效促进口腔溃疡的愈合，复方白及口腔溃疡洗剂，用于复发性口腔溃疡的外用治疗，止血快速、消炎镇痛、安全度高、生物可降解和生物相容性好。以云南白药、白及粉、小檗碱，辅以利多卡因和蜂蜜适量制得的涂剂，对单纯性和复发性口腔溃疡均有明显疗效。以天星木根和白及为原料合煎制得天星木根合白及汤含漱洗剂，对白血病并发化疗性口腔炎疗效显著。

3）治疗消化道炎症。复方白及液治疗慢性溃疡性结肠炎，总有效率为 96.6%。用白及配伍海螵蛸、延胡索、浙贝母等制成散剂，联合用耐药率较低的呋喃唑酮和四环素等治疗胃溃疡，能有效提高抗幽门螺杆菌治疗效果。白及加琥珀酸氢化可的松保留灌肠治疗结肠炎，总有效率为 92.5%。地榆炭、白及粉治疗溃疡性结肠炎，总有效率为 95% 左右。

4）治疗烧伤。以白及胶、醋酸氯己定、冰片、黄柏、虎杖等组方制得复方白及涂膜剂，可有效缩短大鼠热水与水蒸气烫伤创口的脱痂和愈合时间。用白及多糖制备烧烫伤软膏，有效增加瘢痕形成和创面愈合速度。黄芩苷-白及胶-钛酸银复合制备的多孔材料，在烧伤早期可以减轻炎症反应，控制感染，促进创面愈合。白及、大黄、黄柏、黄芩膜剂治疗深Ⅱ度火焰烧伤和浅Ⅱ度沸水烫伤，疗效较好。

5）治疗肿瘤。在肝癌中晚期的治疗中，白及粉栓塞化学治疗较常规栓塞化疗作用持久，杀伤性强，远期疗效更好。应用于食管肿瘤支架植入和子宫肌瘤、骨骼肿瘤的治疗，也取得了明显的疗效。白及、荆芥、瓜蒌、葶苈子、沙参等合用，可有效治疗肺脓肿。现代临床以白及多糖为主要基质制备抗肿瘤药物包载剂，靶向智能纳米给药至肿瘤组织。

用法与用量 6～15 g；研末吞服 3～6 g。外用适量。

使用注意 不宜与川乌、制川乌、草乌、制草乌、附子同用。

基地建设 白及为小品种药材，随着野生资源的减少和综合开发的逐步推进，特别是近 5 年来在我国白及主要适宜区开展了广泛的人工种植，种植面积已从 10 年前全国不到 1 万亩，快速扩增到 2019 年超过 9 万亩。作为主要的适宜区和资源优势区，近年来白及种植在湖北省也得到快速推进，主要种植区域分布在襄阳、宜昌、十堰、黄冈、恩施、荆州等地，面积已超过 1 万亩。

为规范白及种植，保障白及药材质量，中科院武汉植物园牵头制定了湖北省地方标准《中药材白及生产技术规程》（DB42/T 1525—2019），并于 2020 年 3 月 2 日起实施。《中药材白及生产技术规程》规定了中药材白及生产的产地环境条件、种苗繁育、大田栽培、采收与初加工、包装、储藏与运输及生产档案管理等白及中药材生产的全过程管理要求与技术标准，为湖北省中药材白及规范生产及质量控制提供了重要的技术指导。近年来，武汉植物园围绕白及遗传资源保育与新种质创制、种苗生产、规模化栽培及产业开发方面开展了系统研发，选育了系列高白及多糖、总酚含量及高鳞茎重的优异种质近20份，制定了白及优质种苗高效繁育技术体系，并与企业联合，目前已在荆门、保康、丹江口等建立了规范化栽培示范基地，面积超过 5 000 亩（图 3-5）。

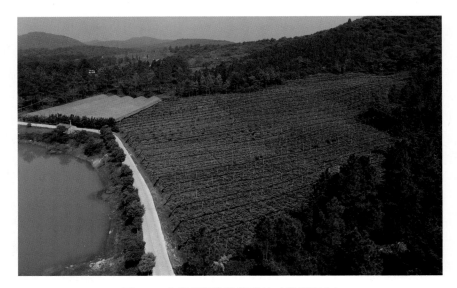

图 3-5　白及规范化种植基地（荆门京山）

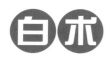

Baizhu
ATRACTYLODIS MACROCEPHALAE
RHIZOMA

商品名 白术、冬术、于术、咸丰白术。

基原 本品为菊科植物白术 *Atractylodes macrocephala* Koidz. 的干燥根茎。

本草考证 白术始载于《神农本草经》，列为上品。曰："术，味苦温，一名山蓟，生郑山（山名，今陕西南山县东二里）山谷、汉中、南郑。"陶弘景注《本经集注·术》："生郑山山谷、汉中、南郑。……郑山，即南郑也（今陕西南郑区）。今处处有，以蒋山、白山、茅山者为胜。"《本草图经》云："今白术生杭、越、舒、宣州……凡古方云术者，乃白术也。"这里的四州分别位于浙江、安徽省和湖北境内，并指出之前术皆是白术而非苍术。唐代《山居要术》云："取根子劈破，畦中种之。上粪下水。一年即稠。"记载白术具体人工栽培技术。《本草蒙筌》云："浙术俗名云头术……歙术俗名狗头术。浙江种平地，颇肥大，因粪力也。歙术虽瘦小，得地气充也，甚燥白，胜于浙术。"明确指出了安徽、湖北等地所产歙术之长。《本草纲目》云："白术，桴蓟也，吴越有之。"此吴越之地主要指楚之东、江之南，泛指浙江、安徽及湖北省等地。《中国植物志》记载在江苏、浙江、湖北、福建、江西、安徽、四川及湖南等地有栽培，但在江西、浙江、湖北及四川有野生，生于山坡、林边及灌木林中。

据古今文献记载可以看出白术的道地产区古今分布差异不大，主要为长江、江汉流域各省市，以陕西、浙江、安徽、湖北等省为主产地。目前于我国中部和南部均发现有野生白术，但以江苏、浙江和湖北储量较多，且栽培产地也已成规模化，三省为主要道地产地。《施南府志·方物志》载："金峒、唐崖（今咸丰小村乡、清坪镇一带）产术，入药甚佳。……皆为夔州（即今重庆万州一带）商所购。"指出湖北恩施地区产白术质优，主要由川渝药商收购代销。今湖北恩施州咸丰县所产的咸丰白术已获得国家地理标志产品保护。

原植物 多年生草本，株高 30～80 cm。根茎肥厚粗大，略呈拳状，灰黄色，茎直立，基部木质化。叶互生，茎下部的叶有长柄，叶片 3 深裂或羽状 5 深裂，边缘具刺状齿；茎上部叶柄渐短，叶片不分裂，呈椭圆形或卵状披针形。头状花序单生于枝端，形大；总苞片 7～8 层，基部为一轮羽状深裂的叶状总苞所包围；花多数着生在平坦的花托上，全为管状花，花冠紫色；雄蕊 5，聚药，花药线形；雌蕊 1，子房下位。瘦果长圆状椭圆形，稍扁，表面被绒毛，冠毛羽状。花期 9－10 月，果期 9－11 月（图 4-

1、图 4-2）。

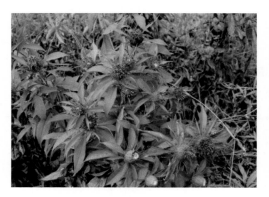

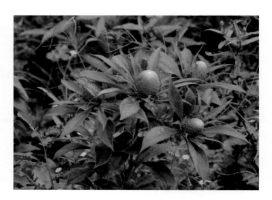

图 4-1　白术（原植物，花期）　　　　　图 4-2　白术（原植物，果期）

生态环境　白术为多年生草本植物，喜凉爽气候，怕高温多湿，忌积水。野生白术多生长于 800～1 800 m 山坡林边及落木林中，栽培以海拔 850～1 650 m 处山谷向阳田地上或阴凉地为宜，以排水良好、土层深厚、表土疏松、pH 值为 5.5～7.0，有机质含量≥3% 的肥力较高壤土或砂质壤土为宜。

适宜区　白术在湖北省内的适宜种植区主要为恩施州咸丰县等地。

栽培技术

1. 生物学特性

白术种子在 15℃ 时开始萌发，25～30℃ 发芽最快，35℃ 以上发芽缓慢且发芽率低，并易发生腐烂。幼苗出土后能经受短期霜冻，温度在 29℃ 以下时，生长良好，高于30℃ 时，植株同化作用显著下降，生长受到抑制。种子播种后，早春出苗，3—5 月植株生长发育最快，6—7 月地下部分生长缓慢，8 月以后地下部分生长迅速。第 2 年纯地下根茎发芽出土，25 d 左右茎叶发育完全，4 月下旬开始分枝，6 月上旬现蕾，6 月下旬至 7 月初为现蕾高峰期，9 月中旬为开花盛期，果期为 10—11 月。

2. 种植方法

1）整地。育苗地应选择肥力中等、排水良好、通风凉爽的微酸性砂质壤土，每亩施入充分腐熟的农家肥 1 500～2 000 kg，深翻耕，耙平整细，做 1.2 m 宽的畦。种植地大田宜选择 5 年未种过白术的肥沃、通风、凉爽、排水良好的砂质壤土。前作以禾本科作物为好。选地后，于冬季深翻 30 cm 以上，每亩施入腐熟农家肥 1 000 kg，耙平整细做 1.2 m 宽的畦，四周开好排水沟。

2）育苗。3 月下旬至 4 月上旬，选择籽粒饱满、无病虫害的新种子，在 30℃ 的温水中浸泡 1 d 后，捞出催芽播种。条播或撒播。条播者，在苗圃上按行距 15 cm 开沟，沟深 4～6 cm，沟内灌水，将种子播于沟内，播后覆土，稍加镇压，畦面盖草保温保湿，然后再浇 1 次水。播后 7～10 d 出苗，出苗后揭掉盖草，加强田间管理，培育 1 年即可移栽。

3）移栽。当年冬季至次年春季即可移植。幼苗以当年不抽叶开花，主芽健壮，根茎小而整齐，杏核大者为佳。移栽时剪去须根，在整好的种植地上按株行距 15 cm×25 cm，开深 10 cm 的沟，将苗放入沟内，牙尖朝上，并与地面相平。栽后两侧稍加镇压，栽后浇水。

4）田间管理。

（1）中耕除草：幼苗出土后至 5 月份，田间杂草众多，中耕除草要勤，头几次中耕可深些，以后应浅锄。5 月中旬后，植株进入生长旺期，一般不再中耕，株间如有杂草，可用手拔除。

（2）追肥：现蕾前后，可追肥 1 次，结合中耕除草每亩施入农家肥 1 500 kg，或尿素 5 kg。摘蕾后一周，可再追肥 1 次。

（3）灌溉排水：白术生长时期，需要充足的水分，尤其是根茎膨大时更需要水分，若遇干旱应及时浇水灌溉，如雨后积水应及时排水。

（4）摘蕾：6 月中旬植株开始现蕾，一般 7 月上、中旬在现蕾后至开花前分批将蕾摘除。摘蕾有利于提高白术根茎的产量和质量。应该注意的是除草、施肥、摘蕾等田间操作，均应在露水干后进行。

（5）盖草：7 月高温季节可在地表撒一层树叶、麦糠等覆盖，调节地温，使白术安全越夏。

3. 病虫害防治

1）病害。

（1）立枯病：低温高湿地易发，危害根茎。防治方法：降低田间湿度；发病初期，用 50％多菌灵 1 000 倍液浇灌。

（2）铁叶病：又称叶枯病，于 4 月始发，6－8 月尤重，危害叶片。防治方法：清除病株；发病初期用 1∶1∶100 波尔多液，后期用 50％托布津或多菌灵 1 000 倍液喷雾。

（3）白绢病：又称根茎腐烂病，发病期同上，危害根茎。防治方法：与禾本科作物轮作；清除病株，并用生石灰粉消毒病穴；栽种前用哈茨木霉进行土壤消毒。

（4）根腐病：又称烂根病，发病期同上，湿度大时尤重，危害根部。防治方法：选育抗病品种；与禾本科作物轮作，或水旱轮作；栽种前用 50％多菌灵 1 000 倍液浸种 5～10 min；发病初期用 50％多菌灵或 50％甲基托布津 1 000 倍液浇灌病区。

（5）锈病：5 月始发，危害叶片。防治方法：清洁田园；发病初期用 25％粉锈宁 1 000 倍液喷雾。

2）虫害。

（1）白术籽虫：开花初期始发，危害种子。防治方法：深翻冻垡；水旱轮作。

（2）白术长管蚜：主要为害嫩叶和嫩芽，造成叶片发黄，严重的使植株枯萎。用 1 000～1 500 倍乐果或 600～1 000 倍鱼藤酮进行防治。

采收加工 冬季下部叶枯黄、上部叶变脆时采挖，除去泥沙，晒干或烘干，再除去须根。

产销情况

1. 商品生产与流通

白术是常用大宗中药品种，市场需求量大；有"十方九术"之称，入方频次居常用中药之首；也可用于保健食品与美容产品，年用量达上 1 万～1.2 万 t，出口量 4 000余 t，产量与销量均有 5 年周期的变化。湖北咸丰白术为国家质检总局地理标志产品，又名"鸡腿白术"，具有悠久种植历史，曾作为当地以货易货的重要经济作物。

2. 商品规格

可按每千克所含只数分为 4 个等级。

一等：干货。每千克 40 只以内。无焦枯、油个、杂质、虫蛀、霉变。

二等：干货。每千克 100 只以内。余同一等。

三等：干货。每千克 200 只以内。余同一等。

四等：干货。每千克 200 只以外，间有程度不严重的碎块、油个、焦枯、无杂质、霉变。

药材性状 本品为不规则的肥厚团块，长 3～13 cm，直径 1.5～7 cm。表面灰黄色或灰棕色，有瘤状突起及断续的纵皱和沟纹，并有须根痕，顶端有残留茎基和芽痕。质坚硬不易折断，断面不平坦，黄白色至淡棕色，有棕黄色的点状油室散在；烘干者断面角质样，色较深或有裂隙。气清香，味甘、微辛，嚼之略带黏性（图 4-3）。

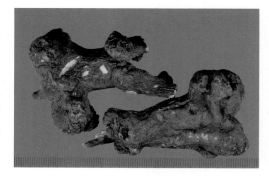

图 4-3 白术药材

理化鉴别 取本品粉末 0.5 g，加正己烷 2 ml，超声处理 15 min，滤过，取滤液作为供试品溶液。另取白术对照药材 0.5 g，同法制成对照药材溶液。照薄层色谱法（《中国药典》2020 年版四部通则 0502）试验，吸取上述新制备的两种溶液各 10 μl，分别点于同一硅胶 G 薄层板上，以石油醚（60～90℃）-乙酸乙酯（50∶1）为展开剂，展开，取出，晾干，喷以 5% 香草醛硫酸溶液，加热至斑点显色清晰。供试品色谱中，在与对照药材色谱相应的位置上，显相同颜色的斑点，并应显有一桃红色主斑点（苍术酮）。

质量研究 不同产地白术药材高效液相色谱指纹图谱的测定及分析采集湖北白术、浙江白术、大白术、二性子白术、改良白术等品种样品，建立高效液相色谱指纹图谱，结果显示：实验共得到 20 个色谱峰，其中共有峰 14 个，且均得到较好的分离，为白术药材的指纹分析提供了依据，结果显示 12 批样品相似度在 0.85 以上，各样品均含有白术内酯Ⅰ、白术内酯Ⅱ、白术内酯Ⅲ、苍术酮等成分，为白术药材的质量控制提供依据。

炮制

1. 白术

除去杂质，洗净，润透，切厚片，干燥（图4-4）。

2. 麸炒白术

将蜜炙麸皮撒入热锅内，待冒烟时加入白术片，炒至黄棕色、逸出焦香气，取出，筛去蜜炙麸皮。每100 kg白术片，用蜜炙麸皮10 kg（图4-5）。

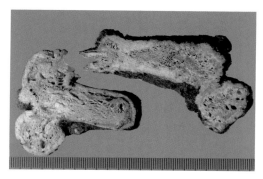

图4-4　白术片

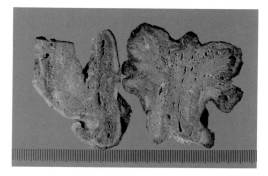

图4-5　麸炒白术

贮藏　置阴凉干燥处，防蛀。

化学成分　主要含挥发油类、聚炔类、苷类、多糖类化合物（图4-6）。

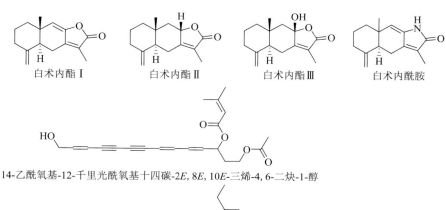

白术内酯Ⅰ　　白术内酯Ⅱ　　白术内酯Ⅲ　　白术内酰胺

14-乙酰氧基-12-千里光酰氧基十四碳-2*E*, 8*E*, 10*E*-三烯-4, 6-二炔-1-醇

14-乙酰氧基-12-α-甲基丁基十四烷-2*E*, 8*E*, 10*E*-三烯-4, 6-二炔-1-醇

图4-6　白术中的代表性化学成分

1. 挥发油

白术挥发油中的成分是药效的主要成分，多以倍半萜类化合物为主。其中白术倍

半萜类常见成分有苍术酮、白术内酰胺，白术内酯Ⅰ、Ⅱ、Ⅲ等。

2. 聚炔类白术

主要聚炔母核为单烯-二炔-二烯共轭体系，主要有 14-乙酰氧基-12-千里光酰氧基十四碳-2E，8E，10E-三烯-4，6-二炔-1-醇、14-乙酰氧基-12-α-甲基丁基十四烷-2E，8E，10E-三烯-4，6-二炔-1-醇、atractylodemayne A～G 等。

3. 多糖类

多糖成分往往与调节机体免疫功能相关，白术抗菌、抗氧化、增强免疫的药理作用基础主要是白术多糖。白术多糖用三氟乙酸水解成单糖，随后通过 GC-MS 联用技术确定了水解所得单糖主要是阿拉伯糖、甘露糖、葡萄糖、半乳糖。

药理作用

1. 药效学研究

1）利尿作用。白术具有显著而持久的利尿作用，其煎剂和流浸膏剂由静脉注射或灌胃给药，对狗、大鼠、兔等动物均能产生利尿作用。

2）降血糖作用。白术多糖能显著降低 db/db 小鼠的空腹血糖，降低餐后血糖，改善糖耐量，降低血浆胰岛素水平，增加胰岛素敏感性指数。

3）抗疲劳作用。白术煎剂灌胃 6 g/kg，能促进小鼠体重增加，肌力增强和提高耐缺氧能力。参苓白术散水提物能显著增强小鼠的抗疲劳和耐缺氧能力。

4）免疫调节作用。白术能明显提高机体的细胞免疫和体液免疫功能。白术多糖能增强树突（DC）细胞的增殖功能和促进 IL-12 和 TNF-α 分泌，对小鼠脾淋巴细胞具有免疫调节作用，在一定剂量范围内单独激活或协同 ConA/PHA 促进淋巴细胞转化，增加 IL-2 产生；促进小鼠 T 淋巴细胞增殖。

5）抗氧化、延缓衰老。白术多糖具有提高学习记忆和抗氧化作用。白术能提高 12 月龄以上小鼠红细胞 SOD 活性，抑制小鼠脑单胺氧化酶 B（MAO-B）活性，对抗细胞自氧化溶血，并且有清除氧自由基的作用。

6）抗凝血作用。白术对血小板聚集有明显的抑制作用。白术内酯Ⅲ可抑制人血小板在 U46619 诱导下 ATP 的分泌且具有浓度依赖性。白术内酯Ⅱ对胶原诱导的小鼠和人血小板聚集能产生显著抑制作用。

7）对心血管系统的作用。白术经静脉注射有血管扩张作用，对心脏呈抑制作用，剂量过大时可致停搏。

8）抗肿瘤作用。白术多糖能抑制 S$_{180}$ 荷瘤小鼠瘤重和瘤体比，研究表明白术多糖通过抑制肿瘤细胞增殖，从而诱导肿瘤细胞凋亡。白术内酯Ⅰ有抗肿瘤活性。研究发现白术内酯具有抑制白血病细胞株 HL-60 和 P-388，从而发挥抗肿瘤作用。白术挥发油对小鼠艾氏腹水癌、淋巴肉瘤腹水型、食管癌等有抑制作用。白术内酯 B 腹腔注射对小鼠肉瘤也有显著抑制作用。白术挥发油腹腔给药，对艾氏腹水癌动物模型均有较强的抑制作用，可延长患瘤小鼠的寿命。

9）对胃肠平滑肌的作用。白术煎剂有明显促进小鼠胃排空和小肠促进功能的作用，调节胃肠道运动、调节肠道微生态、修复胃肠道黏膜损伤等。白术对乙酰胆碱、二氯化钡所致的家兔离体小肠强直性收缩有明显的拮抗作用。

10）抗菌作用。白术水煎剂对絮状表皮藓菌、星形奴卡氏菌、脑膜炎球菌、溶血链球菌和枯草杆菌等均有抑制作用。

11）促进造血功能。白术煎剂有促进小鼠红细胞造血作用，能促进小鼠骨髓红系造血祖细胞（CFU-E）的生长。对于用化学疗法或放射疗法引起的白细胞下降，有使其升高的作用。

12）促进蛋白质合成。白术煎剂 10 g/kg 灌胃，连续 7 d，明显促进小鼠小肠蛋白质的合成。

13）抗溃疡。白术糖提取物能降低大鼠应激性溃疡胃黏膜损伤指数，对盐酸-乙醇所致大鼠胃黏膜损伤有明显的抑制作用。经十二指肠给药对幽门结扎大鼠胃液分泌量有抑制作用，降低胃液酸度，减少胃酸及胃蛋白酶的排出量。

14）保肝利胆。小鼠灌胃白术水煎液可防治四氯化碳所致的肝损伤，减轻肝糖原减少及肝细胞变性坏死，促进肝细胞增长，使升高的 ALT 下降；小鼠内服煎剂有保护肝脏，防止四氯化碳引起的肝糖原减少作用。白术总提取物和 2 个不同部位（100％乙醇和 50％乙醇部位）提取物对大鼠调血脂和保肝的作用，确定了白术中亲脂性天然产物（100％乙醇部位）具有较强的降血脂作用，白术总提取物和亲脂性天然产物（100％乙醇部位）都有一定的保肝作用。

15）抑制子宫收缩。白术安胎的功效与其抑制子宫收缩作用有关。白术的醇提物与石油醚提取物均能显著抑制未孕小鼠离体子宫的自发性收缩及催产素、益母草引起的子宫兴奋性收缩，并随药物浓度增加而抑制作用增强，存在量效关系。白术醇提取物还能完全拮抗催产素对豚鼠在体怀孕子宫的紧张性收缩。白术醇提液对离体子宫抑制作用较强，而水提取液抑制作用较弱。

16）抗炎作用。白术内酯对 MD-2、CD14、SR-A、TLR4、MyD88、p-ERK1/2、p-p38 和 NF-κB 蛋白都具有明显抑制作用，呈剂量依赖性；白术内酯对 p-ERK1/2、p-p38、p-JNK1/2 和 NF-κB 具有明显下调作用，呈浓度依赖性。

2. 安全性研究

白术提取物对昆明小鼠的经口 $LD_{50} > 1\,010$ g/kg，属无毒。

性味与归经 苦、甘，温。归脾、胃经。

功能与主治 健脾益气，燥湿利水，止汗，安胎。用于脾虚食少，腹胀泄泻，痰饮眩悸，水肿，自汗，胎动不安。土白术健脾，和胃，安胎。用于脾虚食少，泄泻便溏，胎动不安。

临床应用

1. 临床常用

1）治思虑过度，劳伤心脾，怔忡健忘，惊悸盗汗，发热体倦，食少不眠，或妇人脾虚气弱，崩中漏下。如归脾汤（《济生方》）：白术、茯神（去木）、黄芪（去芦）、龙眼肉、酸枣仁（炒去壳）各 30 g，人参、木香（不见火）各 15 g，甘草（炙）7.5 g，当归、远志各 3 g。上咀，每用 12 g，水 1.5 盏，生姜 5 片，枣 1 枚，煎至七分，去渣，温服，不拘时候。方中白术助人参益气补脾，为臣药。

2）治呕吐酸水，结气筑心。如白术散（《外台秘要》）：白术、茯苓、厚朴各 2.4 g，橘皮、人参各 1.8 g，荜茇 1.2 g，槟榔仁、大黄各 3 g，吴茱萸 1.2 g。水煎，分两次服。方中白术配茯苓、人参治脾胃虚弱。

3）治中寒痞闷急痛，寒湿相搏，吐泻腹痛。如白术调中汤（《宣明论》）：白术、茯苓、陈皮、泽泻各 15 g，干姜、官桂、藿香各 0.3 g，甘草 30 g，缩砂仁 0.3 g。上为末，白汤化蜜少许调下。方中白术配茯苓、泽泻治脾虚湿滞。

4）治脾虚泄泻。白术能健脾补中，若脾胃虚弱、食少纳呆、倦怠乏力等，常与人参、茯苓、甘草同用，如《天平惠民和剂局方》四君子汤；若脾虚湿泻，可与山药、茯苓、薏苡仁同用，如《太平惠民和剂局方》参苓白术散；若脾虚停饮，常与桂枝、茯苓同用，如《金匮要略》苓桂术甘汤。

5）治水肿。白术常用于治寒热虚实各种水肿。若表邪不解，随经入腑之膀胱蓄水证，或水肿、小便不利，多与猪苓、茯苓、泽泻等同用，如《伤寒论》五苓散。

6）治心悸、失眠。若水气凌心之心悸，与茯苓、桂枝、生姜等同用，如《伤寒论》茯苓桂甘汤。

2. 临床进展

1）治疗结肠慢传输性便秘。用生白术 60 g 治疗结肠慢传输性便秘，结果显示有效率达 77%。

2）治疗溃疡型功能性消化不良。用白术山楂汤（白术 18 g、山楂 10 g，随证加减）治疗溃疡型功能性消化不良。治愈率为 66.67%，总有效率为 93.33%。

3）治疗便秘型肠易激综合征。用白术润肠汤对便秘型肠易激综合征患者进行治疗，以 30 d 为 1 个疗程，观察治疗后远、近期疗效。结果：近期疗效显效率、总有效率分别为 60.6%、97.2%；远期疗效显效率、总有效率分别是 49.3%、84.5%。

4）治疗溃疡性结肠炎。在给予思密达和水杨酸制剂的基础上，加用白术芍药散治疗溃疡性结肠炎，总有效率为 90%。

5）治疗小儿腹泻。用七味白术散治疗小儿腹泻，以七味白术散为基础方，辨证加减，6 d 后统计疗效，总有效率为 98.50%。

6）治疗肝硬化腹水。七味白术散加减结合利尿剂治疗肝硬化腹水，结果发现中药七味白术散加减对保护肝细胞、促进肝功能恢复有一定作用，而且有加强利尿的功能。

7）治疗小儿厌食症。用参苓白术散治疗小儿厌食症，有效率为 100%。

用法与用量 6～12 g。

使用注意 阴虚内热、津液亏耗者慎服。内有实邪壅滞者禁服。

基地建设 湖北省种植白术主要分布于恩施州，尤以咸丰县种植面积大，咸丰种植白术历史悠久。由于特殊的地理、土壤、气候等环境条件的栽培经验，咸丰鸡腿白术相对于其他产区以蛙形为主的白术，具有有效成分含量高、绿色无污染、加工饮片形状好、质地均匀坚实等质量优势。目前开展了品种选育、种植密度和施肥技术、田间管理技术等方面的研究，建立了白术生产基地。

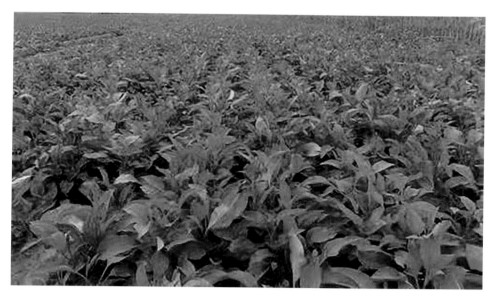

图 4-7　白术规范化种植基地（咸丰）

附注 根据白术的炮制和采收加工方法不同，还有冬术、土炒白术等商品药材。

1. 冬术

又名冬白术。为冬季采挖的白术，采收后挑选肥满纤维少者，略蒸后晒干的药材。

2. 土炒白术

先将土置锅内，中火炒至土呈灵活状态时，投入白术片，翻埋至白术表面均匀挂上土粉时，取出，筛去土粉，放凉。每 100 kg 白术片，用灶心土 25 kg。

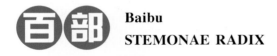

Baibu
STEMONAE RADIX

商品名 百部、百部根、百条根。

基原 本品为百部科植物直立百部 *Stemona sessilifolia*（Mip.）Mip.、蔓生百部 *Stemona japonica*（Bl.）Mip.、对叶百部 *Stemona tuberosa* Lour. 的干燥块根。前两者常习称为"小百部"，后者习称为"大百部"。以上品种在湖北均有分布或引种，湖北主产和栽培的药材为大百部，即对叶百部的块根。

本草考证 百部以"百部根"始载于《名医别录》，列为中品，谓："微温，有小毒。主治咳嗽上气。"陶弘景在《本草经集注》进一步指出："百部，山野处处有，根数十相连，似天门冬而苦强，亦有小毒。火炙酒渍饮之，治咳嗽，亦主去虱，煮作汤洗牛、犬虱即去。"《博物志》云："九真有一种草似百部，但长大尔，悬火上令干，夜取四五寸，短切，含咽汁，主暴嗽甚良，名为嗽药。疑此是百部，恐其土肥润处，是以长大尔。"这里准确描述了其治疗咳嗽、杀虫的功效和"根数十相连"，形态似天门冬，但是味更"苦"等性状特征。《博物志》记载的百部，可能是大百部。

陈藏器《本草拾遗》云："人多以天门冬当百部，天门冬根有十余茎，根圆短，实润味甘；百部多者五六十茎，根长尖内虚，味苦不同，苗蔓也别，今人以天门冬当百部，说不明也。"这里，进一步说明百部"根长尖内虚"，与天门冬"味苦不同，苗蔓也别"的特征。

苏颂《本草图经》云百部根"旧不著所出州土，今江、湖、淮、陕、齐、鲁州郡皆有之"，并载有滁州百部、衡州百部、峡州百部图。滁州是现今安徽省滁州市，从图中看出，花自茎下部鳞片腋内生，叶无柄，2～4枚轮生，可断定为百部科直立百部，经实地调查分布后可确认；衡州即今湖南省衡阳，细观其图，发现茎下部叶为互生，上端为对生，叶柄较长，故认为是对叶百部，从产地调查也确证为该种；峡州即今湖北宜昌地区，宜昌现有大百部分布。但峡州百部图所显示的纺锤形块根众多，密集于根茎上，叶状枝扁平，簇生，呈扁平状、密集、平展等特征，可确定为百合科天门冬属羊齿天门冬（*Asparagus filicinus*）的块根。

《本草纲目》记载：百部"其根多者百十连属，如部伍然，故以名之"；"百部亦有细叶如茴香者，其茎青，肥嫩时亦可煮食。其根长者近尺，新时亦肥实，但干则虚瘦无脂润尔。生时擘开去心曝之。郑樵《通志》言叶如薯蓣者，谬矣"。清·吴其俊《植物名实图考》则认为"人多以门冬当百部，今江西所产。苗叶正如《图经》所述，郑樵所云叶如薯蓣亦相近。李时珍以为有茴香叶者，恐误以天门冬当之，以驳郑说，过矣"！今考证李时珍所绘小叶百部和描述"细叶如茴香者"应为天门冬属植物羊齿天门冬或石刁柏；而郑樵所述"叶如薯蓣"正与百部属植物相近；吴其俊所绘江西产百部根据其叶轮生，花序柄贴生于叶片中脉等特征及地理分布，可确认是蔓生百部。蔓生百部的成分和功效与直立百部和大百部相接近。

由上可知，古代的百部，应当主要是从宋代开始的安徽滁州的直立百部、湖南衡阳的对叶百部，以及清代吴其俊所描述的江西蔓生百部。百部古今所应用的主流品种是百部科直立百部、对叶百部和蔓生百部的块根。

虽然历代使用的百部药材性状及功用主治与天门冬有相似之处，但古代本草也明确记载了其在名称、品种、性状及使用等方面存在着明显不同。如《本草纲目》记载"百部亦天门冬之类，故皆治肺病杀虫，但百部气温而不寒，寒嗽宜之；天门冬性寒而不热，热嗽宜之，此为异尔"。《本草拾遗》记载百部与天门冬"味苦不同，苗蔓亦别"，说明天门冬虽然和百部相似，但很早就已经被区分。

峡州即今湖北宜昌地区，当地产有对叶百部及天门冬属羊齿天门冬。虽然苏颂《本草图经》所载"峡州百部"的图形为羊齿天门冬，但天门冬属植物"性寒而不热"，味"甘而不苦"，两种植物叶型也不同，与治疗寒咳的"百部"完全不同，所以分析峡州百部的图形可能是误采误绘了，将能治疗咳嗽的天门冬属植物代替了百部科的对叶百部，其真实的图形应当是产于峡州的对叶百部。这种误解，后被清·吴其俊的《植物名实图考》所修订，认为郑樵所述"叶如薯蓣"的百部属植物是也。在清·同治五年的《宜昌府志》校注本（第三册）的风土志"物产篇"内，分别记载了产于东湖县的"天门冬"和产于长阳县的"百部"（东湖县，就是现在的夷陵区）。这说明，在清代以前直至现在，峡州（宜昌地区）明确就有两种不同类型的止咳中药，治疗热咳、味甘的天门冬属植物及治疗寒咳、味苦的对叶百部。根据分析对叶百部质量好、产量高，目前主产于湖南、广西和湖北宜昌、恩施等地。从与峡州百部对应的历史看，湖北宜昌等地有较早的百部使用历史。

原植物

（1）对叶百部：攀缘状草本。块根纺锤状，长可达 30 cm。茎常具少数分枝，下部木质化，分枝表面具纵槽。叶对生或轮生，极少互生，卵状披针形或宽卵形，长 6～30 cm，宽 2～14 cm，顶端渐尖，基部心形，主脉 7～13 条；叶柄长 3～10 cm。花单生或 2～3 朵排成总状花序，生于叶腋；花被片 4，黄绿色，长 3.5～7.5 cm，宽 7～10 mm；雄蕊 4，紫红色，花丝粗短，花药线性，长 1.4 cm，其顶端具短钻状附属物，药隔肥厚，向上延伸为长钻状或披针形的附属物。蒴果光滑，具多数种子。花期 4—7 月，果期 7—8 月（图 5-1）。

（2）直立百部：多年生草本。茎直立，高 30～60 cm，不分枝。块根纺锤形，肉质，束生。叶近无柄，常 3～4 枚轮生，很少为 5 或 2 枚的，卵状椭圆形或卵状披针形，长 3.5~6 cm，宽 1.5~4 cm，顶端短尖或锐尖，基部楔形，主脉 5~7，中间 3 条明显。花单生叶腋，通常出自茎下部鳞片腋内；花梗细长，直立或斜向上；花被片 4，2 轮，长 1~1.5 cm，宽 2~3 mm，淡绿色；雄蕊 4，紫红色，花丝短；花药线性，长约 3.5 mm，其顶端的附属物与药等长或稍短，药隔伸延物约为花药长的 2 倍；子房三角状卵形。蒴果卵形，有种子数粒。花期 3—5 月，果期 6—7 月。

（3）蔓生百部：上部攀缘状草本。块根纺锤形，肉质，簇生。茎长约 1 m，有少数分枝；叶 2~4 枚轮生，长 4~11 cm，宽 2~6 cm，顶端渐尖，边缘微波状，基部圆或截形，主脉通常 5 条，有时多至 9 条，叶柄长 1~4 cm。花序柄贴生于叶片中脉上，花单生或数朵。蒴果卵形、稍扁，赤褐色，顶端锐尖，熟时 2 瓣开裂，常具 2 颗种子。种子椭圆形，紫褐色，表面具纵纹。花期 5—7 月，果期 7—10 月。

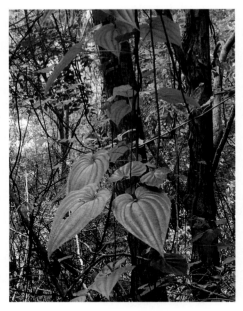

图 5-1　百部（原植物）

生态环境　对叶百部喜较温暖、潮湿、阴凉环境，耐寒，忌积水。以土层深厚、疏松肥沃、富含腐殖质、排水良好的砂质壤土栽培为宜。人工栽培以 800 m 以下的丘陵及低、中山地区为宜，应选择阴凉的生态环境，肥沃疏松的土壤、地角，溪旁屋后，树林间下栽种。

适宜区　对叶百部在湖北省内适宜区主要为武陵山区的鄂西区域，宜昌的夷陵、宜都、五峰等地；直立百部分布于襄阳、孝感地区；蔓生百部在湖北有少量引种。

栽培技术

1. 生物学特性

幼苗喜阴、喜湿润，不耐旱、怕涝。在年均温度 18~24℃、日照时间长的区域根系膨大快；在霜雪多的区域，植株易受寒害，根系膨大缓慢。对土壤要求不严，在红壤、棕壤、褐土、紫色土等均生长良好。尤其适宜在土层疏松肥沃的微酸性砂质壤土生长，表现为根系长、膨大快、产量高。对地势要求不严，平地、缓坡地、山地均生长良好。缓坡地天然排水容易，便于机械耕作，生产成本低。低洼地通气不畅，易沤根，易感染真菌性病害。因此，宜在年均气温 18~24℃、降雨量 1 200 ml 以上、日照时间长的区域，选择不积水的平地、缓坡地、山地。尤以土层疏松肥沃、腐殖质丰富的微酸性砂质壤土、高温干旱时有水供应、通风透气的缓坡地种植为佳。

2. 繁殖技术

1）采种。三年生百部才能开花结果。8月中旬百部种子进入采收季节，当茎叶枯黄、蒴果变为黄褐色、种子近暗紫色时，即可采集，果实采后置通风干燥处晾干数日，待果壳开裂后种子自行脱出。然后，收集种子，筛去杂质，晾干贮藏备用。采收的种子需要在阴凉的地方进行晾干，放在干燥的地方即可，不可以太阳晒干，影响出芽率。据行业人士统计，晒过的种子，出芽率降低到50％，正常阴干的种子可以达90％以上。

2）种子繁殖。可于春、秋季两季播种。秋播于霜降前后在整好的畦内，按行距12～15 cm开2 cm深的沟，将种子均匀地撒在沟内，覆土1 cm左右，稍加镇压；第2年春出苗。春播于清明前后播种，方法如前。每亩播种量1.5～2 kg。待苗高10 cm时移植，选阴雨天定植。

3）分根繁殖。春分前后即萌芽前，挖出全根，将大的根剪下加工药用，取上部根茎，按根茎上芽头多少进行分选，每株要有2～3个芽头并带2～3个块根，将断根和粗根、病虫伤根剔除。开穴栽种。

3. 种植方法

1）整地移栽。依据其生长习性，选好适宜土壤，每亩施充分腐熟的圈肥、土杂肥或堆肥4 000 kg左右、过磷酸钙20 kg，草木灰适量，充分混匀后均匀地撒在地表，深翻40 cm左右，整平耙细。做成宽1～1.3 m的高畦，厢沟宽30 cm，深35 cm，四周开挖深50 cm的排水沟，每隔10 m开横沟。行株距50 cm×35 cm，穴深15～20 cm，每穴1株，覆土，浇清淡人畜粪水。每亩3 500株左右。

2）田间管理。

（1）排灌和除草：幼苗出土前，旱时要浇水；幼苗出土后，不可浇水太多，以免地温低而影响生长。春、秋季干旱时浇水，保持土壤湿润，以利生长。雨季注意清理和疏通排水沟，防止积水烂根。每年4月和6月各进行中耕除草1次，保持土壤疏松无杂草。

（2）间苗、定苗：苗高约3 cm时，浅锄一遍，并剪掉过密的弱苗。苗高约6 cm时进行定苗，同时结合中耕除草。

（3）追肥：追肥要结合中耕浇灌，第1次在4月齐苗后，每亩施人畜粪约1 500 kg；第2次于6月花果期，每亩施人畜粪约2 000 kg；第3次于秋、冬倒苗后，每亩将土杂肥约2 000 kg与过磷酸钙50 kg混合拌匀后撒于地面，结合培土壅蔸，以利于百部安全越冬。

（4）引蔓上架：苗高约20 cm时，在株旁插1根架条，以供蔓茎缠绕，并将相邻架条的顶端，每3～4个系在一起，使其更为坚固，便于管理。

（5）摘除花蕾：5—6月，除留种植株，应将所有花蕾摘除，以减少养分消耗，促进根部生长。

（6）种植遮阳作物：于"清明"前后，在畦埂上种植玉米、高粱等高秆作物，既使幼苗荫蔽，又能提高土地利用率。

（7）培土：秋末地上茎叶全部枯萎后，清理枯枝落叶残株，在根际周围进行 1 次培土，并结合施肥。

4. 病虫害防治

1）叶斑病：是由一种真菌引起的病害。受害后叶片上病斑圆形，直径 1～2 mm，黄褐色，上生小黑点，这是病原菌的分子孢子器。一般在 5 月开始发生，6—8 月严重。防治方法：发生初期可摘除病叶，防止蔓延危害。喷 1：1：100 的波尔多液。

2）红蜘蛛：7—8 月发生，以成、幼虫群集于叶背或嫩茎上吸食汁液并拉丝结网，使叶变黄、脱落。花盘和果实萎缩、干瘪。防治方法：冬季清园，拾尽枯枝落叶，深埋或烧毁，并喷波美 1～2 度石硫合剂，消灭越冬虫口。4 月份开始喷波美 1～2 度石硫合剂或 40％三氯杀螨砜可湿性粉剂 1 500～2 000 倍液，每周 1 次，连续数次。

3）蜗牛：5—6 月多雨季节发生，危害幼苗。防治方法：清晨在田间撒石灰或茶籽饼防治或人工捕杀。

采收加工 春、秋二季采挖，除去须根，洗净，置沸水中略烫或蒸至无白心，取出，晒干。

产销情况

1. 商品生产与流通

湖北主产地为宜昌、恩施、神农架等鄂西地区，野生资源濒临枯竭，人工种植面积约 3 000 亩，全国中药材市场每年需求百部 5 000 t 以上，并呈逐年递增之势。

2. 商品规格

可按植物来源分为大百部和小百部两种规格。其中，大百部可按直径分为选条和统条两个等级：一般直径在 1 cm 以上、长短匀称、质地坚实者为选条，其余为统条。小百部为统货。

药材性状

（1）对叶百部：呈长纺锤形或长条形，长 8～24 cm，直径 0.8～2 cm。表面浅黄棕色至灰棕色，具浅纵皱纹或不规则纵槽。质坚实，断面黄白色至暗棕色，中柱较大，髓部类白色（图 5-2）。

（2）直立百部：呈纺锤形，上端较细长，皱缩弯曲，长 5～12 cm，直径 0.5～1 cm。表面黄白色或淡棕黄色，有不规则深纵沟，间或有横皱纹。质脆，易折断，断面平坦，角质样，淡黄棕色或黄白色，皮部较宽，中柱扁缩。气微，味甘、苦。

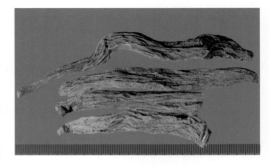

图 5-2　百部药材

（3）蔓生百部：两端稍狭细，表面多不

规则皱褶和横皱纹。

理化鉴别 取本品粉末 0.5 g，加水饱和正丁醇 50 ml，放置过夜，再超声提取 20 min，取上清液减压蒸干，加甲醇 1 ml 溶解作样品溶液。另取对叶百部碱和原百部次碱各 1 mg，分别加甲醇 1 ml，溶解，作对照品溶液。在硅胶 G-CMC 薄层板上，分别点上述溶液各 10 μl，以氯仿-乙醚-甲醇（10∶2∶1）为展开剂，展距 10 cm，取出晾干。喷改良碘化铋钾试液显色。样品色谱在与对照品色谱的相应位置上，显相同颜色的斑点。

质量研究

1. 药典收载 3 种百部的指纹图谱比较

通过 3 种百部指纹图谱的比较首次建立了百部药材的 HPLC 指纹图谱，指认了其中 10 个色谱峰。通过对不同产地 70 批对叶百部药材指纹图谱分析表明，对叶百部成分差异较大，按主峰不同分为以百部新碱（P4）、对叶百部碱（P6）、Px（未知成分）为主峰的 3 种类型。研究发现 3 种百部药材的指纹图谱差异显著。直立百部与对叶百部和蔓生百部间均存在共有成分，而蔓生百部未发现与对叶百部存在共有成分，推测对叶百部与直立百部的化学关系较与蔓生百部更近。

2. 不同产地对叶百部中新对叶百部碱含量比较

采用 HPLC 测定 10 个产地对叶百部中新对叶百部碱含量并比较分析。结果 10 个产地对叶百部中新对叶百部碱含量存在较大差异，说明新对叶百部碱含量与生长环境有较大相关性。

炮制

1. 百部

除去杂质，洗净，润透，切厚片，干燥（图 5-3）。

2. 蜜百部

取百部片，照蜜炙法（《中国药典》2020 年版四部通则 0213）炒至不粘手。每 100 kg 百部，用炼蜜 12.5 kg。

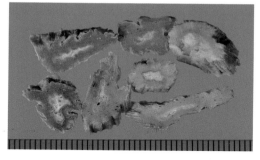

图 5-3　百部片

贮藏 置通风干燥处，防潮。

化学成分 主要含生物碱类化合物和有机酸类化合物。其中生物碱类化合物为其主要的活性成分（图 5-4）。

1. 生物碱类化合物

有百部碱、对叶百部碱、异对叶百部碱、斯替宁碱、次对叶百部碱、氧化对叶百部碱、脱氧对叶百部碱、异脱氢对叶百部碱、对叶百部烯酮、对叶百部新醇 A、对叶百部新醇 B 等。

2. 有机酸类化合物

有苹果酸、琥珀酸、草酸等。

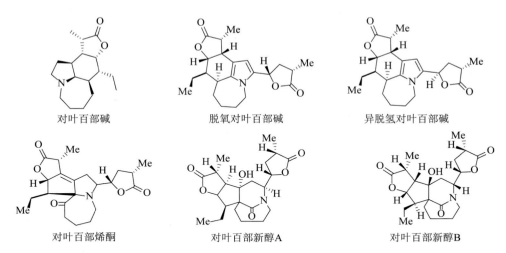

对叶百部碱　　　　　脱氧对叶百部碱　　　　　异脱氢对叶百部碱

对叶百部烯酮　　　　　对叶百部新醇A　　　　　对叶百部新醇B

图 5-4　百部中的代表性化学成分

药理作用

1. 药效学研究

1）抗菌抗病毒作用。体外试验时百部煎剂及对叶百部酒精浸液对多种致病菌如肺炎球菌、金黄色葡萄球菌、大肠杆菌、变形杆菌、霍乱弧菌、人型结核杆菌等都有不同程度的抑菌作用。体外试验表明，百部醇浸剂在 1∶100～1∶1600 浓度时对 H37RV 人型结核菌有抑制作用，在 1∶80 浓度 10 min 内可将其杀死。此外，百部煎剂对多种细菌及皮肤真菌亦有一定的抑制作用。并能降低亚洲甲型流感病毒对小鼠的致病力。对已感染的小鼠也有治疗作用。用鸡胚培养的新城病毒试验，表明百部能延长鸡胚寿命 36 h。

2）杀虫作用。蔓生百部与其他种百部的水浸液及乙醇浸液，对蚊蝇幼虫、头虱、衣虱及臭虫等皆有杀灭作用。高浓度百部在体外且能杀死鼠蛲虫。

3）镇咳作用。动物试验证明百部有镇咳作用，能降低呼吸中枢的兴奋性。

2. 安全性研究

百部碱服用过多可降低呼吸中枢兴奋性，继而导致呼吸中枢麻痹。将鼠、蛲虫置于 50％百部药液内，经 11 h 已有少数死亡，20 h 全部死亡。

性味与归经　甘、苦，微温。归肺经。

功能与主治　润肺下气止咳，杀虫灭虱。用于新久咳嗽，肺结核咳嗽，顿咳；外用于头虱，体虱，蛲虫病，阴痒。蜜百部润肺止咳。用于阴虚劳嗽。

临床应用

1. 临床常用

1) 用于新久咳嗽，顿咳，肺痨咳嗽。治风寒咳嗽，配伍荆芥、桔梗、紫菀等，以宣肺化痰止咳，如止嗽散；治风热咳嗽，配葛根、石膏、浙贝母等解表清肺止咳药，如百部散；治久咳不已，气阴两虚者，配伍黄芪、沙参、麦冬等，以补气养阴止咳，如百部汤；治肺痨咳嗽，痰中带血，则配伍阿胶、川贝母等，以增强滋阴润肺、化痰止咳之功，如月华丸；治顿咳，可单用或配伍川贝母、紫菀、白前等药同用。

2) 用于头虱、体虱，蛲虫，阴道滴虫。治头虱、体虱及疥癣等，可煎汤外搽；治蛲虫病，以生百部煎浓液，睡前保留灌肠；治阴道滴虫，可单用或配伍蛇床子、苦参等煎汤坐浴外洗。

2. 临床进展

1) 治疗百日咳。用百部 250 g 制成糖浆 800 ml，小儿每次 3～5 ml，4 h 1 次；或每次用百部糖浆 10～15 ml，每天 3 次，连服 1 周。亦可将百部晒干研粉，炼蜜为丸，如梧桐子大，日服 3 次，1 岁以下每次 3～10 丸，2～4 岁 20～30 丸，5～8 岁 40～50 丸。据百余例的观察，有效率在 85% 以上，对痉咳期效果特别显著。一般用药 2～4 d 即可见效，治愈时间最快 3 d 左右，最慢 15～19 d。有并发症者须加用其他药物。百部糖浆亦可作预防用药。另有报道以百部配合其他中药组成复方应用。

2) 治疗肺结核。百部晒干研粉，以童雌鸡（未产卵的）加水煨汁，调和为丸（每 500 g 百部粉约需净鸡 500 g 煨成鸡汁 600 g）。每次 15 g，早晚各服 1 次，20～30 d 为 1 个疗程，视病情需要可以继续再服。此方用于慢性发作的肺结核效果较好，对长期应用西药抗结核药物效果不显的病例，有时疗效尤为显著。据 153 例的观察，多数服药 1、2 个疗程后症状改善，食欲增进，体重增加；X 线复查也有不同程度的进步。对于病情发展迅速、症状急剧或血沉增速至第 1 小时末 40 mm 以上者，此药难以控制，不宜应用。服药后除个别病例有咽干现象外，尚未发现其他不良反应。

3) 治疗慢性气管炎。以百部为主（每剂 30～40 g），配伍甘草、紫菀、白果、黄芩、麻黄等，组成几个不同方剂，治疗老年性慢性气管炎 100 例，经 1 年的随访观察，总有效率为 75%，其中初步治愈率为 25%，显效率为 9%，好转率为 41%。服药后 1～2 d 即觉咳嗽减轻，连服 10 d 之内可出现最高效果。男性及喘息型患者效果较差。少数病例服药后有口干、腹痛、眼睑浮肿等轻微反应，不影响治疗。此外，有用百部配伍等量麻黄、杏仁，以蜂蜜制成丸剂（每丸 10 g），早晚各服 2 丸，10 d 为 1 个疗程。于夏季观察 181 例，经 1～2 个疗程后，有效率达 88.3%（临床治愈率为 23.1%，显效率为 21%，好转率为 44.2%）。一般在 5～10 d 即见明显疗效。

4) 治疗蛲虫病。小儿每次用百部 50 g，加水浓煎成 30 ml（成人用量加倍），于夜间 11 时左右做保留灌肠，10～12 d 为 1 个疗程。通过 133 例观察，治愈者占 62%。如辅以使君子粉和大黄浸泡液内服，则疗效可显著提高。或用 20% 百部煎液每次 30 ml 灌肠，每天 1 次，7 次为 1 个疗程，多数病例在 1 个疗程内即获治愈。另报告 52 例，系用百部 250 g，配合苦楝皮 100 g、乌梅 15 g，加水 800 ml，煎成 400 ml，每次用 20～30 ml 于临睡前做保留灌肠，结果有 51 例治愈。为了使用方便，以后改为百部 25 g、苦楝皮 50 g、鹤虱 25 g，研粉混合装入胶囊，于临睡前取 1 粒插入肛门内，连用 7～10 d。

（5）治疗滴虫性阴道炎。用百部 100 g，加水 1 000 ml，煎成 600 ml，冲洗阴道，而后用雄黄粉均匀地喷入阴道皱襞。每天 1 次，5 d 为 1 个疗程。观察 60 例，多数为 1 个疗程内即获治愈，少数经过 2～3 个疗程治愈。平均用药 3～5 d，阴道分泌物显著减少，外阴部瘙痒等自觉症状消失。少数病例复发（多于月经后或流产后），再次治疗仍可获愈。远期效果尚待观察。

6）治疗癣症。用百部 20 g，浸入 50％酒精 100 ml 中 48 h，过滤后再加酒精至 100 ml，患处洗净后即以棉签蘸药液涂擦。轻症 3～4 d 即可见效。

此外，用百部制成试剂做百部白雾反应试验，诊断血吸虫病，据观察 1 091 例血吸虫病患者，阳性率占 96.72％。

用法与用量 3～9 g。外用适量，水煎或酒浸。

使用注意 脾胃有热者慎用。《得配本草》："热嗽，水亏火炎者禁用。"

基地建设 近年来，通过收集当地野生百部种子和块茎进行人工驯化种植，在宜昌夷陵区和五峰土家族自治县等地分别建立了百部种苗繁育和种植基地（图 5-5）。目前两区县种苗已逾 1 000 万株，种植面积达 2 000 亩，辐射种植面积 3 000 亩，年产优质百部干品 800 t。

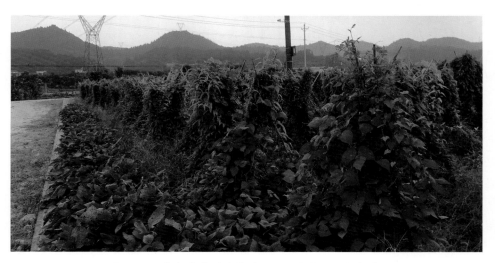

图 5-5 百部规范化种植基地（宜昌市夷陵区龙泉镇）

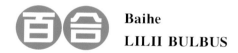

Baihe
LILII BULBUS

商品名 卷丹百合、龙牙百合。

基原 本品为百合科植物卷丹 *Lilium lancifolium* Thunb、百合 *Lilium brownii* F. E. Brown var. *viridulum* Baker 或细叶百合 *Lilium pumilum* DC. 的干燥肉质鳞茎。以上 3 种在湖北均有分布，目前省内主要商品药材的基原为卷丹和百合。

本草考证 百合始载于《神农本草经》，列为中品。魏晋时期《名医别录》云"生荆州（大体相当于今湖北、湖南二省）"。说明当时湖北是百合主产地之一。《吴普本草》记载："生宛句（今山东菏泽市西南）及荆山（位于今湖北西部）。"说明百合分布于山东菏泽和湖北西部。南朝《本草经集注》、唐《新修本草》、宋《本草图经》《证类本草》均记载："生荆州川谷。近道处处有。"《本草乘雅半偈》："核曰：近道虽有，唯荆州山谷者良。"说明百合资源虽分布广，但仍以古代荆州山谷地区所产质量为好。民国《药物出产辨》记载"一产湖北麻城（今湖北麻城市），名麻城合"，说明湖北麻城亦为百合产地之一。据以上历史及现代文献所述，湖北中西部山区和东部山区为百合主要的道地产区。

原植物

（1）卷丹：鳞茎近宽球形，高约 3.5 cm，直径 4～8 cm；鳞片宽卵形，长 2.5～3 cm，宽 1.4～2.5 cm，白色。茎高 0.8～1.5 m，带紫色条纹，具白色绵毛。叶散生，矩圆状披针形或披针形，长 6.5～9 cm，宽 1～1.8 cm，两面近无毛，先端有白毛，边缘有乳头状突起，有 5～7 条脉，上部叶腋有珠芽。花 3～6 朵或更多；苞片叶状，卵状披针形，长 1.5～2 cm，宽 2～5 mm，先端钝，有白色绵毛；花梗长 6.5～9 cm，紫色，有白色绵毛；花下垂，花被片披针形，反卷，

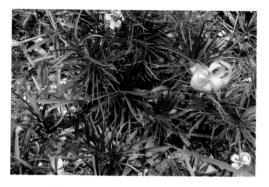

图 6-1 百合（原植物，卷丹）

橙红色，有紫黑色斑点；外轮花被片长 6～10 cm，宽 1～2 cm；内轮花被片稍宽，蜜腺两边有乳头状突起，尚有流苏状突起；雄蕊四面张开；花丝长 5～7 cm，淡红色，无

毛，花药矩圆形，长约 2 cm；子房圆柱形，长 1.5～2 cm，宽 2～3 mm；花柱长 4.5～6.5 cm，柱头稍膨大，3 裂。蒴果狭长卵形，长 3～4 cm。花期 7—8 月，果期 9—10 月（图 6-1）。

（2）百合：鳞茎球形，直径 2～4.5 cm；鳞片披针形，长 1.8～4 cm，宽 0.8～1.4 cm，无节，白色。茎高 0.7～2 m，有的有紫色条纹，有的下部有小乳头状突起。叶散生，倒披针形至倒卵形。花单生或几朵排成近伞形；花梗长 3～10 cm，稍弯；苞片披针形，长 3～9 cm，宽 0.6～1.8 cm；花喇叭形，有香气，乳白色，外面稍带紫色，无斑点，向外张开或先端外弯而不卷，长 13～18 cm；外轮花被片宽 2～4.3 cm，先端尖；内轮花被片宽 3.4～5 cm，蜜腺两边具小乳头状突起；雄蕊向上弯，花丝长 10～13 cm，中部以下密被柔毛，少有具稀疏的毛或无毛；花药长椭圆形，长 1.1～1.6 cm；子房圆柱形，长 3.2～3.6 cm，宽 4 mm，花柱长 8.5～11 cm，柱头 3 裂。蒴果矩圆形，长 4.5～6 cm，宽约 3.5 cm，有棱，具多数种子。花期 5—6 月，果期 9—10 月。

生态环境 百合喜凉爽、干燥，忌干旱、酷暑，怕水涝，较耐寒。生长于海拔 400～2 500 m 的山坡灌木林下、草地，路边或水旁。高温、高湿地区不宜生长，以排水良好的微酸性土壤为宜。

适宜区 百合在湖北省内种植区主要为鄂西山区和大别山区，并以来凤县、宣恩县、恩施市、英山县、罗田县等地最多。

栽培技术

1. 生物学特性

百合生长、开花的适宜温度为 16～24℃，低于 5℃ 或高于 30℃ 生长几乎停止，10℃ 以上植株才正常生长，超过 25℃ 时生长又停滞，如果冬季夜间温度低于 5℃ 持续 5～7 d，花芽分化、花蕾发育会受到严重影响，推迟开花甚至盲花、花裂。自然原生状况下，百合是落叶植物，主要于严寒、短日、缺乏液态水的冬季休眠。

2. 繁育技术

1）无性繁殖。生产上主要有鳞片繁殖、籽球繁殖和珠芽繁殖 3 种。

（1）鳞片繁殖：秋季选健壮无病、肥大的鳞片在苯菌灵或克菌丹水溶液中浸 30 min，取出后阴干，基部向下，将 1/3～2/3 鳞片按照株行距 3 cm×15 cm～4 cm×15 cm 插入有肥沃砂质壤土的苗床中，盖草遮荫保湿。约 20 d 后，鳞片下端切口处便会形成 1～2 个小鳞茎。培育 2～3 年的鳞茎重可达 50 g，每亩约需种鳞片 100 kg，能满足 15 亩大田种植需求。

（2）籽球繁殖：百合老鳞茎的茎轴上长出多个新生的小鳞茎，收集无病植株上的小鳞茎，消毒后按株行距 6 cm×25 cm 播种。经一年的培养，一部分可达种球标准（50 g），较小者，继续培养一年再作种用。

（3）珠芽繁殖：珠芽于夏季成熟后采收，收后与湿润细沙混合，贮藏在阴凉通风处。当年 9—10 月，在苗床上按 12～15 cm 行距、深 3～4 cm 播珠芽，覆 3 cm 细土，盖草。

2) 有性繁殖。秋季将成熟的种子采下。在苗床内播种，第 2 年秋季可产生小鳞茎。此法时间长，种性易变，生产上少用。此种方法主要在育种上应用。卷丹百合一般选用 25 g 左右的大母籽作种。

3. 种植方法

1) 选地整地。应选择土壤肥沃、地势高爽、排水良好、土质疏松的砂质壤土栽培。百合忌连作，前茬以豆类、瓜类或蔬菜地为好，每亩施腐熟有机肥 3 000～4 000 kg 作基肥（或复合肥 100 kg）。亩施 50～60 kg 石灰（或 50%地亚农 0.6 kg）进行土壤消毒。精细整地，做高畦，宽幅栽培畦面宽 1.5 m 左右，沟宽 30～40 cm，深 20～30 cm，以利排水。

2) 播种。按株距 15～25 cm，行距 30～45 cm 摆放好种后掩种，然后盖上五六厘米深的细土。冬天要在上面盖上一层稻草，保持土壤温度。

3) 田间管理。

（1）清沟排水：百合怕水涝，应经常清沟排水，做到雨停土壤渍水干。

（2）适时打顶：百合发芽时应保留一壮芽，其余除去，以免引起鳞茎分裂。在小满前后，当苗长至 27～33 cm 高时，及时摘顶，控制地上部分生长，以集中养分促进地下鳞茎生长。对有珠芽的品种，如不打算用珠芽繁殖，应于芒种前后及时摘除，结合夏季摘花，以减少鳞茎养分消耗。摘花的最适时机：当花蕾由直立转向低垂，颜色由全青转为向阳面出现桃红色。

（3）施肥：第 1 次是稳施腊肥，1 月，百合苗未出土时，结合中耕亩施农家肥 1 000 kg 左右，促发壮根。第 2 次是春季出苗后，再看苗追施粪肥 1～2 次，促早发壮苗，一般每次亩施稀薄人畜粪水 30～40 挑，磷肥 10～15 kg。第 3 次是重施壮苗肥，在 4 月上旬，当百合苗高 10～20 cm 时，每亩施农家肥 500 kg，发酵腐熟饼肥 150～250 kg，复合肥 10～15 kg，促壮苗。第 4 次是适施壮片肥，小满后于 6 月中上旬，开花、打顶后每亩施尿素 15 kg，钾肥 10 kg，促鳞片肥大。同时在叶面喷施 0.2%的磷酸二氢钾。注意此次追肥要在采挖前 40～50 d 完成。

4. 病虫害防治

（1）常见病害有黄化、绵腐、立枯、病毒、叶枯、黑茎病。黄化病多于 6—8 月发病，茎和叶片是主要发病部位。防治措施：一是搞好种球消毒，一般播种前我们需要将百合种进行药物处理，这样可以预防很多疾病。二是轮作换茬。三是清沟沥水。四是清除杂草。五是增施磷钾肥，拔除病株烧毁，用多菌灵、托布津、代森锌喷淋 3～4 次。

（2）常见虫害有蚜虫、金龟子幼虫、螨类。防治措施：按照预防为主，综合防治的原则，冬季及时清除病残体，降低虫口密度。

（3）落蕾干缩。症状：在花蕾长到 1～2 cm 时会出现落蕾。蕾的颜色转为淡绿色，同时，与茎相连的花梗缩短，随后蕾脱落。在春季，低位蕾首先受影响，而在秋季，高位蕾将首先脱落。防治措施：百合生长旺期在 5 月上旬至 6 月下旬，此时要注意及时打顶，摘除花蕾及球芽，同时在收获前 1 个月左右，自生长点往下 10 cm 左右打顶，减少养分消耗，促进鳞茎生长发育。不要将易落蕾的品种栽培在光照差的环境下。

采收加工 秋季采挖，洗净，剥取鳞叶，置沸水中略烫，干燥。

产销情况

1. 商品生产与流通

湖北省总种植面积约 12 000 亩，年产量约为 2 000 t。

2. 商品规格

百合可根据鳞叶大小分为选货和统货。其中，百合选货，长 2.5 cm 以上，宽 1.5 cm 以上，中部厚 1.5 mm 以上；百合统货，大小不分，稍有碎片。

药材性状 本品呈长椭圆形，长 2～5 cm，宽 1～2 cm，中部厚 1.3～4 mm。表面黄白色至淡棕黄色，有的微带紫色，有数条纵直平行的白色维管束。顶端稍尖，基部较宽，边缘薄，微波状，略向内弯曲。质硬而脆，断面较平坦，角质样。气微，味微苦（图 6-2）。

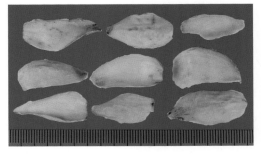

图 6-2　百合药材

理化鉴别及含量测定

1. 理化鉴别

取本品粉末 1 g，加甲醇 10 ml，超声处理 20 min，滤过，滤液浓缩至 1 ml，作为供试品溶液。另取百合对照品药材 1 g，同法制成对照药材溶液。照薄层色谱法（《中国药典》2020 年版四部通则 0502）试验，吸取上述两种溶液各 10 μl，分别点于同一硅胶 G 薄层板上，以石油醚（60～90 ℃）-乙酸乙酯-甲酸（15：5：1）的上层溶液为展开剂，展开，取出，晾干，喷以 10％磷钼酸乙醇溶液，加热至斑点显色清晰。供试品色谱中，在与对照药材色谱相应的位置上，显相同颜色的斑点。

2. 含量测定

采用紫外-可见分光光度法（《中国药典》2020 年版四部通则 0401）测定。本品按干燥品计算，含百合多糖以无水葡萄糖（$C_6H_{12}O_6$）计，不得少于 21.0％。

质量研究

1. 不同产地百合中总生物碱的含量比较

采用酸性染料比色法测定百合药材中总生物碱的含量，江苏宜兴、甘肃兰州、浙江湖州和湖南龙山县等不同产地百合中总生物碱含量为 0.433％～0.617％，其中湖南龙山百合中总生物碱含量较高。

2. 不同产地百合 HPLC-UV 指纹图谱的测定

对不同来源药用百合及其总皂苷建立相关 HPLC 指纹图谱，并综合建立 3 种不同来源药用百合共同的特征图谱，经比较相似度，得出药用百合总皂苷来源均一，质量稳定，不同来源或不同产地百合中，卷丹和百合的相似度较细叶百合更高，表明细叶百合与卷丹及百合具有较大差异。而对中间体总皂苷相似度均处于 0.75 左右，即 3 种百合皂苷提取物均有一定相似性，亦存在一定差异，且根据对不同新鲜度百合做指纹图谱，得出细叶百合受炮制方法影响很大，进一步为百合药材和百合皂苷的质量控制奠定基础。

炮制

1. 百合

除去杂质。

2. 蜜百合

取净百合，照蜜炙法（《中国药典》2020 年版四部通则 0213）炒至不粘手。每 100 kg 百合，用炼蜜 5 kg。

贮藏 置通风干燥处。

化学成分 主要含有生物碱、多糖类、皂苷类、黄酮类、磷脂类等成分（图 6-3）。

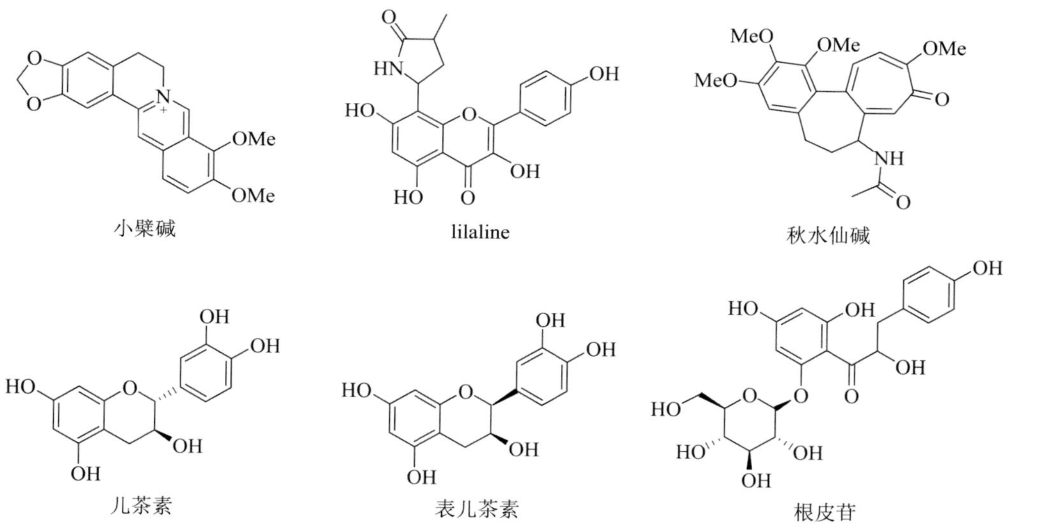

小檗碱　　　　　　　　　lilaline　　　　　　　　　秋水仙碱

儿茶素　　　　　　　　　表儿茶素　　　　　　　　　根皮苷

图 6-3　百合中的代表性化学成分

1. 生物碱

主要含有小檗碱、lilaline、秋水仙碱、etioline、β_1-澳洲茄边碱、β_2-澳洲茄边碱等。

2. 多糖类

主要含有百合水溶性非淀粉多糖（WSNSP）。百合多糖Ⅰ（LLPS-1）、百合多糖Ⅱ（LLPS-2）、百合多糖Ⅲ（LLPS-3）、BHP、LLP1、LLP2 等多糖。

3. 皂苷类

主要含有百合皂苷 1、百合皂苷 2、卷丹皂苷 A、麦冬皂苷 D、薯蓣皂苷、tenuifolioside A、brownioside、deacylbrownioside 等。

4. 黄酮类

主要含有儿茶素、表儿茶素、芦丁、槲皮素、山奈酚、根皮苷、二氢杨梅酮、二氢槲皮素、圣草酚、矢车菊素芸香糖苷、杨梅酮等。

5. 磷脂类

主要含有磷脂酰胆碱（PC）、双磷脂酰甘油（DPG）、磷脂酸（PA）、溶血磷脂酰胆碱（LPC）、磷脂酰肌醇（PI）、磷脂酰乙醇胺（PE）、神经鞘磷脂（SM）等。

6. 其他成分

主要含有 1-O-咖啡酰单甘油酯、对香豆酸、阿魏酸、绿原酸、没食子酸、香草酸、丁香酸、3，4-二羟基苯甲醛等。

药理作用

1. 药效学研究

1）祛痰镇咳作用。百合水提物可促进大鼠小鼠呼吸道分泌物外排，具有明显的祛痰作用。采用 SO_2 引咳法，证实百合能够很好地缓解小鼠咳嗽，且百合蜜炙后可增强其止咳作用。

2）镇静催眠作用。百合水提物可显著增加小鼠戊巴比妥钠灌胃后的睡眠时间及阈下剂量的睡眠率。百合还能够显著缩短戊巴比妥钠及氯苯丙氨酸致失眠模型动物的睡眠潜伏期。此外，百合正丁醇提取部位能明显减少小鼠的自发活动次数。百合皂苷能够延长戊巴比妥钠引起的小鼠睡眠时间。

3）抗炎作用。富含皂苷成分的百合醇提物对二甲苯致小鼠耳肿胀模型及角叉菜胶诱导小鼠后肢肿胀模型具有较好的抑制作用。

4）抗肿瘤作用。百合多糖具有较好的抗肿瘤作用，可抑制 H22 肿瘤的生长。百合的纯多糖组分 LBP-1、LBPS-I 对 B16 移植性黑色素瘤和 Lewis 肺癌有较强的抑制作用。百合中性多糖对体外 SGC-7901 细胞增殖具有抑制作用。百合皂苷也具有抗肿瘤作用。

5）降血糖作用。百合中分离纯化得到 LP-1、LP-2 对四氧嘧啶引起的糖尿病模型小白鼠具有明显的降糖作用，并表现出促进肝脏中血糖转化为糖原的作用。百合多糖能降低 1 型糖尿病大鼠的空腹血糖水平，从而增加胰岛素的分泌，调节糖尿病大鼠的血糖水平。

6）免疫调节作用。百合多糖在一定剂量范围内可提高免疫抑制模型小鼠的免疫器官指数，百合多糖除了可增强机体非特异性免疫功能外，还可提高特异性细胞免疫功能。

7）抗抑郁作用。百合总皂苷能明显缩短小鼠悬尾的不动时间、游泳时间及拮抗利血平降低小鼠体温；百合皂苷可通过增加抑郁模型大鼠大脑皮质的单胺类神经递质水平及抑制下丘脑-垂体-肾上腺（HPA）轴的亢进进而发挥抗抑郁作用。百合皂苷还可通过调节脑-肠轴改善抑郁引起的并发症。

8）抗应激损伤作用。百合多糖可明显增强小鼠的耐缺氧能力。百合的正丁醇溶性部位能显著延长小鼠在常压缺氧条件下的存活时间，并能明显延长小鼠在冰水浴中的游泳时间，表明该部位能提高小鼠抗应激性损伤的能力。

9）抗氧化作用。百合的总黄酮提取物对 O^{2-} 的清除率达到 89.64%，对·OH 和 2，2-二苯基苦味酰基苯肼基自由基（DPPH）有较强的清除效果。百合的抗氧化活性部位主要集中在乙酸乙酯提取部位和正丁醇提取部位。百合中分离得到的酚类化合物和甾体皂苷都具有抗氧化活性。百合鳞茎中分离纯化的多糖组分 LP2-1 具有清除 DPPH·和·OH 的活性，且对亚铁离子具有较强的还原能力和螯合活性。

10）活血化瘀作用。百合水提物高剂量能显著延长大鼠的 APTT，对 PT 和 FIB 浓度无明显影响，APTT 和 PT 值随卷丹水提物浓度增加有上升趋势，FIB 值则降低。血小板数无明显变化。卷丹水提物对凝血系统有一定影响，具有一定的活血化瘀作用，其作用表现在抑制内源性凝血。

11）抗菌作用。百合的水提取物对铜绿假单胞菌有较好的效果，百合乙醇提取物对藤黄微球菌和金黄色葡萄球菌的抑制作用较好，百合乙酸乙酯提取物对金黄色葡萄球菌和藤黄微球菌抑制效果较强，百合多糖对金黄色葡萄球菌、啤酒酵母、黑曲霉和中华根霉等具有不同程度的抑菌作用。

12）抗衰老作用。百合水提物低、中、高剂量组对 D-半乳糖致小鼠衰老模型，均可显著提高衰老模型小鼠学习记忆能力，D-半乳糖所致衰老小鼠大脑 SOD 活力显著提高，MDA 含量明显降低。

2. 安全性研究

百合为一种药食同源药材，其毒性极低。

性味与归经 甘，寒。归心、肺经。

功能与主治 养阴润肺，清心安神。用于阴虚燥咳，劳嗽咳血，虚烦惊悸，失眠多梦，精神恍惚。

临床应用

1. 临床常用

1）用于咳嗽。百合味甘微苦，性微寒，入心、肺二经，五版《中药学》叙述百合有"润肺止咳，清心安神"的功效。可用治咳嗽不已，或痰中带血，常与款冬花同用，如百花膏（《济生方》）；治背心前胸肺募间热，咳嗽咽痛，咯血，恶寒，手大拇指循白肉际间上肩背至胸前如火烙，常与熟地、生地、归身、白芍、甘草、桔梗、元参、麦冬、贝母等同用，如百合固金汤（《慎斋遗书》）。

2）用于百合病。百合之功，在益气而兼之利气，在养正而更能去邪，故李氏谓其为渗利和中之美药也。如伤寒百合病，《金匮要略》言："其行住坐卧，皆不能定，如有神灵，此可想见其邪正相干，乱于心中之故，而此味用之以为主治者，其义可思也。"可用治百合病发汗后者，常与知母同用，如百合知母汤；治百合病吐之后者，常与鸡子黄连用，如百合鸡子汤；治百合病下之后者，常与滑石、代赭石连用，如滑石代赭汤；治百合病不经吐下发汗，病形如初者，常与生地黄同用，如百合地黄汤；治百合病变发热者，常与滑石同用，如百合滑石散（《金匮要略》）。

2. 临床进展

1）治疗抑郁症。百合地黄汤加减治疗抑郁症，总有效率为86.7%。

2）治疗分离性障碍。百合地黄汤加减治疗分离性障碍，总有效率为87.5%。

3）治疗更年期综合征。百合地黄汤加味治疗更年期综合征。总有效率为94%。

4）治疗焦虑症及精神分裂症。以百合宁神汤，重症加小剂量氯丙嗪等抗精神病药，中西结合治疗精神分裂症。

5）治疗咳嗽。以百合固金汤加减治小儿秋季干咳、燥热咳嗽。

6）治疗脾胃病。百合乌药汤合平胃散加减，兼顾脾虚湿重、胃热夹湿、气滞血瘀等，治疗脾胃病效佳。

7）治疗肺结核。肺结核阴虚火旺型患者在常规抗结核方案基础上加百合固金汤与秦艽鳖甲散加减联合治疗，可以提高疗效，改善症状。通过实验将肺结核患者分组治疗，结果表明百合固金汤联合西药治疗耐多药肺结核疗效显著，能够增强患者免疫功能。用百合固金汤加十灰散治疗肺结核出血。

8）治疗胆囊切除术后综合征。用丹参百合四逆汤治疗胆囊切除术后综合征。

9）治疗糖尿病。用百合固金汤加减治疗糖尿病，效果较好。

10）治疗痈肿疔疮。鲜百合新鲜鳞茎洗净，捣烂后加少许冰片外敷。

11）治疗慢性阻塞性肺疾病。百合固金汤有助于慢性阻塞性肺疾病急性加重期的康复。

12）治疗喘症。患者咳嗽短促，气短心悸，动则加剧，痰黏滞难咯，面色潮红，畏风汗多，溲黄便结，唇紫略干，舌红苔少淡黄，脉细滑数。以百合知母汤加味，连服12剂后诸症消失。

13）治疗甲状腺功能亢进。采用百合地黄汤为主方，随症加减，以治疗多例甲亢患者，并取得较好疗效。

用法与用量 6～12 g。

使用注意 风寒痰嗽，中寒便滑者忌服。

半夏

Banxia
PINELLIAE RHIZOMA

商品名 荆半夏。

基原 本品为天南星科植物半夏 *Pinellia ternata*（Thunb.）Breit 的干燥块茎。

本草考证 半夏始载于《礼记·月礼记·月令》，《本草纲目》中曰："五月半夏生，盖当夏之半，故名半夏。"半夏入药距今已有 2 100 多年的历史，最早见于马王堆出土的《五十二病方》中，在《神农本草经》中列为下品。《名医别录》云："生槐里（今陕西汉中市）川谷。"陶弘景曰："槐里属扶风，今第一出青州（今山东青州市），吴中（今江苏省苏州市）亦有，以肉白者为佳。"苏颂曰："在处有之，以齐州（今山东省济南市）者为佳。"

《药物出产辨》云："产湖北以荆州为最。"从上述记载可知，半夏历史上的道地产地主要为现在的陕西、山东、江苏、湖北等省。《中国道地药材》认为现今半夏以湖北、河南、山东所产为佳。由此可知，湖北从古至今均为半夏道地产区之一。原荆州地区所产者均称"荆半夏"，享誉全国。现时湖北省的荆州市、潜江市、天门市、荆门市、襄阳市等地分布种植。其中潜江产的"潜半夏"和襄阳产的"襄半夏"均获得国家注册商标保护，"天门半夏"和"潜半夏"还获得国家农产品地理标志保护。

原植物 多年生草本植物，株高 15～30 cm。块茎近球形，直径 0.5～4.0 cm，黄白色，茎上着生多数须根，茎顶端基生叶片 1～4 枚，叶柄长 6～23 cm，叶柄下部内侧着生有两个珠芽，其中一个生长于叶顶端，珠芽白色或紫色或棕色，直径 2～4 mm；幼苗的叶片常为全缘单叶，卵状心形，长 2～4 cm，宽 1.5～3 cm，2～3 年后为 3 裂叶，裂片卵状椭圆形、披针形至条形，小叶柄不

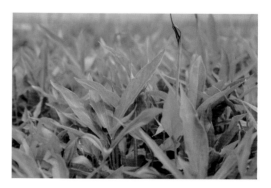

图 7-1 半夏（原植物）

明显，中裂叶长 5～8 cm，宽 3～4 cm，叶基部楔形，先端渐尖，全缘或稍具浅波状，两面光滑无毛。佛焰苞基生于茎顶端，花轴长于叶柄，绿色，内侧绿色至紫色，肉穗花序；单性花，花序轴下着生雌花，有雌蕊 20～70 个，雄花位于花序轴上部，白色至

淡黄色，密集成圆筒形，花序中轴先端鼠尾状，成 "S" 形向上生长，长 7～10 cm。浆果，卵圆形，白绿色或绿色，内生种子 1 枚。花期 5—7 月，果期 8—9 月（图 7-1）。

生态环境 半夏喜温暖湿润，喜水怕旱，但忌高温，忌强光直射。在海拔 2 500 m 以下均可正常生长，常见于山坡、荒地、田边、疏林下，土质以 pH 值为 6～7 的砂质壤土为宜。

适宜区 半夏在湖北省内的适宜种植区主要为江汉平原及周边低海拔地区。尤其是荆州市、潜江市、天门市、荆门市和襄阳市最适宜。

栽培技术

1. 生物学特性

半夏最佳的出苗温度是 10℃，随着温度的升高，出苗也会加快；25℃ 左右，半夏生长最茂盛。半夏为浅根系植物，喜肥喜湿，怕旱怕涝。土壤要比较湿润，当土壤湿度超过一定范围时，它又会生长不良，导致烂根、块茎腐烂，甚至整个植株倒苗死亡，严重影响产量。同时半夏也忌高温，当高温度超过 35℃，太阳直射，半夏地上部分会相继枯萎死亡，形成夏季倒苗。浆果卵圆形，黄绿色，先端渐狭为明显的花柱。花期 5—7 月，果 8 月成熟。

2. 繁殖技术

半夏的繁殖方式主要有 3 种：种子繁殖、块茎繁殖、珠芽繁殖。种子繁殖是待半夏种子成熟后，收集、晾干用于繁殖，但是半夏种子发芽率低，发芽率不足 30%，且半夏种子收集困难，故生产上不适宜用作繁殖材料。块茎或珠芽繁殖是以田间采挖的块茎或珠芽作为繁殖材料，生产上将其统称为种茎。通常小种茎作为繁殖材料会优于大种茎，单粒直径 0.8～1.0 cm 为佳，净增重最高，产量净增率随着种茎的增大而急剧下降。栽培中主要通过种茎繁殖。

3. 种植方法

1）选地整地。宜选荫蔽、湿润、日照不强、水源条件好、排灌方便的平缓地种植。土壤翻耕、旋耕后，要按 1.2 m 的畦宽开沟做畦，厢沟宽 35 cm，厢沟深 30 cm 以上，田块围沟深 50 cm 以上。如果田块较大，一般要每隔 8～10 m 开横沟。

2）适时播种。每年 11 月中下旬至第 2 年 3 月上旬播种。以 200 kg/亩的播种量均匀撒播，播种后及时盖土 2～3 cm。盖土后再覆盖农作物秸秆 1～2 cm 保墒，或覆盖落叶保墒。

3）田间管理。

（1）合理施肥：半夏种植过程中宜采用测土配方施肥，对于一般肥力土壤，每亩施用 9 kg N、13 kg P_2O_5、13 kg K_2O，其中 70% 的氮肥和全部的磷钾肥作基肥结合整地时施入，30% 的氮肥分 2 次分别于齐苗期和佛焰苞期追施。如土壤缺磷或缺钾，则应相应的增施磷肥或钾肥。

（2）套种玉米、大豆等遮荫作物：于 4 月上旬，按株行距 1.4 m×0.35 m 在半夏畦边播种玉米，在 6 月高温期可减少半夏田间光照强度和温度，延缓半夏倒苗，延长半夏生育期。同时玉米可有效地控制田间杂草的生长，玉米于半夏倒苗后 8 月中旬收获。收获后的玉米秸秆应及时粉碎，就地还田覆盖厢面，有利于增加秋季半夏群体数量，从而增加半夏产量。

（3）秸秆覆盖：半夏倒苗、采挖后，及时覆土，并将玉米、花生、水稻等农作物的秸秆粉碎后覆盖在半夏厢面，厚度以 2～3 cm 为宜。秸秆覆盖可以保持厢面湿度和温度，有利于保持田间半夏块茎、珠芽和种子的活力，使半夏珠芽、种子和块茎顺利越冬或越夏，增加下一季田间半夏群体数量。同时秸秆还田可以增加土壤有机质，保持土壤温湿度，为半夏提供良好的生长条件。

（4）揭除覆盖物：当半夏幼苗长出地面时，应揭去薄膜或其他覆盖物。

（5）中耕除草：在幼苗出土后，封行前进行。中耕宜浅，一般不超过 5 cm 深。苗长大后不宜中耕，应拔除杂草。

（6）灌溉排水：干旱时及时浇水，保持土壤湿润，但不能漫灌，以防积水烂根。雨后应及时清沟排水。

（7）培土：6 月以后，成熟的珠芽陆续落地，此时可从畦沟取土均匀撒于畦面上，厚约 1.5 cm，把珠芽盖住，6—8 月需培土 3 次，这是提高半夏产量的一项重要措施。

4. 病虫害防治

1）病害。

（1）病毒病：多为夏季发生，感染株叶蜷缩扭曲，花叶畸形，植株矮小，地下块茎畸形瘦小，严重时植株枯死。防治方法为，选用无病毒种茎；发现病株，立即将其拔除，集中焚烧处理，病穴再用 5% 石灰乳处理；及时消灭传毒昆虫。

（2）细菌性疫病：是由细菌引起的叶片病害。初发病时，叶片上出现开水烫伤状病斑，此后地上部分迅速腐烂并发出恶臭。低温高湿有利于该病的发生，因此该病多发生于 4 月中旬至 5 月中旬、10 月中旬至 11 月上旬。保持沟渠排水通畅，降低土壤含水量并结合合理密植可有效降低田间该病害的发生程度。防治方法：在发病之前，喷施波尔多液可起到较好的防治效果，如田间发现病株，应及时拔除，集中烧毁并喷施波尔多液。

（3）根腐病：常发生于高温多雨季节，发病时地下部块茎腐烂，地上部倒苗枯死。防治方法为，做好田间疏沟排水工作；播种前用 32% 精甲霜灵、噁霉灵种子处理液剂 300 倍液浸种 30 min；发病初期，及时拔除病株并用该药剂 500 倍液灌穴。

2）虫害。半夏主要虫害有蚜虫、芋双线天蛾等，其中芋双线天蛾主要在 5—10 月发生，以幼虫咬食叶片，食量大，危害严重。防治方法：用苏云金杆菌 400～600 倍液液喷洒，每 5～7 d 一次，连续 2～3 次。

采收加工 夏秋二季采挖，洗净，除去外皮和须根，干燥。在干燥过程中要注意温度，如温度过高容易导致半夏角质化，造成僵子，影响半夏药材商品品相；如温度过低，则不易充分干燥，易引起半夏腐烂。

产销情况

1. 商品生产与流通

由于除草剂的大量使用，野生半夏的产量显著下降，不能满足医药市场的需求，湖北产的半夏商品主要分为种茎和药材。湖北省总种植面积约为 17 500 亩，年产半夏商品约 500 t，半夏鲜种茎 5 000 t，半夏产业年总值约 1.5 亿元。

2. 商品规格

一般按大小分为 3 个等级。

一等：干货。每千克 800 粒以内。无包壳、杂质、虫蛀、霉变。

二等：干货。每千克 1 200 粒以内。余同一等。

三等：干货。每千克 3 000 粒以内。余同一等。

药材性状　本品呈类球形，有的稍偏斜，直径 0.7～1.6 cm。表面白色或浅黄色，顶端有凹陷的茎痕，周围密布麻点状根痕；下面钝圆，较光滑。质坚实，断面洁白，富粉性。气微，味辛辣、麻舌而刺喉（图 7-2）。

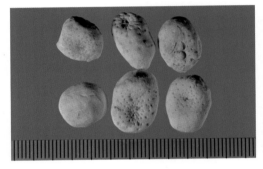

图 7-2　半夏药材

理化鉴别

（1）取本品粉末 1 g，加甲醇 10 ml，加热回流 30 min，滤过，滤液挥至 0.5 ml，作为供试品溶液。另取精氨酸对照品、丙氨酸对照品、缬氨酸对照品、亮氨酸对照品，加 70％甲醇制成每毫升各含 1 mg 的混合溶液，作为对照品溶液。照薄层色谱法（《中国药典》2020 年版四部通则 0502）试验，吸取供试品溶液 5 μl、对照品溶液 1 μl，分别点于同一硅胶 G 薄层板上，以正丁醇-冰醋酸-水（8∶3∶1）为展开剂，展开，取出，晾干，喷以茚三酮试液，在 105℃加热至斑点显色清晰。供试品色谱中，在与对照品色谱相应的位置上，显相同颜色的斑点。

（2）取本品粉末 1 g，加乙醇 10 ml，加热回流 1 h，滤过，滤液浓缩至 0.5 ml，作为供试品溶液。另取半夏对照药材 1 g，同法制成对照药材溶液。照薄层色谱法（《中国药典》2020 年版四部通则 0502）试验，吸取上述两种溶液各 5 μl，分别点于同一硅胶 G 薄层板上，以石油醚（60～90℃）-乙酸乙酯-丙酮-甲酸（30∶6∶4∶0.5）为展开剂，展开，取出，晾干，喷以 10％硫酸乙醇溶液，在 105℃加热至斑点显色清晰。供试品色谱中，在与对照药材色谱相应的位置上，显相同颜色的斑点。

质量研究　半夏不同产地总有机酸含量的比较：对湖北省 5 个不同产地半夏总有机酸的含量进行比较，结果不同产地半夏总有机酸含量为 0.358％～0.448％。半夏不同品种（系）总生物碱的含量比较：采用酸性染料比色法和高效液相色谱法测定半夏不同品系中总生物碱的含量，结果狭叶型半夏总生物碱的含量为 0.0648％、椭叶型半夏总生物碱的含量为 0.0295%、阔叶型半夏总生物碱的含量为 0.0413%，半夏不同品系中总生物碱含量有较大差异，以狭叶型半夏总生物碱的含量最高。

炮制

（1）生半夏：用时捣碎。

（2）法半夏：取净半夏，大小分开，用水浸泡至内无干心，取出；另取甘草适量，加水煎煮两次，合并煎液，倒入用适量水制成的石灰液中，搅匀，加入上述已浸透的半夏，浸泡，每天搅拌 1～2 次，并保持浸液 pH 值在 12 以上，至剖面黄色均匀，口尝微有麻舌感时，取出，洗净，阴干或烘干，即得。每 100 kg 净半夏，用甘草 15 kg、生石灰 10 kg（图 7-3）。

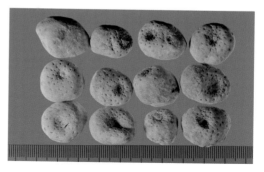

图 7-3　法半夏

（3）姜半夏：取净半夏，大小分开，用水浸泡至内无干心时，取出；另取生姜切片煎汤，加白矾与半夏共同煮透，取出，晾干，或凉至半干，干燥；或切薄片，干燥。每 100 kg 净半夏，用生姜 25 kg、白矾 12.5 kg（图 7-4）。

（4）清半夏：取净半夏，大小分开，用 8% 白矾溶液浸泡至内无干心，口尝微有麻舌感，取出，洗净，切厚片，干燥。每 100 kg 净半夏，用白矾 20 kg（图 7-5）。

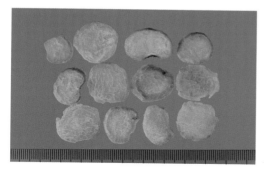

图 7-4　姜半夏

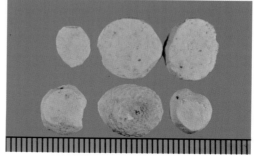

图 7-5　清半夏

贮藏　置通风干燥处，防蛀。

化学成分　半夏化学成分较复杂，主要有有机酸、生物碱、β-谷甾醇等（图 7-6）。

1. 有机酸

目前分离鉴定出的半夏有机酸主要有琥珀酸、棕榈酸、硬脂酸、α-亚麻酸、β-亚油酸等。

2. 生物碱

目前半夏中分离得到的生物碱主要有麻黄碱、伪麻黄碱、胆碱、鸟苷、腺苷。

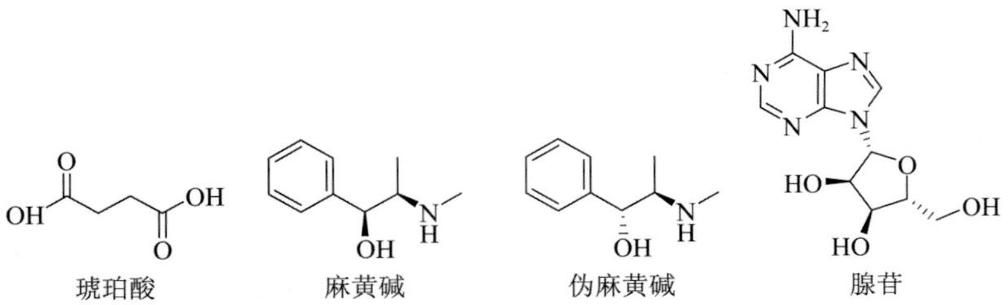

琥珀酸　　麻黄碱　　伪麻黄碱　　腺苷　　鸟苷

图 7-6　半夏中的代表性化学成分

3. β-谷甾醇

β-谷甾醇具有止咳、抗癌、抗炎及降低胆固醇等作用，是评价半夏质量的重要标准之一。

药理作用

1. 药效学研究

1）止咳、祛痰平喘作用。半夏提取物具有明显的止咳、祛痰、平喘的作用。

2）止呕作用。半夏生品及炮制品都具有止呕作用。水半夏加茯苓汤在防治化疗呕吐上有一定作用。

3）抗肿瘤作用。半夏乙醇提取液可抑制体外培养的多种癌细胞的生长并对癌细胞有杀伤作用。

4）降血脂作用。半夏白术天麻汤化裁方具有明显改善高血脂相关指标的作用。

2. 安全性研究

半夏有一定毒性，尤其是生半夏。临床上毒副作用主要表现：口腔和咽喉肿痛、流涎、失言、胃部不适、恶心呕吐、腹泻、心悸、气促、视物不清、昏迷、瞳孔放大，严重时有休克现象，甚至死亡。

现代毒理学对其急性毒性和长期毒性做了一些研究。急性毒性研究显示制半夏水煎液对小鼠的半数致死量（LD_{50}）为 13 g/kg；半夏浸膏对小鼠腹腔注射，LD_{50} 为 325 mg/kg；生半夏混悬液对小鼠灌胃 LD_{50} 为 4.27 g/kg；半夏全组分最大给药量（MLD）34.8 g/kg，水提取物最大给药量 300 g/kg，醇提取物最大耐受量（MTD）为 99.2 g/kg，说明半夏具有一定毒性，且醇提取物＞水提取物＞全组分。

长期毒性研究显示，生半夏混悬液，制半夏混悬液分别给小鼠灌胃，结果制半夏组未见毒性，对小鼠体重亦无影响，而生半夏组明显抑制体重增长，且有死亡；半夏浸膏给兔每天灌胃 0.5 g，连续 40 d，结果一般情况良好，剂量加倍后，多数兔有腹泻，半数兔于 20 d 内死亡。

综上所述，半夏具有一定毒性，且生品大于炮制品，剂量越大毒性越大。故临床上应慎用。

性味与归经　辛、温；有毒。归脾、胃、肺经。

功能与主治 燥湿化痰，降逆止呕，消痞散结。用于湿痰寒痰，咳喘痰多，痰饮眩悸，风痰眩晕，痰厥头痛，呕吐反胃，胸脘痞闷，梅核气；外治痈肿痰核。

临床应用

1. 临床常用

1）用于呕吐。半夏有良好的降逆止呕功效，可用于多种呕吐之症，临床应用时可根据不同症状而加以不同的配伍。如治疗胃寒呕吐，可配伍生姜、丁香、藿香等药；治疗妊娠呕吐，可与灶心土等同用。

2）用于咳嗽气逆，痰涎壅滞。半夏既能温燥化湿，又能下气降逆，为除湿痰要药，适用于咳嗽气逆、痰湿壅滞等症。如湿痰者，可与陈皮、苍术、茯苓等配伍；如热者可与瓜蒌、黄芩等同用；治寒痰，宜与白芥子、生姜等同用；治风痰可与天南星等同用。

3）用于胃气不和、胸脘痞闷、呕恶。半夏功能辛散、降逆、燥湿、化痰，适用于痰湿内阻、寒热互结所致的胸腹痞闷、呕恶，常与黄连、黄芩、干姜等同用，得到辛开苦降、散结除痞之功效。

4）用于瘿瘤、瘰疬、疮疡、梅核气。用治瘿瘤、瘰疬、痰核，常与贝母等配伍。对痈疽未溃者，可用生半夏配生南星等同研，醋调外敷，有散结消肿的功效，如已溃者则不可用。用治梅核气，可配厚朴、紫苏等同用。

2. 临床进展

1）治疗顽固性咳嗽。小柴胡汤合半夏厚朴汤治疗顽固性咳嗽具有良好的临床效果，总有效率达95%，且不易复发。

2）治疗胃病。以半夏泻心汤进行治疗胃病，总有效率为98.21%，安全有效，复发率低。

3）治疗化疗呕吐。用大半夏汤治疗化疗后呕吐患者，结果显示大半夏汤对于化疗恶心呕吐症状具有明显的缓解作用，在止呕的同时，又补患者元气。

4）治疗高血压。泽泻汤联合半夏白术天麻汤治疗高血压，结果总有效率为97.5%，说明泽泻汤联合半夏白术天麻汤可有效降低高血压的血压水平。

5）治疗糖尿病。半夏泻心汤治疗糖尿病，结果显示半夏泻心汤对于调节糖尿病患者的血糖水平具有很好的疗效。

6）治疗功能性消化不良。半夏泻心汤加减治疗功能性消化不良具有较好的疗效。

用法与用量 内服一般炮制后使用，3～9 g。外用适量，磨汁涂或研末以酒调敷患处。

使用注意 不宜与川乌、制川乌、草乌、制草乌、附子同用；生品内服宜慎。

基地建设 荆半夏为湖北省知名的道地药材，其产区主要分布于江汉平原汉水流域。其野生资源丰富，一直以采挖野生资源供应市场。1985年后开始有少量种植，

2000 年以后，种植规模逐年迅速扩大。目前已经在天门、沙洋、潜江、钟祥等核心产区形成了较大规模的种植基地。目前半夏人工种植基地面积已近 2 万亩，且还有增加的趋势。

2013 年在沙洋县，建立了半夏规范化种植试验基地 300 亩（图 7-7），并配套建设了仓储、初加工、初检、办公等场所及相关配套设施。近年来，天门市政府通过提供技术培训、出台扶持政策等措施积极引导合作社、农民建立半夏种植规范化，发展半夏产业。依托华中农业大学、湖北省农科院中药材所等科研机构，在汪场镇建立了半夏规范化种植试验示范基地 2 000 亩，其中雷场村 1 200 亩、汪场镇方桥村 300 亩，赖场村 500 亩。并辐射带动全镇种植面积逾万亩。目前，全镇从事半夏生产的农户有 1 000 多户，年产优质半夏 1 300 t，产值 3 000 多万元。天门半夏、潜半夏是荆半夏的典型代表，分别获得国家地理标志产品保护。

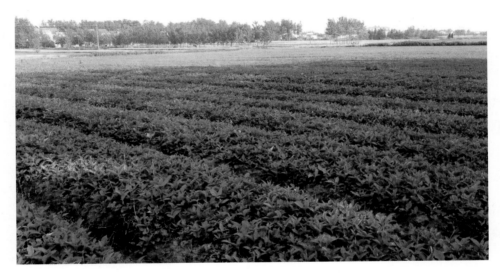

图 7-7　半夏规范化种植基地（沙洋县）

鳖甲

Biejia

TRIONYCIS CARAPAX

商品名 鳖甲、团鱼盖、上甲、甲鱼。

基原 为鳖科动物鳖 *Trionyx sinensis* Wiegmann 的背甲。

本草考证 鳖甲始载于《神农本草经》，列为中品。《本草乘雅半偈》记载："主心腹癥瘕坚积，寒热去痞疾，息肉，阴蚀，痔核，恶肉。"《名医别录》记载："鳖甲生丹阳（今安徽、湖北境内）池泽，采无时。"宋代苏颂所著《本草图经》曰："今处处有之，以岳州（今湖南岳阳市）、沅江（今沅江流域跨贵州、四川、湖南、湖北4省），所出甲有九肋为胜。"《药物出产辨》云："各省均出，以长江、扬子江一带为多。"今时主产长江流域以南各省区。湖北省位于长江中游，江河纵横，水域面积大，历来为鳖甲的主产地之一。

原动物 体呈椭圆形或卵圆形，长25～40 cm，雄鳖较雌鳖体稍扁平。吻长，成吻突，如短管状，两鼻孔位于吻突前端，吻突长于或等于眼间距，等于或略短于眼径。耳孔不显。两颚有肉质唇及宽厚的唇褶，唇褶分别朝上下翻褶。上下颌均无齿，颌缘覆有角质硬鞘；眼小，瞳孔圆形；颈较长，头和颈可自由伸缩于甲腔内。颈背有横行皱褶而无显著瘰粒。背盘卵圆形，后缘圆，其上无角质盾片，而被柔软的革质皮肤。背盘前缘向后翻褶，光滑而有断痕，呈一列扁平疣状。正对颈项中线并列二枚平瘰粒。背盘中央有棱脊，脊侧略凹，呈浅沟状。盘面有小瘰粒组成的纵棱，每侧7～10条，近着部略与体轴平行，近外侧者呈弧形，与盘缘走向一致。骨质背板的软甲部分有大而扁平的棘状疣，疣之末端尖出，游离。腹甲平坦光滑，可具7块胼胝，分别在上腹板、内腹板、舌腹板与下腹板联体及剑板上。腹甲后短小。四肢较扁，第5指、趾外侧缘膜发达，向上伸展至肘、膝部、形成一侧游离的肤褶。其宽可达10 mm。前臂前缘有4条横向扩大的扁长条角质肤褶，宽10～22 mm，排列略呈品字形。胫跗后缘亦有一横向扩大的角质肤褶。指、趾均具3爪，满蹼。体背青灰色、黄橄榄色或橄榄色。腹乳白色成灰白色，有灰黑色排列规则的斑块。幼体裙边有黑色具浅色镶边的圆斑，腹部有对称的淡灰色斑点。颚与头侧有青白间杂的虫样饰纹。幼体背部隆起较高，脊棱明显。雌鳖尾较短，不能自然伸出裙边，体形较厚。雄鳖尾长，尾基粗，能自然伸出裙边，体形较薄。体表无角质板而被以革质皮肤，骨板不发达，背、腹面边缘有较厚的结缔组织，俗称"裙边"（图 8-1）。

生态环境 鳖是变温动物，水陆两栖，用肺呼吸。喜生活在江河、湖泊、池塘中。常浮到水面，伸出吻尖进行呼吸，也常在陆地活动晒背。鳖对外界温度变化十分敏感，生活规律与外界温度变化有着密切的关系，10～12℃时，鳖进入冬眠，每年 11 月中旬到次年 4 月中旬是鳖的冬眠期。春季水温上升到 15℃ 时，鳖从冬眠中逐渐苏醒并开始摄食。25～30℃ 是鳖生长的最适温度范围，超

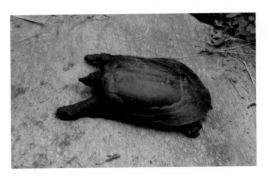

图 8-1 鳖（原动物）

过 33℃ 时，会寻洞"避暑"。鳖的生活习性可归纳为"三喜三怕"，即喜静怕惊、喜阳怕风、喜洁怕脏。鳖对周围环境的声响反应灵敏，只要周围稍有动静，鳖即可迅速潜入水底淤泥中。

适宜区 湖北省内水源充足、水质纯净的地方均可养殖。

养殖技术 鳖在分类上属于爬行纲龟鳖目鳖科鳖属。目前世界上龟鳖动物有几百种，鳖科有 6 属 20 种。我国境内已知的鳖科动物有 2 属 3 种，其中鳖属有 2 种，即中华鳖和山瑞鳖。山瑞鳖主要分布在我国云南、贵州、广西、海南等地的高原中，因其数量少、繁殖慢，已被定为我国二级野生保护动物。我国人工养殖的主要品种中华鳖为《中国药典》所收载的鳖的基原品种。

1. 生物学特性

1）生活习性。喜欢栖息在环境安静，水质活爽，水体稳定，光照充足，饲料丰富，无污染的水域中。一般养殖水体的盐度不超过 0.1%，pH 值为 7～8。鳖是变温动物，对环境温度最为敏感，适宜生长的水温范围为 25～35℃，当温度 15℃ 以下时鳖的活动和摄食明显减少，温度下降到 10℃ 以下时，完全停止活动进入冬眠状态。水温超过 36℃，则会进入深水避夏，38℃ 以上完全停止生长，进入夏眠。鳖喜欢阳光和晒太阳，称为晒背，在晴暖的天气下，一般每天晒 2～3 h。晒背是鳖的一种十分重要的生理现象，其主要作用：提高体温，促进血液循环和新陈代谢；通过阳光中的紫外线杀死寄生虫和细菌；合成维生素，促进背甲皮质增厚变硬，增强对外来侵袭的抵御能力，并利于生长，经常晒背的鳖裙边较厚。所以在人工养殖时通常要搭建晒背台。

2）摄食习性。鳖属杂食性动物，在野生条件下，鳖大多数喜食低脂肪、高蛋白活性饲料，主要包括螺、蚌、虾、鱼、蟹、蚯蚓及一些鲜嫩的水草、蔬菜、水生昆虫和底栖动物。在人工养殖条件下，常喂食动物内脏、猪肺、猪肝、牛肝、猪血、禽肉、蚕蛹、谷类，有时亦投喂配合饲料。饲料不足时，会互相残杀。

3）年龄与生长。在自然状态下生长缓慢，个体达到 500 g 需 3～5 年的时间。生长速度与地域、性别、年龄、温度有关。①地域：台湾南部和海南，养殖 2 年体重可达

500 g；台中、广州需 2～3.5 年；长江流域 4～5 年；北方约 6 年。②不同年龄：长江流域常温养殖情况下，当年鳖体重达 5～15 g；2 年重 50～100 g；3 年重 300～500 g；5 年重 600～1 000 g。一般 5 年以上生长速度显著减慢。③性别差异：在同龄同一条件下，雌性和雄性生长速度存在差异，在自然状态下体重在 100～300 g 时，雌性生长要快于雄性 40%；达 300～400 g 时雌性和雄性基本相同；400～700 g 时雄性比雌性快 50%～100%；750～1 440 g 时，雌性和雄性都慢。④人工控温条件：保持 30℃，仅 13～16 个月可重达 400～600 g。一般在 50 g 以内，生长较慢；50～100 g，生长加快；100～200 g，生长速度明显加快；200 g 以上生长迅速。

2. 繁殖和养殖方法

1）繁殖习性。鳖是雌雄异体，体内受精，卵生动物。①性成熟年龄：不同地域性成熟年龄有所差别，在常温条件下，华南与台湾地区性成熟需 2～3 年，长江流域需 4～5 年，华北地区需 5～7 年，东北地区需 6～7 年。在人工控温情况下，2～3 年可性成熟。②交配与产卵：春秋两季均可交配，水温 20℃ 以上，最适宜水温 25～28℃，长江流域产卵季节 5—8 月，6 月上旬到 7 月底为产卵盛期。一般体重 1 000 g 左右的亲鳖能产卵 40 枚左右。

2）人工繁殖技术。

（1）亲鳖的选择。选择体形对称，四肢完整，体表无病无伤，行动快，活力强者为宜。野生亲鳖的选择以 5—10 月为好。雌鳖为常温培育 4 年以上，体重 1 500 g 以上；加温快速培育 2 年以上，体重 1 200 g 以上。雄鳖常温养 3.5 年，体重 1 000 g 以上；加温快速培育 2.5 年，体重 1 200 g 以上。雌雄比＝4∶1。

（2）亲鳖的放养和培育。亲鳖池要求背风向阳，安静，环境与自然相近。池边可种少量的水生植物，池区应砌围墙防逃防偷。池子面积要求 3 000～5 000 m²，宜南北走向，长宽比例 2∶1 为好，水深 2 m。产卵场也要坐北朝南，底质为泥土，上面铺 25 cm 厚的沙子。产卵床要求高出水位 40～50 cm，正面要利于亲鳖进入，产卵场上要搭棚防雨。放养前清塘消毒，如是外购亲鳖放养前进行体表消毒。放养密度与性别比搭配要求：每平方米放养 0.5～2 只，雄性∶雌性＝3∶1～4∶1。稀放干扰小，有利于亲鳖的培育。产前培育主要抓好水的生态管理和饲养管理。及时换水、对食台和池水定期消毒、投饵"四定"补充足够的营养。产中和产后培育除保证水质外，环境一定要安静。

（3）鳖的产卵与孵化。

提高亲鳖产卵量的方法：合理投喂，保证亲鳖能获取充足平衡的营养；水温 30℃，3 年可培育达性成熟，第 1 年产卵期延长，第 2 年全年产卵；利用温室，自然阳光加温，可提早产卵 1 个月，延长产卵 1 个月。

孵化的基本条件：温度：30～33℃ 为最佳，22℃ 胚胎停止发育，低于 25℃ 孵化慢，36℃ 时孵化率下降，40℃ 时死亡。在 33℃ 左右，孵化时间为 46～50 d。湿度：孵化介质沙的相对湿度 80%～85%，即含水率 7%～8%。含水率低于 5%，受精卵向外渗透；

低于1%干涸死亡，大于25%闷气死亡。

（4）稚鳖培育。指把体重4g左右的鳖苗培育到50g左右。根据鳖的繁殖习性，一般情况下鳖苗大多在每年8—9月孵出，自然条件下孵化出的鳖苗在很短时间就会进入冬眠，成活率很低。所以无论是工厂化养鳖，还是个体户养鳖，都习惯将小鳖放入温室或大棚中过冬。

（5）幼鳖的培育。指将个体50g的鳖养到130～200g，特称之为鳖种培育。一般有两种方式；一是在露天池将冬眠后的稚鳖继续培育。另一种是在温室中继续培育。

（6）成鳖养殖。指把150～200g的鳖种养到500g左右的商品鳖，在大棚温室直接养殖12个月左右可达到500g，较普遍的有集约化的室外池塘精养、鱼鳖混养和网箱养鳖，目前生态养殖、半生态养殖已经成为潮流。

3. 病虫害防治

在集约化养殖中，特别是工厂化快速养鳖中，鳖病发生较普遍。目前已经发现30多种鳖病，其中危害较大的有白底板病、出血性肠炎病、鳃腺炎、暴发性鳖病等。采取预防为主，做好清塘消毒工作、进行分级饲养，在疾病的流行季节投喂药饵进行预防、注射疫苗；同时重视构建良好生态环境、提高饲料质量、搭配新鲜饲料的综合方式加以解决。

采收加工 全年均可捕捉，以秋、冬二季为多。捕捉后杀死，置沸水中烫至背甲上的硬皮能剥落时，取出，剥取背甲，除去残肉，晒干。

产销情况

1. 商品生产与流通

湖北省鳖甲年产量约250 t，占全国的50%以上，年产值高达3 500万元，畅销全国并出口。

2. 商品规格

统货。

药材性状 本品呈椭圆形或卵圆形，背面隆起，高度长10～15 cm，宽9～14 cm。

外表面黑褐色或墨绿色，略有光泽，具细网状皱纹及灰黄色或灰白色斑点，中间有一条纵棱，两侧各有左右对称的横凹纹8条，外皮脱落后，可见锯齿状嵌接缝。内表面类白色，中部有突起的脊椎骨，颈骨向内卷曲，两侧各有肋骨8条，伸出边缘；第一对肋骨类U形，颈板骨突起类簪子状。质坚硬且轻。板质骨占整个断面厚的2/5。气微腥，味淡（图8-2）。

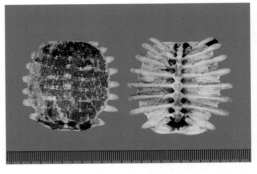

图8-2 鳖甲药材

理化鉴别 鳖甲现行法定标准为《中国

药典》2020 版一部，其标准项下暂未收录理化鉴别项，仅收录水分（不得超过 12.0％）及浸出物（不得少于 5.0％）。

质量研究

1. 分子生药学研究

王亚明等首次从药材鳖甲中抽提出 DNA 并扩增约 500bp 的线粒体细胞色素 b 基因片段。吴平等研究证明鳖和山瑞鳖原动物组织材料中提取 DNA，其线粒体 12SrRNA 基因片段序列有明显差异。刘忠权等测定了斑鳖和鳖甲伪品 12SrRNA 基因片段序列，根据鳖和鳖甲混淆品原动物的 12SrRNA 基因片段的序列数据库设计了 1 对特异性引物可对不同来源的鳖甲进行了鉴定与 DNA 序列分析鉴定一致。彭巧玲等测得鳖线粒体基因组全序列：鳖线粒体基因组全长 17 364 bp，核苷酸组成 A、T、C、G 分别为 35.23％、27.26％、25.73％、11.78％，包括 13 个蛋白质编码基因、22 个 tRNA 基因和 1 个非编码控制区。刘至治等通过主要组织相容性复合体（MHC）基因的分析，探讨了鳖的 5 个群体（黄河、淮河、洞庭湖、鄱阳湖、太湖）间的遗传变异与分化，鳖编码 MHC I 类分子 α 结构域基因的多态性很丰富。陈合格等研究显示鳖、砂鳖和山瑞鳖线粒体 DNA 细胞色素 b 基因的序列全长相同均为 1 140 bp，其 A、T、C、G 含量相似，同源性及序列差异率表明鳖与砂鳖细胞色素 b 基因序列种间差异显著。用内切酶 Nde I 可准确鉴别砂鳖，而用内切酶 BamH I 则可准确鉴别山瑞鳖，以上两种联用分析可鉴别以上 3 种鳖，从 3 种鳖线粒体 DNA 细胞色素 b 基因核苷酸序列的显著差异和酶切位点的变化，证明砂鳖是不同于鳖的鳖属一新种。李楠等采用 SDS 法、酚仿抽提法从龟甲与鳖甲中提取与纯化 DNA，基于 5 对特异性引物（PCR、PTS、PMS、PPS、PAF）通过聚合酶链式反应（PCR）对目标片段进行扩增，以琼脂糖凝胶电泳分析及凝胶成像系统检测，并根据电泳条带的有无及分子量大小鉴定真伪，建立龟甲与鳖甲的真伪鉴定方法。

2. 成分含量测定研究

廖彭莹等以邻苯二甲醛（OPA）和 9-芴甲基氯甲酸酯（FMOC）为柱前衍生化试剂酸水解法制备鳖甲生、制品的氨基酸含量。马丽等采用电感耦合等离子体质谱法（ICP-MS）测定了 10 批鳖甲样本中 10 种无机元素含量，根据元素含量的高低分布状态建立了鳖甲药材相关的无机元素指纹图谱；运用（总体特征分布分析－主成分与系统聚类分析结合－因子分析）的三级分析方法与系统聚类分析结果相结合显示，无机元素分布特征与鳖甲的产地关系显著；通过因子分析方法，初步揭示了无机元素与鳖甲药理作用之间的相关性。韩秋俊等建立双缩脲反应（酶联免疫检测仪对肽类的快速定量方法，测定鳖甲炮制前后肽类含量差异，醋鳖甲平均总肽含量为 6.99％，生鳖甲平均总肽含量为 1.04％，醋鳖甲总肽含量明显高于生鳖甲总肽含量，醋制法可提高鳖甲有效成分溶出度。肖云芝等采用 HPLC-DAD 方法测定了 12 个产地鳖甲药材样品，建立不同产地鳖甲药材的高效液相指纹图谱评价方法，通过中药色谱指纹图谱相似度评价系统进行评价，建立了共有模式，以相关度评价图谱的相似性，对结果进行聚类分析和主成分分析，药材共提取出 3 个主成分，其累积贡献率达 83.21％。

炮制

1. 鳖甲

置蒸锅内，沸水蒸 45 min，取出，放入热水中，立即用硬刷除去皮肉，洗净，干燥。

2. 醋鳖甲

取净鳖甲，照烫法（《中国药典》2020年版四部通则 0213）用砂烫至表面淡黄色，取出，醋淬，干燥。用时捣碎。每 100 kg 鳖甲，用醋 20 kg（图 8-3）。

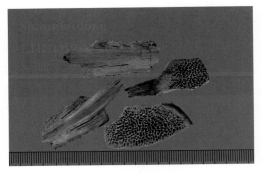

图 8-3　醋鳖甲

贮藏 置干燥处，防蛀。

化学成分 鳖甲主要含动物胶、角蛋白等。背甲含骨胶原、碳酸钙、磷酸钙、中华鳖多糖，并含天冬氨酸、苏氨酸、谷氨酸、甘氨酸、丙氨酸、胱氨酸、缬氨酸、蛋氨酸、异亮氨酸、亮氨酸、酪氨酸、苯丙氨酸、赖氨酸、组氨酸、精氨酸、脯氨酸、丝氨酸等，以及钙、钠、铝、钾、锰、铜、锌、磷、镁等微量元素。

药理作用

1. 药效学研究

1）抗肝纤维化作用。用 CCl_4 诱导形成大鼠肝纤维化模型，采用鳖甲不同剂型进行预防和治疗，其可能通过抗脂质过氧化、改善肝组织病理、改善肝功能、调控细胞因子水平等而发挥抑制肝星状细胞（HSC）活化增殖及细胞外基质（ECM）合成分泌、促进 ECM 降解吸收等综合作用，阻断和治疗肝纤维化。鳖甲口服液对实验性肝纤维化有一定的治疗作用，对大鼠实验性肝纤维化具有明显的保护作用，早期应用可以预防或延缓肝纤维化的形成和发展。

2）抗癌作用。鳖甲提取液对小鼠 S_{180} 腹水肉瘤细胞、小鼠 H22 肝癌细胞和小鼠 Lewis 肺癌细胞体外生长有抑制作用。鳖甲多糖能明显抑制 S_{180} 荷瘤小鼠肿瘤的生长。

3）增强免疫作用。鳖甲多糖能明显提高 S_{180} 荷瘤小鼠的非特异性免疫功能和细胞免疫功能。鳖甲超微细粉能提高小鼠溶血素抗体水平及提高小鼠巨噬细胞、吞噬细胞数量。

4）其他作用。鳖甲提取物能显著增加小鼠乳酸脱氢酶（LDH）活力，有效清除剧烈运动时机体的代谢产物，能延缓疲劳的发生，也能加速疲劳的消除。此外，还能增加小鼠的耐缺氧能力，提高机体对负荷的适应性。

2. 安全性研究

鳖为食药两用动物，目前未见中毒及副作用的有关报道。

性味与归经 咸，微寒。归肝、肾经。

功能与主治 滋阴潜阳，退热除蒸，软坚散结。用于阴虚发热，骨蒸劳热，阴虚阳亢，头晕目眩，虚风内动，手足瘛疭，经闭，癥瘕，久病疟母。

临床应用

1. 临床常用

1）用于阴虚发热证。鳖甲入肝而补至阴之水，历来被当作滋阴清热之要药。治疗因肝肾阴虚火旺而致的虚劳骨蒸、潮热盗汗、身体消瘦，常与银柴胡、知母、青蒿、地骨皮等配伍，如《证治准绳》中的清骨散；如肺结核久咳，阴阳俱虚之骨蒸盗汗、咳血咯血虚者，常与阿胶、鹿角霜或者熟地、蛤蚧配伍，如鳖甲散；现代以本品为主，配合胎盘、百部、黄柏、阿胶、藕节制成鳖甲片，治疗肺结核、骨结核见潮热盗汗、咯血、遗精等阴虚火旺证颇为有效。温热病后期，津液已亏，余热未尽，夜热早凉，脉细而数，舌红少苔，常常同青蒿、知母、生地、丹皮配伍，如《温病条辨》中之青蒿鳖甲汤。

2）用于虚风内动证。鳖甲质重沉降，入肝肾而滋阴、潜阳熄风。用于治疗热病后期热入下焦，肝阴已伤，虚风内动，手指蠕动，甚至瘛厥，脉沉数，舌干齿燥，常同龟甲、牡蛎、生地、阿胶配伍，以滋阴熄风潜阳，如《温病条辨》中二甲复脉汤。

3）用于胁肋疼痛及肝脾肿大。鳖甲善走肝经血分，软坚散结，消痞化癥。用于各种原因所致的肝脾肿大、胁肋疼痛或者气血痰湿凝集所致癥瘕痞块者，常同柴胡、大黄等同用，如《金匮要略》中鳖甲煎丸。如正气已虚，疟疾久发不已，且时时发热，胁下痞块，则配黄芪、川芎及槟榔，扶正去积。

2. 临床进展

1）治疗成人 Still 病（adult onset still disease，AOSD）。以加味青蒿鳖甲汤治疗成人 Still 病 16 例，结果痊愈 2 例，好转 10 例，有效 3 例，无效 1 例。

2）治疗晚期肺癌癌性发热。以加味青蒿鳖甲汤治疗晚期肺癌癌性发热 32 例，对照组用塞来昔布胶囊治疗 32 例。治疗组有效率为 65.7%，高于对照组（59.4%），两组差异有显著性意义（$P<0.05$）；治疗组 KPS 增加值≥10 分者占 46.9%，高于对照组（9.4%），两组差异有显著性意义（$P<0.05$）。

3）治疗阴虚内热型系统性红斑狼疮。以青蒿鳖甲汤联合常规西医治疗阴虚内热型系统性红斑狼疮 30 例，对照组治疗 30 例。研究组治疗总效率明显高于对照组（$P<0.05$）；2 组中医证候评分和 SLEDAI 评分均显著降低（均为 $P<0.05$），且研究组均明显低于对照组（均为 $P<0.05$）。

用法与用量 9～24 g。先煎。

使用注意 脾胃虚寒，食少便溏及孕妇禁服。使用注意：下列情况不宜用鳖甲，腹泻（鳖甲具有致泻作用）、消化不良、胃口不好（鳖甲含胶质，不易消化）、阳虚

（尤其阳痿，鳖甲抑阴而制肾火，能够降低性欲）、孕妇（鳖甲能动胎）。

基地建设 湖北是著名的"千湖之省"，江河湖泊星罗棋布，沟渠纵横，野生龟鳖历来产量很高。20 世纪 80 年代以来，随着鳖市场行情看涨、湿地锐减、部分水体污染和野生鳖自然繁育日渐减少等因素，鳖的人工规模化养殖大量兴起。其中湖北省荆门市京山市和武汉市江夏区是两大特种龟鳖产业区。湖北京山市有永兴中华鳖养殖协会，采用鳖虾鱼稻生态种养，鳖养殖规模较大，养殖效益大幅提升。

附注 鳖除以鳖甲入药外，鳖血、鳖胆、鳖肉、鳖头也有入药记载和相关研究。

1. 鳖血

捕后将鳖头切下，放血，鲜用。鳖血性寒，味咸；具有养血祛风之功；主治口眼㖞斜，虚劳潮热，脱肛等。用法与用量：内服，生饮，适量，和酒饮或煮食。孕妇禁服。据报道，治疗骨关节结核有效，其使用方法如下：将鳖用 0.9% 氯化钠溶液洗净，以无菌操作，切断其单侧颈动脉（避免损伤气管），放血于无菌注射器，吸取鳖血清 2 ml，加 0.25% 普鲁卡因 0.5 ml，肾上腺素 0.1 ml（预防血清过敏反应），肌内注射，每天 1 次，注射前后使患者保持绝对安静。另外，民间有饮鳖血治疗结核发热的报道。

2. 鳖胆

为鳖的胆囊，胆囊中的胆汁含内酯，临床用于治疗痔漏。

3. 鳖肉

性平，味甘；具有滋阴凉血、强壮之功；主治劳热骨蒸，久痢，久疟，崩漏带下，瘰病及诸虚等。鲜用或烘干。用法与用量：内服，煮食；或研粉入丸、散。含蛋白质、脂肪、碳水化合物、钙、磷、铁、烟酸及维生素 A、维生素 B_1、维生素 B_2 等。鳖肉还可用作滋补强壮药。

4. 鳖头

加工鳖甲时割下鳖头，洗净晒干。性平，味咸；具有补气壮阳之功；主治久痢脱肛，产后子宫下垂，阴疮等。用法与用量：内服，3～5 g；外用适量。

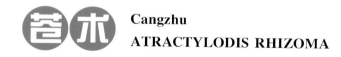

Cangzhu
ATRACTYLODIS RHIZOMA

商品名 苍术、南苍术、茅苍术。

基原 为菊科植物茅苍术 *Atractylodes lancea*（Thunb.）DC. 或北苍术 *Atractylodes chinensis*（DC.）Koidz 的干燥根茎。湖北主产商品苍术药材的基原为茅苍术。

本草考证 苍术用药历史悠久，南北朝之前的本草文献未分"苍术"和"白术"，均称"术"。术最早记载于西汉《五十二病方》和东汉《武威汉代医简》，收载有多个方剂。《神农本草经》将苍术列为上品，记载了术的性味、主治及异名，未说明具体产地："味苦温，主风寒湿痹死肌，痉、疸、止汗除热，消食；作煎饵，久服可轻身延年不肌。一名山蓟，生山谷。"汉末《名医别录》记载了术的性味、主治、别名、产地及采收加工："味甘……一名山姜，一名山蓟。生郑山、汉中、南郑。二月、三月、八月、九月采根，曝干。"南北朝时《本草经集注》对"术"的产地、采收期、形态、功效、品质等均有注解，并将"术"分为"赤术"和"白术"："郑山，即南郑也。今处处有，以蒋山、白山、茅山者为胜。十一月、十二月、正月、二月采好，多脂膏而甘……术乃有两种：白术叶大有毛而作桠，根甜而少膏，可作丸散用，赤术叶细无桠，根小苦而多膏，可作煎用。"其中，蒋山为现今南京市钟山，白山为现今南京市东部（一说为现今陕西眉县和太白县交界处的太白山，为秦岭山脉的主峰所在地），茅山现今位于江苏省句容市茅山风景区，与江苏省常州市金坛区交界。可见，此时认为蒋山、白山、茅山所产的术品质最好。唐代本草学著作，如《新修本草》，多总结汇集了前人成果，在产地和品质上并未出现新阐释。宋代苏颂、林亿等人的《本草图经》记载："术，生郑山山谷、汉中、南郑，今处处有之，以嵩山、茅山者为佳。"与前人相比，此时术的产地增加了嵩山，即现今河南省西部登封市的嵩山。苏轼在《东坡杂记》中记载"黄州山中苍术甚多"，黄州为今湖北黄冈市。可见宋代认为术的产地主要是陕西汉中地区、江苏南京地区、河南嵩山地区和湖北黄冈地区。

《药物出产辨》记载苍术"产湖北襄阳、郧阳、马山口、紫荆关、京山县、米河等处。俱由汉口运来。名内行双术，身细味香辛。有产河南直隶东西北山"。马山口位于河南省南阳市，紫荆关位于河北省易县，京山县位于湖北省，米河位于河南省巩义市。

从上述历代本草著作可以看出，苍术分布区域较广，最早记载的产地为陕西汉中地区，后来逐步扩展到江苏南京地区、河南嵩山地区、湖北黄冈地区。

至20世纪七八十年代，茅山苍术野生资源受到掠夺性采挖而枯竭，导致数量锐减，至今已无法提供商品药材货源。近20年来，地处湖北省东部大别山地区的英山、罗田等地人工规模化种植茅苍术，加上当地丰富的野生资源，已成为目前市场上茅苍术主要产区。罗田产的罗田苍术已获国家地理标志产品保护。

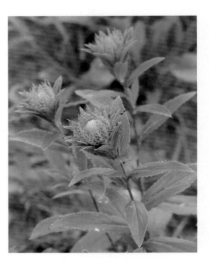

图9-1　苍术（原植物）

原植物　多年生草本。根状茎粗长或疙瘩状，生多数不定根。茎常单生，中下部常紫红色。基部叶花期脱落；中下部茎叶不分裂或3～5（7～9）羽状深裂或半裂，基部楔形，几无柄，扩大半抱茎，或基部渐狭成柄；中部以上或仅上部茎叶不分裂，倒长卵形至长椭圆形；全部叶质地硬，硬纸质，边缘有针刺状缘毛或刺齿。头状花序单生茎枝顶端；总苞钟状，苞叶针刺状羽状全裂，总苞片5～7层；小花白色。瘦果倒卵圆形，被稠密顺向贴伏的白色长直毛。花果期6—11月（图9-1）。

生态环境　野生茅苍术生长于山坡草地、林下、灌丛及岩缝隙中，以排水良好、地下水位低、结构疏松富含腐殖质的砂质壤土最宜种植。

适宜区　茅苍术在湖北省内最适宜的种植区主要为大别山区和大洪山区，其次是武陵山区。尤其是英山、罗田、京山等地最为适宜。

栽培技术

1. 生物学特性

茅苍术种子（瘦果）通常在2月中旬至3月中旬萌发，3月中旬至4月上旬破土出苗，随后进入营养生长期。一年生苗生长缓慢，一般不抽茎开花，仅有基生叶。少数抽茎开花者，高10～20 cm。根状茎在2片基叶期形成，圆锥形，有少数细小须根。7—8月基生叶数不再增加。9—10月形成越冬芽，植物生长缓慢，叶片变黄、枯萎，进入休眠期。

二年生茅苍术在3月中旬至4月上旬出苗，地上部分多为一个直立茎，分枝3～5个。地下根茎呈扁椭圆形，其上可形成7～9个芽，须根多而粗。4月中旬至6月中旬为营养生长期，6月下旬至8月中旬孕蕾，7月中旬至9月上旬开花，9月中旬至11月上旬结果，然后地上部分枯萎，进入休眠期。

三年生茅苍术在3月上中旬出苗，4月中旬至6月中旬抽茎，生长速度快，分枝可达8～9个。8—9月为盛花期。在此期间，根状茎上的新芽相继形成，靠近茎基部的少数芽可当年出土，形成以基生叶为主的苗，不能抽茎开花。9月上旬果实开始逐渐成熟。10月下旬至11月上旬地上部分枯萎，进入休眠期。

2. 种植方法

1）选地与整地。应选择通风凉爽、土质沙兼泥的生地、开荒地，地形为宜东晒、避西晒、半阴半阳的坡地。通风不好的地块、积水的地块不适宜种植。不能在上茬作物是苍术的地块复种。

熟地翻种前用 100 kg/亩的生石灰撒于地面做消毒处理。翻耕前施有机肥 1 500 kg/亩、复合肥 25 kg/亩作基肥，或苍术专用肥 200 kg/亩，均匀撒施。翻耕时，用锄头深挖种植地块，深度 20 cm 以上，翻地完成后，耙平耙细，拣净杂草。根据地块大小做成宽 1 m 的高畦，畦面呈龟背形，畦沟宽 20～25 cm、沟深 15～20 cm；横沟沟宽 30～35 cm、沟深 25～30 cm；围沟沟宽 30～35 cm、沟深 25～30 cm。

2）栽种。10月底至12月底待植株地上部分完全枯萎后，挖出苍术根茎。挑选健壮、无病虫害的根茎作为种根茎，用手掰或刀切分成 15～25 g 的种苗，每株有两个以上芽头为宜。用 25% 多菌灵可湿性粉剂 800 倍液浸种消毒 15 min，捞起沥干即可栽种。栽种时间一般为每年 11 月至次年 2 月，先开行沟点种，行距 30 cm，株距 15 cm。栽种深度 6～7 cm。栽种时要将种苗出芽部分朝上，然后盖细土，上面再薄薄地盖一层稻草。

3）田间管理。

（1）除草：从 4 月起至入伏前一般应锄草 4～5 次为宜，高温、高湿之际不宜锄草。苍术种植后的第二年（即收获年）视苍术生长情况重复上述工作。第一次除草结合培土、清沟排渍同时进行，用锄头沿苍术行间将土壤锄松散，同时锄去行间杂草。除掉的杂草带出田外集中处理。入伏前的最后一次锄草完毕，应在苍术行间薄薄地盖上一层草，以达到保湿、抗旱、防杂草丛生的目的。

（2）追肥：苍术生长的第一年无须追肥，一般在生长一年后的 11 月份进行第一次追肥，待清理田园后，结合培土，撒施苍术专用肥 25 kg/亩。将肥料均匀撒施畦面上，然后从畦沟挖土，以盖没肥料为度，并保证畦高在 20 cm 以上。第二次追肥于苍术生长第二年苗出齐后进行，条施苍术专用肥 50 kg/亩，结合中耕除草，先将肥料均匀地条施到行间，再用锄头将肥料用土覆盖。

（3）排水：雨季应及时排水。用铁锹将所有田间和主干道排水沟全部疏通，确保积水能够顺利排出。当田间出现较为严重的积水时，可在积水最深处用铁锹挖直径约 40 cm、深约 100 cm 的圆形渗水井，以提高排水效率。茅苍术耐旱不耐涝，若种植地有积水，则易患根腐病，严重时颗粒无收。因此保持土壤干爽，是保证茅苍术产量的关键一环。

3. 病虫害防治

1）病害：立枯病、白绢病、根腐病。

（1）立枯病：幼苗期主要病害，受害植株幼苗基部出现黄褐色病斑，后逐渐变为黑褐色干缩凹陷，严重时植株倒苗。防治方法：轮作，开沟排水，降低土壤湿度，可用5％石灰水浇灌，严重时连根拔除病株，清出田外销毁。

（2）白绢病：8月以前发病严重。发病之初，地上部分无明显症状，随后菌丝密布于根际及周围土表，逐渐向上茎秆蔓延，最后在根茎和近土表处形成由乳白色到米黄色的菌核。防治方法：忌连作，可与禾本科作物轮作，不要与易感此病害的芍药、地黄、花生等轮作。发现病株后，及时连根带土铲除干净，清出田外集中烧毁，病穴用生石灰消毒，防止蔓延传播。

（3）根腐病：在8月以前生长期间均可发生，病株开始细根变褐，干腐，然后逐渐蔓延至根茎部，根茎干腐，最后迅速向地上部分茎秆蔓延，直至地上部分萎蔫。防治方法同白绢病。

2）虫害：主要为长管蚜，4－5月较为严重，防治措施：10％氟啶虫酰胺稀释2 500倍喷雾。

采收加工 茅苍术种植2～3年后即可采收。一般11月份后，茅苍术地上部分枯萎即可开始采收。采收时将地上部分割掉，只留下地下部分，然后用锄头等农用工具挖出根茎。茅苍术根茎挖出后，可先晾晒0.5～1 d，待水汽基本去净，进行干燥，干燥时遵循干燥、发汗交替的方法，主要步骤如下。

（1）用剪刀剪去须根和芦头。

（2）如果天气晴好，可将已杀芽的苍术放至室外晾晒，晾晒时苍术上覆盖薄膜，待水分渗出苍术体外，揭开薄膜再行晾干，晒干后再覆盖薄膜，如此循环，直至干透。

（3）如果天气阴雨连绵，苍术就以烘干为主，要遵循恒温，烘制—冷却发汗—再烘制—再发汗的循环原则，温度一般控制在40～45℃。

（4）苍术干燥是否完成可用土法测试，苍术成品以铁锥锥之，易锥进则未干，反之则干，或以铁锤击之，成破碎状为干，成饼状则未干。

产销情况

1. 商品生产与流通

省内人工栽培主要集中在大别山南部罗田、英山等县市，大洪山区及武陵山区也有出产，如京山、大悟、保康、房县等地，总种植面积约15 000亩。茅苍术主要出口至日本、韩国等国家，少部分销往国内药材市场、制药企业、医院。

2. 商品规格

茅苍术商品分为统货及选货两个等级。其中茅苍术选货：无残留茎基、须根及碎屑，每500 g药材70支以内；茅苍术统货：偶见残留茎基、须根及碎屑，大小不分。

药材性状 本品呈不规则连珠状或结节状圆柱形，略弯曲，偶有分枝；长3～10 cm，直径1～2 cm。表面灰棕色。有皱纹、横曲纹及残留须根，顶端具茎痕或残留茎基。质坚实。断面黄白色或灰白色，散有多数橙黄色或棕红色油室，暴露稍久，可析出白色细针状结晶。气香特异，味微甘、辛、苦（图9-2）。

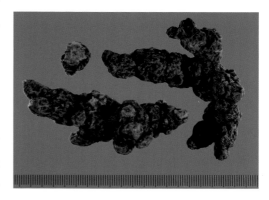

图9-2 苍术药材

理化鉴别及含量测定

1. 理化鉴别

取本品粉末0.8 g，加甲醇10 ml，超声处理15 min，滤过，取滤液作为供试品溶液。另取苍术对照药材0.8 g，同法制成对照药材溶液。再取苍术素对照品，加甲醇制成每毫升含0.2 mg的溶液，作为对照品溶液。照薄层色谱法（《中国药典》2020年版四部通则0502）试验，吸取上述新制备的供试品溶液和对照药材溶液各6 μl、对照品溶液2 μl，分别点于同一硅胶G薄层板上，以石油醚（60～90℃）-丙酮（9∶2）为展开剂，展开，取出，晾干，喷以10％硫酸乙醇溶液，加热至斑点显色清晰。供试品色谱中，在与对照药材色谱和对照品色谱相应的位置上，显相同颜色的斑点。

2. 含量测定

采用高效液相色谱法（《中国药典》2020年版四部通则0512）测定，本品按干燥品计算，含苍术素（$C_{13}H_{10}O$）不得少于0.30％。

质量研究

1. 不同产地苍术中β-桉叶醇的含量比较

β-桉叶醇为苍术的主要有效成分之一，采用高效液相色谱法和气相色谱法测定苍术药材中β-桉叶醇的含量，湖北、江苏、安徽等不同产地苍术中β-桉叶醇含量为4.3～155.5 mg/g，其中湖北英山野生苍术药材的β-桉叶醇含量最高。

2. 茅苍术遗传变异

取湖北罗田、房县和江苏茅山产茅苍术，根茎用GC-MS分析挥发油变异，叶片采用随机扩增多态性（RAPD）技术分析遗传变异，然后利用方差分析、聚类分析等分析二者的关系，结果表明湖北产茅苍术以茅术醇和β-桉叶醇为主要组分，江苏产茅苍术主要由苍术酮和苍术素组成；RAPD数据在居群水平的分析显示湖北样品和江苏各自聚为一支；在居群水平上苍术遗传分化不明显，环境因子对道地性形成起关键作用。

3. 不同产地苍术红外指纹图谱研究

采用傅立叶变换红外光谱技术（FTIR）对国内8省份18产区的苍术样品进行分析，通过红外光谱的解析表征、相似度对比、主成分分析及聚类分析等方法，建立不同产地苍术药材的红外指纹图谱，发现湖北英山和安徽金寨所产苍术与江苏茅苍术相似度较高，整体品质相近。

炮制

1. 苍术

除去杂质，洗净，润透，切厚片，干燥（图 9-3）。

2. 麸炒苍术

取苍术片，照麸炒法（《中国药典》2020 版四部通则 0213）炒至表面深黄色（图 9-4）。

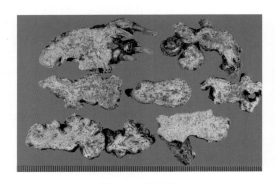 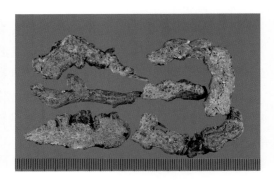

图 9-3　苍术片　　　　　　　　　　　图 9-4　麸炒苍术

贮藏　置阴凉干燥处。

化学成分　主要化学成分为挥发油、多糖类化合物、三萜及甾体类化合物等。其中挥发油中的倍半萜及烯炔类化合物是主要活性成分（图 9-5）。

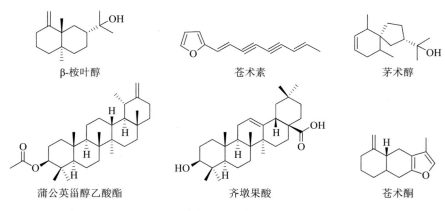

β-桉叶醇　　　　　　　苍术素　　　　　　　茅术醇

蒲公英甾醇乙酸酯　　　　齐墩果酸　　　　　　苍术酮

图 9-5　苍术中的代表性化学成分

1. 挥发油

主要由单萜、倍半萜和二萜化合物组成，主要成分为 β-桉叶醇、苍术酮、苍术素、茅术醇、苍术素醇（atractylodinol）、十四癸三烯-8，10-二炔-1，3-二乙酸酯（tetrade-catriene-8，10-diyne-1，3-diyl diacetate）等，另外还含有苍术内酯、芹烷二烯酮、榄香醇、榄香烯、芹子烯、草烯、绿叶烯、布藜烯、石竹烯等。

2. 多糖类化合物

主要有 ALR-5Ⅱa-1-1、5Ⅱb-2-2－Bb 和 5Ⅱc-3-1 三种类型，含 APW1、APW2、APW3、APW4 四个组分，由鼠李糖、阿拉伯糖和半乳糖三种单糖组成。

3. 三萜及甾体类化合物

有豆甾醇、胡萝卜甾醇、蒲公英甾醇乙酸酯、齐墩果酸等。

药理作用

1. 药效学研究

1）对消化系统的作用。苍术水煎剂、正丁醇提取物或乙醇提取物等有抗炎、抗胃溃疡、促进胃排空、调节肠道免疫系统等作用。

2）保肝作用。苍术的挥发油及水煎液均具有保肝作用，麸炒苍术的挥发油保肝作用更强。

3）抗肿瘤作用。苍术多糖对人胃癌、白血病、肝癌有明显抑制作用，苍术醇提取物对仓鼠胆管癌有抑制作用。苍术的甲醇提取物还具有抗皮肤癌活性。

4）抗菌作用。苍术的挥发油对金黄色葡萄球菌、枯草杆菌等细菌及红色毛癣菌、石膏样毛癣菌等真菌均有明显的抑制作用。苍术的果聚糖酸可用于预防白色酵母感染，延长小鼠存活时间。

5）镇痛作用。苍术醇提取物对小鼠具有较强的镇痛作用，其中的 β-桉叶醇和苍术醇为其镇痛作用的有效成分。

6）其他作用。苍术中的 β-桉叶醇有抗缺氧作用，可对抗人工诱导产生的小鼠神经肌肉阻断、降低骨骼肌乙酰胆碱受体敏感性。

2. 安全性研究

根据化合物经口急性毒性分级标准，生苍术挥发油分级为低毒，小鼠口服给药的半数致死量为 2.5 g/kg；而麸炒苍术挥发油分级为实际无毒，小鼠口服给药的半数致死量为 5.2 g/kg。

性味与归经 辛、苦，温。归脾、胃、肝经。

功能与主治 燥湿健脾，祛风散寒，明目。用于湿阻中焦，脘腹胀满，泄泻，水肿，脚气痿躄，风湿痹痛，风寒感冒，夜盲，眼目昏涩。

临床应用

1. 临床常用

1）用于湿困脾胃证。苍术长于燥湿以健运脾气，凡湿困脾胃、健运失常、不思饮食胸痞腹胀者均可使用。常与厚朴、甘草、陈皮同用以燥湿运脾、行气和胃，如《太平惠民和剂局方》平胃散。如脾为湿困，大便泄泻、小便短小，可与茯苓、厚朴、泽泻等同用以健脾燥湿、实大便利小便，如《丹溪心法》胃苓汤；若脾湿积久而饮癖胁痛，食减吐酸者，可用苍术为末，枣肉为丸，如《普济本事方》苍术丸。

2）用于湿邪在表证。苍术能燥湿发汗，治风寒挟湿，常与川芎、羌活等同用，以祛肌表之风寒，开肌腠而发汗，如《天平惠民和剂局方》神术散。

3）用于风湿痹证。苍术有祛风燥湿的功效，常与独活、羌活、秦艽等同用。苍术长于散寒湿、利关节，对湿痹效果尤其明显，如《简便方》以单味苍术制作苍术煎膏。

4）用于郁证。苍术气味芳香，性善行而不守，能辟秽化湿、理气解郁。苍术与香附、川芎等同用，以健脾醒脾，解诸郁，如《丹溪心法》越鞠丸。

5）用于雀目、青盲、眼干。苍术有明目的功效，用于夜盲或两目昏涩，可单味研末或加猪肝或羊肝切破加入，如《太平圣惠方》抵圣散。

2. 临床进展

1）治疗糖尿病。苍术配黄芪、沙参、玄参、五味子等，能滋肺益肾、大补气阴，明显提高降血糖的作用，对 2 型糖尿病疗效明显。

2）治疗小儿厌食症。苍术与鸡内金合用，治小儿厌食症疗效明显。

3）治疗痛风病。以苍术为主合知母、石膏、防己用于痛风病急性发作，以苍术为主合红花、穿山龙等用于痛风病慢性反复发作、关节肿痛。

4）治疗婴儿泄泻。苍术与泻下药大黄为伍，配以羌活、车前子，能祛积滞实脾胃，对婴儿泄泻疗效明显。

5）治疗胃下垂。苍术单味药 15～20 g 煎汤或开水冲服治疗胃下垂，坚持服用 1～3 个月疗效明显。

6）治疗窦性心动过速。苍术单味药 20 g 煎汤，服用 6～9 d，治疗窦性心动过速，总有效率达 96.6%。

7）治疗眼结膜干燥症。苍术粉 0.5～1 g 口服 2～6 d，对结膜干燥症有较好治疗作用。

8）治疗烧烫伤。苍术磨成细粉，用芝麻油调成稀糊状，涂在烧烫伤部位，每天1～2 次，效果良好。

9）治疗颤证。苍术配伍厚朴、陈皮、甘草等治疗颤证，疗效较好。

用法与用量 3～9 g。

使用注意 阴虚内热、气虚多汗者禁服。

基地建设 湖北省大别山区目前是我国茅苍术栽培面积最大的地区，罗田苍术 2011 年被批准为中国国家地理标志产品，英山县是全国苍术种植面积最大的县，享有"苍术之乡"的美称，英山县草盘地镇韩婆墩村、黄沙河村、星光村、孙家垸村建立了苍术规范化种植基地 1 000 亩（包括核心基地 200 亩），年产优质苍术 200 t，并于 2013 年通过国家 GAP 认证。

附注

（1）传统经验认为茅苍术质量优于北苍术，本草文献记载茅苍术原产地为江苏句容、镇江一带，在湖北省英山、罗田等大别山区县市有野生分布。随着中药材产业的不断发展，目前茅苍术主产区已迁移至湖北省英山县、罗田县等地（图9-6），产品以栽培为主，由于产量有限，质量优良，主要供出口，国内销售有限。

（2）目前国内药材市场上苍术药材大多为北苍术野生品，但由于野生资源逐渐紧缺，部分地区已开始人工种植。

（3）多地种植基地内发现有白术和苍术杂交的伪品苍术，产量较高但药材质量较差，与正品苍术的区别为：根茎表面棕黄色，叶椭圆形至矩圆形，有叶柄，大头羽状3～7深裂，顶端裂片较大，椭圆形，两侧裂片较小，椭圆形、长椭圆形或披针形。

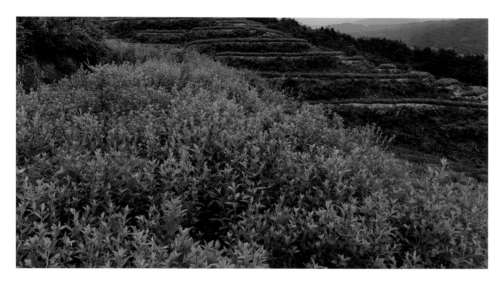

图9-6　苍术规范化种植基地（英山县草盘地镇星光村）

柴胡（北柴胡）

Chaihu
BUPLEURI RADIX

商品名 柴胡、北柴胡。

基原 本品为伞形科植物柴胡 *Bupleurum chinense* DC. 或狭叶柴胡 *Bupleurum scorzoner folium* Willd. 的干燥根，按性状不同，分别习称为"北柴胡"和"南柴胡"。湖北两种柴胡均有分布，但主产和市场上销售的主流产品是北柴胡。

本草考证 柴胡原名茈胡，始载于《神农本草经》，列为上品。谓："味苦平。主心腹，去肠胃中结气，饮食积聚，寒热邪气，推陈致新。久服，轻身、明目、益精。"《雷公炮炙论》描述柴胡："凡使，茎长软、皮赤、黄髭须。"依据其特征推断此种应为红根柴胡类狭叶柴胡及其近缘植物。宋《证类本草》引《本草图经》："今关陕、江湖间近道皆有，以银州者为胜。二月生苗甚香。茎青紫坚硬，微有细线。叶似竹叶而稍紧小，亦有似斜蒿者，亦有似麦门冬叶而短者。七月开黄花。根淡赤色，似前胡而强。生丹州者结青子，与他处者不类。其根似芦头，有赤毛如鼠尾，独窠长者好。"其首次提出"柴胡"之名，并重申银州柴胡品质好的观点。书中附有襄州、丹州、江宁府、淄州、寿州等地区出产的柴胡图谱 5 幅。据图和说明文字考证，淄州（今山东淄博）、襄州（今湖北襄阳）柴胡分别为（北）柴胡的幼苗与成草；丹州（今陕西宜川）柴胡则可能为狭叶柴胡或银州柴胡；江宁府（今江苏南京）柴胡类似少花红柴胡 *B. scorzonerifolium* Willd. f. *pauciflorum* Shan et Y. Li；而寿州（今安徽淮南）柴胡因其叶对生、花冠部成管状，应为石竹科银柴胡 *Stellaria dichotoma* L. var. lanceolata Bge. 。《本草纲目》中记载柴胡："银州即今延安府神木县，五原城是其废迹。所产柴胡长尺余而微白且软，不易得也。北地所产者，亦如前胡而软，今人谓之北柴胡是也，入药亦良。南土所产者，不似前胡，正如蒿根，强硬不堪使用。其苗有如韭叶者，竹叶者，以竹叶者为胜。其为邪蒿者最下也。近时有一种，根似桔梗、沙参，白色而大，市人以伪充银柴胡，殊无气味，不可不辨。"这里李时珍重申了银州柴胡"不易得"，并首次提出北柴胡的概念，并指出"根似桔梗、沙参，白色而大"的是柴胡伪品。他所指的"银州柴胡"，当指柴胡属产于银州的柴胡。《本草纲目拾遗》进一步指出《经疏》云："俗用柴胡有二种，一种色白黄而大者，名银柴胡，专用治劳热骨蒸。（一种）色微黑而细者，用以解表发散。本经并无二种之说，功用亦无分别，但云银州者为最，则知其优于发散而非治虚热之药明矣"。由上述记载可判定，银州银夏产柴胡有两种，一种"色微黑而细"的柴胡，即伞形科植物（北）柴胡或其同属植物，但与前述"根淡赤色，赤毛"的柴胡物种不同。另一种为"色白黄而大者"或色"微白且软"的芸蒿根，称"银柴胡"，它"专用治劳热骨蒸"，与色微黑而细，解表发散的银州柴胡不同。银柴胡即《本草图经》中寿州柴胡，为石竹科植物银柴胡的根，因此，《本草纲目拾遗》将其在柴胡项下列为另一个品种。综上，伞形科柴胡属多种植物包括"根淡赤色，赤毛"的狭叶柴胡等和"色微黑而细"的北柴胡等在我国古代作柴胡入药，在应用中发现还混有石竹科植物，但已注意到其功效不同而辟为另一种中药"银柴胡"。

关于道地产地，《名医别录》记载"生弘农川谷及冤句"，弘农今为河南灵宝以北地区，冤句今为山东曹县西北地区。《博物志》记载"长安并河内并有之"，长安今为陕西西安，河内今为河南沁阳。《雷公炮炙论》云"茈胡，出平州平县，即今银州银县也"，银县今为陕西榆林横山区一带。《本草图经》补充"今关陕江湖间近道皆有之"，并附有襄州（今湖北襄阳）、丹州（今陕西宜川东北）、江宁府（今江苏南京）、淄州（今山东淄博市淄川区）等地区出产的柴胡图谱。由此可知，河南、山东、陕西及襄州、江宁府等为古代柴胡道地产区。

现代研究对照古代本草所载产地、分布及植物形态，确定了柴胡的基原植物。《中药志》（1959 年）和《新编中药志》（2001 年）确定商品柴胡主要分北柴胡、红（南）柴胡及竹叶柴胡三类。北柴胡原植物为柴胡；红柴胡原植物为膜缘柴胡；此外，多种柴胡属植物的根或全草在各地作为柴胡药用。自《中国药典》1963 年版起，历版药典均规定柴胡药材的基原植物为（北）柴胡和狭叶柴胡，其中 1977 年版尚规定柴胡含同属多种植物的根。《中国植物志》记载了北柴胡产我国东北、华北、西北、华东和华中各地。现在甘肃、山西、河北、陕西是种植北柴胡的主产区。

据《中药大辞典》（1977）、《中国药材学》（1996）记载湖北有（北）柴胡分布。《全国中草药汇编》记载："狭叶柴胡主要分布于东北、华北、安徽、湖北、四川等省。"《中华本草》（1999）则明确竹叶柴胡"主产于四川、湖北，云南、贵州亦产"。此外，《湖北中药资源名录》（1990）、《湖北中草药志》等均记录湖北有北柴胡分布。据了解，20 世纪湖北襄阳、十堰和神农架地区为（野生）"北柴胡"药材的重要产地之一。但据杜士明、陈科力等实地调查，发现鄂西北地区分布的柴胡物种主要是竹叶柴胡（*Bupleurum marginatum*），少数为狭叶柴胡（*Bupleurum scorzonerifolium*），未发现北柴胡（*Bupleurum chinense* DC.）；经核对湖北省 1972—1983 年中药资源普查后经订正的全部标本，在湖北全省也未发现（北）柴胡的野生植物资源。根据调查，2009 年以前湖北省十堰市房县和紧邻的襄阳市宝康县长期种植的柴胡是柴胡属植物竹叶柴胡，由于根的形态和成分与北柴胡相似，所以竹叶柴胡的根在当地作为地方习用品药用。由于鄂西北地区属于北柴胡种植适宜区域，湖北房县自 2010 年从山西和陕西等省引入了北柴胡种质进行了种植，至 2013 年种植规模达到了 1 200 亩，建立了"北柴胡规范化种植科技示范园"，推动了当地农户的种植。"房县北柴胡"2014 年通过了国家药品食品监督管理总局"北柴胡 GAP 基地"的认证，2015 年获国家地理标志产品保护。

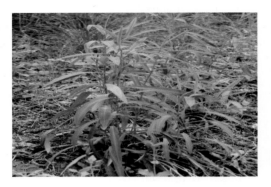

图 10-1 柴胡（原植物）

原植物 多年生草本，高 50～85 cm。主根较粗大，棕褐色，质坚硬。茎单一或数茎，表面有细纵槽纹，实心，上部多回分枝，微作之字形曲折。基生叶倒披针形或狭椭圆形，顶端渐尖，基部收缩成柄，早枯落；茎中部叶倒披针形或广线状披针形，长 4～12 cm，宽 6～18 mm，有时达 3 cm，顶端渐尖或急尖，有短芒尖头，基部收缩成叶鞘抱茎，脉 7～9，叶表面鲜绿色，背面淡绿色，常有白霜；茎顶部叶同形，但更小。复伞形花序很多，花序梗细，常水平伸出，形成疏松的圆锥状；总苞片 2～3，或无，甚小，狭披针形，长 1～5 mm，宽 0.5～1 mm，3 脉，很少 1 或 5 脉；伞辐 3～8，纤细，不等长，长 1～3 cm；小总苞片 5，披针形，顶端尖锐，3 脉，向叶背凸出；小伞直径 4～6 mm，花 5～10，花瓣鲜黄色，上部向内折，中肋隆起，小舌片矩圆形，顶端 2 浅裂；花柱基深黄色，宽于子房。果广椭圆形，棕色，两侧略扁，长约 3 mm，宽约 2 mm，棱狭翼状，淡棕色，每棱槽油管 3，很少 4，合生面 4 条。花期 9 月，果期 10 月（图 10-1）。

生态环境 柴胡喜温暖干燥气候条件，适应性强，以土层深厚、肥沃的砂质土壤种植为宜，多生长在干燥的荒坡、林缘、灌丛、沙质草原、沙丘草甸及阳坡疏林下，其最适宜生长温度为 20℃，霜降后停止生长，根茎可在地下越冬，能忍受 −10℃ 的低温。

适宜区 北柴胡在湖北省内的适宜种植区主要为十堰市房县及其邻近的郧西县和郧阳区、襄阳市保康县、随州市等地。

栽培技术

1. 生物学特性

北柴胡种子生活力一般，只能保持一年，放置第 3 年即失去发芽力。种子萌发出苗后，当年主要进行营养生长，只长丛生叶，很少抽薹开花，至第 2 年才进行生殖生长，抽薹，开花，结籽。北柴胡于 4 月上、中旬抽苗，8 月上、中旬开花，9 月中旬果实成熟，11 月上、中旬茎叶枯萎，年生长期 200～240 d。北柴胡喜温暖湿润环境，好光，忌荫蔽，耐寒，耐干旱，怕水涝。适应性强，对土壤要求不严，但在土壤肥沃、疏松、土层深厚的夹砂地生长良好，产量高，品质佳。盐碱地及黏土地不宜种植。

2. 种植方法

1）初耕整地：选择地势较高，阳光充足，土质疏松，土层深厚，排水良好，富含有机质的砂质壤土地。选好地后，每亩施入北柴胡专用肥 130～140 kg（尿素：钙镁磷肥：硫酸钾：硼砂：硫酸锌为 3 ：28 ：6 ：1 ：2）及堆肥或腐熟厩肥 1 000～2 000 kg 作基肥，然后深翻 25 cm 左右，耙平并起畦。

2）育苗定植：3 月下旬至 4 月上旬，在整好的育苗地畦面上按 10～15 cm 的行距开沟，沟深 3～4 cm。将种子均匀撒入沟内，覆土以不见种子为度，盖严后浇水。每平方千米播种量 150～200 kg。如果气温在 20℃ 以上，土壤湿度较高，播种 10 d 左右即可出苗。幼苗培育一年后即可定植。3 月中上旬至 4 月中上旬进行定植，在整好的畦面上按行距 20 cm 开沟，深 10 cm，按株距 15 cm 将幼苗栽入沟内，覆土压实，浇足定根水，再覆土与畦面平。

3）直播：北柴胡大面积种植一般采用直播法。播种时间在每年 3 月下旬至 4 月上旬，播种前将土畦浇足水，按行距 15～18 cm，深 1.5～2 cm 开沟，将种子均匀撒在沟内，每亩播种量为 6 kg，覆盖上细土，覆盖厚度为 0.7～1.0 cm。播种 10～12 d 后，即可出苗。

4）田间管理：

（1）中耕除草。当苗高 10 cm 左右时，进行中耕除草，中耕宜浅，通常采取人工除草。

（2）追肥。结合中耕除草，每亩追施稀薄的农家肥 1 500 kg，磷酸二胺 7.5 kg，硫酸钾 5 kg。第二年返青后，当苗高 3 cm 左右时，追施农家肥 2 000 kg 和饼肥 50 kg，或磷酸钾 40～50 kg。7 月份再施有机肥或硫酸铵 15 kg。施肥应施在植物根部。

（3）排灌水。北柴胡怕涝，雨季应注意排水，干旱季节和追肥后应适当浇水。

（4）打顶。除留种外，应进行摘心除蕾打顶。打顶选择晴天的早晨或上午进行，7 d 内不要浇水，以免伤口感染。植株长到 45～50 cm，进行第 1 次打顶，保持株高 40 cm 左右；20～25 d 后进行第 2 次打顶，保持株高 50 cm 左右。如长势好，还可进行第 3 次打顶。若劳动力充足也应及时摘除侧生花蕾。摘心打顶除蕾的目的是通风、透光、延长植物生长时间，减少根部养料消耗，增加根的产量和质量。

5）玉米套种技术：4 月下旬北柴胡出苗后，按株距 50～60 cm 点播玉米种子，种植密度 1 880～2 660 株/亩。5 月下旬玉米苗期、6 月上旬玉米穗期分别均追施尿素 15 kg/亩。

3. 病虫害防治

北柴胡长时间种植和连作使病虫害呈逐年加重趋势，严重时会影响药材的产量。北柴胡主要病害为根腐病，主要虫害为蚜虫。根据病虫害发生的特点，以化学药剂作辅助，控制农药残留，确保质量安全。以农业防治为主体，与玉米等作物轮作或套种，忌连作。冬季清洁田园、铲除病源，冬耕深翻破坏害虫越冬的场所。生长期发现带病株，及时拔除烧毁。田间使用物理防治的方法，放置黑光灯和黏虫板及时诱杀捕杀害虫。必须使用药剂防治时，严格执行中药材农药使用管理规定，选用低毒无残留农药，采用最低有效浓度，严格控制施药次数，以确保北柴胡药材不受污染。

采收加工 北柴胡药材生长 2 年即可采收，最佳采收时间为 8 月下旬至 10 月上旬。如无须采收种子，可在 8 月中下旬采收药材；如果需要柴胡种子，可在 10 月后采收，综合效益最佳。采收时，挖起根条，抖去泥土，去除茎叶，晒干。

产销情况

1. 商品生产与流通

湖北省柴胡主要产区在湖北省十堰市房县、竹山、竹溪、郧阳区，襄阳市枣阳、保康、南漳和随州市随县，在黄冈英山、麻城、应城亦有产，销往全国各地。

2. 商品规格等级

统货。

药材性状 本品呈圆柱形或长圆锥形，长 6～15 cm，直径 0.3～0.8 cm。根头膨大，顶端残留 3～15 个茎基或短纤维状叶基，下部分枝。表面黑褐色或浅棕色，具纵皱纹、支根痕及皮孔。质硬而坚韧，不易折断，断面显纤维性，皮部浅棕色，木部黄白色。气微香，味微苦（图 10-2）。

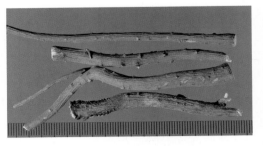

图 10-2 北柴胡药材

理化鉴别及含量测定

1. 理化鉴别

取本品粉末 0.5 g，加甲醇 20 ml，超声处理 10 min，滤过，滤液浓缩至 5 ml，作为供试品溶液。另取北柴胡对照药材 0.5 g，同法制成对照药材溶液。再取柴胡皂苷 a 对照品、柴胡皂苷 d 对照品，加甲醇制成每毫升各含 0.5 mg 的混合溶液，作为对照品溶液。照薄层色谱法（《中国药典》2020 年版四部通则 0502）试验，吸取上述三种溶液各 5 μl，分别点于同一硅胶 G 薄层板上，以乙酸乙酯-乙醇-水（8∶2∶1）为展开剂，展开，取出晾干，喷以 2％对二甲氨基苯甲醛的 40％硫酸溶液，在 60℃加热至斑点显色清晰，分别置日光和紫外光灯（365 nm）下检视。供试品色谱中，在与对照药材色谱和对照品色谱相应的位置上，显相同颜色的斑点或荧光斑点。

2. 含量测定

采用高效液相色谱法（《中国药典》2020 年版四部通则 0512）测定，本品按干燥品计算，含柴胡皂苷 a（$C_{42}H_{68}O_{13}$）和柴胡皂苷 d（$C_{42}H_{68}O_{13}$）的总量不得少于 0.30％。

质量研究

1. 不同地区北柴胡的柴胡皂苷 a、柴胡皂苷 d 含量测定及比较

采用 HPLC 法测定河南、山西、甘肃、湖北房县、湖北保康、湖北秭归、湖北南漳产柴胡的柴胡皂苷 a、柴胡皂苷 d 含量。结果显示柴胡皂苷 a、柴胡皂苷 d 含量分别为 0.3856％～0.4926％、0.2525％～0.5448％，湖北房县北柴胡与保康县种植北柴胡中皂苷含量无显著性差异（$P > 0.05$），其他各组之间的含量均有显著性差异（$P < 0.01$）。湖北省北柴胡野生品和种植品含量相近。

和神农架林区的高海拔地区。尤其是利川市、恩施市、建始县、巴东县和五峰土家族自治县最适宜。

栽培技术

1. 生物学特性

药用大黄最适生长温度为 13～25℃，低于 13℃时生长缓慢，低于 8℃时停止生长。其根能耐零下几十度的低温，高于 25℃时叶片卷曲，生长缓慢，生长的最佳时期是 4月下旬至 9 月中旬；耐旱、喜光、怕热和怕涝；幼苗生长到 5～8 cm 时死亡率达 50%～54%；成熟植株生长期为 246～250 d。

2. 繁殖技术

大黄繁殖主要有种子繁殖和芽茎繁殖两种方法。

1）种子繁殖：

（1）采种。选择 3 年生、无病虫害的健壮植株，6－7 月抽出花茎时，在花茎旁设立支柱或支架，以免被风折坏，使种子被风摇落。在 9 月底左右，待种子部分变为黑褐色而未完全成熟前，将种子剪下阴干或晒干，再选饱满成熟的优良种子，贮藏于通风干燥通气的袋中作种用，防止受潮，影响种子发芽率。

（2）播种。生产上常用育苗移栽方式播种，播种时间分为秋播和春播。春播在 3－4 月份，秋播在 7 月下旬采种后立即进行。以秋播为最好，因种子新鲜，发芽率高，加之秋季降雨较多，易吸水膨胀出苗。春播宜早不宜晚。春播种子要经过浸种催芽处理，即将种子放入 18～20℃的温水中浸 12～24 h，浸后用湿布覆盖，每隔 6～8 h 翻动 1 次，当大部分种尖露白即可播种，播种可分条播和撒播两种。条播行距为 25～30 cm，播种量为 4.5～6 g/m²，撒播播种量为 6～7.5 g/m²。

（3）育苗管理。种子播种后盖上粉碎的秸秆，待种子发芽后，去除盖草，并注意浇施稀薄的粪水，促进幼苗生长。幼苗过于稠密时，须间苗拔草，株行距（10～15）cm×（10～15）cm。幼苗在初冬时节地上叶片枯萎时，用草或落叶完全盖好，避免冻坏，到翌年春季解冻，幼苗开始萌发揭去覆盖物。

2）芽茎繁殖：在大黄收获时，将母株根茎之芽或有芽的侧根按株行距 100 cm×（70～90）cm 栽植；也可栽植于苗床，翌年秋天再进行移栽。由于其分离或切割的伤口容易腐烂，应拌以草木灰。用芽茎繁殖可以缩短种植时间，且品质优良，不易变异。

3. 种植方法

1）选茬、整地、施肥：前茬作物以豆类、玉米等豆科和禾本科作物为好，马铃薯、蔬菜次之；大黄忌连作，如轮作需间隔 4 年以上。宜在海拔 1 400～2 000 m，无霜期 100～150 d，年平均降雨量 350 mm 以上，夏季最高温度不超过 30℃的地区种植。大黄对土壤要求较严，选择土层深厚、富含腐殖质、质地疏松、排水良好、pH 值为 6.5～7.5 的壤土或砂质壤土；前茬作物收获后，进行翻耕、耙糖，做到上虚下实，以利接纳雨水。结合耕翻，施 N、P、K 比例为 15∶15∶15 的硫酸钾三元复合肥 60～67.5 g/m²、腐熟的有机肥 3～4.5 kg/m²，或生物有机肥 0.15～0.225 kg/m² 作基肥。

2）移栽定植：秋播于翌年 10 月移栽，春播秋季移栽或翌年 3 月下旬至 4 月上旬移栽。秋季移栽比春季移栽好。移栽时边挖边栽，将苗挖出后，抖掉泥土，剪去侧根，只留 1 个主根，并剪去细长部分，除去病株，按苗大小分类栽植，便于日后管理，在整好的土地上按株行距 100 cm×（70～90）cm 挖穴，穴深 30 cm，每穴施入土杂肥 1～2 kg，与穴土拌匀，每穴栽苗 1 株，栽后覆土，边覆边压，使根条与土壤紧密结合。一般春季移栽的覆土高出芽嘴 2～3 cm，秋季移栽的覆土高出芽嘴 5～7 cm，覆土后穴内较地面低 10 cm 左右，以便追肥培土。大田栽植的大黄第一年在大行内可以套种其他作物。

3）田间管理：

（1）中耕施肥壅土。大黄栽后容易滋生杂草，每年中耕除草 2 次。大黄为喜肥植物，施肥是提高大黄产量的重要条件之一，而且能增强有效成分的含量，一般在移栽时施草木灰 0.75～1.05 kg/m²，或农家肥 0.35 kg/m²，堆肥 1.5～2.25 kg/m²。"立秋"前后追肥 1 次，施尿素 30 g/m²、磷酸二氢钾 15 g/m²，并壅土于植株四周，逐渐做成土堆状，既能促进块根生长，又利排水，再将杂草落叶堆于根际，既有肥效，又可防冻（图 11-3、图 11-4）。

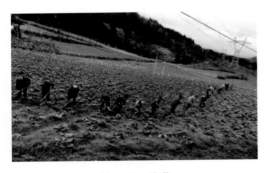
图 11-3　除草

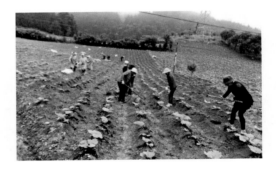
图 11-4　施肥

（2）掰侧芽、去顶芽。在大黄栽植后的第 2 年初，大黄开始发新叶、大黄根头部一周有侧芽，必须除去，否则将影响大黄根茎及根的生长，降低产量；方法是除去侧芽后立即用细土涂瘢痕处。在大黄生长到第 3 年，要去顶芽（即花薹），除留作种外，其余应全部去顶芽打花薹，及时用刀割去，不使其开花，减少养分消耗，增加产量，所打花茎花薹可作饲料用。

4. 病虫害防治

病害有根腐病、轮纹病、疮痂病、炭疽病、霜霉病等，应采取综合防治，实行轮作，保持土壤排水良好；及早拔除病株烧毁，病株处的土壤用石灰消毒；清除枯枝落叶及杂草，消灭过冬病源；发病前或发病时用 1∶1∶（100～120）波尔多液喷雾或浇灌。虫害有金龟子和蚜虫，可用化学药剂或毒饵诱杀，金龟子可在早晨捕杀或夜晚诱杀成虫。

采收加工 一般于载后三年秋末冬初,大黄茎叶枯萎时采挖,除尽泥土,细根,趁鲜刮去外皮,切片或段,干燥。目前也有一部分是刮去外皮后,切厚片或块,烘干(图11-5~图11-10)。

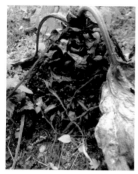

图 11-5 大黄枯萎

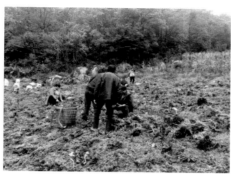

图 11-6 抖净泥土、去侧根

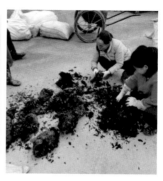

图 11-7 刮去粗皮

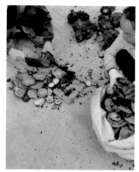

图 11-8 人工切制

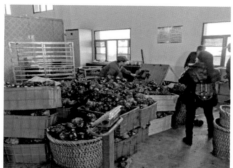

图 11-9 机器切制

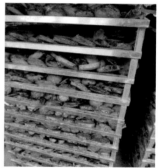

图 11-10 烘干

产销情况

1. 商品生产与流通

目前仅主产区恩施自治州种植面积约为 80 000 亩,年产量约为 6 000 t。全国大黄每年需求量约为 8 000 t,出口量 600~1 000 t。

2. 商品规格

湖北产大黄药材商品按个头大小分为两个等级。

一等:干货。体结实,长 7 cm 以上,直径 5 cm 以上。无枯糠、糊黑、杂质、虫蛀、霉变。

二等:干货。体轻松,大小不分,最小头直径不低于 1.2 cm。余同一等。

药材性状 本品呈类圆形块状、类圆柱形、或不规则块状,长 3~17 cm,直径 3~10 cm。除尽外皮者表面黄棕色至红棕色,有的可见类白色网状纹理及星点(异型维管

束）散在，残留的外皮棕褐色，多具绳孔及
粗皱纹。质坚实，有的中心稍松软，断面淡
红棕色或黄棕色，显颗粒性；根茎髓部宽
广，有星点环列或散在；根木部发达，具放
射状纹理，形成层环明显，无星点。气清
香，味苦而微涩，嚼之黏牙，有沙砾感（图
11-11）。

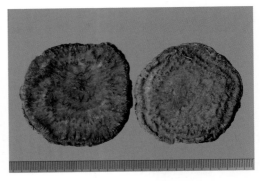

图 11-11 大黄药材

理化鉴别及含量测定

1. 理化鉴别

取本品粉末 0.1 g，加甲醇 20 ml，浸泡
1 h，滤过，取滤液 5 ml，蒸干，残渣加水 10 ml 使溶解，再加盐酸 1 ml，加热回流
30 min，立即冷却，用乙醚分 2 次振摇提取，每次 20 ml，合并乙醚液，蒸干，残渣加
三氯甲烷 1 ml 使溶解，作为供试品溶液。另取大黄对照药材 0.1 g，同法制成对照药材
溶液。再取大黄酸对照品，加甲醇制成每毫升含 1 mg 的溶液，作为对照品溶液。照薄
层色谱法（《中国药典》2020 年版四部通则 0502）试验，吸取上述 3 种溶液各 4 µl，分
别点于同一以羧甲基纤维素钠为黏合剂的硅胶 H 薄层板上，以石油醚（30～60℃）-甲
酸乙酯-甲酸（15：5：1）的上层溶液为展开剂，展开，取出，晾干，置紫外光灯
（365 nm）下检视。供试品色谱中，在与对照药材色谱相应的位置上，显相同的五个橙
黄色荧光主斑点；在与对照品色谱相应的位置上，显相同的橙黄色荧光斑点，置氨蒸
气中熏后，斑点变为红色。

2. 含量测定

采用高效液相色谱法（《中国药典》2020 年版四部通则 0512）测定。本品按干燥
品计算，含总蒽醌和游离蒽醌均以芦荟大黄素（$C_{15}H_{10}O_5$）、大黄酸（$C_{15}H_8$）、大黄
素（$C_{15}H_{10}O_5$）、大黄酚（$C_{15}H_{10}O_4$）和大黄素甲醚（$C_{16}H_{12}O_5$）的总量计，分别不得
少于 1.5% 和 0.20%。

质量研究

1. 基于指纹图谱和化学计量学对不同产地药用大黄的质量评价

文献报道指出，对采集自四川、湖北、重庆、甘肃等地的 21 批药用大黄，通过指
纹图谱并结合相似度评价、聚类分析、主成分分析、正交偏最小二乘判别分析等方法，
可实现对不同产地药用大黄的综合质量评价。

（1）指纹图谱建立及相似度评价表明：不同产地来源的药用大黄中成分含量存在
一定差异，再通过相似度评价，来自重庆和甘肃的样品相似度相对较低，而来自湖北
的样品相似度较高，反映其质量相对稳定。

（2）聚类分析表明：重庆和甘肃的样品聚为一类，表明来源于这 2 个产地的样品
的化学成分相似度较高，与四川、湖北 2 个产地的样品存在显著差异。

（3）主成分分析表明：四川产地样品质量较不均一，而湖北产地的样品质量较稳定均一。

（4）正交偏最小二乘判别分析表明：该方法可实现对 4 个不同产地药用大黄药材的区分，亦提示产地是影响药用大黄质量的重要因素。

2. 干燥工艺对功效组分的影响

丁一明等学者以大黄中鞣质类、二蒽酮类、游离蒽醌类及结合蒽醌类四类功效组分含量为指标，对大黄干燥过程中的药用部位、切片厚度及干燥温度三个主要因素进行系统比较研究。其研究表明，干燥温度和切片厚度对药用大黄四类功效组分的影响效应不同，以鞣质类、二蒽酮类和游离蒽醌类含量为指标，温度和厚度的互作效应为药用大黄根茎和根的主要影响因素：在根茎切片厚度为 3 cm 时，随干燥温度升高，二蒽酮类含量呈降低趋势。其可能和二蒽酮类、结合蒽醌类成分在高温受热过程中易发生降解有关，亦与"炮制减弱生大黄的攻泻作用"的传统认识相符合。以结合蒽醌类为标准，温度为根茎中各指标含量的主要影响因素，厚度为根中各指标的主要影响因素：药用大黄根茎与根中结合蒽醌类成分的含量在高温干燥条件下较低，而游离蒽醌类成分的含量在高温干燥条件下较高，这可能与结合蒽醌类成分在高温受热过程中易降解为游离蒽醌类有关。

结合李娟等学者的研究：大黄是典型的多功效中药材，与其泻下攻积功效相关的有效成分主要为二蒽酮类、结合蒽醌类成分，二蒽酮类成分泻下效力较强，结合蒽醌类成分较弱，番泻苷 A 为大黄泻下攻积最强的有效成分。其进一步指出，可以通过降低干燥温度或增加切片厚度的干燥工艺，定向加工泻下攻积型大黄，通过提高干燥温度或减小切片厚度的干燥工艺，定向加工出清热泻火型大黄。为药用大黄精准药材的定向加工生产及临床应用提供理论依据。

炮制

1. 大黄

除去杂质，洗净，润透，切厚片或块，晾干（图 11-12、图 11-13）。

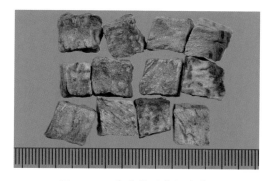

图 11-12　大黄块（药用大黄）

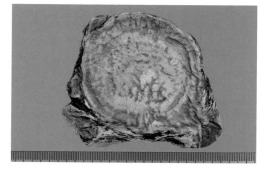

图 11-13　大黄片（药用大黄）

2. 酒大黄

取净大黄片，用黄酒拌匀，闷润至透，至锅内，文火加热，炒干，取出放凉。

3. 熟大黄

取净大黄片或块，用黄酒拌匀，稍闷，装入炖药罐或适宜容器内，炖或蒸至内外均呈黑色为度，取出，干燥。

4. 大黄炭

取净大黄片至锅内，用武火加热，炒至表面焦黑色，内部焦褐色，喷淋清水少许，灭尽火星，取出凉透。

贮藏 置通风干燥处，防蛀。

化学成分 药用大黄主要含蒽醌类、蒽酮类、黄酮类、鞣质类等成分（图 11-14）。

1. 蒽醌类

蒽醌类是大黄中含量最多的活性成分，分为游离型与结合型两种形式，目前已从药用大黄中分离鉴定出 9 种蒽醌类化合物。游离型蒽醌类成分主要有大黄素（emodin）、大黄酸（rhein）、大黄酚（chrysophanol）、芦荟大黄素（aloe-emodin）、大黄素甲醚（physcion）等抗菌成分；结合型蒽醌类成分有芦荟大黄素-3-（羟甲基）-O-β-D-葡萄糖苷［aloe-emodin-3-（hydroxymethyl)-O-β-D-gluco-pyranoside］、1-甲基-8-羟基-9，10-蒽醌-3-O-β-D-（6′-O-桂皮酰基）吡喃葡萄糖苷［1-methyl-8-hydroxyl-9，10-anthra-quinone-3-O-β-D-（6′-O-cinnamoyl）glucopyranoside］、大黄素甲醚-8-O-β-D-葡萄糖苷（physcion-8-O-β-D-glucopyranoside）、大黄素-8-O-葡萄糖苷（emodin-8-O-β-D-glucopyranoside）、大黄酚-8-O-β-D-葡萄糖苷（chrysophanol-8-O-glucopyranoside）等成分。

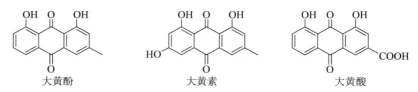

大黄酚　　　　　　　大黄素　　　　　　　大黄酸

图 11-14　药用大黄中的代表性化学成分

2. 蒽酮类

是药用大黄的特征性成分之一，其分为游离型和结合型。目前分离鉴定出的主要为结合型的番泻苷 B（Sennoside B）。

3. 黄酮类

主要包括儿茶素-8-β-D-葡萄糖苷（catechin-8-β-D-glucopyranoside）、儿茶素-3-O-β-D-葡萄糖苷（catechin-3-O-β-D-glucopyranoside）、表儿茶素没食子酸酯（epicatechin-3-O-gallate）、（＋）儿茶素（catechin）。

4. 鞣质类

主要以没食子酸（gallic acid）为主。

5. 其他

除以上成分，还从药用大黄中分离鉴定出香兰基丙酮（vanillylacetone）。

药理作用

1. 药理作用

1）致泻作用。大黄自古以来即用作泻下药物，大黄素和番泻苷等是其致泻的主要成分，其中以番泻苷的作用最强，一般在服药后 6～10 h 出稀便。番泻苷在肠道细菌酶的作用下分解产生大黄酸蒽酮有以下药理作用：①具有胆碱样作用，大黄酸蒽酮可刺激大肠黏膜，可兴奋肠道平滑肌上的 M 受体，使肠蠕动增加而泻下；②通过抑制肠平滑肌细胞膜上 Na^+-K^+-ATP 酶，降低小肠上皮细胞的离子主动转运，阻碍 Na^+ 转运吸收，使肠腔容积增大，肠内渗透压增高，保留大量水分，反射性的使其推进性蠕动幅度增强，刺激肠黏膜分泌，促进排便。

2）免疫调控作用。毒素诱生巨噬细胞分泌功能的影响：内毒素血症时，大黄也可减低内毒素血症的阳性率及血浆内毒素浓度，抑制巨噬细胞的过度激活，减少细胞因子的过度分泌，防止和减轻急性感染中可能出现的内毒素血症，可以保护器官、降低病死率。对白细胞介素（IL）及淋巴细胞的影响：大黄素可以抑制不同有丝分裂原（ConA）刺激脾细胞增殖反应，抑制 ConA 诱导白细胞介素-2 的产生。

3）抑菌、抗炎、抗病毒作用。大黄对多种细菌均有不同程度的抑制作用，包括金黄色葡萄球菌、铜绿假单胞菌、痢疾杆菌、伤寒杆菌及大肠杆菌，其中对葡萄球菌、淋病双球菌最敏感。幽门螺杆菌（HP）是胃及十二指肠炎症及溃疡的病因之一，近年来研究显示，大黄中的游离蒽醌类衍生物对 HP 有抑制作用，其作用机制是蒽醌类衍生物抑制菌体糖及糖代谢中间产物的氧化、脱氢、脱氨，并能抑制蛋白质和核酸合成，影响了幽门螺杆菌芳胺乙酰转移酶的活性。另外大黄抗消化性溃疡的作用与保护胃载膜细胞也有一定关系，蒽醌类衍生物中的芦荟大黄素对带状疱疹病毒、假狂犬病毒、流感病毒均有灭活作用，同时大黄对艾滋病（AIDS）病毒 HIV-RT 有明显的抑制作用和对霍乱毒素有对抗作用。

4）止血作用。大黄有明显的促进血凝作用和微循环具有双向调节作用，降低毛细血管通透性，改善血管脆性，能使血小板、纤维蛋白质增加，可缩短出血和血凝时间，对治疗血实热而引起的吐血、衄血、便血和胃十二指肠溃疡、上消化道出血、功能性子宫出血、齿龈出血等均有令人满意的疗效。大黄所含儿茶素、没食子酸可使血小板载附性和聚集性增加，有利于血栓形成，降低抗凝血酶Ⅳ和纤溶酶活性，使纤维蛋白原增加，血管的收缩活性增加，血黏度上升，促进血液凝固。

5）心、脑血管作用。大黄可通过渗透效应抗凝血、降血脂、降胆固醇，肾素-血管紧张素-醛固酮系统是血压调节的重要途径，降低总胆固醇、甘油三酯、低密度脂蛋白、极低密度脂蛋白及过氧化脂质水平，促使组织间液体向血管内转移而达到稀释血液作用，增加血容，降低血小板活性，使血细胞比容（HCT）下降，将大黄制成冲剂（6 g/包），连服 2 个月，高凝状态得到改善，降脂效果较好，未见不良反应。连续服用大黄制成冲剂，可使高胆固醇血症 TC 下降 89%，使高甘油三酯血症的 TG 下降 78%，很好的促进阻塞血管再通，改善脂质代谢。同时，大黄具有降低血压的作用，认为大黄的作用机制主要是蒽醌衍生物对肾髓质 Na^+-K^+-ATP 酶的抑制作用。大黄酸及大黄素均有明显的排 Na^+ 利尿作用，水钠潴留是导致高血压的主要原因，因此，该药具有不同程度的降压作用，且利尿作用与 Na^+ 排出呈良好的线性关系。而血管紧张素转化酶（ACEI）是使血管紧张素 I 转换为血管紧张素 II 的关键酶，能较强地抑制 ACEI，是大黄的降压机制之一。

6）利尿作用。大黄利尿的主要成分包括大黄素、大黄酸，可提高血液蛋白含量，其作用机制主要是通过给药后尿管蠕动波增强，使白蛋白与球蛋白比例恢复正常，水提取物导致血清尿素氮（BUN）水平减少，大黄酚在体内可相继氧化为大黄素和大黄酸，通过抗氧化作用减少肾损害，从而起到利尿的效果，抑制肾脏代谢肥大和高代谢状态，与葡萄糖醛酸结合解毒排出体外，有利于尿毒症、代谢性酸中毒、水肿的治疗。

7）保肝利胆作用。大黄具有清热凉血、免疫调控、利胆退黄、活血攻下之功效，促使人体产生干扰素，通过刺激肠蠕动，排泄体内有毒物质防治肝昏迷，提高吞噬细胞吞噬能力，同时疏通肝内毛细血管，促进胆汁分泌，并可增加胆汁中胆红素和胆汁酸的含量，增强抵抗感染力，改善脑部血液循环，消除水肿，解除微循环障碍，疏通胆管和微细胆小管内淤积的胆汁，恢复组织的正常代谢和血液供应，促使肝细胞再生。

8）治疗皮肤炎症作用。临床资料显示，将大黄浸泡于酒精中治疗局部化疗的药物外渗效果显著，当患者局部皮肤出现红、痛、水肿、水泡时，局部涂抹大黄浸泡液，用药后平均 24 h 小泡吸收，渗出减少，平均 54 h 后水肿消退，疼痛消失，痊愈率高达 100%。

2. 安全性研究

大黄属于安全低毒药物，但是在长期用药时不可忽视其肝肾毒性，尤其是肾脏毒性，大黄鞣质部位有潜在肝脏毒性，大黄蒽醌类主要致毒器官为肾脏，尤其是游离蒽醌类对肾脏伤害很大。动物长期服用大黄颗粒试验表明，长期服用大剂量大黄颗粒具有一定肾毒性，中、低剂量对动物生长发育无明显不良影响，无致死作用，只要剂量合理，长期服用即安全。

性味与归经 苦，寒。归脾、胃、大肠、肝、心包经。

功能与主治

（1）生大黄：泻下攻积，清热泻火，凉血解毒，逐瘀通经，利湿退黄。用于实热积滞便秘，血热吐衄，目赤咽肿，痈肿疔疮，肠痈腹痛，瘀血经闭，产后瘀阻，跌打损伤，湿热痢疾，黄疸尿赤，淋证，水肿；外治烧烫伤。

（2）酒大黄：酒炒后，其力稍缓，并能引药上行，善清上焦血分热毒。用于目赤咽肿、齿龈肿痛。熟大黄酒蒸后，泻下作用缓和，能减轻或消除腹痛等反应，更好发挥清热解毒作用。用于火毒疮疡。

（3）大黄炭：炒炭后泻下作用极弱，并有凉血、化瘀、止血之功，多用于血热有瘀出血证。

临床应用

1. 临床常用

1）用于积滞便秘。本品味苦通泄，凡胃肠积滞，大便秘结，无论寒热虚实，皆可配伍使用。因其性寒，故尤宜于实热积滞便秘，常与芒硝、厚朴、枳实配伍，如大承气汤（《伤寒论》）。若治寒实积滞，腹痛便秘者，可与附子、细辛同用，如大黄附子汤（《金匮要略》）。治脾阳不足，冷积便秘者，可与附子、干姜等同用，如温脾汤（《千金要方》）。治热结便秘，兼有气血不足者，常与人参、当归、甘草等同用，如黄龙汤（《伤寒六书》）。治热结阴亏，肠燥便秘者，常与麦冬、生地、玄参等同用，如增液承气汤（《温病条辨》）。本品泻下攻积，还可用于多种胃肠积滞之证。与消食药配伍，可用于饮食积滞；与清热燥湿药配伍，可用于肠道湿积滞不化，大便泻而不畅，或里急后重者；与驱虫药配伍，有助于虫体的排出，可用于肠道寄生虫病。

2）用于热毒证。本品苦寒沉降，既能直折上炎之火，又能导热下行，有釜底抽薪之妙。常用于目赤、咽喉肿痛等上部的火热病症，无论有无便秘皆宜，每与黄芩、栀子等同用，如凉膈散（《和剂局方》）。本品"又善解疮疡热毒"（《医学衷中参西录》）。外可治热毒痈肿疔疮，常与金银花、蒲公英、连翘等同用；内可治肠痈腹痛，常与牡丹皮、桃仁、芒硝等同用，如大黄牡丹汤（《金匮要略》）。

3）用于出血。本品寒凉入血分，既能止血，有凉血止血之功。兼能化瘀，可用于体内外多种出血。因其苦寒降泄，故对于吐血、衄血等上部血热出血尤宜，常与黄连、黄芩同用，如泻心汤（《金匮要略》）。

4）血瘀证。本品入血分，善能活血逐瘀，大凡血滞诸疾，无论新瘀、宿瘀皆宜。若治妇女产后瘀阻腹痛，或恶露不尽，及瘀血阻滞，经水不利等，常与桃仁、土鳖虫同用，如下瘀血汤（《金匮要略》）；治跌打损伤，瘀血肿痛，常与当归、红花、穿山甲等同用，如复元活血汤（《医学发明》）。

5）湿热证。本品苦寒，沉而下行，能通畅肠腑，兼利小便，导湿热从二便分消，可用于湿热蕴结诸证。若治湿热泻痢，腹痛里急后重者，与黄连、木香等配伍，如芍药汤（《素问病机气宜保命集》）。治湿热黄疸，一身面目俱黄者，常配茵陈、栀子，如茵陈蒿汤（《伤寒论》）。治湿热淋证，小便淋沥不畅者，常配木通、车前子、栀子等，如八正散（《和剂局方》）。

2. 临床进展

1）治疗重症胰腺炎。对 36 例重症急性胰腺炎（SAP）患者采取大承气汤联合连续性肾替代治疗（CRRT），对照组患者予以常规治疗。比较两组患者治疗前及治疗 72 h 后炎症因子［肿瘤坏死因子-α（TNF-α）、白介素-6（IL-6）、血清降钙素原（PCT）、超敏 C 反应蛋白（hs-CRP）］、肾功能［血尿素氮（BUN）、血肌酐（SCr）］水平，以及比较两组患者治疗后的临床症状消失时间（腹部不适消失时间、体温恢复时间、肠蠕动恢复时间、血淀粉酶恢复时间）。结果治疗 72 h 后，两组患者肿瘤坏死因子-α、白介素-6、血清降钙素原（PCT）、超敏 C 反应蛋白水平及急性生理与慢性健康评估（APACHE Ⅱ）评分均低于治疗前，且研究组低于对照组，差异有统计学意义

（$P<0.05$）。研究组患者的腹部不适消失时间、体温恢复时间、肠蠕动恢复时间、血淀粉酶恢复时间均短于对照组，差异有统计学意义（$P<0.05$）。

2）用于胃十二指肠穿孔术后胃肠功能恢复。采用西医常规保守治疗结合加味大黄牡丹汤保留灌肠用于胃十二指肠穿孔术后胃肠功能恢复 40 例。对照组予以西医常规保守治疗 40 例。结果试验组术后肠鸣音恢复时间、首次自主肛门排气排便时间、疼痛缓解时间及临床总有效率均优于对照组（$P<0.05$）。

3）治疗慢性乙肝。以恩替卡韦联合大黄䗪虫丸治疗慢性乙型病毒性肝炎瘀血阻络证患者；两组用药治疗 80 例。治疗 48 周后，患者总体有效率为 87.50%，显著高于对照组总体有效率 75.00%（$P<0.05$）；且两组患者肝功能、肝纤维化 4 项检查、中医证候积分均较治疗前明显改善，且观察组较对照组改善显著，组间差异有统计学意义（$P<0.05$）。

用法与用量 内服：煎汤，3～15 g；用于泻下不宜久煎；或用开水泡渍后取汁饮；研末，0.5～2 g；或入丸、散。外用适量，研末敷于患处或煎水洗、涂。煎液亦可作灌肠用。

使用注意 脾胃虚寒，血虚气弱，妇女胎前、产后、月经期及哺乳期均须慎服。生大黄内服可能发生恶心、呕吐、腹痛等反应，一般停药后可缓解。

基地建设 药用大黄在湖北省西南地区野生资源丰富，人工种植已有 50 多年历史，且种植面积大，是全国大黄主产区。目前在恩施土家族苗族自治州的恩施市、利川市、宣恩县、建始县、巴东县及邻近的宜昌市五峰土家族自治县、长阳县高海拔地区是药用大黄的主要栽培地区，其中利川市栽培面积最大，达 5.3 万余亩（图 11-15）。大黄一般种植在海拔 1 400 m 以上的高山地区，病虫害较少，产量高，亩产一般可达 800 kg（干品），按目前市场行情亩收入可达 13 600 元，是当地高山地区脱贫致富的重要产业。

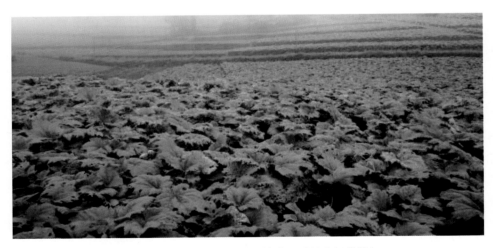

图 11-15 大黄规范化种植基地（利川市汪营镇）

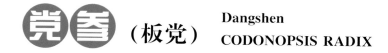

党参（板党） Dangshen
CODONOPSIS RADIX

商品名 党参、板桥党参、板党。

基原 为桔梗科植物川党参 *Codonopsis tangshen* Oliv.、党参 *Codonopsis pilosula* (Franch.) Nannf. 和素花党参 *Codonopsis pilosula* Nannf. *var. modesta* (Nannf.) L. T. Shen. 的干燥根。湖北主产的党参（板党）基原为川党参。

本草考证 党参始载于《百草镜》，云："党参，一名黄参，黄润者良，出山西潞安、太原等处，有白色者，总以净软壮实味甜者佳，嫩而小枝者名上党参，老而大者名黄党参……"清代以前本草有类似记载，但并没有党参之名。《本草从新》曰"按古本草云：参须上党者佳。今真党参久已难得，肆中所卖党参，种类甚多，皆不堪用。唯防风党参，性味和平足贵，根有狮子盘头者真，硬纹者伪也"。此处所说的"真党参"系指产于山西上党（今山西长治）的五加科人参。由于该地区的五加科人参逐渐减少及至绝迹，后人遂用其他药材形态相似人参的植物伪充之，并沿用了"上党人参"的名称。至清代医家已清楚地认识到伪充品与人参的功用不尽相同，吴仪洛首次在《本草从新》中将党参单列，并指出党参的特征是"狮子盘头"。关于这种党参的形态，《植物名实图考》有详细记载："党参，山西多产。长根至二三尺，蔓生，叶不对，节大如手指，野生者根有白汁，秋开花如沙参，花色青白，土人种之为利。"结合其附图，与今所用党参一致。《本经逢原》云："产山西太行者，名上党人参，虽无甘温峻补之功，却有甘平清肺之力。"川党参在清代《本草纲目拾遗》中有记载："……近今有川党，盖陕西毗连。移种栽植，皮白味淡，类乎桔梗，无狮头，较山西者迥别……"《增订伪药条辨》中记载："又一种川党，俗称副文元，产川陕毗连处……"湖北恩施所产的板党源于桔梗科植物川党参，清朝嘉庆年间《施南府志》对板党的人工种植也有记载："板桥蒿坝百余家，大半药师兼药户，刀砍人种笑人忙，抛却农书翻药谱，雪后点种子匀排，云叶燕时芽渐吐，自然蔓长与藤抽，三年不用占晴雨。"详细记述了当时板桥党参由野生转为广泛栽种，距今已有200多年的历史，成了中国党参传统道地药材产区之一。

据上可看出党参药用在清代开始区别应用，并且道地产区古今变化比较大。目前商品党参主要以人工栽培为主，主流品种为潞党参、白条党参、纹党参、板桥党参，产地主要为山西、甘肃、重庆、湖北。其中，栽培川党参最早记载于《本草纲目拾遗》，且产地由古代四川、陕西变迁至当今的湖北、重庆等地。湖北栽培党参已有200余年历史，为其重要的道地产区。湖北省恩施州所产的"板桥党参"已获国家注册商标和国家地理标志产品保护。

原植物 多年生宿根草质藤本植物，具白色乳汁。长 $10 \sim 45$ cm，直径 $0.5 \sim 2.5$ cm，表面灰黄色，肉质。茎基微膨大，具多数瘤状茎痕，根常肥大纺锤状或圆柱形，较少分枝或中部以下略有分枝。茎缠绕，长有多数分枝，具叶，不育或先端着花，黄绿色或黄白色，无毛，在主茎及侧枝上互生，在小枝上的近于对生，叶片卵形或狭卵形，端钝或微尖，基部近于心形，边缘具波状钝锯齿，分枝上叶片渐趋狭窄，叶基圆形或楔形，两面疏或密被贴伏的长硬毛或柔毛，少为无毛。花单生于枝端，与叶片互生或近于对生。蒴果近于球状，顶端开裂，种子多数，细小，椭圆状，棕黄色。花期7—9月，果期9—10月（图 12-1～图 12-3）。

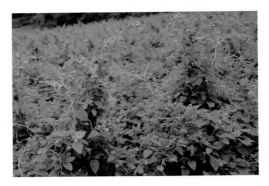

图 12-1　板党（原植物）

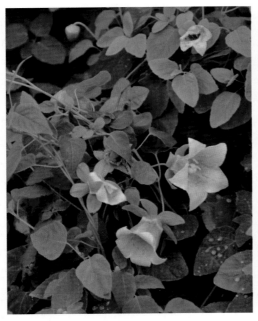

图 12-2　板党（花期）

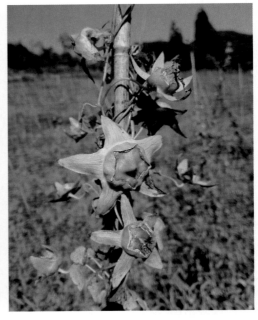

图 12-3　板党（果期）

生态环境 党参为深根性植物，适应性较强。生长于气候温和、夏季较凉爽的地区；忌高温，耐寒，在 -25 ℃低温下能安全越冬。适宜生长的气候条件为：年均温度

5～12℃，最热月均温度 20～25℃，年均降雨量 500～1 200 mm。幼苗喜潮湿、荫蔽、怕强光，播种后缺水则不出苗。对光照要求较严，幼苗期喜阴，成株喜阳，以只有半天日照的阴坡或半阳坡栽培为好，适宜在土层深厚、排水良好、土质疏松而富含腐殖质的砂质壤土栽培。

适宜区 党参在湖北省内的适宜种植区主要为鄂西地区的恩施州及十堰市，尤以恩施市板桥镇及周边区域为代表，产量多、品质佳，所产党参被称为"板桥党参"。

栽培技术

1. 生物学特性

党参种子细小，寿命短，到第 3 年就失去发芽能力；为深根性植物，根能深入土层 45 cm 左右。播种后多于 3 月下旬至 4 月上旬初出苗，7 月上旬开花，10 月中旬果实成熟，10 月下旬地上部枯萎，年生育期 210～220 d。

党参根的生长情况是：第 1 年以伸长生长为主，可长到 15～30 cm，根粗仅 2～3 mm。第 2 年到第 3 年以增粗生长为主，根粗可达 10～20 mm，根长达 15～45 cm。

2. 种植方法

1）选地整地：选择土质肥沃疏松、富含腐殖质、排水良好的砂质土壤，海拔1 400～2 000 m，pH 值为 5.5～7.0，轮作 3～5 年以上，前茬为禾本科作物的地块为宜。秋季整地，每亩施农家肥 2 000 kg、复合肥 50 kg，均匀撒入地面，及时深翻入土壤中，整地做畦。畦宽不超过 1.5 m，四周开排水沟，沟宽 30 cm、深 20 cm。做到畦面平整，排水良好。

2）播种育苗：

（1）选种。每年 8 月果实呈褐色时，采摘 3 年生以上川党参优选植株的健康成熟种子，阴干后用布袋装好放 4℃冰柜或通风干燥处贮存。播种前选饱满、色泽鲜亮、健康无病害的种子，千粒质量不低于 0.3 g。每亩用种量 2.0 kg。

（2）播种。3—4 月进行，种子需催芽处理。40～45℃温水浸种，边搅拌边放种，然后移至纱布袋内，用水冲洗 24 h；而后移至室内沙堆上，保持温度 15～20℃，每隔 3～4 h 水淋 1 次，3～4 d 后将种子与细土混匀，均匀撒入苗床地表，上覆一层薄土，以盖住种子为宜。

（3）苗期管理。播种后 7～10 d 即可发芽，刚发芽的幼苗弱小，应采用遮阳网或树枝等搭设遮阳棚，防止"烧苗"。待幼苗长至 3～5 cm 时，逐渐除去遮阳物，增强光照。当参苗长到 10 cm 以上时，按株距 3 cm 定苗。生长期注意及时除草，结合除草每亩可施用尿素 3～5 kg。培育一年后，即可出圃移栽定植。

3）移栽党参苗：移栽分春栽、秋栽两种，以秋栽为好。春季移栽于芽苞萌动前，即 3 月下旬至 4 月上旬；秋季移栽在 11 月进行。移栽宜选阴天进行，在平整好的地块开沟栽种，沟宽 12～15 cm，沟深 20～25 cm，将参根斜排在沟里，根头抬起，根梢伸直，覆土以高出参头 5 cm 为宜。亩栽参苗 5 万～6 万株，边起苗边移栽。

4）田间管理：

（1）除草。封行前应勤除杂草、松土，并注意培土防止芦头露出地面。

（2）追肥。移栽第 1 年追肥 2 次，第 2 年 1 次。第 1 年于 4—5 月结合除草追施春肥，每亩施入尿素 10～15 kg，腐熟厩肥 1 500～2 000 kg；于 10—11 月地上部倒苗后追施冬肥，每亩施入腐熟厩肥 2 000 kg。第 2 年于 4—5 月结合除草追施春肥，每亩施入尿素 10 kg，腐熟厩肥 1 500 kg。

（3）搭架。苗高 30 cm 时用树枝或细竹竿插行间搭架，引茎蔓缠绕而上，以利于通风、透光，促进党参成长。

（4）灌溉排水。定植后若遇干旱，应及时浇水，以防参苗干枯。雨季注意清沟排水，以防积水烂根。

（5）疏花。党参开花较多，非留种田要及时疏花，防止养分消耗，以利根部生长。

3. 病虫害防治

1）病害：

（1）锈病。一般于 5 月开始发生，6 月和 7 月加重。叶、茎、花托部均可被危害。发病初期叶面出现浅黄色病斑，扩大后叶病斑中心呈淡褐色或褐色，周围有明显的黄色晕圈。病部叶背略隆起，呈黄褐色斑状（夏孢子堆），后期表皮破裂，并散发出锈黄色的粉末（夏孢子）。防治方法：忌连作，实行 3～5 年轮作；及时拔除病株，并在病穴中施石灰粉；党参苗枯后，及时割除地上部分烧毁；发病初期以速净或靓果安 70～100 ml＋大蒜油 5～15 ml＋沃丰素 25 ml 兑水 15 kg 连喷 2～3 次，3 d 喷施 1 次；或用 25％粉锈宁 1 000 倍液，每隔 7～10 d 喷 1 次，连续 2～3 次。

（2）根腐病。一般 5 月中下旬开始发病，6—7 月为发病高峰期。病害的流行程度与土壤温、湿度密切相关。发病初期，下部须根或侧根表面出现褐色小斑点，轻度腐烂。随着病情的扩展，逐渐蔓延到主根。根部自下向上逐步腐烂，呈黑褐色，水渍状。发病后，地上部茎和叶随着根的腐烂由下而上逐渐变黄枯死。防治方法：与禾本科作物轮作 3～5 年；及时拔除病株，并在病穴中施石灰粉；发病初期用 5％托布津 2 000 倍液浇灌根部，或 50％退菌特 1 000 倍液浇灌根部，每隔 7～10 d 浇灌 1 次，连续 2～3 次。

2）虫害：

（1）蚜虫。属同翅目蚜科，如萝卜蚜、桃蚜等。常发生在苗期，危害党参的叶片、嫩茎、花蕾和顶芽，引起党参植株畸形生长，造成叶片皱缩、卷曲、虫瘿以致脱落，甚至使党参植株枯萎、死亡。防治方法：安放黏虫板诱杀；发生初期，可喷施 40％乐果乳油 1 000 倍液，或 25％吡虫啉悬浮剂 800～1 000 倍液，每隔 5～7 d 喷施 1 次，连续 3～4 次。

（2）蛴螬。属鞘翅目金龟子科，是该科铜绿丽金龟等多种金龟子的幼虫，主要危害党参的根。防治方法：施用腐熟有机肥，以防止招引成虫来产卵；发生初期用 90％

敌百虫1000倍液或50％辛硫磷乳油1500倍液浇灌植株根部。

采收加工

1. 采收

川党参在定植2～3年后可采收。在采收当年的8—9月，当地上部枯黄时，割去藤蔓，7～10 d后，选择晴天挖起参根。鲜参根脆嫩、表皮易破，要避免挖伤参根，以免参根乳汁外溢，影响品质。

2. 加工

天气良好时可用晒干方式，若遇多雨天气无法晒干，可用炕房烘烤。

晒干：去杂后的鲜党参根，摊放于干净晒场竹帘或木板上，在太阳下晾晒；晒至三四成干，参条呈柔软状，不易折断时，按直径大小分成三级；将参条收堆，高80～120 cm，镇压5～7 d，使条形变直；用手顺握成把，置木板上来回滚动轻度搓揉后，头尾理齐，横行排列，再度晾晒；反复数次直至晒干（图12-4）。

烘干：保持炕房温度在45℃以内烘烤；烘烤至三四成干，参条呈柔软状，不易折断时，按直径大小分成三级；将参条收堆，高80～120 cm，镇压5～7 d，使条形变直；用手顺握成把，置木板上来回滚动轻度搓揉后，头尾理齐，横行排列，再度烘烤；反复数次直至烘干。

值得注意的是，搓揉的次数不宜多，用力也不宜大，否则会导致根部渗出物过多成"油条"，影响药材品质（图12-5）。

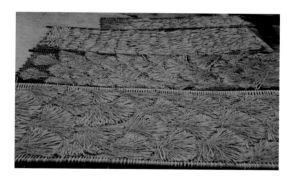
图 12-4　室外摊晒

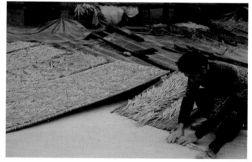
图 12-5　揉搓

产销情况

1. 商品生产与流通

湖北省党参种植历史悠久，以湖北省恩施土家族苗族自治州所产的"板桥党参"最为著名，产品销往全国，并部分出口。出口商品称为"中国板党"，是集药用、食用、饮用、保健等多种功能为一体的天然绿色农产品，名列全国四大"名党"之首，主要销往广东、福建、香港、台湾及东南亚各地，为我国传统名优外贸出口药材。

2. 商品规格

川党参按芦下直径等可分为 3 个等级。

一等：干货。芦下直径 1.2 cm 以上。无油条、杂质、虫蛀、霉变。

二等：干货。芦下直径 0.8 cm 以上，余同一等。

三等：干货。芦下直径 0.5 以上，油条不超过 10%，余同一等。

药材性状 本品呈长圆柱形，稍弯曲，长 10~45 cm，直径 0.5~20 cm。表面灰黄色至黄棕色，有明显不规则的纵沟。根头部有疣状突起的茎痕，根头下端有环状横纹。质较软而结实，断面裂隙较少，皮部黄白色。有特殊香气，味甜（图 12-6）。

理化鉴别 取本品粉末 1 g，加甲醇 25 ml，超声处理 30 min，滤过，滤液蒸干，残渣加水 15 ml 使溶解，通过 D101 型大孔吸附树脂柱（内径为 1.5 cm，柱高为 10 cm），用水 50 ml 洗脱，弃去水液，再用 50% 乙醇 50 ml 洗脱，收集洗脱液，蒸干，残渣加甲醇 1 ml 使溶解，作为供试品溶液。另取党参炔苷对照品，加甲醇制成每毫升含 1 mg 的溶液，作为对照品溶液。照薄层色谱法（《中国药

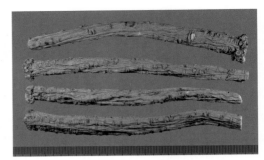

图 12-6　党参药材（板党）

典》2020 年版四部通则 0502）试验，吸取供试品溶液 2~4 μl、对照品溶液 2 μl，分别点于同一高效硅胶 G 薄层板上，以正丁醇-冰醋酸-水（7:1:0.5）为展开剂，展开，取出，晾干，喷以 10% 硫酸乙醇溶液，在 100℃ 加热至斑点显色清晰，分别置日光和紫外光灯（365 nm）下检视。供试品色谱中，在与对照品色谱相应的位置上，显相同颜色的斑点或荧光斑点。

质量研究

1. 不同产地川党参中党参炔苷的含量比较

采用高效液相法对产于重庆、湖北等地的川党参药材样品炔苷含量进行测定，其结果：重庆巫溪 1.66%、湖北恩施 1.14%、重庆武隆 1.03%、重庆奉节 1.00%、湖北竹溪 0.76%、重庆巫山 0.75%、重庆南川 0.70%。

2. 不同产地川党参中多糖的含量比较

采用紫外分光光度法测定不同产地的川党参多糖含量，结果显示：湖北恩施的川党参样品的多糖含量为 27.8%，显著高于其他 4 个产地；重庆巫山县、巫溪县、奉节县和贵州道真仡佬族苗族自治县等 4 个产地样品的多糖含量差异不大，为 14.79%~16.33%。

3. 不同产地川党参药材的 HPLC 指纹图谱

采用高效液相法对湖北恩施、竹溪、重庆奉节、巫溪、贵州道真、陕西平利等 29

个产地来源川党参药材的指纹图谱进行测定，结果表明：29 个产地川党参药材的色谱指纹图谱有 7 个共有峰，高效液相色谱指纹图谱的相似度都在 0.8 以上，23 个产地川党参药材可通过系统聚类归为一类，不同产地川党参质量相似性较好。

4. 利用 SRAP 和 ISSR 分子标记分析川党参的遗传多样性

分别采用 SRAP 和 ISSR 分子标记技术对湖北恩施、竹溪，重庆奉节、巫溪，陕西平利等 18 个不同产地来源的川党参种质进行遗传多样性分析，结果表明 29 条 SRAP 引物组合共得到 329 条扩增条带，其中有 266 条呈现多态性，占 80.85%，平均遗传相似系数为 0.7121。21 条 ISSR 引物共得到 223 条扩增条带，其中有 166 条呈现多态性，占 74.44%，平均遗传相似系数为 0.7781。两种标记均表明川党参具有较高的遗传多样性。聚类结果显示川党参种质亲缘关系与地理分布相关性不显著。两种标记系统得到了相似但并不完全相同的聚类图，两种标记方法间存在显著相关性。川党参种质的遗传多样性水平较高，SRAP 与 ISSR 标记均适用于川党参种质的遗传多样性分析。

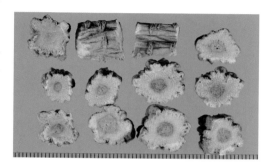

图 12-7　板党片

炮制　党参片：除去杂质，洗净，润透，切厚片，干燥（图 12-7）。

贮藏　置通风干燥处，防蛀。

化学成分　主要成分为糖类、多炔类、生物碱类、苯丙素类、三萜类及挥发油类化合物。其中党参炔苷是其标志性成分，党参多糖为其主要活性成分之一（图 12-8）。

1. 糖类

有单糖、低聚糖、多糖等。从板桥党参中分离出两种水溶性板桥党参多糖 COP-Ⅰ 和 COP-Ⅱ，其中 COP-Ⅰ 是由甘露醇、果糖、葡萄糖按 1∶0.05∶1.56 组成的中性杂多糖，COP-Ⅱ 是由甘露醇、果糖、葡萄糖、半乳糖按 1∶0.11∶1.07∶0.37 组成的酸性杂多糖。

2. 炔类及聚炔类

从川党参中分离得到党参炔 A 和 B、9-（四氢吡喃-2-基）-九碳-反式-2，8-二烯-4，6-二炔-1-醇、9-（四氢吡喃-2-基）-九碳-反式-8-烯-4，6-二炔-1-醇。

3. 生物碱类

川党参中含党参次碱、管花党参碱 A、管花党参碱 B 等。

4. 苯丙素类

川党参中含党参苷 A 和 B、党参苷 Ⅴ 和 Ⅵ 等。

5. 其他类化合物

党参所含挥发油较多，油中主要为醛、醇、脂肪酸、烷烃、烯烃等成分。

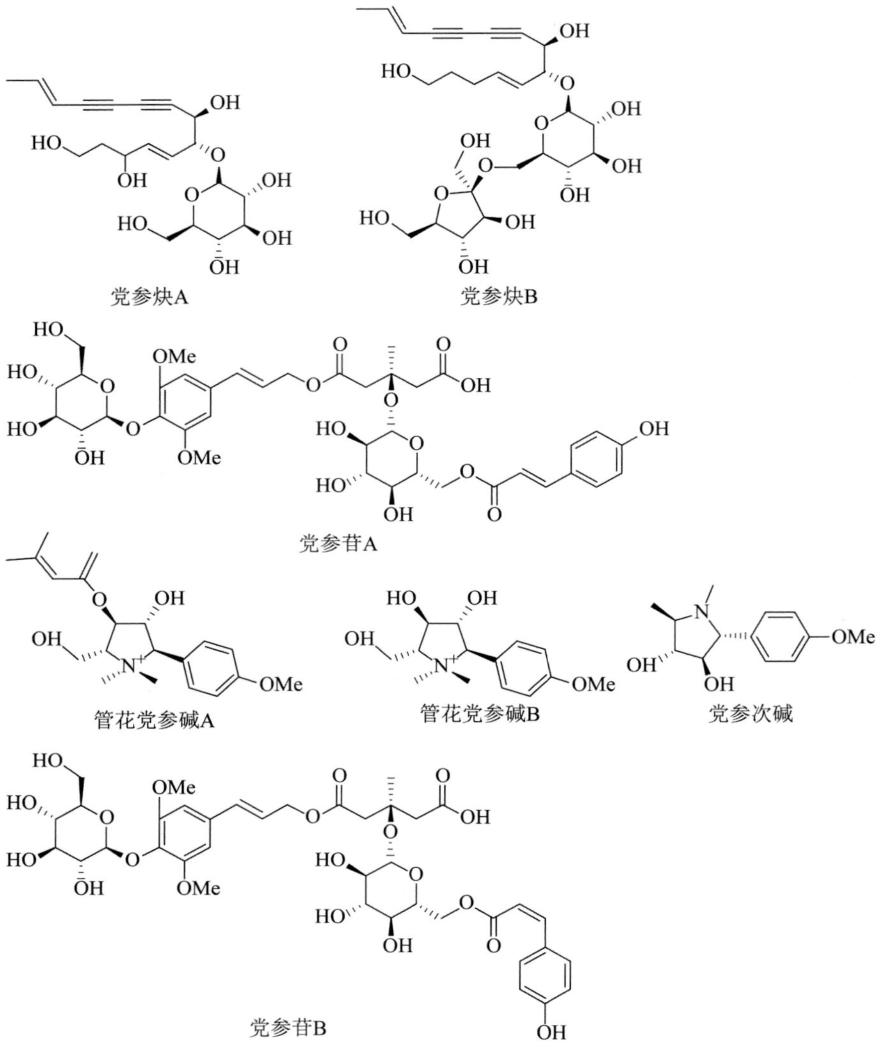

图 12-8　党参中的代表性化学成分

药理作用

1. 药效学研究

1）抗肿瘤作用。板桥党参多糖能抑制多种肿瘤细胞生长；党参皂苷 D 可将人肝癌细胞 HepG-2 细胞阻滞于 G_0/G_1 期，影响该细胞的 DNA 合成代谢，从而达到抑制癌细胞的增殖和分化。

2）清除自由基和抗衰老作用。板桥党参能减弱苯异丙腺苷致小鼠学习记忆障碍，对小鼠具有益智和抗氧化作用。

3）抗炎作用。板桥党参提取物有明显的抗炎和调节免疫作用。

4）缺血性损伤保护作用。板桥党参能够清除体内活性氧，减少膜脂过氧化，减少丙二醛的产生，提高超氧化物歧化酶、乳酸脱氢酶等的活性，对缺血性脑损伤、心肌损伤有保护作用。

5）其他作用。板桥党参能降低糖尿病小鼠的血糖，改善小鼠的胰岛素抵抗，对 CCl_4 所致小鼠的肝损伤具有保护作用。

2. 安全性研究

党参多糖安全范围较大。以 0.5 g/ml（20 g/kg）的板桥党参多糖每天 3 次灌胃给药，连续给药 7 d 后，小鼠全部存活，其毛色、活动、饮食、粪便色泽与质地均正常，观察期结束后处死进行尸检，各主要脏器经肉眼观察未见明显异常。

性味与归经 甘，平。归脾、肺经。

功能与主治 健脾益肺，养血生津。用于脾肺气虚，食少倦怠，咳嗽虚喘，气血不足，面色萎黄，心悸气短，津伤口渴，内热消渴。

临床应用

1. 临床常用

用于气虚不足，倦怠乏力，气急喘促，脾虚食少，面目水肿，久泻脱肛等症。党参为临床上常用的补气药，功能补脾益肺，功效与人参接近但力较弱，适用于各种气虚不足之症，常与黄芪、白术、山药等配合用之。如治血虚萎黄及慢性出血疾患引起的气血两亏的病症，可与当归、熟地等补血药同用。

2. 临床进展

1）治疗高脂血症。党参、玉竹各 1.25 g，粉碎混匀成 4 个蜜丸，每次 2 丸，每天 2 次，连服 45 d 为 1 个疗程。治疗高脂血症 50 例，总有效率为 84％。

2）治疗功能性子宫出血。党参 15 g、白芍 30 g、茯苓 45 g、桂枝 6 g、丹皮 9 g、桃仁 3 g、甘草 3 g，水煎，早晚分服，连服 6～12 d，共治 50 例，总有效率为 96％。

3）治疗眩晕症。采用复方党参注射液加中药组方治疗颈椎性眩晕，总有效率为 90％。

4）减轻化疗所致毒副作用。党参、黄芪提取物注射液能明显降低肺癌患者化疗期间常见毒副反应的发生率和严重程度，改善患者化疗期间生存质量。

5）辅助治疗癌症。党参、黄芪、蘑菇煎剂配合化疗治疗食管癌和胃癌，可以改善患者生活质量，提高免疫功能，提高疗效及生存率。

6）治疗慢性支气管炎。运用小青龙汤加附子、党参治疗慢性支气管炎患者在临床中取得良好效果。

用法与用量 9～30 g。

使用注意 不宜与藜芦同用。

基地建设 板桥党参主产于湖北西部，包括恩施市、建始县、十堰市等地，以恩施市板桥镇产量最多（图12-9），板桥党参由野生转为栽培始于清代。20世纪80年代常年留存面积过万亩。1984年中国国家对外经贸部将板桥党参定名为"中国板党"。2001年湖北省科技厅将板桥党参列为"湖北地道药材规范化种植研究及GAP示范基地建设"品种之一。2006年，板桥镇板桥党参种植面积达3.2万亩，年产量2 000余t。据2009年统计，中国国内有20多个省市100多个县的流动客商云集板桥镇收购板党，恩施市每年都在板桥镇举办"中国板党节"，加大外销力度。目前湖北省总种植面积约为16 000亩，年产量约为1 500 t，产值近4 000万元，已成为山区重要的经济来源之一。

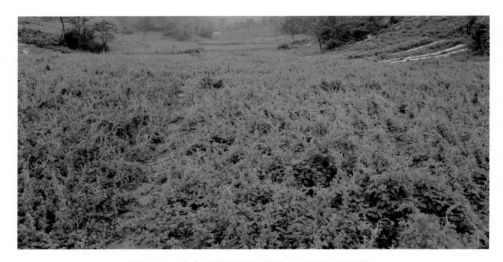

图12-9 党参规范化种植基地（恩施市板桥镇）

附注 川党参主产于四川、重庆、湖北等地，尤以湖北省恩施市板桥镇产量大，商品称"板桥党参"，简称"板党"。党参主产于华北、东北，以山西产量大，商品称"潞党"。素花党参主产于甘肃、陕西、四川西北部，商品称"西党"。

冬虫夏草 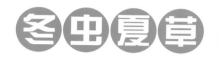（繁育品） Dongchong-xiacao CORDYCEPS FETURAE

商品名 冬虫夏草、冬虫草。

基原 为模拟原生态条件下麦角菌科真菌冬虫夏草菌 *Cordyceps sinensis*（Berk.）Sacc. 寄生在蝙蝠蛾科昆虫幼虫上的子座和幼虫尸体的新鲜或干燥的复合体。

本草考证 冬虫夏草的药用记载始于公元710年藏医学著作《月王药诊》，功效写作"治肺部疾病"。本草始载于公元1694年《本草备要》："冬虫夏草，甘平，保肺益肾，止血化痰，已劳嗽。四川嘉定府所产者最佳。"其后，历代本草多有记载。《本草从新》记载："冬虫夏草，甘平，保肺益肾，补精髓，止血化痰，已劳嗽，治膈症皆良。四川嘉定府所产最佳。云南、贵州所出者次之。"《本草纲目拾遗》记载："夏草冬虫，出四川江油县化林坪。"《中华本草》中记载："冬虫夏草分布于甘肃、青海、湖北、四川、云南、西藏。"

冬虫夏草生长条件苛刻，资源稀少，已被列入国家二级濒危保护植物名录。国家《中药材保护和发展规划（2015－2020年）》中明确提到重点建设冬虫夏草濒危稀缺中药材繁育基地，《湖北省推进中药产业振兴发展五年行动方案（2018－2022年）》也提出支持建设冬虫夏草产业化基地。湖北宜都首次突破冬虫夏草生态繁育技术，实现了冬虫夏草的规范化生态繁育，并获得了省级专利金奖。目前湖北宜都已成为冬虫夏草（繁育品）的主要生产地。

原生物 蝙蝠蛾幼虫生长到一定阶段，被冬虫夏草真菌感染。冬虫夏草菌进一步在幼虫体腔内发育和蔓延，菌丝体逐渐充满整个虫体，最后在虫体内形成坚硬的"菌核"，即为"冬虫"，在适宜的条件下，从幼虫头部长出子座，随着时间的延长，子座继续生长并伸出地面，形状似嫩草，即为"夏草"（图13-1）。

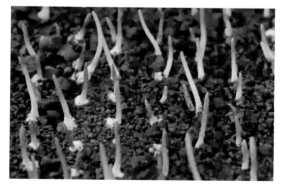

图 13-1　冬虫夏草（繁育品）原生物

生态环境 野生冬虫夏草生长在海拔3 500～5 000 m的高山灌丛草甸带和高寒草甸带，多发现在向阳、多风、疏水和冬季积雪薄的分水岭两侧。其分布与海拔、气候、温度、湿度、光照、土壤、植被等关系密切，其中降雨量和温度是影响冬虫夏草产量的主要因素。冬虫夏草（繁育品）主要生长于土壤、光照、温度、湿度、气压等生态环境高度模拟野生冬虫夏草原产地的规范化生态繁育基地内。

适宜区 冬虫夏草（繁育品）在湖北省内主要生长于宜都冬虫夏草产业化繁育基地。

繁育技术 湖北省冬虫夏草生态繁育已获得产业化成功，制定了省地方标准冬虫夏草培植技术规程，主要技术如下：

1. 育种技术

在高原地区建立虫种和菌种繁育基地。在高原虫种基地饲养蝙蝠蛾，定期收集蝙蝠蛾成虫产卵，作为冬虫夏草生态繁育的虫源。每年5、6月份在高原基地采集冬虫夏草，分离选择优质菌种，进行菌种扩培，放大用于冬虫夏草产业化繁育。

2. 繁育方法

1）繁育场地环境要求。冬虫夏草规范化生态繁育基地符合 GB 50073 的要求，包括其中 100 万级洁净区、10 万级洁净区和一般区。洁净区与周围的空间维持一定的压差，按工艺要求决定正压与负压差，气流分布均匀，辅助车间采取通风措施，室内的静压值低于洁净区。温度调节范围可在 $-10 \sim 25℃$，相对空气湿度范围为 $30\% \sim 99\%$，光照强度范围为 $0 \sim 100\ 000$ lx。

2）繁育场地准备。仿照高原冬虫夏草产地土壤及天然植物根茎空间分配结构，铺设繁育土壤和饲料植物。铺设的土层厚度 $10 \sim 30$ cm，具体根据土壤质地与植物饲料根茎质量密度的不同，单位范围内土壤与饲料重量比为 $1:0.5 \sim 1:2$。

3）接种。将蝙蝠蛾卵投放于备好的繁育环境中，护理幼虫发育至适宜侵染的龄期。采用针刺、喂食、涂抹、浸泡及喷雾等方法将冬虫夏草菌接种到蝙蝠蛾幼虫上。

4）饲养管理。定期巡视检查，观察记录环境参数和幼虫、僵虫、冬虫夏草各生长阶段的情况。根据冬虫夏草生长阶段的不同及时调整环境参数，以保障冬虫夏草生态繁育的顺利进行。

3. 病虫害防治

定期进行空间消毒、除菌，维持环境洁净度。采取预防为主，综合防治的方针。进入冬虫夏草生态繁育区的原材料、器具等均需消毒与灭菌，各繁育区间相对隔离，禁止交叉使用，严防传染病的发生和流行。对有害病原菌如白僵菌、绿僵菌、拟青霉菌等定期进行全面检查。

采收加工 全年均可采收，子座出土、子囊壳未形成时挖取。鲜用者除去泥土及似纤维状的附着物，称鲜冬虫夏草（繁育品）；干用者采收后，除去杂质，冷冻干燥，称冻干冬虫夏草（繁育品）。

产销情况

1. 商品生产与流通

湖北冬虫夏草（繁育品）主要产于湖北宜都。销往全国各省，同时产品已获得濒危办进出口证明，并销往港澳台地区。

2. 商品规格

通常根据每千克所含条数划分等级，可分为：虫草王（2 000 根/kg），一级（3 000 根/kg），二级（4 000 根/kg），三级（5 000 根/kg），四级（6 000 根/kg），五级（7 000 根/kg），断草（已折断的冬虫夏草）等。

药材性状 本品由虫体与从虫头部长出的真菌子座相连而成。虫体似蚕，表面黄白色至黄棕色，有环纹 20～30 个，足 8 对；头部黄棕色至红棕色；胸节颜色较浅，呈黄白色至浅棕黄色，具细密的环纹，腹侧具胸足 3 对；腹节浅棕黄色至黄棕色，每节具 1 个宽环纹和 3 个窄环纹，中部具明显的腹足 4 对；末节略呈钩状回弯，具扁平臀足 1 对；断面略平坦，白色至淡黄白色，有的虫体中央可见残留消化腺痕迹，呈"点"状、"一"字或"V"字等不规则形状，有的不明显。子座细长圆柱形，表面浅黄褐色至棕褐色；质柔韧，断面类白色。气微腥，味微苦。

理化鉴别及含量测定

1. 理化鉴别

取本品（鲜品 105℃干燥后粉碎）粉末 1 g，加 90％乙醇 20 ml，超声处理 30 min，滤过，滤液蒸干，残渣加 50％乙醇 1 ml 使溶解，作为供试品溶液。另取腺苷对照品、尿苷对照品，加 50％乙醇制成每毫升各含 0.5 mg 的混合溶液，作为对照品溶液。照薄层色谱法试验，吸取上述两种溶液各 3 μl，分别条带状点于同一采用 4％磷酸氢二钠溶液浸渍处理后的硅胶 GF_{254} 薄层板上，以异丙醇-乙酸乙酯-甲醇-水-浓氨试液（5：3：1：1：0.1）为展开剂，展开，取出，晾干，置紫外光灯（254 nm）下检视。供试品色谱中，在与对照品色谱相应的位置上，显相同颜色的斑点。

2. 含量测定

采用高效液相色谱法（《中国药典》2020 年版四部通则 0512）测定。本品含腺苷（$C_{10}H_{13}N_5O_4$）不得少于 0.010％。

质量研究

1. 不同产地冬虫夏草中腺苷成分的含量测定

采用高效液相色谱法测定不同产地冬虫夏草中腺苷的含量，20 批冬虫夏草（繁育品）腺苷含量（0.011％～0.069％）和 26 批野生冬虫夏草（西藏、青海、云南、四川、甘肃）腺苷含量（0.011％～0.075％）经 t 检验分析，无统计学差异，两者含量一致，均符合中国药典冬虫夏草标准规定。

2. 不同产地冬虫夏草中麦角甾醇的含量测定

采用高效液相色谱法测定不同产地冬虫夏草中麦角甾醇的含量，10 批冬虫夏草（繁育品）麦角甾醇含量（0.073％～0.17％）和 17 批野生冬虫夏草（西藏、青海、云南、四川、甘肃）麦角甾醇含量（0.029％～0.17％）经 t 检验分析，无统计学差异，两者含量一致。

3. 不同产地冬虫夏草中虫草酸的含量测定

采用高效液相色谱法测定不同产地冬虫夏草中虫草酸的含量，21 批冬虫夏草（繁育品）虫草酸含量（9.04％～14.14％）和 21 批野生冬虫夏草（西藏、青海、四川）

虫草酸含量（6.16％～13.94％）经 t 检验分析，无统计学差异，两者含量一致。

4. 不同产地冬虫夏草中氨基酸的含量测定

采用高效液相色谱法测定不同产地冬虫夏草中的氨基酸，冬虫夏草（繁育品）和野生冬虫夏草（西藏、青海、云南、四川、甘肃）氨基酸种类一致；10 批湖北冬虫夏草（繁育品）游离氨基酸含量（1.77％～2.37％）和 10 批野生冬虫夏草游离氨基酸含量（1.75％～2.52％）基本一致；10 批冬虫夏草（繁育品）总氨基酸含量（16.78％～19.08％）和 10 批野生冬虫夏草总氨基酸含量（14.86％～21.96％）基本一致。

5. 不同产地冬虫夏草化学指纹图谱分析

采用高效液相色谱技术对 20 批冬虫夏草（繁育品）与 26 批野生冬虫夏草（西藏、青海、云南、四川、甘肃）的液相指纹图谱进行分析，结果显示两者相似度系数均大于 0.9，具有较好的一致性。采用红外光谱技术对 30 批冬虫夏草（繁育品）和 21 批野生冬虫夏草（西藏、青海、四川）的红外指纹图谱进行分析，结果显示两者红外指纹图谱相似度均大于 0.9，具有较好的一致性。采用核磁技术对 30 批冬虫夏草（繁育品）和 21 批野生冬虫夏草（西藏、青海、四川）的水溶性核磁指纹图谱和醇溶性核磁指纹图谱进行比较，结果显示两者核磁指纹图谱特征峰一致。

炮制

1. 鲜冬虫夏草（繁育品）

取冬虫夏草（繁育品）鲜药材，刷洗，除去杂质（图 13-2）。

2. 冻干冬虫夏草（繁育品）

取冬虫夏草（繁育品）冻干药材，刷净（图 13-3）。

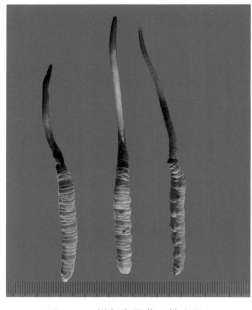

图 13-2　鲜冬虫夏草（繁育品）

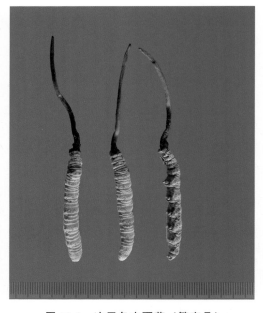

图 13-3　冻干冬虫夏草（繁育品）

贮藏 鲜冬虫夏草（繁育品）冷冻条件下，密闭保存；冻干冬虫夏草（繁育品）冷藏或冷冻条件下，密闭保存。

化学成分 主要成分为核苷类化合物、甾醇类化合物、多糖类化合物、糖醇类化合物、氨基酸类化合物等，其中核苷类化合物、甾醇类化合物和多糖类化合物为其主要的活性成分（图 13-4）。

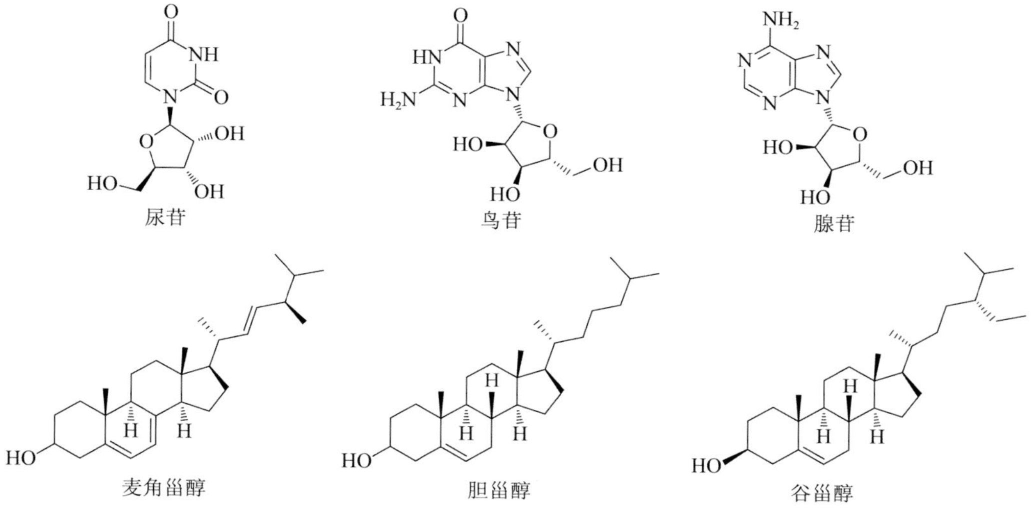

尿苷　　　　　　　　　鸟苷　　　　　　　　　腺苷

麦角甾醇　　　　　　　胆甾醇　　　　　　　　谷甾醇

图 13-4 冬虫夏草（繁育品）中的代表性化学成分

1. 核苷类化合物

腺苷、鸟苷、肌苷、胸苷、尿苷和单磷酸腺苷等。

2. 甾醇类化合物

麦角甾醇、胆甾醇、谷甾醇、菜油甾醇、真菌甾醇和豆甾醇等。

3. 多糖类化合物

半乳甘露聚糖和半乳葡甘露聚糖等。

药理作用

1. 药效学研究

1）免疫调节作用。冬虫夏草（繁育品）具有双向免疫调节作用。对于环磷酰胺诱导的免疫抑制小鼠，冬虫夏草（繁育品）能够增强其免疫功能。冬虫夏草（繁育品）对刀豆蛋白 A 诱导的淋巴细胞的转化有明显抑制作用，表明冬虫夏草（繁育品）对免疫过强的脾淋巴状态有抑制作用。

2）抗肿瘤作用。冬虫夏草（繁育品）水提物通过下调癌症转移相关细胞因子 CCL17、MMP-9、OPN、IL-33 的表达，从而抑制小鼠乳腺癌转移。冬虫夏草（繁育品）能够将黑色素瘤 B16 细胞阻滞在 G_1/S 期，从而显著抑制 B16 细胞的增殖，并显著降低 B16 细胞的迁移能力，其作用机制可能与调控细胞周期相关蛋白、MMPs 家族蛋白及 p-Akt 蛋白的表达有关。

3）抗炎作用。冬虫夏草（繁育品）水提物对流感病毒感染细胞诱导的炎症因子 TNF-α、IL-6、CXCL8 /IL-8、CXCL10 /IP-10、CCL2 /MCP-1 和 CCL5 /RANTES mRNA 表达的升高具有显著抑制作用，对呼吸道合胞病毒（RSV）感染细胞诱导的炎症因子 TNF-α、IL-6、CXCL8 /IL-8、CXCL10 /IP-10 和 CCL5 /RANTES mRNA 表达的升高具有显著抑制作用。冬虫夏草（繁育品）水提物能够降低 LPS 诱导的肺炎中的白细胞总数和中性粒细胞数，降低香烟诱导的肺炎中的白细胞总数。

4）补肾作用。冬虫夏草（繁育品）可以显著改善氢化可的松诱导的肾阳虚小鼠氧化应激，增强机体抗氧化能力。冬虫夏草（繁育品）能够使氢化可的松诱导的肾阳虚小鼠恢复体重增长，运动耐力增强，免疫和性功能得到一定改善，肾脏和睾丸的器质性病理改变发生一定逆转。

5）其他作用。冬虫夏草（繁育品）能够明显促进斑马鱼体内 PM2.5 超细颗粒物的排出，从而降低 PM2.5 引起的患呼吸系统疾病的风险。冬虫夏草（繁育品）能够使 D-半乳糖诱导的衰老小鼠的抗氧化能力、炎症因子水平、体外 NO 释放和脑组织形态等病理改变均得到一定程度的改善，具有抗衰老作用。冬虫夏草（繁育品）能显著改善糖尿病肾病模型大鼠的糖尿病病情及其肾损害，包括足细胞损害。

2. 安全性研究

1）急性毒性实验。分 3 次给予小鼠冬虫夏草（繁育品），累积剂量为 15 g/kg，在 14 d 观察期内，未见小鼠有明显中毒症状和死亡，该受试样品的半数致死量（LD_{50}）大于 15 g/kg。

2）长期毒性实验。冬虫夏草（繁育品）粉经大鼠 90 d 口毒性试验未观察到有害作用的剂量（NOAEL）为 5 g/kg。

3）致畸试验。冬虫夏草（繁育品）粉对大鼠母体、母鼠的生殖及胎鼠发育均未观察到有害作用，对胎鼠未观察到致畸性，未观察到有害作用剂量（NOAEL）为 5.0 g/kg。

性味与归经 甘，平。归肺、肾经。

功能与主治 补肾益肺，止血化痰。用于肾虚精亏，阳痿遗精，腰膝酸痛，久咳虚喘，劳嗽咯血。

临床应用

1. 临床常用

1）用于肾虚精亏证。本品味甘，性平偏温。能补肾益精，助阳起痿。适宜于肾阳不足，精血亏虚所致的腰膝酸痛，阳痿遗精，不孕不育等，可单用，或与人参、鹿角胶、补骨脂等同用。

2）用于肺肾两虚之喘咳。本品甘平，为平补肺肾阴阳之品。若治肺肾两虚之久咳虚喘，可单用；或与核桃仁、蛤蚧、人参等同用。治肺痨咳嗽、咯痰咯血等，可与百部、百合、白及等同用。

此外，对于病后体虚不复，自汗畏寒，头晕乏力等，可与鸡、猪肉等炖服，有补虚扶弱，促进机体功能恢复之效。

2. 临床进展

1）治疗呼吸系统疾病。冬虫夏草联合蛤蚧、川贝母等治疗老年慢性喘息性支气管炎、支气管哮喘，总有效率达到85.9%。

2）治疗肾病。慢性肾功能不全患者，口服冬虫夏草后，其血肌酐、尿素氮、胆固醇、甘油三酯均有明显的下降，疗效显著。

3）免疫调节。狼疮性肾炎患者，以冬虫夏草、紫河车联合用药后，痊愈率为16.7%，总有效率可达93.3%。

用法与用量 3～9 g。

基地建设 冬虫夏草规范化生态繁育基地位于湖北省宜都市陆城区宝塔湾村（图13-5）。2016年获批国家中医药管理局冬虫夏草繁育与产品研发重点研究室和湖北省高新技术产品。2017年经湖北省科技厅认定为湖北省冬虫夏草工程技术研究中心。

湖北宜都现有冬虫夏草规范化生态繁育基地面积约33万 m²，年产量达到20 t以上。冬虫夏草繁育过程中进行了严格的全产业链质量控制。目前冬虫夏草（繁育品）已通过了农产品合格证、有机产品和绿色中药认证，同时获得"湖北名牌产品"称号。产品主要包括冻干冬虫夏草、鲜冬虫夏草和冬虫夏草化妆品、冬虫夏草海外保健品和冬虫夏草中药制剂等，深受消费者欢迎。

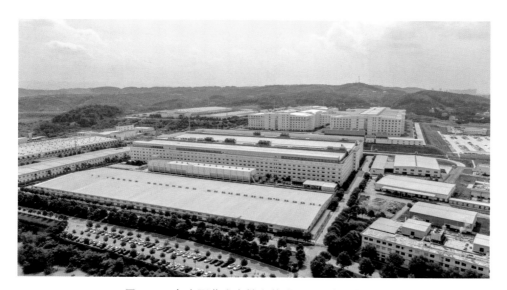

图 13-5　冬虫夏草生态繁育基地（湖北省宜都市）

独活 Duhuo
ANGELICAE PUBESCENTIS RADIX

商品名 独活、川独活、资丘独活、巴东独活。

基原 本品为伞形科植物重齿毛当归 *Angelica pubescens* Maxim. f. *biserrata* Shan et Yuan 的干燥根。

本草考证 独活始载于《神农本草经》，列为上品。古代独活、羌活不分，在唐代《新修本草》中才将其分开。《本草乘雅半偈》对独活的描述为"出蜀汉、西羌（今甘肃岷县）者良。春生苗，如青麻状。一茎直上，有风不动，无风自摇"。宋代《本草图经》记载独活"出雍州（今陕西西安市）川谷或陇西南安（今甘肃陇西县），今蜀汉出者佳"。上述记载皆表明产自蜀汉地区的独活品质最佳，早年湖北省恩施土家族苗族自治州（简称恩施州）的行政区域为巴蜀（四川）之地，所以恩施州所产药材常常冠以"川"字而享誉国内外，川独活的道地主产区就是现今的湖北省恩施州。故可说明独活的道地主产区为今湖北省恩施州。民国《药物出产辨》中记载独活"产湖北兴山县、巴东县、沙市内资丘山为最；四川夔州府（今重庆奉节、巫山、开县等地）板桥山次之"。《中药志》93 年版载"资丘独活，质软香气浓"，独活冠以湖北资丘地名，表明资丘独活品质极佳。《药材学》中说"独活产湖北资丘，五峰长阳等地……，为上品"。《中国药材学》记述"重齿毛当归的根称川独活，主产于四川、湖北、陕西。产量大，质量优，销全国，并出口"。《现代中药材商品通鉴》记录："重齿毛当归主产于湖北巴东、长阳、鹤峰、神农架、竹山、竹溪，四川奉节、巫山、巫溪、灌县，陕西安康以及甘肃岷县等地。四川、湖北产者为道地药材。"《道地药材图典（中南卷）》记录："主产于湖北长阳、五峰、巴东、鹤峰、竹溪、竹山、房县、兴山、秭归、恩施、建始、神农架，重庆奉节、巫山、巫溪，四川都江堰，陕西镇坪、留坝、佛坪、汉阴、紫阳。"《金世元中药材传统鉴别经验》记载："主产于四川的重庆、奉节、巫山、巫溪、灌县等地，湖北巴东、长阳、鹤峰、五峰、兴山、神农架、房山、竹山、竹溪等地，陕西安康市。此外，甘肃岷县、天水等地也有栽培。产量大，品质优，销往全国，并出口，称为'地道药材'。"

据上可以看出独活的药用历史悠久，主产于湖北、四川等地，产量大。湖北巴东、五峰、长阳是全国主要道地产区，湖北生产的长阳资丘独活和巴东独活获国家注册商标保护，巴东独活亦获国家地理标志产品保护。

原植物 多年生高大草本。根类圆柱形，棕褐色，长至 15 cm，直径 1～2.5 cm。茎高 1～2 m，粗至 1.5 cm，中空，常带紫色，光滑或稍有浅纵沟纹，上部有短糙毛。叶二回三出式羽状全裂，宽卵形，长 20～30（40）cm，宽 15～25 cm。复伞形花序顶生和侧生，花序梗长 5～16（20）cm，密被短糙毛；总苞片 1，长钻形，有缘毛，早落；伞辐 10～25，长 1.5～5 cm，密被短糙毛；伞形花序有花 17～28（36）朵；小总苞片 5～10，阔披针形，比花柄短，顶端有长尖，背面及边缘被短毛。花白色，无萼齿，花瓣倒卵形，顶端内凹，花柱基扁圆盘状。果实椭圆形，长 6～8 mm，宽 3～5 mm，侧翅与果体等宽或略狭，背棱线形，隆起，棱槽间有油管（1）2～3，合生面有油管 2～4（6）。花期 8－9 月，果期 9－10 月（图 14-1）。

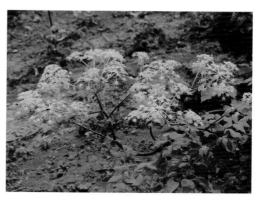

图 14-1 独活（原植物）

生态环境 独活喜凉爽湿润气候，多生长于较高海拔的阴湿山谷、山坡、林下草丛、稀疏灌丛或溪沟边。喜肥，以土层深厚、土质疏松、排水良好、富含腐殖质的碱性砂质壤土为佳，在土层浅、易低洼积水的黏重土或贫瘠土壤中不宜种植。

适宜区 独活在湖北省内的适宜种植区主要为宜昌长阳、五峰和恩施巴东，十堰市亦有分布。

栽培技术

1. 生物学特征

独活植株高 60～100 cm，根粗大，多分枝，有香气；茎直立，带紫色。2～3 回三出式羽状复叶，终裂片长圆形，边缘有不整齐重锯齿。复伞形花序，密被黄色短柔毛；伞幅 10～25；花瓣 5，白色；雄蕊 5；子房下位。双悬果长圆形，分果棱槽间有油管 1～4 个，合生面油管 4～5 个。

独活适宜生长在凉爽湿润的环境，喜肥，以土层深厚、土质疏松、排水良好、富含腐殖质的碱性砂质壤土为佳。

2. 繁殖技术

独活以种子繁殖和移栽定植为主，针对种子繁殖的独活，从无病株留种、调种，剔除病籽、虫籽、瘪籽，种子质量应符合相应独活种子二级以上指标要求。针对育苗移栽，选取无病原体、健康的繁殖体作为材料进行处理。种子可通过包衣、消毒、催芽等措施进行处理，用于后续种植。种子消毒方法主要包括温汤浸种、干热消毒、杀菌剂拌种、菌液浸种等。对于有育苗需要的独活，应提高育苗水平，培育优质种苗，可通过营养土块、营养基、营养钵或穴盘等方式进行育苗。育苗床应该疏松、通气、保水、透水、保温，营养成分均衡，富含可供态养分且不过剩，酸碱度适宜。生态性良好，无病菌、虫卵及杂草种子。

3. 栽培技术

1）整地：独活耐寒、喜凉爽湿润气候，适宜生长在海拔 1 500～2 500 m 的川地、川台地、塬地、坡地和半阴山地。独活怕涝，要求有适当的灌溉和排水防洪条件；喜肥，以土层深厚、土质疏松、排水良好、富含腐殖质的碱性砂质壤土为佳，土层浅，易低洼积水的黏重土或贫瘠土壤中不宜种植。依据《中国药材产地生态适宜性区划（第二版）》对土壤类型的规定，种植地土壤必须符合 GB15618 和 NY/T391 的一级或二级土壤质量标准要求。土壤类型以强淋溶土、高活性强酸土、红砂土、黑钙土、薄层土、低活性淋溶土、聚铁网纹土、粗骨土等为主。土壤中镉、汞、砷、铅、铬、铜等重金属含量应符合规范。

2）播种：春播选择颗粒饱满、大小均匀的种子，在已整好的畦面上按行距30 cm开浅沟条播，沟深 3 cm，播种以穴播为主，覆土 15 cm，每亩用种量 5 kg。秋播选择颗粒饱满、大小均匀的新采收种子，在已整好的畦面上按行距 30 cm 开浅沟条播，沟深3 cm，播种以穴播为主，覆土 15 cm，每亩用种量 5 kg。播种后覆盖农用薄膜或在畦面均匀覆盖 5 cm 的麦草，保持土壤湿润，覆草期灌水应少量多次。苗高 3～5 cm 时于阴天逐层揭去覆草，视情况适量灌水，进入雨季注意排水。苗齐后第一次中耕除草，苗高 5～10 cm 及时间苗，并进行第二次中耕除草，保持苗密度为 150 株/m²。间苗匀苗原则为去小留大，去歪留正，去杂留纯，去劣留优，去弱留强。结合中耕灌水撒施尿素 2.25～3 g/m²，也可施加熟农家肥 750～1 120 g/m²，育苗期禁止放牧，防止人畜践踏。

3）移栽：栽植时间选择每年的春季 4—5 月，雨水充足时定植植株容易恢复生长发育。按行距 0.3 m，株距 0.25 m，穴深 0.3 m 进行定植。每亩定植 4 000～4 500 株。选择苗高 0.15 m 以上，根系发育良好，无腐烂、无病虫害的种苗，垂直定植 0.3 m 深的穴中。

4）田间管理：

（1）间苗定苗。直播地苗高 7～10 cm 时间苗，每穴留壮苗 3～4 株。

（2）中耕除草。春季苗高 15～30 cm 时进行第一次中耕除草，当苗高 35 cm 时进行第二次中耕除草，当苗高 50～80 cm 时，进行第三次中耕除草并培土壅根。

（3）抽薹。除留种苗外，一旦发现抽薹植株，应及时剪去薹心。

（4）灌溉排水。移栽后应及时灌水，以确保存活率。生长期应保持土壤湿润，干旱季节应及时灌水，每次灌水后和雨后应通沟排水，以防积水烂根。

4. 病虫害防治

1）病害：

（1）枯斑病。发病初期，用50%多菌灵可湿性粉剂稀释 1 000 倍液喷雾防治，但在药材采收期前 30 d 禁止使用。

（2）根腐病。栽种前，苗期用 50% 多菌灵或 70% 甲基托布津 1 000 倍液，每隔 10 d

喷 1 次，连续喷 2～3 次，注意喷洒茎基部。

（3）褐斑病。发病初期用 1：1：150 波尔多液、50％多菌灵可湿性粉剂 1 000 倍液或 25％三唑酮可湿性粉剂 1 500 倍液喷雾。

2）虫害：

（1）银纹夜蛾。1.8％阿维菌素乳油 3 000 倍液均匀喷雾。

（2）胡萝卜微管蚜。喷洒 10％吡虫啉可湿性粉剂 1 500 倍液。

（3）红蜘蛛。喷洒 18％阿维菌素 2 000 倍液。

（4）食心虫。80％烯啶吡蚜酮稀释 500 倍喷雾防治。

（5）黄凤蝶。青虫菌（每克含孢子 100 亿）300 倍液喷雾。

采收加工 春初苗刚发芽或秋末茎叶枯萎时采挖，除去须根泥沙，烘至半干，堆置 2～3 d，发软后再烘至全干。

产销情况

1. 商品生产与流通

全省总种植面积约 4 000 亩，年总产量约 1 500 t。全国独活年需求量约 4 500 t，湖北省的独活质量好且产量占全国的 30％。销往全国，并出口国外。

2. 商品规格

统货。

药材性状 本品根略呈圆柱形，下部 2～3 分枝或更多，长 10～30 cm。根头部膨大，圆锥状，多横皱纹，直径 1.5～3 cm，顶端有茎、叶的残基或凹陷。表面灰褐色或棕褐色，具纵皱纹，有横长皮孔样突起及稍突起的细根痕。质较硬，受潮则变软，断面皮部灰白色，有多数散在的棕色油室，木部灰黄色至黄棕色，形成层环棕色。有特异性香气，味苦、辛、微麻舌（图 14-2）。

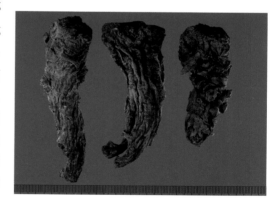

图 14-2 独活药材

理化鉴别及含量测定

1. 理化鉴别

取本品粉末 1 g，加甲醇 10 ml，超声处理 15 min，滤过，取滤液作为供试品溶液。另取独活对照药材 1 g，同法制成对照药材溶液。再取二氢欧山芹醇当归酸酯对照品、蛇床子素对照品，加甲醇分别制成每毫升含 0.4 mg 的溶液，作为对照品溶液。照薄层色谱法（《中国药典》2020 年版四部通则 0502）试验，吸取供试品溶液和对照药材溶液各 8 μl、对照品溶液各 4 μl，分别点于同一硅胶 G 薄层板上，以石油醚（60～90℃）-乙酸乙酯（7：3）为展开剂，展开，取出，晾干，置紫外光灯（365 nm）下检视。供试品色谱中，在与对照药材色谱和对照品色谱相应的位置上，显相同颜色的荧光斑点。

2. 含量测定

采用高效液相色谱法（《中国药典》2020 年版四部通则 0512）测定。本品按干燥品计算，含蛇床子素（$C_{15}H_{16}O_3$）不得少于 0.50%，含二氢欧山芹醇当归酸酯（$C_{19}H_{20}O_5$）不得少于 0.080%。

质量研究

1. 气质联用和多维分辨法分析独活的挥发性成分

从独活挥发油中共分辨出 67 个色谱峰，得到 53 个组分的定性结果，占总含量的 85.86%。独活挥发油主要为含氧物质、萜类、酮类和酯类，主要组分为 4-甲氧基-6 丙烯基-1，3 苯并二噁茂、α-红没药醇、棕榈酸、β-倍半水芹烯，茄酮和 4-羟基-3-甲基苯乙酮等。

2. 独活中总香豆素组分的含量测定

以蛇床子素为对照品，用紫外分光光度法测定独活药材中总香豆素含量平均为 2.34%。

3. 独活 HPLC 指纹图谱研究

采用 HPLC 及"中药色谱指纹图谱相似度评价系统"建立了独活的 HPLC 指纹图谱。另外对 18 批独活药材中 4 个香豆素成分进行含量测定，样品中二氢欧山芹醇、蛇床子素、异欧前胡素和二氢欧山芹醇当归酸酯的含量分别为 0.0093%～0.1101%、0.4989%～1.6641%、0.0071%～0.045% 和 0.0654%～0.569%。

炮制 除去杂质，洗净，润透，切薄片，晒干或低温干燥（图 14-3）。

贮藏 置干燥处，防霉，防蛀。

化学成分 主要成分为香豆素类和挥发油类，还有少量甾醇和糖类成分（图 14-4）。

1. 挥发油类

主要含有 α-红没药醇、棕榈酸、β-倍半水芹烯、茄酮和 4-羟基-3-甲基苯乙酮等。

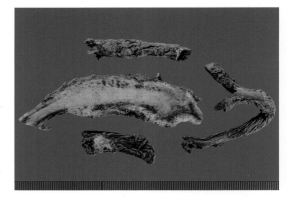

图 14-3 独活饮片

2. 香豆素类

主要含有蛇床子素、佛手柑内酯、二氢欧山芹醇乙酸酯、花椒毒素、异欧前胡素、二氢欧山芹素。

3. 其他类

有当归酸、巴豆酸、β-谷甾醇、胡萝卜苷、蔗糖、腺苷、2，3，4，9-cartrahydro-1H-pyridio（3，4，-b）indole-3-carboxlic acid 等。

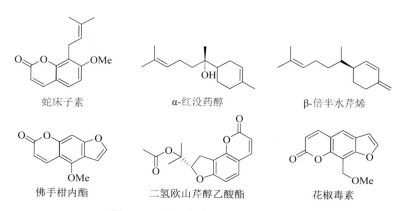

蛇床子素 　　　　α-红没药醇 　　　　β-倍半水芹烯

佛手柑内酯 　　　二氢欧山芹醇乙酸酯 　　　花椒毒素

图 14-4 独活中的代表性化学成分

药理作用

（1）降压作用。从独活中分得的 γ-氨基丁酸具有抗心律失常作用。重齿毛当归醇提取物对 ADP 体外诱导大白鼠血小板聚集、大白鼠颈动脉旁路中血小板血栓形成有抑制作用，并可延长小白鼠尾出血时间。

（2）抗肿瘤作用。活性成分主要是蛇床子素、补骨脂素、香柑内酯、花椒毒素、伞形花内酯、异欧前胡素，对人肺腺癌、人肝癌、乳腺癌有好的抑制作用。

（3）抗炎、镇痛的作用。独活挥发油高、低剂量可显著抑制蛋清所致大鼠足肿胀，具有良好的抗炎作用，独活挥发油高剂量组可显著减少醋酸所致的小鼠扭体次数，镇痛率可达 76.8%。

（4）钙离子拮抗作用。独活中的蛇床子素明显抑制豚鼠离体左房肌收缩力，抑制 $BaCl_2$ 诱发的自动节律性，延长功能不应期；对氯仿诱发的小鼠室颤有明显的预防作用，且能提高兔心室致颤阈。进一步研究表明，蛇床子素的 N-乙烯吡咯酮共聚物对钙或乌头碱引起的大鼠心律失常有预防和治疗作用。对豚鼠离体回肠和结肠带，蛇床子素对肠外钙离子经电位依赖性钙离子通道（PDC）内流有抑制作用。在钙离子营养液中，蛇床子素可抑制乙酰胆碱诱导的钙依赖性收缩，对外钙离子经受体操纵性钙离子通道（ROC）内流诱导的钙依赖性收缩几无影响。

（5）抗骨质疏松作用。蛇床子素能够提高成骨细胞 3H-TDR 和 3H-脯氨酸掺入量在成骨细胞分化阶段明显增加碱性磷酸酶的活性。提示其具有刺激成骨细胞增殖和骨胶原合成作用。蛇床子素可明显抑制去卵巢诱导的大鼠骨高转换，防止骨质丢失。对糖皮质激素所致骨质疏松大鼠也有增强其骨密度的作用。

（6）改善记忆衰退、抗衰老作用。对小鼠脑内和全血胆碱酯酶活性都有非常明显的抑制作用。蛇床子素还能显著延长小鼠耐缺氧时间，抑制大鼠肝、脑中脂质过氧化物的生成，降低小鼠全血、脑胆碱酯酶的活性，通过对其机制的分析，认为可能与影响脑内胆碱酯酶活性及延缓细胞老化等因素有关。

性味与归经 辛、苦，微温。归肾、膀胱经。

功能与主治 祛风除湿，通痹止痛。用于风寒湿痹，腰膝疼痛，少阴伏风头痛，风寒挟湿头痛。

临床应用

1. 临床常用

独活可用于风湿痹证，腰膝疼痛，两足湿痹，伸屈不利等症。独活能祛风胜湿，主要用于风寒湿痹之偏于下半身者，多与秦艽、细辛等药联合应用，如独活寄生汤。

2. 临床进展

1）治疗慢性支气管炎。独活水煎对慢性支气管炎有一定的镇咳、平喘作用。

2）治疗腰椎间盘突出症。独活寄生汤治疗腰椎间盘突出所致的腰腿痛能够有效改善腰椎功能，有效缓解腰腿疼痛程度。

3）治疗强直性脊柱炎。独活寄生汤治疗强直性脊柱炎，总有效率为 77.7%。

4）治疗膝骨关节炎。独活寄生汤治疗膝关节炎，总有效率为 93%。

5）治疗腰腿疼痛。独活寄生汤加减治疗腰腿疼痛，总有效率为 95.12%。

6）治疗骨质疏松症。独活寄生汤加味联合钙尔奇 D 治疗骨质疏松症，总有效率优于单用钙尔奇 D。独活寄生汤联合唑来膦酸治疗绝经后肝肾亏虚型骨质疏松症，骨密度、骨钙素、雌二醇的含量明显提高，而骨源性碱性磷酸酶含量显著降低，且无严重不良反应，联合应用疗效优于单用。

7）治疗肩关节周围炎。独活寄生汤加减结合电针治疗肩关节周围炎，总有效率为 95.83%。

8）治疗腰椎滑脱。口服中药复方独活寄生汤加以针灸联合治疗腰椎滑脱，可明显改善患者腰膝酸痛，缓解病情，是非手术治疗腰椎滑脱症状的有效方法之一。

9）治疗类风湿性关节炎。独活寄生汤加减联合针灸治疗类风湿性关节炎可以更有效减轻患者的炎症反应。

用法与用量 3～10 g。

使用注意 阴虚血燥者慎服。

基地建设 资丘独活主产于湖北省宜昌市长阳县，获中国国家地理标志产品保护，在长阳建有资丘独活规范化种植基地，现有资丘独活种植面积 5 000 余亩。巴东独活主产于湖北省恩施州巴东县，获中国国家地理标志产品保护，建有 GAP 基地 1 000 余亩（图 14-5）。

附注 当前市场存在对独活片进行熏硫处理的现象，熏硫独活片外皮淡黄棕色，切面黄白色，应注意鉴别。

市场中还有九眼独活、牛尾独活等销售，九眼独活为五加科植物食用土当归 *Aralia cordata* Thunb.、柔毛龙眼独活 *Aralia henryi* Harms. 或甘肃土当归 *Aralia kansuensis* Hoo. 的干燥根及根茎；牛尾独活为伞形科植物短毛独活 *Heracleum moellendorffii* Hance. 、独活 *Heracleum hemsleyanum* Diels. 或渐尖叶独活 *Heracleum franchetii* M. Hiroe. 的根，此类独活非药典收载品，要注意区分。

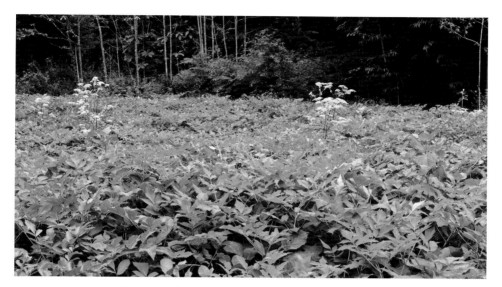

图 14-5　独活规范化种植基地（巴东县绿葱坡镇）

杜仲 Duzhong
EUCOMMIAE CORTEX

商品名 杜仲、绵杜仲。

基原 本品为杜仲科植物杜仲 *Eucommia ulmoides* Oliv. 的干燥树皮。

本草考证 杜仲始载于《神农本草经》，列为上品。关于杜仲产地的记载，南北朝（梁）《名医别录》记载："杜仲生上虞（今河南虞城县）及上党（今山西长治市）、汉中（今陕西汉中市）。"南朝陶弘景著《本草经集注》记述："杜仲生上虞山谷（今山西平陆县）及上党、汉中……""上虞在豫州（今河南）虞貌之虞，非会稽（今绍兴）上虞县也。今用出建平、宜都者，状如厚朴，折之多白丝者为佳"。该时期的建平和宜都所辖范围相当于今湖北恩施州和宜昌市长阳县。唐代孙思邈《千金翼方》称峡州（今湖北宜昌市）产杜仲。《新修本草》引《本草经集注》的内容，称建平郡和宜都郡产杜仲。宋代苏颂著《本草图经》记述杜仲："今出商州（今陕西商县）、成州（今甘肃成县）、峡州（今湖北宜昌）近处大山中……"明代药物学专著《本草品汇精要》记载杜仲道地产地在建平（今四川巫山县）和宜都（今湖北宜都市）。1913 年，C.S, Sargent 在 *Plantae Wilsonianae* 上记述杜仲栽培在湖北西部和四川。1937 年，我国树木分类学家陈嵘在《中国树木分类学》中对杜仲分布的记述："中国特产，但野生者，均因其皮供药用，多滥行剥皮而尽行枯毙，故今除栽培外，未见之也；栽培之地，以产于四川及贵州省最为驰名，其次湖北省宜昌府各属与陕西兴安、汉中、浙江及广西亦有栽培者。"

据上可看出杜仲的分布区域相当广阔，由古至今主要集中在湖北、山西、陕西、河南、四川、贵州等省份。目前栽培杜仲已成为杜仲商品主体，湖北栽培杜仲已有近百年历史，在恩施、宜昌、襄阳、十堰等地的山区，栽培面积达百万余亩，湖北产的襄阳杜仲获国家地理标志产品，十堰郧西杜仲获国家农产品地理标志产品的保护，湖北为杜仲重要的道地产区之一。

原植物 落叶乔木，高达 20 m。小枝光滑，黄褐色或较淡，具片状髓。皮、枝及叶均含胶质。单叶互生；叶呈椭圆形或卵形，长 7～15 cm，宽 3.5～6.5 cm，先端渐尖，基部广楔形，边缘有锯齿，幼叶上面疏被柔毛，下面毛较密，老叶上面光滑，下面叶脉处疏被毛；叶柄长 1～2 cm。花单性，雌雄异株，与叶同时开放，或先叶开放，生于一年生枝基部苞片的腋内，有花柄；无花被；雄花有雄蕊 6～10 枚；雌花有一裸露而延长的子房，子房 1 室，顶端有 2 叉状花柱。翅果卵状长椭圆形而扁，先端下凹，内有种子 1 粒。花期 4－5 月。果期 9 月（图 15-1）。

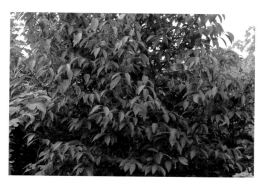

图 15-1　杜仲（原植物）

生态环境　杜仲喜温暖湿润气候，耐严寒，成株在－30℃条件下可正常生长，我国大部地区均可栽培，适应性很强，对土壤没有严格选择，在瘠薄的红土或岩石峭壁均能生长，但以土层深厚、疏松肥沃、湿润、排水良好的土壤最宜。多生于海拔 300～500 m 的低山、谷地或疏林中。在低温、高温环境下均可生长，以年均温度 15℃最为适宜。杜仲耐阴性差，光照时间和光照强度对杜仲的生长发育影响较显著。

适宜区　杜仲在湖北省内主要适宜种植区为鄂西南武陵山区、鄂中和鄂北丘陵岗地区、江汉平原区，尤其是宜昌、襄阳、恩施等地最为适宜。

栽培技术

1. 生物学特性

杜仲根系发达，主根长可达 1.35 m，侧根、支根分布范围可达 9 m，但主要分布在地表层 5～30 cm，并向着湿润和肥沃处生长。

1）生长循环。杜仲树高生长初期缓慢，速生期出现在 10～20 年，年均生长 0.4～0.5 m，20 年后渐次下降，至 35 年约年均生长 0.3 m，35～40 年年均生长 0.1 m，50 年后发生自然枯萎，树高生长基本处于停滞状态。胸径生长初期缓慢，年均生长 0.8 cm，25 年后逐次下降，至 40 年年均生长 0.5 cm，50 年年均生长仅 0.2 cm，以后更加缓慢。树皮生长过程与树干生长过程一致，即缓慢－迅速－缓慢。杜仲实生苗 6～10 年开花结实，20～30 年树龄为结实盛期，30 年后渐次下降，50 年后结实量很少，百年以上虽能结实，几乎全部为空籽。杜仲种子千粒重 71.4 g，种子寿命为 0.5～1 年。

2）选种。采种母树应选择生长健壮，无病虫害的壮年树。种子成熟的特征：翅果果皮呈栗褐色、棕褐色或黄褐色，种粒饱满，有光泽、胚乳乳白色。扦插穗条应注意不可太嫩，太嫩枝或大根萌苗，水分含量高，容易腐烂坏死；也不可过老，枝条木质化后，不易生根。树苗应选茎高 50 cm 以上、苗径粗壮、根系发达、侧根和须根较多、无徒长枝、无病虫感染、无机械损伤的 2～3 年实生苗。

2. 种植方法

1）整地：选用土质疏松，湿润肥沃而排水良好的地块。育苗前对苗圃地进行深翻细耕，清除杂草，施足基肥，每亩施用饼肥 150～200 kg。同时，每亩施熟石灰 10～15 kg，进行土壤消毒，杀死地下害虫。然后将地细整，做成 1 m 宽的苗畦。

2）种子处理：播种前 30～40 d 将种子浸入冷水中 8 h 后，沉落水底的种子为上等；继续浸水到 24 h 后，开始下沉的种子为中等；其余浮在水面和悬浮水中的种子为下等。滤去上浮种子，取出下沉种子与沙以 1∶3 的比例混合，铺于阴凉通风的地面进行催芽处理。贮藏 30 d 后，种仁充分膨胀萌动，幼芽稍露白尖，即筛去沙粒播入圃地。

3）育苗：一般在 2—3 月中旬，日均温度稳定在 10℃ 以上进行播种，采用条播法，条距 20～25 cm，每亩播种 7～10 kg。播种深度为 5 cm 左右，覆土 1～2 cm，覆土后，在苗床上覆盖地膜或稻草（或麦草）以防土壤水分蒸发和雨水冲击圃地。

4）移栽：定植苗木时，以 2 m×3 m 的株行距进行定植，山丘地区梯带内单行栽植，株距可稍微减少。定植前，用泥浆蘸根，以保证成活率。定植时，把苗木放在穴内，回填表土，扶正苗木，轻轻提几下，让根系与土充分接触，再踏实，回填土。定植时间为冬季或春季，必须在落叶后、发芽前定植完。栽植的苗木不管是 1 年生的还是 2 年生的，栽后都需要平茬，平茬是促进杜仲直立生长非常有效的措施。

5）田间管理：

（1）除草、浇水、修剪。杜仲幼树生长缓慢，要加强管理以促进生长。每年夏季中耕除草至少 2 次，中耕宜浅不宜深，除草要净。苗木移栽的当年如遇干旱，应及时浇水，以抗旱保苗；雨涝季节也要及时排除田间积水。杜仲成林以后，每年都要适当剪除树冠内部过密枝、病虫枝及干枯枝，使树冠通风透光，以促进主干粗直生长，增加皮、叶产量。

（2）追肥。幼林期于每年春夏季中耕除草后，根据土壤肥力情况，酌情追施适量的速效化肥，要按照少量多次、先少后多的原则，即萌芽前至 6 月底施肥主要以氮肥、复混肥为主；7—8 月份主要以磷、钾肥为主，可适当加施多元微肥；9—10 月主要施腐熟有机肥、饼肥。

3. 病虫害防治

1）病害。病害主要有立枯病、根腐病、猝倒病和叶枯病等。杜仲在苗期易发生立枯病，在幼苗出土后 30 d 内，用 0.5% 等量式波尔多液每 10 d 喷洒 1 次，30 d 后用 1.0% 等量式波尔多液每 15 d 喷洒 1 次，2～3 次即可。地下水位高或排水不良的林地，杜仲易发生根腐病，导致整株死亡。因此，要加强排水。同时挖出病株烧毁，对树穴用 5% 福尔马林进行消毒。可用 70% 甲基托布津可湿性粉剂 100～150 g/株，施入树冠外围土壤中防治根腐病。猝倒病和叶枯病在发病初期喷 65% 代森锌可湿性粉剂 500～600 倍液喷雾。

2）虫害。虫害主要有刺蛾、地老虎、蝼蛄、豹纹木蠹蛾等。刺蛾蚕食叶片和蛀食树干，可选用灭幼脲、50% 杀螟松乳剂 800 倍液喷洒防治，效果较好。地老虎、蝼蛄等地下害虫可用药物防治，在幼虫 3 龄前喷 50% 辛硫磷乳油 800 倍液。对豹纹木蠹蛾等蛀干害虫可用 10% 赛波凯乳油 3 000～5 000 倍液喷洒树干杀灭幼虫。

采收加工 栽培 10～20 年，用半环剥法剥取树皮。6—7 月高温湿润季节，在离地面 10 cm 以上树干，切树干的 1/2 或 1/3，注意割至韧皮部时不伤形成层，然后剥取树皮。经 2～3 年后树皮重新长成。环剥法，用芽接刀在树干分技处的下方，绕树干环切一刀，再在离地面 10 cm 处再环切一刀，再垂直向下纵切一刀，只切断韧皮部，不伤木质部，然后剥取树皮。

剥下树皮用开水烫泡，将皮展平，把树皮内面相对叠平，压紧，四周上、下用稻草包裹，使其发汗，经 1 周后，内皮略呈紫褐色，取出，晒干，刮去粗皮，修切整齐，贮藏。

产销情况

1. 商品生产与流通

杜仲原产于中国，为我国特有的杜仲科属植物，湖北总种植面积 58 万亩，年产量约 2 300 t。杜仲不仅可作药用，也可用来泡茶或是制作药膳，因此市场行情比较乐观，需求量在逐步增长。近年来，杜仲除了供应国内，还有出口销售。

2. 商品规格

可按皮张大小、厚薄分为 4 个等级。

（1）特等：干货。整张长 70～80 cm，宽 50 cm 以上，厚 0.7 cm 以上，碎块不超过 10％。无卷形、杂质、霉变。

（2）一等：干货。整张长 40 cm 以上，宽 40 cm 以上，厚 0.5 cm 以上。余同特等。

（3）二等：干货。整张长 40 cm 以上，宽 30 cm 以上，厚 0.3 cm 以上。有的呈卷曲状。余同特等。

（4）三等：干货。凡不符合特等、一等、二等标准，厚度不小于 0.2 cm，包括枝皮，根皮，碎块，均属此等。无杂质、霉变。

药材性状 本品呈板片状或两边稍向内卷，大小不一，厚 3～7 mm。外表面淡棕色或灰褐色，有明显的皱纹或纵裂槽纹，有的树皮较薄，未去粗皮，可见明显的皮孔。内表面暗紫色，光滑。质脆，易折断，断面有细密、银白色、富弹性的橡胶丝相连。气微，味稍苦（图 15-2）。

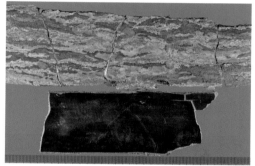

图 15-2 杜仲药材

理化鉴别及含量测定

1. 理化鉴别

取本品粉末 1 g，加三氯甲烷 10 ml，浸渍 2 h，滤过。滤液挥干，加乙醇 1 ml，产生具弹性的胶膜。

2. 含量测定

采用高效液相色谱法（《中国药典》2020 版四部通则 0512）测定含量，本品含松脂醇二葡萄糖苷（$C_{32}H_{42}O_{16}$）不得少于 0.10％。

质量研究

1. 不同产地杜仲中松脂醇二葡萄糖苷的含量比较

采用高效液相色谱法测定不同产地杜仲药材中有效成分松脂醇二葡萄糖苷的含量，四川、贵州、河南、陕西、湖北、安徽等不同产地杜仲药材中松脂醇二葡萄糖苷含量为 0.04%～0.29%。

2. 不同产地杜仲中绿原酸的含量比较

采用高效液相色谱法测定不同产地杜仲药材中绿原酸的含量，各产地中湖北恩施鹤峰县样品绿原酸含量最高（2.1559 mg/g），其他依次为四川通江（0.9973 mg/g）、四川广元（0.6627 mg/g）、贵州黔西（0.3147 mg/g）、贵州遵义（0.2790 mg/g）。

3. 不同产地杜仲高效液相色谱指纹图谱的测定

采用高效液相色谱法对 16 批不同产地杜仲药材的指纹图谱进行测定，共获得 12 个色谱峰，对湖南、陕西、湖北、重庆、贵州 5 地 16 批杜仲药材的分析结果表明，确认了京尼平苷酸、绿原酸、京尼平苷、松脂醇二葡萄糖苷四个峰，其中 5 批药材的松脂醇二葡萄糖苷含量不符合国家标准要求，11 批合格不同产地杜仲图谱与对照图谱相似度在 0.82～0.96。

4. 不同药用部位的质量研究

（1）杜仲不同药用部位京尼平苷酸、绿原酸、京尼平苷的含量测定。采用高效液相色谱法测定陕西略阳、贵州遵义、江西井冈山、河北安国、山东青岛、湖北郧西、湖南株洲、河南灵宝等产地的杜仲叶、杜仲皮中京尼平苷酸、绿原酸、京尼平苷的含量。杜仲皮中京尼平苷酸含量（0.903%～3.242%）高于杜仲叶中京尼平苷酸（0.077%～0.686%）含量。杜仲叶中绿原酸含量（0.644%～1.364%）高于杜仲皮中绿原酸（0.082%～0.299%）含量。杜仲皮中京尼平苷含量（0.092%～0.459%）高于杜仲叶中京尼平苷（0.0433%～0.0871%）含量。

（2）杜仲不同药用部位的次生代谢产物分析。采用 UFLC-QTRAP-MS/MS 技术研究杜仲三种药用部位杜仲、杜仲叶及杜仲雄花次生代谢产物的差异，测定了 21 种成分的含量，同时采用 PCA 方法对不同部位样品成分含量差异进行分析比较，结果表明杜仲、杜仲叶和杜仲雄花中 21 种指标成分差异较大，其主要差异成分分别为桃叶珊瑚苷、京尼平苷酸、绿原酸、松脂醇二葡萄糖苷、京尼平苷、隐绿原酸、芦丁和槲皮素。

5. 杜仲的 RAPD 分析

应用 RAPD 分子标记技术对 16 个杜仲群体、260 个个体进行遗传多样性分析，研究中应用 10 个 RAPD 引物对杜仲进行 RAPD 分析，扩增出 110 条比较清晰的条带，其中多态性条带为 106 条。对 16 个杜仲群体进行聚类分析，结果显示，在 Nei′s 遗传一致度为 0.7605～0.9819，遗传距离范围为 0.0183～0.2738 时，16 个群体基本上聚为 4 类。

炮制

1. 杜仲

刮去残留粗皮，洗净，切块或丝，干燥（图 15-3）。

2. 盐杜仲

取杜仲块或丝，照盐炙法（《中国药典》2020 版四部通则 0213）炒至断丝、表面焦黑色（图 15-4）。

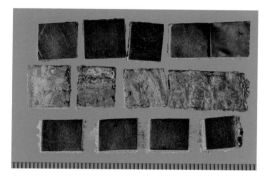

图 15-3　杜仲片

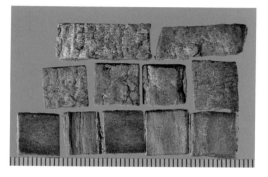

图 15-4　盐杜仲

贮藏　置通风干燥处。

化学成分　主含木脂素类、环烯醚萜类、黄酮类等化合物，其中木脂素类、环烯醚萜类化合物为其特征成分和有效成分（图 15-5）。

1. 木脂素类

双环氧木脂素化合物：松脂素葡萄糖苷、中脂醇二葡萄糖苷、松脂醇二葡萄糖苷、丁香脂素二葡萄糖苷、1-羟基松脂素二葡萄糖苷、中脂素-4′-葡萄糖苷、表松脂素、丁香脂素葡萄糖苷、1-羟基松脂素-4′-葡萄糖苷、1-羟基松脂素-4″-葡萄糖苷、松脂素、中脂素、1-羟基松脂素、丁香素。单环氧木脂素化合物：橄榄素二葡萄糖苷、橄榄素、橄榄素-4″-葡萄糖苷、橄榄素-4′-葡萄糖苷。倍半木脂素化合物：耳草素二葡萄糖苷、丁香丙三醇-β-丁香脂素。新木脂素类化合物：赤式二羟基脱氢二松柏醇、苏式二羟基脱氢二松柏醇、二氢脱氢二松柏醇、脱氢二松柏醇二葡萄糖苷、柑橘素 B 等。

2. 环烯醚萜类

京尼平苷、京尼平苷酸、京尼平、桃叶珊瑚苷、杜仲苷、筋骨草苷、哈帕苷乙酸酯、雷朴妥苷、杜仲醇、杜仲醇苷、脱氢杜仲醇、京尼平苷酸三聚体、京尼平苷酸四聚体、京尼平苷酸三聚体乙酸酯、京尼平苷酸四聚体乙酸酯、eucommiol-Ⅱ、scandoside 10-*O*-acetate、asperulosidicacid、deacetyl asperulosidic acid、asperuloside 等。

3. 黄酮类

山柰酚、山柰酚 3-*O*-吡喃葡萄糖苷、山柰酚 3-*O*-芸香糖苷、山柰酚 3-*O*（6″-乙酰

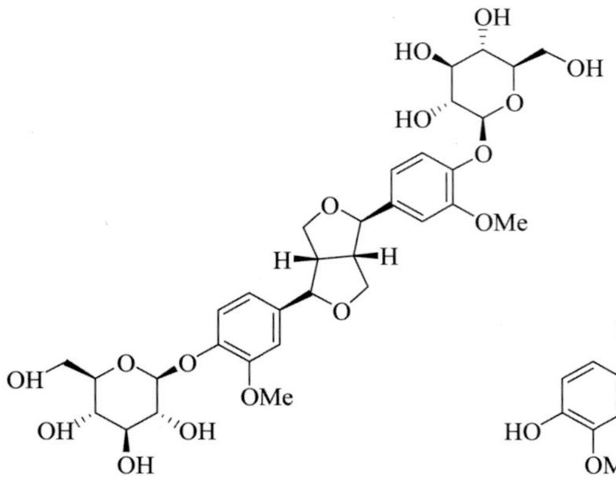

松脂醇二葡萄糖苷 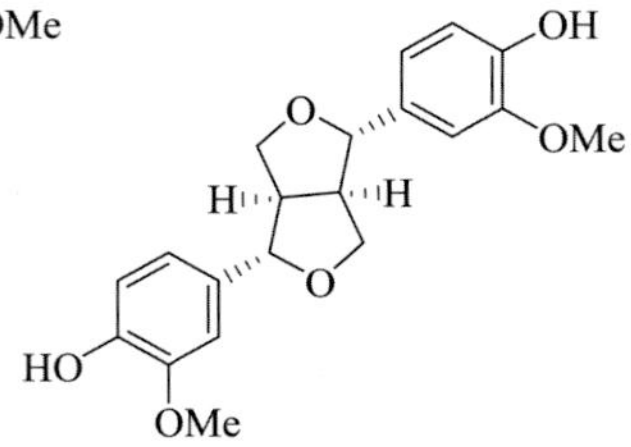　　　　松脂素 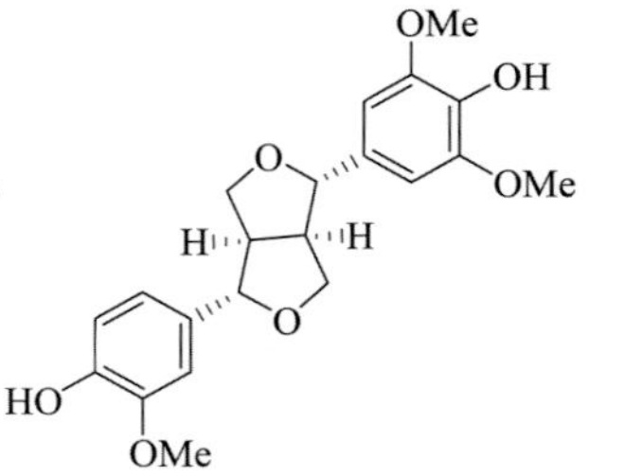　　　　中脂素

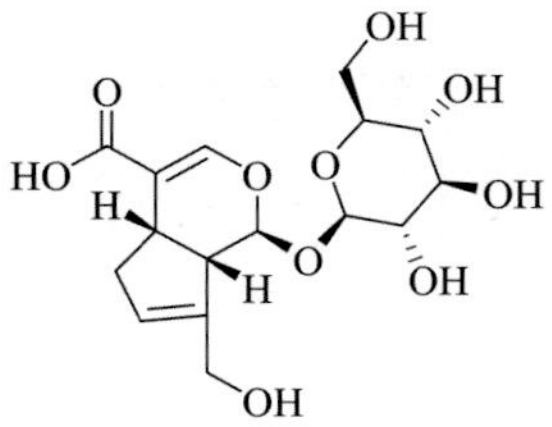

京尼平苷酸 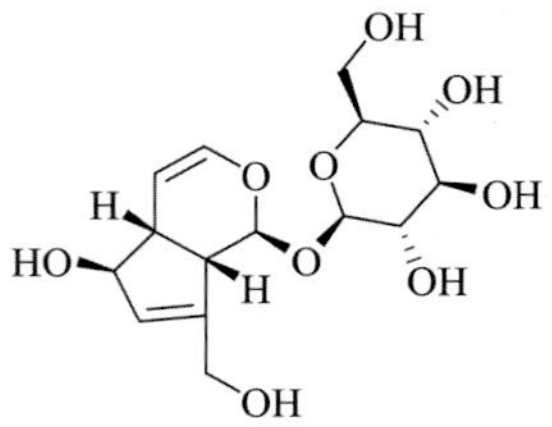　　　　桃叶珊瑚苷 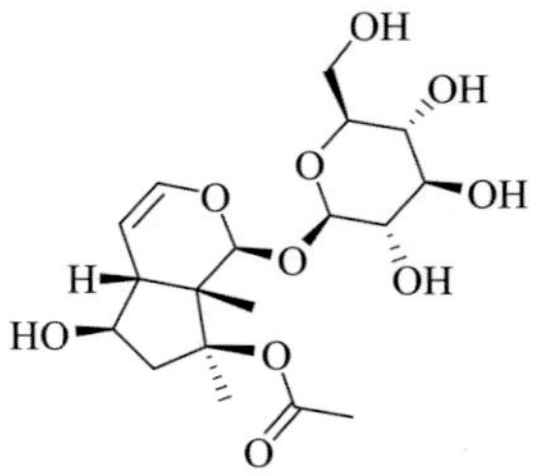　　　　筋骨草苷

图 15-5　杜仲中的代表性化学成分

基)-吡喃葡萄糖、槲皮素、槲皮素 3-O-吡喃葡萄糖苷、槲皮素 3-O-吡喃木糖基-（1-2)-吡喃葡萄糖苷、儿茶素-（7，8-b，c)-4α-（3，4-二羟基苯基)-2（3H)-吡喃酮、儿茶素-（7，8-b，c)-4β-（3，4-二羟基苯基)-2（3H-吡喃酮)、表儿茶素、儿茶素、芦丁、quercetin-3-O-D-L-rhamnopyloside、kmpherol-3-O-sambubioside 等。

4. 苯丙素类

咖啡酸愈创木丙三醇、咖啡酸、松柏醇、绿原酸甲酯、3，4-羟基苯丙酸、松柏苷、紫丁香苷、窨布拉苷、咖啡酸乙酯、对香豆酸、二氢咖啡酸、绿原酸、香草酸 3-甲氧基-4-羟基苯甲酸等。

药理作用

1. 药效学研究

1) 降血压作用。杜仲主要是通过诱导血管内皮产生舒血管物质来达到降压的目的。目前已确定的降压成分包括松脂醇二葡萄糖苷、丁香脂素二葡萄糖苷、京尼平苷酸、紫丁香苷、槲皮素等。其中松脂醇二葡萄糖苷和丁香脂素二葡萄糖苷对血压具有双向调节作用。

2) 抗骨质疏松作用。杜仲总黄酮可直接促进成骨细胞增殖，直接或间接作用于成骨细胞，增强骨重建，改善骨质疏松。杜仲水煎液内服可促进骨折断端矿物质的沉积、促进创伤性骨折的愈合。

3）抗肿瘤作用。杜仲的抗肿瘤作用主要与增强宿主免疫力、促进肿瘤细胞凋亡有关。杜仲含有的桃叶珊瑚苷具有抑制非小细胞肺癌的潜能。杜仲总多糖具备很好的抗肿瘤活性，能增强机体免疫力。

4）降血糖作用。民间常用杜仲叶治疗糖尿病，其含有的黄酮醇糖苷可抑制糖化作用。

5）降血脂作用。杜仲能够降低血浆甘油三酯、胆固醇、游离脂肪酸和低密度脂蛋白。

6）抗氧化作用。杜仲叶中的黄酮类成分具有强还原性和抗氧化能力，通过抑制氧化产物丙二醛的积累，促进抗氧化酶的活性的机制，来提高机体的抗氧化能力。

7）保肝作用。杜仲水提物能明显地改善 CCl_4 对肝脏造成的损伤，具有明显的抗肝损伤的作用。

8）护肾作用。杜仲水煎液可改善肾阳虚证引起的腰膝酸痛、畏寒肢冷等症状。

9）抗菌、抗病毒作用。杜仲能抑制多种细菌和病毒，其所含有的绿原酸可有效地抑制大肠杆菌和金黄色葡萄球菌，以及乙肝病毒等。杜仲叶提取物对黄曲霉和黑曲霉有特别的抑制效果。

10）对免疫系统的影响。杜仲总多糖可以使环磷酰胺导致的腹腔巨噬细胞吞噬率和吞噬细胞指数下降速度减慢，增强机体的免疫力。

11）其他作用。杜仲可以抗心血管重塑、神经保护、增加胃液和胆汁的分泌、松弛子宫平滑肌和改善勃起功能。

2. 安全性研究

杜仲提取物小鼠灌胃最大耐受量（MTD）为 18.52 g/kg，腹腔注射 LD_{50} 为（2.57±0.15）g/kg，安全性较高。

性味与归经 甘，温。归肝、肾经。

功能与主治 补肝肾，强筋骨，安胎。用于肝肾不足，腰膝酸痛，筋骨无力，头晕目眩，妊娠漏血，胎动不安。

临床应用

1. 临床常用

1）治疗肾虚腰痛有标本兼治之功，常与胡桃肉、补骨脂等配伍，如《和剂局方》青蛾丸。

2）治疗风湿腰痛冷重，与独活、桑寄生、细辛等同用，如《千金要方》独活寄生汤。

3）治疗外伤腰痛，可与当归、川芎、芍药等配伍。

4）治疗肾虚阳痿，经冷不固，小便频数，可与鹿茸、山萸肉、菟丝子等配伍。如《鲍氏验方》十补丸。

5）治疗肝肾不足，头晕目眩，可与牛膝、枸杞子、女贞子等药同用。

6）治疗肝肾亏虚，胎动不安，胎漏下血，或滑胎，单用即可，如《圣济总录》杜仲丸，或与续断、桑寄生、山药等同用。

2. 临床进展

1）治疗肩关节周围炎。推拿联合黄芪杜仲汤加减治疗肩关节周围炎患者，治疗有效率为96％，治疗后，患者的肩关节功能活动及疼痛情况显著优于治疗前。

2）治疗妊娠期高血压。杜仲颗粒保守治疗小于34周的妊娠期高血压（HDCP）患者，通过观察母体心功能、血压、治疗时间、妊娠结局等多方面论证了杜仲颗粒结合常规疗法治疗HDCP的有效性及安全性。

3）治疗腰痛。对腰痛患者采用独活寄生汤煎剂内服，夜间再内服杜仲酒。治愈率为56％，显效率为22％，有效率为15.5％，总有效率为93.4％。

4）治疗骨质疏松。在常规给药的基础上加用全杜仲胶囊治疗骨质疏松患者，3个月后有效率为92.5％，治疗后患者的腰椎和股骨颈的骨密度显著提高。

5）治疗脑梗死。在常规治疗的基础上，给予强力天麻杜仲胶囊4～6粒口服，每天3次，共28 d。治疗后的显效率和有效率分别为66.67％和90.00％。

6）治疗糖尿病。应用强力天麻杜仲胶囊联合甲钴胺治疗糖尿病合并周围神经病变（DPN）患者，结果95％的患者感觉神经传导波幅明显改善，胫神经H反射潜伏期缩短，下肢动脉多普勒流速曲线参数增加，表明强力天麻杜仲胶囊辅助治疗DPN有良效。

7）治疗腰椎间盘突出症。采用独活杜仲寄生汤内服配合牵引治疗腰椎间盘突出症患者，结果总有效率为93.48％，随访2个月无复发，独活杜仲寄生汤加减治疗腰椎间盘突出症，不但能提高临床疗效，还可减少复发。

用法与用量 6～10 g。

使用注意 阴虚火旺者慎服。

基地建设 恩施州、宜昌市、襄阳市和十堰市是湖北省杜仲的主要产区，在20世纪70年代，这些地区种植面积达百万余亩。近些年来，各地成立了多个杜仲生产合作社，也有一批企业跨入了杜仲的生产、产品开发的行列，促进杜仲产业发展。

在郧西县河夹镇建立杜仲规范化种植示范基地10 000亩，拥有1 000多户杜仲种植户，年种植杜仲100多万株，年产优质杜仲1 000～1 500 t。

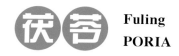

Fuling

PORIA

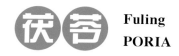 **商品名** 茯苓、九资河茯苓、安苓、云苓。

基原 本品为多孔菌科真菌茯苓 *Poria cocos*（Schw.）Wolf 的干燥菌核。

本草考证 茯苓药用功效始载于《五十二病方》，写作"服零"，用于治疗"乾瘙（瘙）"。茯苓产地始载于《神农本草经》，曰："茯苓，味甘、平，一名伏菟。生太山（今山西太原）山谷。"其后，历代本草多有记载。《吴普本草》云："茯苓或生茂州（今四川省茂县）大松根下。"《博物志》曰："今太山出伏苓而无虎魄，益州永昌出虎魄而无伏苓。"《名医别录》中记载："生太山山谷大松下。"《本草经集注》云："今出郁州（江苏连云港附近云台山），彼土人乃故斫松作之，形多小，虚赤不佳。"《新修本草》云："今太山亦有茯苓，白实而块小，不复采用。今第一出华山，形极粗大。雍州南山亦有，不如华山者。"《蜀本草》曰："图经云：生枯松树下，形块无定，以似人、龟、鸟形者佳。今所在大松处皆有，惟华山最多。"华山为今陕西渭南市华阴市。《大观本草》曰："范子云：茯苓出嵩高三辅。"《本草图经》曰："生泰山山谷，今泰、华、嵩山皆有之。"《本草蒙筌》云："近道俱有，产深山谷中，在枯松根底。"《本草品汇精要》曰："严州（今属杭州）者佳。"《本草原始》亦云："生大松下，形块无定，以似龟、鸟形者为良。"《本经逢原》云："一种栽莳而成者曰莳苓，出浙中，但白不坚，入药少力。"《本草从新》中记载："产云南，色白而坚实者佳，去皮。产浙江者，色虽白而体松，其力甚薄。近今茯苓颇多种者，其力更薄矣。"《增订伪药条辨》记载："天然野生之茯苓，无论何地产，皆为佳品。惟云南产天然生者为多，亦皮薄起皱纹，肉带玉色，体糯质重为最佳，惜乎出货不多。其他产临安、六安、于潜者，种苓为多。"《药物出产辨》中记载："以云南产者为云苓，产安徽省者名安苓。"《药材资料汇编》中记载："人工栽培以来，湖北、安徽等地成为茯苓主产区。现时野生主产于云南丽江地区。"《现代中药材商品通鉴》中记载："家种茯苓主产于湖北罗田、英山、麻城，安徽金寨、霍山、岳西，河南商城等地。"

据上可看出茯苓道地产区古今变化比较大，野生产地由古代山东泰山变迁至当今的云南，而栽培茯苓最早记载于《本草经集注》，且产地由古代江苏变迁至当今的湖北、安徽等地，目前野生茯苓资源稀少，栽培茯苓已成为茯苓商品主体。湖北栽培茯苓已有近 500 年历史，为其重要的道地产区。湖北罗田"九资河茯苓"于 2007 年获国家地理标志产品保护。

原植物 多年生寄生或腐寄生真菌。菌核球形、扁球形、长圆形、长椭圆形或稍不规则块状，大小不一；表面粗糙，呈瘤状皱缩，深灰棕色或黑褐色，内部粉质，白色稍带粉红；鲜时质软，干后坚硬。子实体平伏，生长于菌核表面形成一薄层，幼时白色，老时变浅褐色，菌管单层，孔为多角形，孔缘渐变齿状（图16-1）。

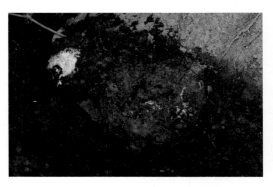

图 16-1　茯苓（原植物）

生态环境 茯苓喜温暖的环境，怕高温、高湿。野生多分布在海拔 300~1 600 m 的亚热带、热带、气候温暖、雨量充沛、光照较强的松树林中，人工栽培以 300~800 m 的丘陵、低、中山地区，雨量适中的湿润季风气候为宜。适于土层深厚、微酸性的砂质壤土。茯苓菌核生长依靠菌丝分解松树、段木中的纤维素、半纤维素等积累营养物质。菌丝生长温度范围 18~34℃，以 22~33℃为宜，10℃以下生长缓慢，35℃以上易衰老；以 50%~60% 的湿度为宜。

适宜区 茯苓在湖北省内的栽培地主要为东部大别山区，尤其是罗田、英山、麻城等地最为适宜，其中罗田九资河地区所产茯苓常称为"九资河茯苓"，质量最为优良。

栽培技术

1. 生物学特性

生于海拔 600~900 m、坡度 15°~30° 的山坡，喜温暖通风和阳光充足的环境，以背风向阳、土质偏沙、中性及微酸性、排水良好的土壤为宜。

2. 菌种培育

1）菌种也叫引子，分肉引、菌丝引两种。

（1）肉引：用茯苓菌核作种。根据大别山区茯苓生产的经验，选用当年所生产的新鲜茯苓作种。选择作种的茯苓时，要遵守"三要四不要"原则。"三要"指要选皮薄、粉足、粒白，浆水充足，大小适中的。"四不要"指不要选太大的，太大的掰开后，中间部分没有菌核皮壳保护，遇雨水淋湿后易烂掉；不要选太小的，太小的浆水不足，生命力不强，不宜作种；不要选择板硬无浆水的；更不要选择黄化将烂的。总之，要选用高产窖、质量好、能够制成"刨片"（一种薄片状的较高档的茯苓商品）的茯苓作种。

（2）菌丝引：通过组织分离法分得的菌丝母种经人工纯培养的茯苓菌丝作种。即选择个体较大、新鲜没有破损、体重约 2 kg 的菌核作种苓，采用无菌操作，通过菌核组织分离法，经人工培养后获得茯苓母种（一级种），再继续培育成原种（二级种），进一步培育成栽培种（三级种），用于生产。

2）茯苓良种标准。菌龄：30~60 d。外包装：菌种袋完整无破损，袋口严密、封闭。菌丝外观：菌丝洁白致密，生长均匀，布满菌袋；菌丝无发黄、无发黑、无地图斑、无软化、无子实体出现；手握菌种袋，感觉坚实、无松散、无软化；无杂菌污染。菌丝分泌物：尖端乳白色露滴状分泌物。气味：茯苓特异香气浓郁，无酸、臭、霉等异味。

3. 种植方法

1）栽培料准备：①选树砍伐。人工栽培的木料主要是马尾松、黄山松、湿地松、黑松等松属植物，大别山区以马尾松居多，选择生长 10～15 年、胸径 12 cm 左右、浆液充足、营养丰富、质地疏松的中龄树。入冬至翌年 2 月砍伐，经过冰冻日晒，充分干燥。②去皮留筋。松树砍伐 10～20 d 后剔去较大树枝，保留树顶部分小枝及树叶，以加快树内水分散失。根据树干粗细，在去皮时相间留筋若干条不等。留筋是指留 3 cm 宽内皮（形成层），有利于保留糖分等营养物质。③锯筒码晒。传统用来种植茯苓的松树料段一般为 70～110 cm 的长筒，每窖用段木达 15 kg 左右，而九资河茯苓栽培段木长度为 40～50 cm，每窖用段木 7～8 kg。在栽培前 1 个月，将松木锯成短筒，选择通风向阳处，将段木一层一层交叉排码堆架成"井"字形，高度约 1.5 m，堆顶用稻草和枝叶等覆盖，用无皮的树筒或条石垫底，并且四周开好排水沟，使其充分干燥，当松木断口停止排脂、敲着有清脆响声时即可作为苓木。通过长筒变短筒、大料改为小料的方法，有利于料筒干燥，便于下窖放置，同时也缩短菌丝布满筒面时间。

九资河茯苓产区十分重视备料时机和操作程序，保证料筒在接种前能够充分干燥，并总结出"茯苓备料十、冬、腊（月），正月只能扫尾巴"和"削皮留筋""锯筒码晒""拢料进场"等经验。

2）栽培场地准备：茯苓种植地宜选海拔 300～1 000 m、背风向阳、土质为砂质壤土或麻骨土，排水良好的地块，黏土、沙砾土不宜种植。场地选好后，砍伐杂草、树枝，清理干净，进行挖场，最好冬季开挖，深挖 50 cm 以上，进行晒场，同时清除场地草根、石头，开好排水沟和窖厢。

3）开窖：接种前按照深 20～30 cm、宽 30～40 cm、长 50～60 cm 开窖，平整窖底，将 40～50 cm 长的段木摆入窖内，依据段木直径决定放入数量的多少，一般直径大于 10 cm，每窖 2～3 根；直径 5～10 cm，每窖 3～5 根。依据田块条件，将数窖联合成一组，称连窖栽培，每组窖数可灵活设置，一般每组可设置 2～7 窖甚至更多。注意在窖组间和场地周围开沟，利于排水。

4）接种：传统的茯苓人工栽培接种方式有肉引、菌丝引两种。肉引，即用刀剖开鲜茯苓菌核，将苓肉面紧贴木段，苓皮朝外，边接边剖；菌丝引接种，先将窖内中、细木段的上端削尖，然后将栽培种瓶或袋倒插在尖端，也可把栽培种从瓶中或袋中倒出，集中接在木段上端锯口处。接种后，覆土，封窖。

九资河地区现今主要采用改良的"诱引法"接种。

诱引法：接种时将菌袋口打开，刨去菌皮，紧贴于段木一端，一般放置于两窖段木之间，利用段木将它们靠紧，以利于菌丝快速定植，每窖用菌种 1 袋，然后覆土 10～15 cm。15～20 d 扒开段木非接种端覆土，当观察到茯苓菌丝体生长至段木末端时，则用鲜茯苓菌核 50～100 g 做诱引，紧贴于段木的断面或削皮处。

5）田间管理：在茯苓接种 7～10 d 后，检查菌种上的菌丝是否向外蔓延生长至段木上，如发现接种失败，应及时补接。接种后，应立即在厢场间及苓场周围修排水沟，保持沟道通畅；降雨季节要清沟排渍，防止苓场砂土流失和积水，可在窖顶覆盖树皮或塑料薄膜，保护种引免受雨水侵袭。雨后需及时修沟排水，利于土壤通气。随着茯苓菌丝的不断生长和菌核的逐渐形成，以及窖面上层土壤的流失，部分段木或菌核暴露出土面，遭受日晒和雨淋会引起腐烂，因此在茯苓生长过程中要经常检查，及时覆土。

4. 病虫害防治

1）病害。菌核易感染软腐病。病原菌主要污染培养料及生长发育中的菌核，受害培养料上常见白色、绿色或黑色菌丝；菌核受害部位皮色变黑，苓肉疏松软腐呈棕褐色，严重者渗溢黄棕色黏液。该病会导致茯苓减产，并失去药用功效。防治方法：在茯苓生长期间注意培土，开好排水沟，保持透气和不积水。接种后经常检查，若发现培养料污染霉菌，可轻轻扒开窖面土层，进行短期翻晾，并铲除污染部位，或用 70% 酒精灭菌；严重者可更换新料。

2）虫害。主要害虫为白蚁，害虫集潜栖在茯苓栽培窖内，蛀蚀培养料、菌种、菌丝层及菌核，受害部位会出现变色斑块，从而影响茯苓菌种成活及菌核生长。因此要从备料、苓场整理到接种各个环节都要采取措施，驱除白蚁。首先造成不利于白蚁生存的环境条件，选择栽培场地时，选场地向东西、正南或西南，而不选北向或西北向；在下种时，窖内施放杀虫剂，接种头 2 个月，每周对苓窖检查，若发现白蚁，需立即撬开苓窖，施放白蚁粉予以扑灭，再重新开窖放置料筒。

采收加工 多于 7—9 月采挖，挖出后除去泥沙，堆置"发汗"后，摊开晾至表面干燥，再"发汗"，反复数次至出现皱纹、内部水分大部分散失后，阴干，称为"茯苓个"；或将鲜茯苓按不同部位切制，阴干，分别称为"茯苓块"和"茯苓片"。

产销情况

1. 商品生产与流通

湖北省茯苓主要分布在大别山南部罗田、英山、麻城等县市，总种植面积约 1 100 万亩。罗田县特产九资河茯苓，中国国家地理标志产品，年产量约 5 000 t，湖北省茯苓年产量约为 11 000 t；茯苓主要销往全国各大药材市场、制药企业、医院并出口。

2. 商品规格

按加工方法可分为个苓、白苓片、白苓块、骰方、白碎苓、茯苓皮等规格。个苓、白苓片常各分两等，其他为统货。

1）个苓。一等：干货。体坚实、皮细。断面白色。味淡。大小圆扁不分。无杂质、霉变。二等：干货。体较轻泡、皮粗、质松。断面白色至黄赤色。间有沙皮、水锈、破块、破伤。余同一等。

2）白苓片。一等：干货。为茯苓去净外皮，切成薄片，厚度每厘米 7 片，片面长宽不小于 3 cm。无杂质、霉变。二等：干货。厚度每厘米 5 片，余同一等。

药材性状

（1）茯苓个。呈类球形、椭圆形、扁圆形或不规则团块，大小不一。外皮薄而粗糙，棕褐色至黑褐色，有明显的皱缩纹理。体重，质坚实，断面颗粒性，有的具裂隙，外层淡棕色，内部白色，少数淡红色，有的中间抱有松根。气微，味淡，嚼之黏牙（图16-2）。

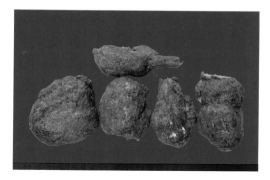

图 16-2　茯苓个

（2）茯苓块。为去皮后切制的茯苓，呈立方块状或方块状厚片，大小不一。白色、淡红色或淡棕色（图 16-3）。

（3）茯苓片。为去皮后切制的茯苓，呈不规则厚片，厚薄不一。白色、淡红色或淡棕色（图 16-4）。

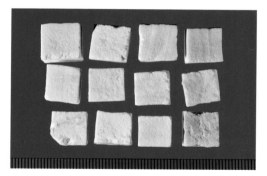

图 16-3　茯苓块

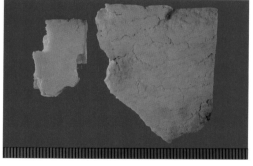

图 16-4　茯苓片

理化鉴别　取本品粉末 1 g，加乙醚 50 ml，超声处理 10 min，滤过，滤液蒸干，残渣加甲醇 1 ml 使溶解，作为供试品溶液。另取茯苓对照药材 1 g，同法制成对照药材溶液。照薄层色谱法（《中国药典》2020 年版四部通则 0502）试验，吸取上述两种溶液各 2 μl，分别点于同一硅胶 G 薄层板上，以甲苯-乙酸乙酯-甲酸（20：5：0.5）为展开剂，展开，取出，晾干，喷以 2% 香草醛硫酸溶液-乙醇（4：1）混合溶液，在 105℃加热至斑点显色清晰。供试品色谱中，在与对照药材色谱相应的位置上，显相同颜色的主斑点。

质量研究

1. 不同产地茯苓中总三萜类成分的含量测定比较

采用分光光度法测定茯苓药材中有效成分总三萜的含量，湖北、四川、河南、贵州、安徽、浙江等不同产地茯苓中总三萜含量为 0.492%～1.02%，其中湖北茯苓中总三萜类成分含量最高。

2. 不同产地茯苓中多糖的含量测定比较

采用分光光度法测定不同产地茯苓中多糖的含量，各产地中茯苓水溶性多糖的提取率最高为湖北 0.431%，其他依次为浙江（0.428%）、安徽（0.418%）、湖南（0.370%）、云南（0.318%）。

3. 不同产地茯苓高效液相色谱指纹图谱的比较

采用高效液相色谱法对 10 批不同产地茯苓药材的指纹图谱进行测定，共获得 11 个色谱峰，对 3 省 10 批茯苓药材的分析结果表明，其共有峰数一致性较强，且相对保留时间较一致，不同产地茯苓间的质量差异从指纹图谱看不明显。

4. 茯苓不同药用部位茯苓酸的比较

采用高效液相色谱法测定湖北罗田、恩施、黄冈，安徽岳西，云南丽江等产地的茯苓、茯神、茯苓皮中茯苓酸的含量。茯苓皮中茯苓酸含量（0.554 6%～0.809 3%）高于茯苓和茯神饮片茯苓酸含量。茯神中茯苓酸的含量（0.198 6%～0.365 1%）略大于茯苓饮片中的含量（0.198 4%～0.332 1%）。

炮制 取茯苓个，浸泡，洗净，润后稍蒸，及时削去外皮，切制成块或切厚片，晒干。

贮藏 置干燥处，防潮。

化学成分 主要成分为三萜类化合物、多糖类化合物、甾醇类化合物等。其中三萜类化合物、多糖类化合物为其特征成分和有效成分（图 16-5）。

1. 三萜类化合物

有茯苓酸、依布里酸、3β-羟基-羊毛甾-8，24-二烯-21-酸、3-表去氢土莫酸、25-羟基-3-表去氢土莫酸、3-酮基-16α-羟基-羊毛甾-7，9（11），24（31）-三烯-21-酸、茯苓新酸 B、6α-羟基-3，4-开环-羊毛甾-4（28），8，24-四烯-3，21-二酸、齐墩果酸等。

2. 多糖类化合物

有茯苓聚糖，茯苓次聚糖，polysaccharide，HI1，PC1，PC2，PC2-A，PC3，PC4，PCSS22，PCM1，PCM2，PCM3，PCM4，ab-PCM1，ab-PCM2-Ⅰ，ab-PCM2-Ⅱ，ab-PCM3-Ⅰ，ab-PCMO，ab-PCM3-Ⅱ，ab-PCM4-Ⅰ，ab-PCM4-Ⅱ，PCSI，PCS2，PCS3-Ⅰ，PCS3-Ⅱ，PCS4-Ⅱ，wc-PCM3-Ⅰ，PC-PS 等。

3. 甾醇类化合物

有麦角甾醇、ergost-7-en-3β-ol、（22E）-ergosta-5，7，9（11），22-tetraen-3β-ol、ergosta-5，7-dien-3β-ol、（22E）-ergosta-6，8（14），22-trien-3β-ol、（22E）-ergosta-8（14），22-dien-3β-ol、麦角甾-7，22-二烯-3β，5α，6β-三醇、biemnastero 等。

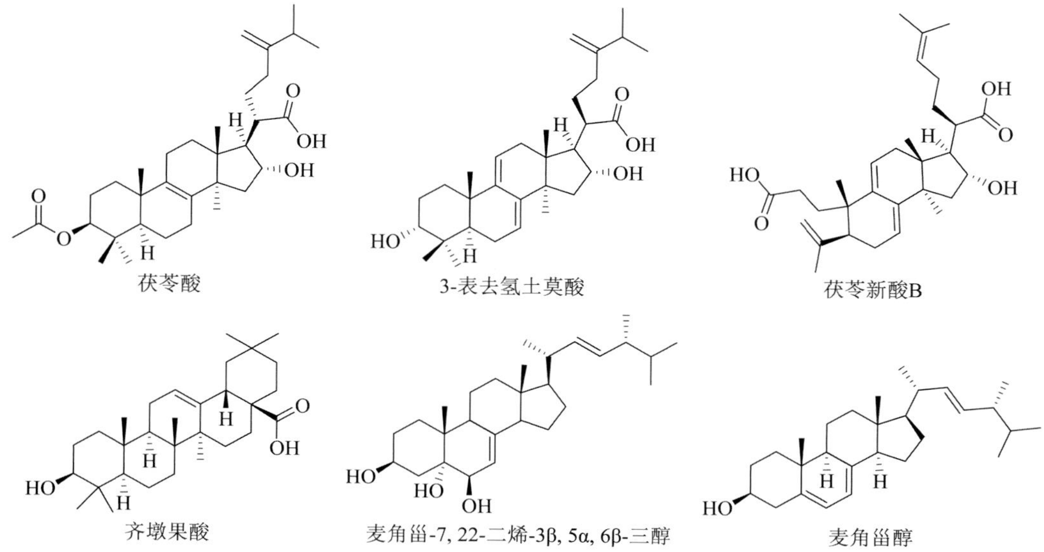

图 16-5　茯苓中的代表性化学成分

（图中标注：茯苓酸　3-表去氢土莫酸　茯苓新酸B　齐墩果酸　麦角甾-7, 22-二烯-3β, 5α, 6β-三醇　麦角甾醇）

药理作用

1. 药效学研究

1）利尿作用。茯苓水煎液对盐水负荷大鼠、小鼠均具有较显著的利尿作用，且作用持久。

2）对免疫功能的影响。茯苓多糖能明显促进小鼠非特异性免疫功能和细胞免疫功能，但对小鼠的体液免疫功能无明显影响。能提升环磷酰胺免疫抑制小鼠血清天然 IgG、IgM、溶血素、IL-4 水平及脾脏 IL-4 mRNA 水平。还能促进小鼠血清 IgA、IgG 和 IgM 的生物合成。

3）抗炎作用。茯苓多糖能显著抑制 LPS 诱导的 RAW264.7 细胞中 IL-6 和肿 TNF-α 的表达。茯苓酸可能通过抑制 SLT-Ⅱe 诱导的肠黏膜微血管内皮细胞 NO、ET-1、TXA2 的过量分泌，缓解肠道微循环障碍，阻止血小板聚集，避免微血栓形成，减弱微血管内皮细胞与白细胞之间的牢固黏附，最终阻止机体出现过度炎症反应。茯苓总三萜能抑制二甲苯诱导的小鼠耳肿胀和冰醋酸引起的腹腔毛细血管渗出，能明显缓解角叉菜胶诱导的大鼠足爪肿胀、棉球诱导的大鼠肉芽肿。

4）镇静催眠作用。茯苓多糖能显著缩短小鼠的睡眠潜伏期，明显延长小鼠睡眠时间，而茯苓水煎液对小鼠睡眠潜伏期没有影响，但可显著延长阈上剂量戊巴比妥钠引起小鼠睡眠时间。茯苓酸能增强戊巴比妥钠诱导的睡眠时间，缩短睡眠的潜伏期，可能的机制是通过 γ-氨基丁酸能系统介导的。

5）抗糖尿病作用。茯苓多糖能减缓四氧嘧啶诱导的糖尿病模型大鼠体重的负增长，具有降血糖作用。茯苓提取物及其三萜类化合物均能通过增强的胰岛素敏感性降低 db/db 小鼠的餐后血糖水平。

6）抗氧化作用。茯苓多糖分子能捕获自由基并与其结合，显示出较强的自由基清除能力，具有较强的抗氧化作用。

7）抗肿瘤作用。茯苓酸能有效抑制人胰腺癌细胞 Panc-1、MiaPaca-2、AsPc-1 和 BxPc-3 的增殖和侵袭，可能与蛋白质水平的 MMP-7 的减少有关，且对正常胰腺导管上皮细胞的增殖影响很小。茯苓酸也能显著抑制结肠癌、乳腺癌、前列腺癌等肿瘤细胞的增殖和侵袭。茯苓乙醇提取物通过线粒体介导的半胱天冬酶激活途径诱导人非小细胞肺癌细胞 A549 凋亡。茯苓结合奥沙利铂可显著抑制胃癌细胞的迁移和侵袭，显著影响胃癌细胞的形态变化。

8）其他作用。茯苓提取物能明显缩短 Morris 水迷宫中小鼠到达平台的潜伏期，降低东莨菪碱所致记忆障碍小鼠大脑乙酰胆碱酯酶（AchE）活性，不同程度增加小鼠的脑指数。茯苓水提液能减少东莨菪碱所致记忆获得障碍模型小鼠和 30％乙醇所致记忆再现障碍模型小鼠 5 min 内学习及记忆实验的错误次数，延长潜伏期。茯苓酸能显著延长移植心生存时间，减轻病理损害，具有明显抑制排斥反应的作用。茯苓三萜能显著减轻 CCl_4 所致小鼠肝损伤的程度。

2. 安全性研究

每天口服使用 6～18 g 茯苓，没有任何不良反应。复方茯苓甘草汤的最大耐受量 720 g/kg（相当于成年人临床每天口服剂量的 100 倍），通过急性毒性实验和剂量 360 g 生药/kg、180 g 生药/kg、90 g 生药/kg 长期毒性实验，结果初步表明复方茯苓甘草汤临床剂量口服安全和无蓄积毒性。茯苓提取物在剂量（3.33 g 生药/kg、6.67 g 生药/kg）下对大鼠连续灌胃 1 个月，结果显示无潜在的毒副作用。

性味与归经 甘、淡，平。归心、肺、脾、肾经。

功能与主治 利水渗湿，健脾，宁心。用于水肿尿少，痰饮眩悸，脾虚食少，便溏泄泻，心神不安，惊悸失眠。

临床应用

1. 临床常用

1）治疗水肿。茯苓常用于治寒热虚实各种水肿。若表邪不解，随经入腑之膀胱蓄水证，或水肿、小便不利，多与猪苓、白术、泽泻等同用，如《伤寒论》五苓散。若水热互结，阴虚小便不利水肿，可与泽泻、阿胶、滑石同用，如《伤寒论》猪苓汤。若脾肾阳虚水肿，可与芍药、生姜、附子同用，如《伤寒论》真武汤。

2）治疗痰饮。茯苓甘淡渗湿，可用于痰饮。若因痰气郁结于咽喉，吞吐不得和情志不畅，可与半夏、厚朴等同用，如《金匮要略》半夏厚朴汤。

3）治疗脾虚泄泻。茯苓能健脾补中，若脾胃虚弱，食少纳呆，倦怠乏力等，常与人参、白术、甘草同用，如《太平惠民和剂局方》四君子汤。若脾虚停饮，常与桂枝、白术同用，如《金匮要略》苓桂术甘汤。若脾虚湿泻，可与山药、白术、薏苡仁同用，如《太平惠民和剂局方》参苓白术散。

4）治疗心悸、失眠。茯苓益心脾而宁心安神，常用于多种原因引起的心悸，失眠。若心肝血虚，虚热内扰之虚烦失眠，心悸，可与酸枣仁、甘草、知母、川芎同用，如《金匮要略》酸枣仁汤。若心脾两虚，气血不足之心神不宁，多与黄芪、当归、远志等同用，如《济生方》归脾汤。若水气凌心之心悸，与白术、桂枝、生姜等同用，如《伤寒论》茯苓桂甘汤。

2. 临床进展

1）治疗子宫肌瘤。桂枝茯苓胶囊联合米非司酮治疗子宫肌瘤，能减小子宫体积、肌瘤体积，明显提高临床疗效。

2）治疗慢性盆腔炎。妇科千金片联合桂枝茯苓丸治疗慢性盆腔炎，能缩短盆腔肿块消失时间、白带复常时间、腹痛缓解时间和下腹坠胀缓解时间。桂枝茯苓片与盐酸克林霉素棕榈酸酯分散片联用治疗慢性盆腔炎总有效率为91.67%。

3）治疗斑秃。一味茯苓饮联合心理干预治疗斑秃，3个月后，发根均能生出，脱发斑逐渐愈合。

4）治疗湿疹。复方茯苓汤联合派瑞松治疗慢性湿疹，总有效率为91.25%。

5）治疗黄褐斑。桂枝茯苓丸加味治疗女性黄褐斑，总有效率为90.48%。

6）治疗慢性脑血管功能不全所致轻度认知功能障碍。桂枝茯苓丸联合柴胡龙牡汤加减治疗慢性脑血管功能不全所致轻度认知功能障碍疗效较好，而且治疗时间越早，效果越佳。

7）治疗抑郁症。阿米替林合用归脾丸治疗抑郁症，有效率为93.33%，疗效优于单用阿米替林。

8）治疗高脂血症。以五苓散为主方，通过体制辨证，合用小柴胡汤、黄芪建中汤、芍药甘草汤、当归芍药散等治疗高脂血症患者，均取得良好的临床疗效。

9）治疗冠心病心律失常。苓桂术甘汤联合美托洛尔治疗冠心病心律失常，能明显提高有效率，达到88.89%。

10）治疗肝硬化腹水。猪苓汤联合西药治疗乙型肝炎后肝硬化腹水患者，显著改善患者血清 AST、ALT 等肝功能指标，缩短腹水平均消退水平。

用法与用量 10～15 g。

使用注意 阴虚而无湿热、虚寒滑精、气虚下陷者慎服。

基地建设 罗田县九资河镇，享有"茯苓之乡"的美称。1957年被定为中国茯苓外贸出口基地；1985年被国家中医药管理局定为茯苓生产基地；1995年被国家中医药管理局定为中国茯苓重点生产基地。有关企业在罗田县九资河镇和白庙河乡、英山县石头咀镇和陶河乡分别建立了茯苓规范化种植示范基地（图16-6），于2013年通过国家食品药品监督管理总局组织的现场认证检查，2014年公示。面积达3 000余亩。（辐射种植面积约2万亩，年产优质茯苓药材约200万 kg）

基地制定了有关茯苓的生产质量管理体系、技术操作规程、管理制度，完善了基

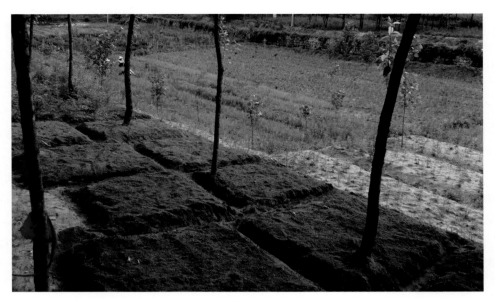

图 16-6　茯苓规范化种植基地（罗田县九资河镇）

地软、硬件建设。

　　附注　根据茯苓的药用部位及加工方法不同，除上述商品药材外，还有茯神、茯神木、赤茯苓、茯苓皮等商品药材。

　　（1）茯神。茯苓菌核中间天然抱有松根的白色部分。多切成薄方块，或为不规则的块状物。能宁心宁神，用于治疗心悸失眠。

　　（2）茯神木。茯神中的木心。多为弯曲不直的松根，外部带有残留的茯苓，显白色或灰色，内部仍为木质，质松体轻，无皮，略似朽木。能平肝安神，用于惊悸健忘、卒中不语、脚气转筋等症。

　　（3）赤茯苓。为茯苓菌核近外皮处的淡红色部分。加工时削去茯苓外皮，取内层粉红色或淡红色部分，切成厚薄均匀的块片，干燥。能清热利湿。

　　（4）茯苓皮。加工"茯苓片""茯苓块"时，削下的外皮。呈长条形或不规则块片，大小不一。外表面棕褐色至黑褐色，有疣状突起，内面淡棕色并常带有白色或淡红色的皮下部分。质较松软，略具弹性。气微、味淡，嚼之黏牙。能利水消肿。用于水肿、小便不利。

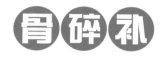 **Gusuibu**
DRYNARIAE RHIZOMA

商品名 骨碎补、猴姜、碎补还阳、石良姜。

基原 本品为水龙骨科植物槲蕨 *Drynaria fortunei*（Kunze）J. Sm. 的干燥根状茎。

本草考证 《本草拾遗》记载："骨碎补，本名猴姜，开元皇帝以其主伤折，补骨碎，故命此名。"《本草纲目》将其列为草部石草类，描述为"其根扁长略似姜形，其叶有桠缺，颇似贯众叶"。寇宗奭《本草衍义》对其幼苗形态特征做了描述，并与姜苗做了区分："骨碎补苗不似姜，姜苗如苇梢，此物苗，每一大叶两边，小叶槎牙，两两相对，叶长有尖瓣也。"而《本草图经》较为详细地描述了该植物的生态环境、形态特征和生长习性："生木或石上，多在背阴处，引根成条，上有黄毛及短叶附之。又有大叶成枝，叶面青绿色，有青黄点，背青白色，有赤紫点，春生叶至冬枯黄，无花实。"

古人所用"骨碎补"涉及多个物种，《证类本草》收载了 4 种：舒州骨碎补、戎州骨碎补、秦州骨碎补和海州骨碎补。唐宋时期的"戎州"，为现今四川宜宾市南溪区附近，其描述特征及分布区域与今药用的槲蕨科石莲姜槲蕨［*Drynaria Propinqua*（Wall. ex Mett.）J. Sm. ex Bedd］相似。古代"秦州"系现今的甘肃省天水市，据考证，"秦州骨碎补"原植物应为百合科知母（*Anemarrhena asphodeloides* Bunge）。"海州"即现今的江苏省连云港地区，《证类本草》所载"海州骨碎补"应该是骨碎补科的骨碎补（*Davallia mariesii* Moore ex Bak.）。另外，宋代《本草图经》《本草衍义》的骨碎补应为槲蕨科中华槲蕨（*Drynaria sinaca* Diels）。然而，古代"舒州"即现今安徽省潜山县，根据《证类本草》绘制的"舒州骨碎补"形态考证，此种应为现今的槲蕨科植物槲蕨（*D. trichomanoides* Blume），特别是《本草纲目》《本草拾遗》《植物名实图考·卷十六》所绘骨碎补实属此种。

据上可知"骨碎补"一名自古多有采用，而《本草纲目》《本草拾遗》等权威著作将槲蕨科植物槲蕨看作骨碎补的正品基原对待。依据《中国植物志》考证，其分布区位于以湖北、安徽等地为中心区域海拔 100～1 800 m 处的树干或岩石上。所以湖北是骨碎补重要的道地产区之一。

原植物 常附生岩石上，匍匐生长，或附生树干上，螺旋状攀缘。叶二型，基生不育叶圆形，基部心形，浅裂至叶片宽度的 1/3，边缘全缘，黄绿色或枯棕色，厚干膜质，下面有疏短毛。正常能育叶，具明显的狭翅；深羽裂到距叶轴 2～5 mm 处，裂片 7～13 对，互生，稍斜向上，披针形，边缘有不明显的疏钝齿，顶端急尖或钝；叶脉两面均明显；叶干后纸质，仅上面中肋略有短毛。孢子囊群圆形、椭圆形，叶片下面全部分布，沿裂片中肋两侧各排列成 2～4 行，成熟时相邻 2 侧脉间有孢子囊群 1 行；或幼时成 1 行长方形的孢子囊群，混生有大量腺毛。根状茎密被鳞片，鳞片斜升，盾状着生，边缘有齿（图 17-1、图 17-2）。

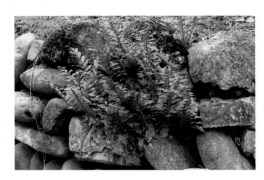

图 17-1　骨碎补（原植物）

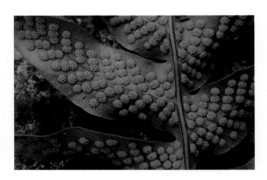

图 17-2　骨碎补（孢子）

生态环境　槲蕨是典型的野生附生植物，喜潮湿、通风、稍遮荫的环境，对生境要求特殊，多见于郁闭度不高的疏林灌林中，附生在江河、沟谷附近的石壁、大树上，生长地土壤一般偏碱性，点状分布在长江流域及以南各省区常绿阔叶灌丛或暖性石灰岩灌丛中。槲蕨多分布在亚热带空气湿度大的河流沿岸或溪流旁边地区，以斑块状或带状分布在海拔高度 100～1 800 m、年平均相对湿度较大的峭壁突出裸露的岩石上。

适宜区　骨碎补在湖北省内野生资源主要分布在神农架林区和五峰土家族自治县等区域。

栽培技术

1. 种植方法

1）孢子的采集与处理。采集成熟的槲蕨孢子，去除杂质，分离出净孢子装入离心管放入 4℃冰箱保存。

2）基质处理。基质要求土质细杂、疏松、透气。以过筛的泥炭土：细河沙按照 3：1 混合配比。高温高压灭菌，杀死杂草种子和虫卵。

3）播种与培养。选择高约 6.5 cm 塑料盘作为播种器皿，将塑料盘底部打孔，装入基质，厚度约 2.5 cm，刮平后压实，浸透水。将孢子均匀地播撒于基质表面，播种密度不宜过大。将播种的器皿盖上保鲜膜。光照强度保持在 1 800～2 500 lx，光照周期 16 h/d，培养室温度为（25±2）℃。

4）播种后管理。播种 10～15 d，孢子萌发，基质表面变绿，50～60 d 出现大量原叶体，期间要经常喷水，以利于受精完成，按照 GB 5084－2005 农田灌溉水质标准执行。90～100 d 后大量孢子体形成，期间每 10 d 喷施 1/2 MS 营养液。

5）分苗移栽与定植。待植株有 2 片真叶，株高 2 cm 左右时，选用 100 孔穴盘分苗移栽。基质选用泥炭土：珍珠岩＝3：1。当株高约 3.5 cm 时，即可定植于 50 孔的穴盘，选用优质泥炭土为基质，pH 值范围 6.5～7.0。定植后施用肥效周期为 180 d 的缓释性肥料（每穴约 7 粒），撒于基质表面后喷水。

6）后期管理。槲蕨定植浇水的原则是见湿见干，空气湿度 80%～90%，用水 EC 值小于 100。光照足够，但避免暴晒。生长适宜温度为 22～28℃。每年追施两次复合缓释性肥料（每穴约 7 粒）。

2. 病虫害防治

采用农业、物理、生物和化学等手段对生长中可能出现的病虫害实行无害化控制，坚持"预防为主、综合防治"的植保方针。

采收加工 全年均可采挖，除去泥沙，干燥，再燎去茸毛（鳞片）。

产销情况

1. 商品生产与流通

虽然槲蕨的栽培已有开发，但目前尚以野生为主，湖北省全年采挖总量约为 300 t。

2. 商品规格

统货。

药材性状 本品呈扁平长条状，多弯曲，有分枝，长 5～15 cm，宽 1～1.5 cm，厚 0.2～0.5 cm。表面密被深棕色至暗棕色的小鳞片，柔软如毛，经火燎者呈棕褐色或暗褐色，两侧及上表面均具突起或凹下的圆形叶痕，少数有叶柄残基和须根残留。体轻，质脆，易折断，断面红棕色，维管束呈黄色点状，排列成环。气微，味淡、微涩（图 17-3）。

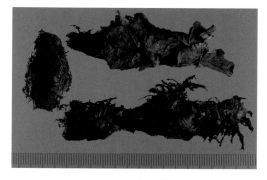

图 17-3 骨碎补药材

理化鉴别及含量测定

1. 理化鉴别

取本品粉末 0.5 g，加甲醇 30 ml，加热回流 1 h，放冷，滤过，滤液蒸干，残渣加甲醇 1 ml 使其溶解，作为供试品溶液。另取骨碎补对照药材 0.5 g，同法制成对照药材溶液。再取柚皮苷对照品，加甲醇制成每毫升含 0.5 mg 的溶液，作为对照品溶液。照薄层色谱法（《中国药典》2020 年版四部通则 0502）试验，吸取上述 3 种溶液各 4 μl，分别点于同一硅胶 G 薄层板上，以甲苯-乙酸乙酯-甲酸-水（1：12：2.5：3）的上层溶液为展开剂，展开，取出，晾干，喷以三氯化铝试液，置紫外光灯（365 nm）下检视，供试品色谱中，在与对照品色谱相应的位置上，显相同颜色的荧光斑点。

2. 含量测定

采用高效液相色谱法（《中国药典》2020 年版四部通则 0512）测定。本品按干燥品计算，含柚皮苷（$C_{27}H_{32}O_{14}$）不得少于 0.50%。

质量研究

1. 基于 TLC 定性和 HPLC 定量单对照的质量控制

柚皮苷为骨碎补中重要的有效成分之一，对骨质疏松症起至关重要作用，所以控制其含量对骨碎补药材质量控制有决定性作用。早期质量标准将骨碎补中柚皮苷作为主要指标成分，建立了柚皮苷的 TLC 定性和 HPLC 定量测定方法作为控制该品种质量的主要指标。

2. 基于柚皮苷和新北美圣草苷为对照品的 HPLC 指纹图谱

随着对骨碎补药材有效化学成分认识的加深，柚皮苷和新北美圣草苷均为骨碎补重要有效成分，研究建立了 HPLC 指纹图谱，同时以柚皮苷和新北美圣草苷两个指标作为骨碎补质控的参照指标。

3. 用多指标成分 HPLC 指纹图谱

多指标定量指纹图谱具有数据全面、图谱质优与化学计量学紧密结合等特征和优点，能使中药复杂系统更全面反映整体质量，其在质量控制领域中具有极好的应用前景。邹珊珊等利用多指标成分 HPLC 指纹图谱对不同产地骨碎补质量进行研究，从定性和定量两方面控制骨碎补药材的内在质量。以柚皮苷、新北美圣草苷及 E-4-O-β-D 葡萄糖酰咖啡酸多指标成分为对照品，建立多指标成分指纹图谱鉴定市售骨碎补药材的真假优劣。

炮制

1. 骨碎补

除去杂质，洗净，润透，切厚片，干燥。

2. 烫骨碎补

取净骨碎补或片，照炒法（《中国药典》2020 年版四部通则 0213）用砂烫至鼓起，撞去毛（图 17-4）。

贮藏 置干燥处，防潮。

化学成分 主要化学成分为黄酮类、三萜类、苯丙素类、酚酸类、木脂素类及甾体类等（图 17-5）。

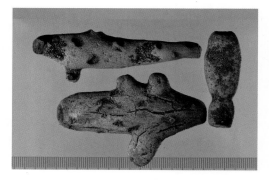

图 17-4　烫骨碎补

1. 黄酮类

北美圣草素、柚皮素、柚皮苷、苦参酮及其苷类、儿茶精、阿夫儿茶精、表儿茶精及其苷类等。

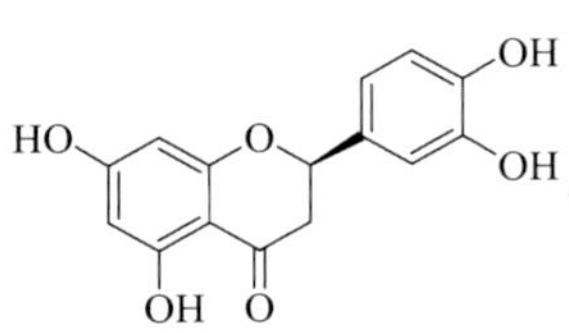

北美圣草素

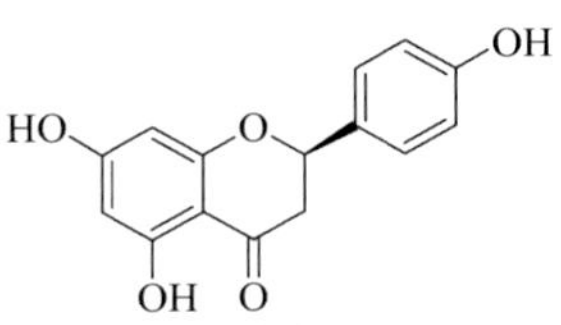

柚皮素

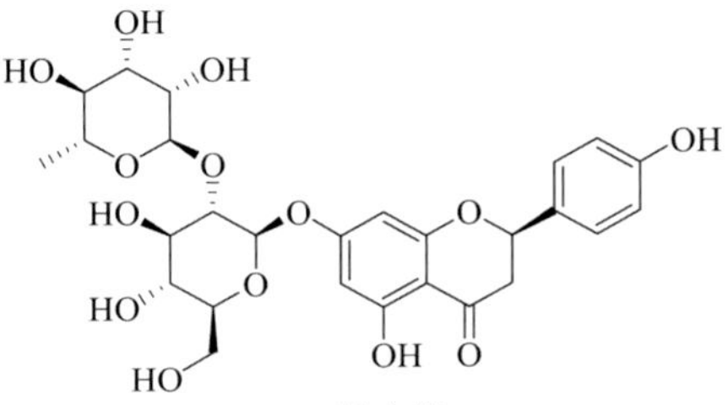

柚皮苷

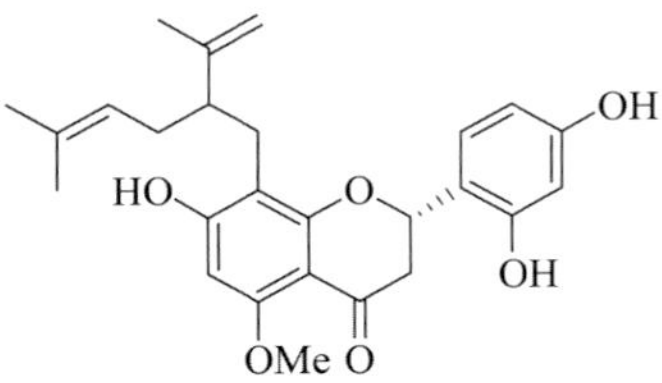

苦参酮

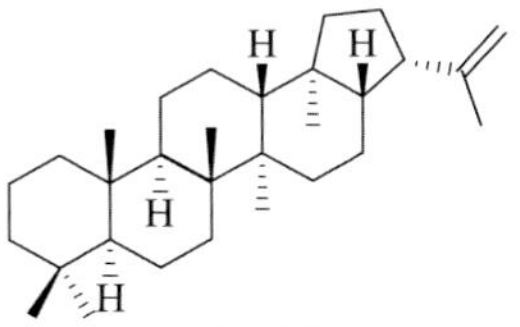

里白烯

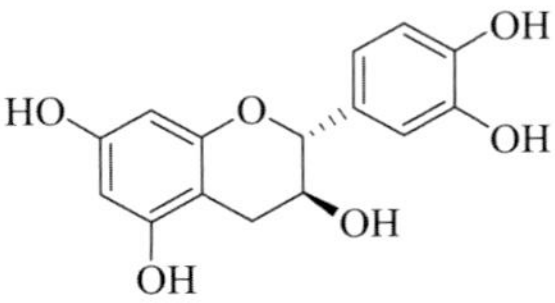

儿茶精

图 17-5　骨碎补中的代表性化学成分

2. 三萜类

里白烯，环劳顿醇等。

3. 苯丙素类

反式咖啡酸钠，二氢异阿魏酸，二氢咖啡酸等。

4. 酚酸类

苯甲酸和苯丙酸类等，其中苯丙酸类主要以肉桂酸、阿魏酸、咖啡酸为苷元。

5. 木脂素类

落叶松脂素-4′-*O*-β-D-吡喃葡萄糖苷、(7cR，8cS)-二氢脱氢二松柏基醇-4′-*O*-β-D-葡萄糖苷等。

6. 甾体类

β-谷甾醇、β-胡萝卜素苷等。

药理作用

1. 药效学研究

1）抗骨质疏松作用。骨碎补对原发性骨质疏松等骨代谢疾病有显著的预防与治疗作用。

2）促进骨折愈合。骨碎补能够提高骨密度，在骨缺损边缘诱导新骨的生长。

3）肾保护作用。骨碎补能显著改善肾功能，提高血清肌酐水平，阻断肾近曲小管的病理改变，阻断肾小球的恶化，使肾脏功能得以保留。

4）降血脂的作用。骨碎补能够预防动物胆固醇和甘油三酯升高，对降低高血脂和防止主动脉粥样硬化斑块形成等方面有显著作用。

5）其他作用。骨碎补中的总黄酮有显著的镇静、止痛及抗炎等作用。

2. 安全性研究

骨碎补总黄酮急性毒性实验显示小鼠、大鼠灌胃给药后饮食、活动、精神状态等体征均无异常变化，预期临床应用安全性良好，但亦偶有应用骨碎补出现中毒病例的报道。

性味与归经 苦，温。归肝、肾经。

功能与主治 疗伤止痛，补肾强骨；外用消风祛斑。用于跌扑闪挫，筋骨折伤，肾虚腰痛，筋骨痿软，耳鸣耳聋，牙齿松动；外治斑秃，白癜风。

临床应用

1. 临床常用

1) 治疗骨外伤。骨碎补性温味苦，苦能泻能燥，温能通能散；骨碎补入肾补骨，补中有行，行中有补，故有活血、续伤止痛的功效，常用于治疗跌打损伤、闭合性骨折、软组织损伤及痹痛。内服常用量 10～15 g，由于自然铜入血行血，能散瘀止痛，增强续筋接骨功能，故常配合使用，汤煎或入丸散。

2) 治疗肾虚诸症。中医认为，骨质疏松症的主要病因是肾虚，中医常通过"补肾"纠正多因素尤其是性激素水平下降而导致的骨代谢异常，因此可以使用骨碎补等多种温补肾虚的药物。

2. 临床进展

1) 治疗肿瘤。骨碎补可用于治疗肾阳虚衰、脾运失司、气血瘀滞的骨肿瘤或肿瘤骨转移，症见腰膝冷痛、两足痿弱、肢体麻木等。

2) 减轻链霉素的毒副作用。骨碎补能减轻抗生素，尤其是链霉素对耳蜗的毒性，且对已发生的毒副作用也能对抗其损伤，可以用之。

用法与用量 3～9 g。

使用注意 阴虚而无湿热、虚寒滑精、气虚下陷者慎服。

基地建设 目前以野生采集为主，对资源破坏很大，急需在五峰、鹤峰、神农架等地建设生产种植基地。

龟甲

Guijia

TESTUDINIS CARAPAX ET PLASTRUM

商品名 龟甲、龟板、汉板。

基原 本品为龟科、拟水龟属爬行动物乌龟 *Chinemys reevesii*（Gray）的背甲及腹甲。

本草考证 龟甲始载于《神农本草经》，列为上品，谓："龟甲。味咸平。主漏下赤白、破症瘕，痎疟、五痔、阴蚀、湿痹……一名神屋，生池泽。"《名医别录》记载："龟甲生南海池泽及湖水中，采无时，勿令中湿，湿即有毒。"《证类本草》《蜀本草》均载："陶隐居云：此用水中神龟，长一尺二寸者为善。厌可以供卜，壳可以充药，亦入仙方，用之当炙。……禹锡等谨按蜀本注图经云：江、河、湖水龟也。湖州、江州、交州者，皆骨白而浓，色分明，并堪卜，其入药者得便堪用。"宋代苏颂所著《本草图经》列举 4 种龟，秦龟、水龟、陆龟及蟕蠵，指出"水中龟其骨白而厚，色至分明，所以供卜人及入药用，今江湖间皆有之，入药须用神龟，神龟板当心前一处，四方透明，如琥珀色者最佳"。据判断可能指的是龟甲内板处特征，此有关龟甲药用品种都有共同特征，即水生。所述湖州实为古代吴国即浙江一带，江州实为古代蜀国即湖北、江西一带，交州实为两广一带；此三处皆水系发达，为乌龟生活栖息的主要地域。明代李时珍所著的《本草纲目》总结修订了前人各种版本的本草，记载龟九种，即水龟、秦龟、蟕蠵、玳瑁、绿毛龟、疟龟、鹗龟、摄龟及贲龟，明确水龟为药用品种，其"夏则游于香荷，冬则藏于藕节"。此龟较常见，广泛分布于江河、湖沼、池塘中。时珍另曰："绿毛龟出南阳之内乡及唐县，今惟蕲州以充方物……毛中有金线，脊骨有三棱，底甲如象牙色，其大如五铢钱者，为真。"蕲州即今日湖北省蕲春县蕲州镇，其中脊骨有三棱的描述与乌龟的背甲特征基本一致，也称"蕲龟"，经考证应为乌龟。《药物出产辨》曰："湖北、安徽，沿扬子江下游一带均有出。"现时长江流域所产为多，曾在武汉大量集散，故有"汉板"之称。关于龟甲的药用部位，《神农本草经》载："龟壳，龟甲也。"《日华子本草》载："习惯上以龟板入药，不用龟甲。其实龟板、龟甲归效同。……均能滋阴养血，补心，益肾，平肝潜阳，退虚热。"《本草纲目》曰："《经》云龟甲勿令中湿。一名则古者上下甲皆用之。至《日华子本草》始用龟板，而后人遂主之矣。"《本草崇原》亦云："古时上下甲皆用，至日华子只用下板，而后人从之。"可见，古人始用龟甲是上下甲同时使用，但从唐代后，习惯以下板入药，名为"龟板"，此后本草书籍多记载为龟板，至《中国药典》（1990 年版）遵从本草历史，将名称改为"龟甲",药用部位明确为背甲及腹甲。

综上所述,古代药用龟甲,水生为其主要特性,以乌龟为佳。湖北省湖泊众多,素有"千湖之省"的称号,如洪湖、长湖、梁子湖、斧头湖等,这些湖泊地域夏季荷花遍布,冬季采藕众多,与李时珍描述的乌龟生活习性基本吻合。据调查,目前市场流通的龟甲商品药材,60%产于湖北。因此,湖北作为龟甲的道地产区之一,有据可依。

原动物 乌龟的身体由头部、颈部、躯干、四肢、尾部5个部分组成。头中等大小,头宽为背甲宽的1/4~1/3,头顶前部平滑。吻短,吻端向下斜切,上缘边缘平直或中间微凹,鼓膜明显。躯干是乌龟身体的主要部分,上下分别有背甲和腹甲,内脏器官就在背甲、腹甲之间。背甲与腹甲在身体两侧以甲桥相连。背、腹甲均由2层组成,外层为来源于表皮的角质盾片,内层为来源于真皮的骨板。盾片间的盾沟与骨板的骨缝一般互不重叠,因而龟壳极为坚固。背甲略呈椭圆形,边缘整齐,中央隆起,具3条嵴棱,表面有骨片(盾片)38块,中央的13块较大,略呈六边形,边缘25块,较小;颈盾小,略呈梯形,后缘较宽,椎盾5枚。背部颜色为棕色或棕黑色等。背甲与腹甲间供骨缝相连,甲桥明显,具腋盾和胯盾。腹甲较平,几与背甲等长,色较浅,表面有12块盾片,每块盾片交接处有白色条纹,前缘平截略向下翘,后缘缺刻深,喉盾近三角形,肱盾外缘较长,似呈楔形。四肢扁平,具鳞,指、趾间具蹼。尾短细。雌性头部青橄榄色,趋于青褐色,头侧具黄绿色蠕虫状和纵条纹,颈侧具黄绿色纵条纹。背甲棕色,接近棕黄色或棕褐色,每枚盾片间镶嵌淡黄色,腹甲棕黄色,具大块黑色斑纹,四肢、尾灰褐色。雄性腹甲的后中部略凹,性成熟雄龟头颈、背甲、腹甲、四肢、尾均为黑色,接近灰黑色,无斑纹(图18-1、图18-2)。

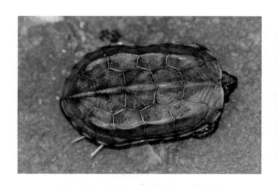 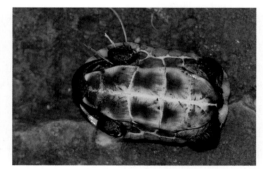

图18-1　乌龟(原动物,背部)　　　　　图18-2　乌龟(原动物,腹部)

生态环境 乌龟为水陆两栖动物,以水中生活为主,一般栖息于海拔1 000 m以下的河流、湖泊、稻田、溪流、池塘、沼泽等水生环境中。3、4月天气转暖时,开始寻食、发情,5—9月食欲最旺,秋末冬初,则钻入沙土、草丛或潜于水底冬眠(图18-3)。

适宜区 湖北省主要湖泊水系均有分布,如京山市、荆州市公安县、汉川市、钟

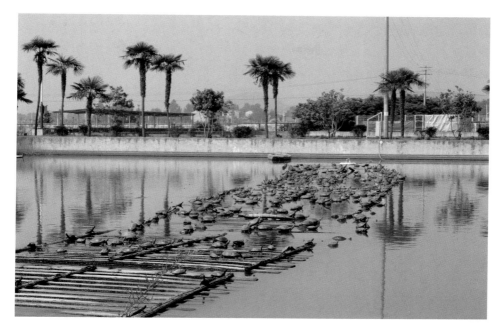

图 18-3　乌龟生境

祥市、黄冈市蕲春县、黄冈市红安县等地，其中京山市为全国最大乌龟养殖县级市。

养殖技术　湖北省乌龟养殖已有良种标准、操作规程，主要养殖技术如下。

1. 生物学特性

1）生活习性。乌龟多半生活在水中，只有在觅食、休息、晒背、产卵时才到陆地上活动。以肺进行呼吸，而平时呼吸空气并不爬到陆地上，只是将鼻孔伸出水面。

乌龟喜静怕噪，喜洁怕脏，喜暖怕寒，爱群居，性愚钝、怯懦。在生长季节白天多在水中戏游、觅食，晴暖天气喜在水中的树枝或岩石上晒太阳。当听到响声时，便立即爬入水中，夜晚爱爬上岸或在水草丛中、稻田里觅食，遇到敌害，便会将头、足、尾缩入壳中，等到确认安全时才敢伸头露尾，并继续爬行。

乌龟的生活方式随着季节、温度的变化而变化。气温下降到 10℃ 以下时，即潜伏于水底泥土中或钻入岸边的洞穴中，不吃不动，进行冬眠。整个冬眠期乌龟也会消耗一定的体能，苏醒后体重会有所减轻，翌年春季当气温回升到 16℃ 以上时，开始活动，气温到 20℃ 以上时开始摄食。乌龟生长适温为 25～32℃，炎夏当气温高于 35℃ 时，则又隐蔽在沿水的洞穴中避暑。

乌龟对水质要求不高，但要无毒、无污染，并以 pH 值在 5～7、水体溶氧量在 3 mg/L 以上、透明度在 20～25 cm 为好。

2）摄食习性。乌龟虽为杂食性动物，但以动物性饵料为主。在自然环境中，以小鱼、小虾、蠕虫、蝼蛄、蝇蛆、蚯蚓、螺、蚌、蚬、水旱草的嫩叶、杂草的种子、蔬菜、稻谷、麦粒等为食。在人工饲养条件下，也摄食投喂青蛙、动物内脏、黄粉虫、黄鳝、瓜果及人工配制饲料等。

乌龟的摄食强度随季节、温度的变化而变化。春季水温在20℃以上时开食，6—9月为摄食旺季，10月后摄食量逐渐减少。春秋两季气温较低时，乌龟多在中午前后摄食；盛夏季节气温较高，乌龟中午不活动，摄食一般在下午7～8点进行。乌龟的摄食方式通常是咬住食物潜入水下吞咽。乌龟有较强的耐饥饿能力，几个月甚至几年不摄食也不会死。

3）年龄与生长。乌龟的生长，与水温、饲料及其性别、年龄等有密切关系。一般是水温适宜、饲料质好量足，则生长快，反之则慢。在自然条件下，由于季节冷暖多变，且饲料不那么充足，加上其他原因，一般生长速度较为缓慢。雌龟体重：1龄一般在10 g左右，2龄在50 g左右，3龄在100 g左右，6龄时达300 g以上。雄龟的生长速度则更慢。在人工控温饲养条件下，稚龟经1年饲养体重即可达150～300 g。乌龟的年龄，可根据其背甲盾片上形成的疏密相同的环纹圈来判定。目测一组疏密相同的环纹圈表示1龄，有几组就表示几龄；而更为科学的方法，可取其脊椎骨切片镜检判定。

2. 繁殖技术

1）繁殖习性。在自然条件下，乌龟一般12龄性基本成熟。每年的清明节、重阳节前后一月内交配，多在晴天的傍晚、久晴无雨或久雨转晴时交配。雄龟的精子在雌龟的输卵管中，可隔年在体内受精。一般5月开始产卵，6—7月为产卵高峰期，8月底基本结束。乌龟为分批产卵类型，雌龟每年产卵3～4次，每次产卵3～10枚，少数2枚，多的可达20多枚。每次间隔25 d左右。产卵多在黄昏至黎明前进行。产卵前，雌龟爬上产卵场，选择土质疏松、湿润、安全、隐蔽的地方，如树根旁、杂草丛中进行挖穴。挖穴时，雌龟前肢立定，两后肢交替向外扒土。乌龟挖穴需要4 h左右，挖成的洞穴直径一般在8～10 cm，深9～12 cm。乌龟挖穴时，若受惊扰，便会改变行动另辟蹊径，但洞穴快要挖成或要产卵时，即使惊动它，它也不怕，也不离开，待环境平静后会继续挖穴、产卵。穴挖好后，龟稍作休息即开始产卵于其中，每4～10 min产卵1枚，每产1枚卵，即用后肢把其排好。一窝卵全部产完后，龟多撒尿于扒松的土中，并用后肢踩成泥，然后将泥土覆盖于穴口，最后用腹甲将泥土压平，离去。产卵一般在黎明前完成，也有延续到早上7点半左右才完成的。

2）繁殖方法。

（1）亲龟的雌雄鉴别。亲龟是指达到性成熟年龄能交配繁殖的雌雄乌龟个体。龟的雌雄在稚、幼龟期间较难区别，而到性成熟时则特征比较明显。雌龟一般个体较大，躯干短而厚；而同龄雄龟一般个体较小，躯干长而薄。雌龟甲壳一般为棕褐色、棕黄色或棕色，雄龟甲壳多为黑色。雌龟的尾较粗短，底板的末端较平直，其内圆而浅；而雄龟的尾较细长，底板末端尖而翘，其内面凹长而深。雌龟无异味，而雄龟有特殊的臭味。另外，可将龟的腹面朝上，置于掌心，右手食指和拇指呈"八"字形，插入龟的前腿窝内，并使劲向后端挤压，雄龟会有交接器从泄殖孔中伸出。

（2）乌龟的亲本种质选择。用来繁殖原种的亲龟要严格按乌龟种质标准进行选择。分类学标准依据《中国爬行动物系统检索》（1977年版）分类系统，以及外形、可数可量性状、年龄等标准和种质标准。选择野生亲龟年龄：雌龟在 15 龄以上，体重在 0.8～1.0 kg 以上；雄性龟在 12 龄以上，体重在 0.3～0.4 kg 以上，体质健壮、无病无伤。

（3）原种亲龟繁育池。原种亲龟繁育池主要为野生原种亲龟及培育亲本的常年栖息地，以长方形为宜，每个龟池面积以 5 000～10 000 m²，池深以 2.5～3.0 m，水深以 1.8～2.2 m，堤宽以 2～3 m 为宜。要求水面开阔、安静、向阳、光照充足、避风，周围有绿色植被，生态环境与野生环境相似。建立独立进排水系统。野生原种亲龟养殖区与其他生产区域绝对隔离，以利其保护和繁育。龟池中间放置浮排晒背台，面积为 600～1 200 m²，用竹木材料制作。饵料台设在近岸边，面积依据池塘大小而定，约 800 m²。产卵房地面铺设细沙，沙层厚度 15～20 cm，以便乌龟产卵之需。

（4）种龟检疫与消毒。无论是原有亲龟抑或新采集的龟，在分池投放前都需进行体表消毒，严防病原体及运输中受伤感染带入的疾病蔓延。消毒方法：3%～4% 的食盐水溶液浸泡，时间的长短根据水质、水温和龟的体质等情况而定，一般 10～15 min。在龟种投放前，龟池需用生石灰清塘。生石灰用量，方法：用量 60～75 kg/亩；带水（水深 1 m），用量 125～150 kg/亩。

（5）亲本的投放。乌龟投放龟池时间宜选在每年的 5—8 月，水温稳定在 26℃ 左右为宜。放养水面以 2～5 只/m² 为宜，雌雄比例为 3∶1，密度合适可使原种的优良品质得以充分表现（图 18-4）。

（6）亲龟的繁育。长江流域乌龟的繁育期为每年 5—9 月，且水温在 25～32℃，6—7 月为乌龟产卵的旺盛期。在产卵期到来之前，要清理产卵房，发现地面渗水和房顶破损处要维修。养殖工将收集静置 7 d 左右的收卵箱搬出，在选卵车间进行龟卵的选择和装入孵化箱。选出完好的受精卵排放至孵化箱，每箱约 500 枚，上面覆盖 2～3 cm 厚的湿蛭石。孵化室温度宜控制在 30～31℃，最高不超过 32℃。空气中湿度控制在 70%～80%，介质的含水量以 7%～8% 为宜，最低不得小于 5%。一般受精卵应经过 60 d 以上的孵化，开始出壳，刚孵出的稚龟体重在 5 g 左右；出壳 7～10 d 的稚龟，体形完整，卵黄已吸收完毕，脐孔封闭完好，爬行活泼，为优质稚龟，可以进行分拣出售或转移到暂养池或稚龟池进行人工饲养；体重增长到 20～50 g/只的稚龟，背甲有光泽，尾长而尖，腹甲 12 块盾片，每块交接处，镶有白色条纹且条纹清晰、宽度一致，用手拉后腿，能有力地缩回的个体为纯正而健康的稚龟。乌龟完成了一个繁殖期的生产，为第二代亲本培育打下了基础，选择 6 g 左右的稚龟进行养殖培育（图 18-5、图 18-6）。

3. 养殖方法

1）养殖模式。乌龟养殖可以分为两种模式：专养和稻龟鳖鱼虾共生混养。专养：指在一个池塘里面专门养殖乌龟。稻龟鳖鱼虾共生混养：指在稻田里面既种植水稻又混养着龟鳖鱼虾，是生态健康养殖新模式。

2）养殖池塘。不同的养殖模式，有不同的养殖水面要求。乌龟在不同生长阶段对龟池的条件要求也不尽相同，故乌龟池分为亲龟池、稚龟池、幼龟池和成龟池。其建造标准及环境要求与前面所述原种亲龟池相同。

（1）稚、幼龟池。用来养殖刚出壳的稚龟至250 g以下的幼龟。稚龟个体增大，活动能力增强，但幼龟阶段需加温养殖，故幼龟池面积也不宜大，一般为20～30 m²，池深0.6～0.8 m，水深控制在5～45 cm。稚、幼龟池还需建有防逃设施、独立的排灌水系统和增氧系统。

（2）稻龟鳖鱼虾共生混养池塘。每个混养池塘面积20～50亩。建造标准：以原来的稻田进行标准化改造，即从田埂向里面开挖上底宽6 m、下底宽2 m左右、深1.5 m左右的倒梯形回型沟渠，留6 m左右的下田机耕斜坡道与回型沟渠环绕的稻田相接。田块整理平整，落差±10 cm。稻田中间种植优质水稻，沟渠里面养殖水产品；建有闸阀自流排灌系统及拦龟栅网；距田埂1 m

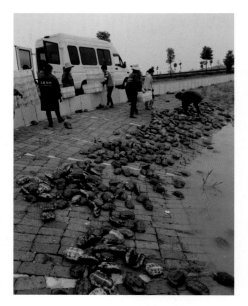

图18-4　京山盛昌乌龟原种场养殖情况
（投放第二代原种乌龟）

以下加装50 cm高的防逃板或防逃网片，防止水产品逃逸；沟渠水深以能够满足稻田中间水稻生长的需要为标准进行排灌调节。

3）乌龟的投放。不论何种模式养殖乌龟，乌龟投放龟池的时间都只能选在每年的5—8月，水温稳定在26℃左右为宜。乌龟投放池塘时，必须是放在池内陆地上，让其自行爬入水中。专养池塘：投放体重为100 g/只以上的幼龟，以5～8只/m²为宜。稻田混养：投放体重为200 g/只以上的幼龟，以每亩500只较好。

4）饲养管理。乌龟主要以鲜活鱼、虾和小麦、麦皮投食。专养池塘：投食的专用饲料粗蛋白质含量应达35％以上，同时还应搭配鲜活动植物饵料，包括小鱼虾、蚯蚓、螺蛳、河蚌肉、畜禽内脏、南瓜、菜叶等。稻田混养：稻田里面的乌龟一般以小鱼虾、螺蛳、蠕虫、昆虫、水草等为食，同时还应补充一部分饲料投食，其饲料粗蛋白质含量应达30％以上。投食遵循"四定"原则，即定时：清明节前后至中秋节期间是乌龟摄食生长繁育的时间，一般宜在下午7—8点投食。定时可使乌龟按时取食，获取较多的营养，并且还可保证饲料新鲜。定点：专养的在饵料台投食，稻田混养沿着水池岸边分段定位设置固定的投料点，投料点要紧贴水面，便于乌龟咽水咬食。定点投喂，目的是让乌龟养成习惯，方便其找到食物，同时便于观察乌龟的活动和检查摄食情况。定质：投喂的饲料应该保持新鲜，喂食过后，要及时清除剩残食物，以防饲料腐烂发臭，影响乌龟的食欲和污染水质。定量：饲料的投喂量视气温、水质、乌龟的食欲及其活动情况而定，以当餐稍有剩余为宜。

专养池塘管理：在龟池内水面上放养一些水浮莲或水葫芦，既能吸收CO_2和有害无机盐类净化水质，又有遮荫作用，还是乌龟的饵料。水面植物应用竹竿等控制在水面的 1/4～1/3 处，不能任其发展。适时加水，因为池塘水会自然蒸发，所以必须经常给池塘加水，保持和满足水体溶氧的需要。每隔一个月对养殖池塘泼洒一次生石灰，用量为 20～25 g/m³，使 pH 值在 7～8，主要作用：消毒防病、调节水质和给乌龟增加钙质。对鸟类、鼠的防治，农场主要采取在养殖场、池四周设置驱鸟器、防鼠网、灭鼠器等。

5）乌龟的捕捞。乌龟养殖达到体重 500 g 以上，就可以成龟捕捞出售。根据出售量的多少，专养的池塘可以采取拖网捕捞的办法。稻田混养则采取小网的方式捕捞。捕捞后进行大小规格分类。

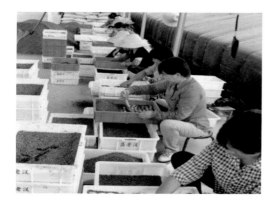

图 18-5 京山盛昌乌龟原种场养殖情况
（受精卵排放孵化箱）

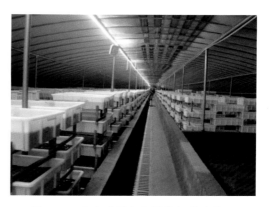

图 18-6 京山盛昌乌龟原种场养殖情况
（孵化室）

4. 病虫害防治

国内乌龟养殖方式主要有温室内池养和室外散养或野生抚育生态养殖。随着乌龟养殖业的发展，养殖病害也逐渐增多，如肠炎病、肺炎、疖疮病、肤霉病等。为了防止乌龟生病，一方面养殖中应调节好水质，调整 pH 值至 7～8，并用生石灰化水全池泼洒；另一方面也应加强投饲管理，添加营养物质和抗生素类药物，如多种维生素、维生素 E、土霉素等抗生素或磺胺素药物，增加抗病能力。

采收加工 全年均可捕捉，以秋、冬两季为多。捕捉后将龟杀死，取其甲，剔去筋肉，洗净后，晒干或晾干，即为"血板"。若将龟用沸水烫死，剥取背甲和腹甲，除去残肉等，晒干或晾干，则为"烫板"。

产销情况

1. 商品生产与流通

每千克活乌龟可制得 250 g 上下甲，其上下甲重量比例约为 6∶4。乌龟较大面积的养殖始于 20 世纪 70 年代末期，主要养殖区域分布于湖北、浙江、江苏、江西、安徽、湖南、广东七省。据调查，药材市场龟甲的来源绝大部分来源于湖北，湖北出产龟甲一般为"血板"，品质好，流通量约占全国龟甲药材市场的 60%。

2. 商品规格

一般按加工方式有血板、烫板之分。均为统货。

药材性状 本品背甲及腹甲由甲桥相连，背甲稍长于腹甲，与腹甲常分离。

（1）背甲。呈长椭圆形拱状，长 7.5～22 cm，宽 6～18 cm；外表面棕褐色或黑褐色，脊棱 3 条；中央突出脊棱贯穿 5 块椎盾，两侧脊棱分别贯穿左右 4 块肋盾。每块椎盾或肋盾上均可见自脊棱显出的放射状纹理，形成层环状角质纹。颈盾 1 块，似蝴蝶状；椎盾 5 块，第 1 椎盾长大于宽或近相等，第 2～4 椎盾宽大于长；肋盾两侧对称，各 4 块；臀盾 2 块，似对称蝴蝶结；缘盾每侧 11 块，后端钝圆。内表面黄白色，肋骨左右各 8 块，椎骨 8 块，骨缝相连。

（2）腹甲。呈板片状，近长方椭圆形，长 6.4～21 cm，宽 5.5～17 cm；外表面淡黄棕色至棕黑色，盾片 12 块，每块常具紫褐色放射状纹理，前端平截增厚，喉盾 2 块，拼合成三角形，后端具三角形缺刻。各腹盾缝长依次为：腹盾缝＞股盾缝＞胸盾缝＞喉盾缝＞肛盾缝＞肱盾缝。两侧残存呈翼状向斜上方弯曲的甲桥，未除去甲桥者可见腋盾和胯盾。内表面黄白色，肱盾与胸盾缝的交叉处在内板中。

质坚硬。气微腥，味微咸（图 18-7）。

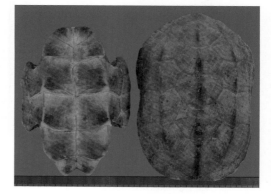

图 18-7 龟甲药材

理化鉴别 取本品粉末 1 g，加甲醇 10 ml，超声处理 30 min，滤过，滤液蒸干，残渣加甲醇 1 ml 使溶解，作为供试品溶液。另取龟甲对照药材 1 g，同法制成对照药材溶液。再取胆固醇对照品，加甲醇制成每毫升含 1 mg 的溶液，作为对照品溶液。照薄层色谱法（《中国药典》2020 年版四部通则 0502）试验，吸取供试品溶液和对照药材溶液各 10～20 μl、对照品溶液 5～10 μl，分别点于同一硅胶 G 薄层板上，以甲苯-乙酸乙酯-甲醇-甲酸（15：2：1：0.6）为展开剂，展开，取出，晾干，喷以硫酸无水乙醇溶液（1→10），在 105℃加热至斑点显色清晰。供试品色谱中，在与对照药材色谱和对照品色谱相应的位置上，显示相同颜色的斑点。

质量研究

1. 分子生药学鉴别研究

采用环境 DNA（eDNA）的方法为 9 只同域淡水龟开发了 DNA 引物，并将其用于水族馆和室外的样品中海龟 eDNA 检测，此方法为龟甲的 DNA 分子鉴别起到一定启发作用。

2. 含量测定研究

以抗氧化活性物质多酚为基础，研究以 Folin-Ciocalteu 比色法测定不同龟甲的多酚含量，探讨龟甲抗氧化活性，结果湖北产的龟甲多酚含量较高，其次是浙江、海南，而湖北龟甲（背）比湖北龟甲（腹）的多酚含量高。采用红外光谱仪对不同来源龟甲药材水提物冻干粉进行分析，测定其指纹图谱，并进行相似度评价。将伪品龟甲（旱龟、海龟、血鳖甲、鳖甲）水提物冻干粉与龟甲红外标准指纹谱图进行对比，计算其相似度均小于设定的最小阈值，可以区别正品龟甲和伪品龟甲。骆达龟甲中胶原蛋白采用水解后异硫氰酸苯酯衍生化法以羟脯氨酸计算出总量，胶原蛋白量达 14% 以上；采用柱前衍生化的方法对 13 种氨基酸的含量进行了测定，结果甘氨酸含量最高，其次是精氨酸、谷氨酸等。

【炮制】

1. 龟甲

置蒸锅内，沸水蒸 45 min，取出，放入热水中，立即用硬刷除净皮肉，洗净，晒干（图 18-8）。

2. 醋龟甲

取沙子置锅内，用武火炒热，加入净龟甲片，拌炒至表面黄色酥脆时，取出，筛去沙子，立即投入醋中淬之，捞出，干燥。每 100 kg 龟甲，用醋 20 kg（图 18-9）。

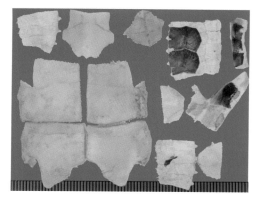

图 18-8　龟甲饮片

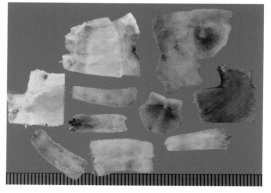

图 18-9　醋龟甲

【贮藏】　置干燥处，防蛀。

【化学成分】　主要含胶质、蛋白质、氨基酸类，如甘氨酸、丝氨酸、苏氨酸、组氨酸、色氨酸、羟脯氨酸、精氨酸等；无机元素有钙、锶、铁、锌等；胆甾醇类，如滋阴活性部位分离出十六烷酸胆甾醇酯和胆甾醇、脂肪酸类等物质（图 18-10）。

【药理作用】

1. 药效学研究

1）对甲状腺、肾上腺、胸腺、脾脏及其功能的影响。龟甲煎液可降低甲亢型大鼠

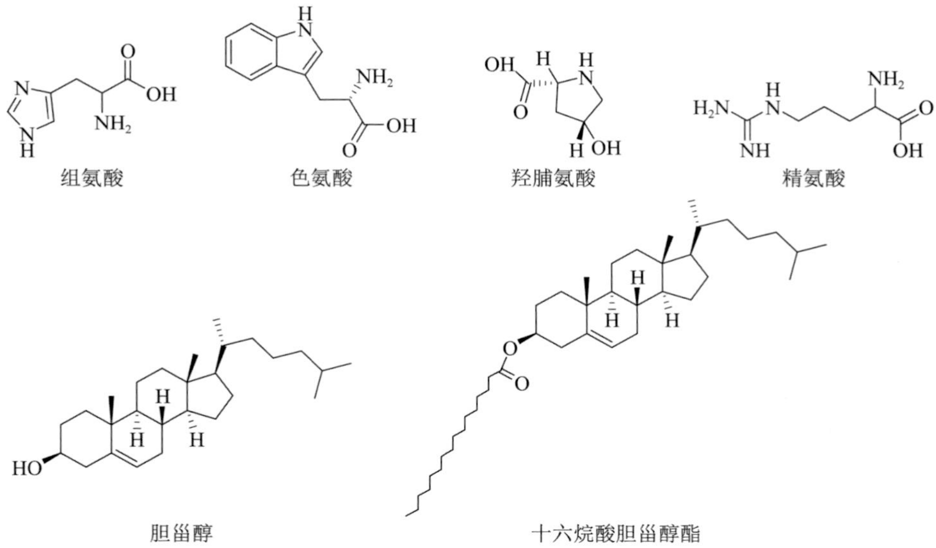

组氨酸　　　　　色氨酸　　　　　羟脯氨酸　　　　　精氨酸

胆甾醇　　　　　　　　　　十六烷酸胆甾醇酯

图 18-10　龟甲中的代表性化学成分

血清中 T_3 和 T_4 含量，并且可降低红细胞膜中 Na^+-K^+-ATP 酶的活性、血浆中的 cAMP 及血浆的黏度，从而使萎缩的甲状腺开始恢复生长，减慢大鼠的心率，提高痛阈，降低大鼠的整体耗氧量，升高血糖；还可以降低大鼠的饮水量，增加其尿量，使其体重有所增加；并使大鼠的胸腺、甲状腺、肾上腺和脾的组织结构及重量均基本恢复到正常或接近正常的水平。

2）增强免疫作用。龟甲水煎液能使阴虚型的大鼠淋巴细胞转化率和血清中 IgG 的含量均有所提高，从而使低下的细胞免疫及体液免疫功能均得到较好恢复。龟甲胶有生成血小板及白细胞的作用。龟甲对阴虚小鼠体重减轻、自主活动减少、耐缺氧能力减弱和甲状腺、胸腺、脾脏、肾上腺的萎缩都具有一定的抑制作用。

3）促进发育作用。龟甲能够促进骨髓间充质干细胞（MSCs）增殖，从而促进生长发育，它又可能激活 MSCs 向神经方向或者成骨方向分化。醇提物具有修复 MSCs 氧化损伤的作用。龟甲水煎液能降低脑缺血再灌注后 iNOS、nNOS 过度表达所形成的 NO 神经毒性，提高源于内皮型一氧化氮合酶（eNOS）产生的 NO 神经保护作用，上调脑缺血再灌注大鼠 Nestin 的表达，促进神经干细胞的增殖。

4）骨损害修复作用。龟板对防治激素性骨质疏松症（GIOP）骨损害具有明显效果，并与 ALN 联合应用在骨量、骨微细结构、骨生物力学及骨组织形态学等方面均显示出较好的联合效应和优势。

5）延缓衰老作用。龟甲的 95％乙醇部位提取物，有较强的体外抗氧化活性，具有抗衰老的特殊功效。

6）抑制细胞凋亡作用。龟甲提取物具有较好的抗表皮干细胞凋亡作用。

2. 安全性研究

龟甲的毒性极低，100％龟上下甲煎液（1 ml 相当于 1 g 生药）给小鼠服用，其半数致死量 LD_{50} 测不出，最大耐受量 MTD 均为 250 g/kg，为成人临床用量的 500 倍。

性味与归经 咸、甘，微寒。归肝、肾、心经。

功能与主治 滋阴潜阳，益肾强骨，养血补心，固经止崩。用于阴虚潮热，骨蒸盗汗，头晕目眩，虚风内动，筋骨痿软，心虚健忘，崩漏经多。

临床应用

1. 临床常用

1）用于肾阴不足，骨蒸劳热，潮热盗汗，或阴虚阳亢，热病伤阴，阴虚风动等症。龟甲能滋肾阴而潜浮阳。在临床方面，治阴虚发热，可与地黄、知母、黄柏等配伍；治阴虚阳亢，可与生牡蛎、鳖甲、白芍、生地等配伍；若阴虚而动风者，再加入阿胶、鸡子黄等品，以滋液而息风。

2）用于腰膝痿弱，筋骨不健，小儿囟门不合等症。龟甲能滋肾而健骨，故可用于筋骨不健、囟门不合等症，可与牛膝、锁阳、当归、芍药等同用。

3）用于血热所致的崩漏等症。龟甲有滋阴益血的功效，且性偏凉，故可用于血热所致的崩漏等症，可与地黄、旱莲草等配合使用。

2. 临床进展

1）治疗肝硬化。治疗组在西医常规治疗基础上联合苓桂术甘汤合三甲散治疗肝硬化患者 34 例，对照组予以西医常规治疗 34 例，连续治疗 8 周。结果：治疗组临床总有效率（88.2％）明显高于对照组（70.1％），组间比较，差异有统计学意义（$P <$ 0.05）；两组患者肝纤维化指标较治疗前均有改善，然治疗组改善更明显，且与对照组比较，治疗组患者 $CD3^+$、$CD4^+$ 升高更明显，$CD8^+$ 较前下降更显著，同时治疗组 $CD4^+/CD8^+$ 比值变化更大，差异均有统计学意义（$P < 0.05$）。

2）治疗卒中后遗症。将卒中后遗症患者 56 例随机分为两组，对照组 28 例予药物、康复、针灸等常规治疗，治疗组 28 例在对照组常规治疗基础上加三甲散加减治疗。结果总有效率治疗组为 89.29％，对照组为 64.29％，组间比较，差异有统计学意义（$P < 0.05$）。

3）治疗女童中枢性性早熟。对照组采用知柏地黄丸口服，以知柏地黄丸联合大补阴丸治疗女童中枢性性早熟 42 例，对照组用知柏地黄丸治疗 42 例。2 组均以 3 个月为 1 个疗程，连续治疗 2 个疗程后统计疗效。结果：治疗后 2 组乳房均有明显缩小，与同组治疗前比较，差异有统计学意义（$P < 0.05$），且治疗组缩小更显著（$P < 0.05$）。治疗后 2 组乳腺腺体回声及中央低回声均显著减少，与同组治疗前比较，差异有统计学意义（$P < 0.05$），且治疗组减少更显著（$P < 0.05$）。2 组治疗前子宫及卵巢容积、最大卵泡直径、黄体生成素（LH）峰值/促卵泡激素（FSH）峰值比较，差异均无统计学意义（$P > 0.05$），具有可比性（$P > 0.05$）。治疗后 2 组子宫及卵巢容积、最大卵泡直径、黄体生成素（LH）峰值/促卵泡激素（FSH）峰值等指标均明显改善，与同组治疗前比较，差异有统计学意义（$P<0.05$），且治疗组改善更显著（$P<0.05$）。对照组总有效率为 83.33%，治疗组为 100.00%，2 组比较，差异有统计学意义（$P<0.05$）。

用法与用量 9~24 g，先煎。

使用注意 脾胃虚寒者及孕妇禁服。

基地建设 湖北京山盛昌乌龟原种场，位于湖北省京山市钱场镇吴岭村，这里出产的"盛老汉牌"乌龟被批准为中国国家地理标志产品，也被定为国家生态原产地保护地。基地创始于 1995 年的京山盛老汉家庭农场，在京山市钱场镇吴岭村、荆条村、严李村、廖冲村、刘岭村等地有基地面积 5 000 多亩，其中，乌龟规范化养殖示范核心示范基地 5 600 亩（包括原种乌龟基地 600 亩、稻渔综合养殖基地 5 000 亩）（图 18-11）。农场基地保护着 70 万只野生乌龟种群、年产生态乌龟 50 万 kg。基地每年向全国 10 多个省市养殖场（户）提供优质龟苗 580 万只以上。

附注 乌龟除龟板入药外，龟肉、龟血、龟胆均有入药记载。

1. 龟肉

具有滋阴补血的功效。主治痨热骨蒸，久咳咯血，血痢，肠风下血，筋骨疼痛，尿频尿急等症。

2. 龟血

具有养血活络的功效。主治闭经，跌打损伤，脱肛等症。

3. 龟胆

具有明目消肿的功效。主治目赤肿痛等症。

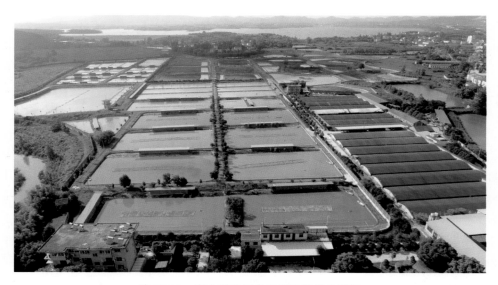

图 18-11 京山盛老汉乌龟原种场种龟基地

厚朴 Houpo MAGNOLIAE OFFICINALIS CORTEX

商品名 厚朴，川朴，紫油厚朴。

基原 本品为木兰科植物厚朴 *Magnolia officinalis* Rehd. et Wils. 或凹叶厚朴 *Magnolia officinalis* Rehd. et Wils. Var. biloba Rehd. et Wils. 的干燥干皮、根皮及枝皮。湖北主产厚朴基原为厚朴。

本草考证 厚朴始载于《神农本草经》，列为中品。《名医别录》曰："生交距（今越南北部、广东及广西部分地区）、冤句（今山东菏泽市南）。"陶弘景曰："今出建平（今湖北恩施州，属当时的建平郡）、宜都（今湖北宜昌，属当时的宜都郡），极厚、肉紫色者为佳。"《本草图经》云："今洛阳、陕西、江淮、湖南、蜀川山谷中往往有之，而以梓朴（今四川南充）、龙朴（今四川平武）者为上……皮极鳞皱而厚，紫色多润者佳，薄而白者不堪入药。"《本草衍义》云："今伊阳县及商州亦有，但薄而色淡，不如梓朴者厚而紫色有油。"《本草品汇精要》载："蜀川、商州（今陕西商洛市商州区）、归州（今湖北秭归县）、梓朴、龙朴最佳。"《药物出产辨》云："产四川打箭炉为正。"从上述可见，厚朴在古代主产于四川、湖北、陕西等地，并以川东、鄂西一带所产为佳。因这一带所产厚朴干皮内表面呈紫棕色，油性重，划之有油痕，故又称为"紫油厚朴"。

现今厚朴主产于四川、湖北等省，以湖北恩施自治州产量大。恩施紫油厚朴获国家地理标志产品保护，建始厚朴获国家农产品地理标志保护。

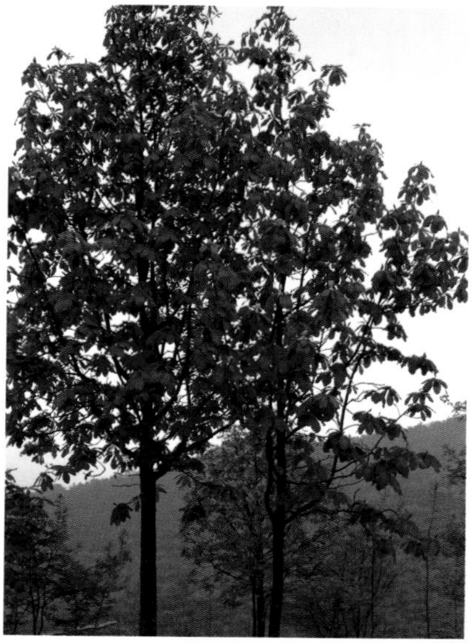

图 19-1 厚朴（原植物）

原植物 落叶乔木，高 7～15 m。树皮厚，紫褐色，枝粗壮，开展，幼枝淡黄色或绿棕色，被绢状毛，老枝灰棕色，光滑，无毛，皮孔大而显著；冬芽粗大，圆锥状，芽鳞密被淡黄褐色绒毛。单叶互生，集生于枝的顶端，具粗壮的叶柄，无毛；叶片革质，倒卵形或椭圆状倒卵形，长 20～45 cm，宽 10～20 cm，先端钝圆而短尖头，基部常为楔形，全缘或微波状，上面淡黄绿色，无毛，幼叶下面有

密生的灰白色短柔毛，老叶呈白粉状，叶脉明显，侧脉 20～30 对，密生长毛；叶柄近圆形，长 2～5 cm，有柔毛，托叶痕延至叶柄的中部以上。花与叶同时开放，单生于幼枝顶端，杯状，白色，芳香，花径 12～15 cm，花梗粗壮而短，密被丝状白毛，长 2～5 cm；花被片 9～12 或更多，肉质，几等长，外轮 3 片反卷，匙状倒卵形，长 8～10 cm，宽 3～4 cm，先端钝圆，其余呈长圆状匙形或长圆形，先端圆形，通常比外轮的 3 片早落。雄蕊和雌蕊均为多数，螺旋状排列于伸长的花托上；花丝肥粗，红色，长 3～5 cm；子房长圆形，柱头先端尖而稍反曲。聚合果长椭圆状卵形，长 9～12 cm，直径 5～6.5 cm，心皮鲜红色，排列紧密，成熟时木质，顶端有弯尖头。种子三角状倒卵形，红色。花期 4—5 月，果期 6—10 月（图 19-1、图 19-2、图 19-3）。

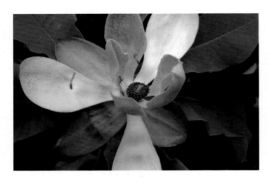

图 19-2　厚朴（花期）

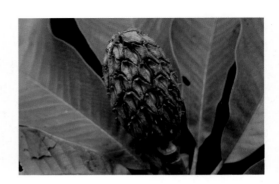

图 19-3　厚朴（果期）

生态环境　厚朴为喜光树种，喜凉爽湿润、光照充足，怕严寒、酷暑、积水。喜疏松、肥沃、排水良好、含腐殖质较多的酸性至中性土壤。一般在海拔 300～1 700 m 山地壤土、黄红壤地均能生长。生育期要求年平均气温 16℃～17℃，年降水量 800～1 400 mm，相对湿度 70％以上，在 −20℃极端低温仍能生长不会造成冻害。常混生于落叶阔叶林内，或生于常绿阔叶林缘。

适宜区　厚朴为中国特有的珍贵树种。在湖北省内栽培地主要为湖北西部，尤其是恩施州、宜昌市、十堰市及神农架林区最为适宜。

栽培技术

1. 生物学特性

厚朴种子的外种皮富含油脂，内种皮厚而坚硬，水分不易渗入，影响种子萌发，因此在播种前应对种子进行处理，才能早发芽。种子活力可保持 2 年左右。

厚朴喜温暖、潮湿的气候，耐寒，在 −10℃以下亦能越冬；怕炎热，温度在 38℃时生长极为缓慢；喜光，在阳光充足处生长良好，荫蔽处则生长不良。其主根发达，可深入土层 1 m 以上，要求土层深厚、疏松肥沃。

厚朴的生长发育过程分为苗木生长和林木生长两个阶段。从播种至幼苗出圃定植前为苗木生长阶段。3 月上旬播种，50～60 d 出苗，6 月中、下旬地上部分出现真叶，地下部分出现侧根，7 月下旬可长出 8～10 片叶，8—10 月中旬，叶片增至 16～20 片，根系已形成，10 月下旬苗木生长逐渐缓慢，11 月中旬叶片脱落。林木生长阶段包括苗木从定植后直至死亡的时期。定植后 5～13 年树龄生长速度快，到 20 年时，生长速度减缓。厚朴的生长发育因海拔高度不同而异，海拔高的地区开花、结果时间明显晚于海拔低的地区；海拔高的区域植株胸径净增长大于海拔低的区域，而高度净增长则低于海拔低的区域。厚朴寿命长，超过 100 年树龄的老树仍能开花结果。

2. 繁殖与育苗技术

厚朴的繁殖方法有种子繁殖、扦插繁殖、分株繁殖、压条繁殖，生产上主要采取种子繁殖的方法。

1）选种与种子处理。选择 15～20 年生皮厚油多的优良母树留种。一般选籽粒饱满、无病虫害、成熟的种子。厚朴种子外皮富含蜡质，水分难以渗入，不易发芽，必须进行脱脂处理。9—10 月采摘成熟的聚合果，置通风干燥处，待聚合果开裂、露出红色种子时，剥离种子，浸入浅水中，脚踩、手搓至种子红色蜡质全部去掉后摊开晾干。将种子与湿砂按 1∶3 的比例混合贮藏，贮藏期间保持湿润，防止干燥，一般含水量控制在 20% 左右；次年春天播种时，用 40℃ 10% 的石灰水浸种 24 h，并用木棒搅拌，捞起待播。

2）选地。选择海拔 250～800 m，坡度 10°～15°，坡向朝东的新开荒地或土质肥沃的稻田为宜。育苗地一般于冬季深翻，春播时结合整地每亩施腐熟厩肥或土杂肥 3 000 kg，耙平整细，然后开道作畦，畦宽 1.2 m，高 15 cm，道宽 30 cm，畦面呈瓦背形。

3）播种。厚朴播种育苗可秋播，也可春播。秋播在 11 月中下旬进行，春播在 2 月下旬至 3 月上旬进行。在整好的苗床上条播，条距 30 cm，沟深 3 cm，将处理好的种子均匀的播入沟内，覆土 3 cm，亩用种量为 15 kg 左右。在低海拔地区育苗，1 年即可移栽。如在海拔 1 600 m 以上的高山地区育苗，则需 2 年才能出圃移栽定植。

4）中耕除草。见草就拔，保持畦面无杂草。结合除草清沟培土，以保护幼苗根部，促进生长。

5）追肥。苗期追肥 2 次。5 月中旬 1 次，施肥量为尿素 5 kg/亩；6 月中、下旬一次，施肥量为尿素 10 kg/亩、复合肥（含 NPK 各 15%）15 kg/亩，混匀后沟施于幼苗行间。

6）灌溉排水。厚朴幼苗抗旱性较强，遇大旱时仍需浇水保苗，遇连阴雨时需清沟排渍。

3. 种植方法

1）选地。选择土壤肥沃、土层深厚、质地疏松、排灌方便、含腐殖质较多的酸性至中性土壤的向阳山坡地。于白露后按株行距 3 m×3 m 开穴，一般穴长 50 cm，宽 50 cm，深 50 cm。

2）起苗。育苗当年或第 2 年 11 月至第 3 年 4 月上旬，以厚朴叶脱落后和未萌发前的休眠期为起挖时期。起挖时避免损伤侧根、树皮及顶芽。随起随分级，并按 50 株或 100 株扎成一小捆，500 株扎成一大捆。苗木起挖后应放在遮荫避风处，防止日晒、雨淋，贮存日期不超过 2 d。

3）移栽。定植宜在秋季落叶后到第 2 年雨水前进行。按行距 3 m，株距 1.5～3 m 挖穴，穴径 40～60 cm，穴深 60～80 cm，穴底要平。在挖好的穴内施入堆肥、厩肥（每亩约 1 200 kg）与土拌匀。每穴栽苗 1 株。栽时必须使根部伸展自如，不能弯曲，然后盖土压实，浇足定根水后再盖 1 层松土。若利用荒山坡地栽种，不必全垦，可按行株距挖大穴（径 80～100 cm，深 80～100 cm）进行定植。

4）林地管理。

（1）除蘖、修剪、间伐。厚朴萌蘖力强，特别是根际部位和树干基部由于机械损伤、病虫和兽害等原因，常出现萌芽而形成多干现象，这对主干的生长是极其不利的。因此，必须及时修剪除蘖，以利其正常生长。如种植密度大或混交种植，还应及时进行间伐和修剪，方能保证厚朴林的正常发育。

（2）截顶、整枝和斜割树皮。为加快厚朴生长，增厚皮层，定植 10 年后，树高达 9 m 左右时，就可将主干顶梢截除，并修剪密生枝、纤弱枝、垂死枝，使养分集中供应主干和主枝生长。同时于春季用利刀从其枝下高 15 cm 处起一直到基部围绕树干将树皮等距离地斜割 4～5 刀，并用 100 mg/L ABT2 号生根粉原液向刀口处喷雾，促进树皮形成层细胞加速分裂和生长，使树皮增厚更快。这样，15 年生的厚朴就可以采收剥皮。

（3）套种。厚朴生产周期长，幼林期收益小，影响药农近期收入。为此厚朴前期与玄参、湖北贝母等药用植物以及辣椒、白菜等高精细蔬菜进行套种，树冠封林后与黄连、七叶一枝花、竹节参等喜阴作物套种，以取得最佳的社会经济效益（图 19-4～图 19-7）。

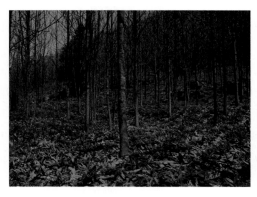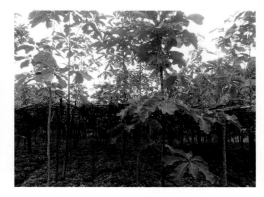

图 19-4　厚朴林下套种贝母　　　　　　　　　图 19-5　厚朴林下套种黄连

（4）中耕除草、追肥和培土。定植后 5～6 年，与套种作物同时进行中耕除草、追肥和培土。树冠封林后，每隔 2～3 年于夏季中耕 1 次，把杂草翻入土中作肥料，并于冬季培土时再施堆肥或厩肥 1 次。施肥掌握前期少而淡、后期多而浓的原则。

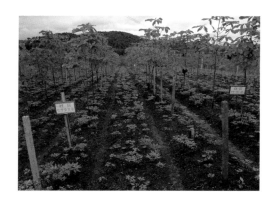

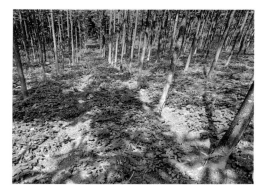

图 19-6　厚朴林下套种竹节参　　　　　图 19-7　厚朴林下套种淫羊藿

4. 病虫害防治

1）病害。厚朴主要病害是立枯病、叶枯病、根腐病等。

（1）立枯病。在苗期发生，幼苗出土不久，靠近地面的植株茎基部缢缩腐烂，呈暗褐色，形成黑色的凹陷斑，幼苗折倒死亡。在土壤黏性过重、阴雨天等情况下发生严重。防治方法：选择排水良好的砂质壤土种植；雨后及时清沟排水，降低田间湿度；发病初期，用 5％石灰液浇注，每隔 7 d 1 次，连续浇注 3～4 次。

（2）叶枯病。叶面病斑黑褐色，圆形，后期，病叶干枯死亡。生长期，分生孢子借风雨传播，引起再次侵染，扩大危害。防治方法：及时摘除病叶，烧毁或深埋；每隔 7～8 d 喷 1 次 50％退菌特 800 倍液，连续 2～3 次。

（3）根腐病。幼苗期发生，根部首先变褐色，逐渐扩大呈水渍状；后期，病部发黑腐烂，苗木死亡。天气时晴时雨、土壤积水、幼苗生长不良等促使发病。防治方法：生长期应及时疏沟排水，降低田间湿度，同时要防止土壤板结，增强植株抵抗力；发病初期，用 50％退菌特 500～1 000 倍液，每隔 15 d 喷 1 次，连续喷 3～4 次。

2）虫害。厚朴主要虫害是厚朴横沟象、日本壶链蚧、厚朴新丽斑蚜、大背天蛾、叉斜线网蛾、波纹杂毛虫等。

防治方法：主要是平时加强抚育管理、清理病虫枝等营林措施，改善林分卫生状况；根据害虫生物特性，利用害虫对某些物质或条件的强烈趋向，将其诱集后捕杀，常用灯光诱杀、人工捕杀等；保护和利用各种捕食性和寄生性天敌昆虫，采用人工繁殖、释放、助迁、引进天敌等方法防治害虫；在天敌不足以有效抑制其危害的情况下，则采用化学防治方法。

采收加工　厚朴的商品加工质量、规格要求相当规范，操作技术要求严格，已形成了一套严格、独特的采收、加工技术，达不到技术标准的人不允许从事采剥和加工工作。因其质地以"紫色而油重"为特征，故冠名为紫油厚朴，并成为驰名中外的道地药材品牌。

1. 采收

厚朴定植 7 年以后可间伐，15 年以上可采伐。厚朴皮采收时间在 6 月中旬至 6 月下旬。先在树干基部离地面 5～10 cm 环切树皮一圈，深至木质部，再在上部 40 cm 或 50 cm 处复切一环，在两环之间用利刀顺树干垂直切一刀，用小刀挑开皮口，用竹片刀将皮剥下，再将树砍倒。然后按 40 cm 或 50 cm 长度将主秆皮剥完，接着剥枝皮。伐木后也可保留树蔸，培育厚朴基部萌蘖。

2. 加工

采收的根皮和枝皮阴干。干皮按重量粗分 4 档：一档 1 000 g 以上、二档 450～1 000 g、三档 200～450 g、四档 200 g 以下。同时用竹片刮掉厚朴皮上的青苔和其他杂物。后置沸水中微煮，堆置阴湿处，"发汗"至内表皮变紫褐色或棕褐色时，蒸软，取出，卷成筒状，晒干或烘干。"发汗"是恩施紫油厚朴初加工工艺中独特的措施。

产销情况

1. 商品生产与流通

鄂西是厚朴主产区，20 世纪 70 年代，国家在湖北恩施（双河）、浙江景宁县、四川灌县（今都江堰市）以及广西资源县等地建了 4 个万亩厚朴基地。恩施州各级政府和中药材管理部门也十分重视厚朴基地的建设和发展，双河紫油厚朴的种植、加工一直是当地农民的主要经济来源之一。湖北省恩施州特别适宜厚朴生长，所产紫油厚朴中厚朴酚与和厚朴酚的总含量在 5% 以上，远高于《中国药典》（2020 版）2% 的标准，居全国同类产品之首，备受各大药商和医药企业欢迎。据恩施州《中药商业志》（恩施州医药局编志办，1992 年 11 月）载：1957—1989 年全州收购总量 10 100 t，1961—1989 年的 29 年间共从恩施调出厚朴 7 400 t，出口总量 618.5 t。其中 1957 年收购823.7 t，最高收购量是 1988 年的 1 120.8 t，占当年全厚朴收购量的 60%，之后因采伐过大导致收购量下降，到近年产量恢复到 2 000 t，占全国厚朴产量的 30%。2015—2017 年湖北省累计新发展厚朴种植面积 57.01 万亩，累计增加产值 20.73 亿元。

2. 商品规格

一般分为筒朴、蔸朴、耳朴、根朴 4 种规格，各规格再分若干等级。

1）筒朴分 4 个等级。

一等：干货。筒长 40 cm，不超过 43 cm，重 500 g 以上。无青苔、杂质、霉变。

二等：干货。具纤维性。重 200 g 以上。余同一等。

三等：干货。具纤维性。筒长 40 cm，重不小于 100 g。余同一等。

四等：干货。凡不符合以上等级者，以及有碎片、枝朴，不分长短大小，均属此等。无青苔、杂质、霉变。

2）蔸朴分 3 个等级。

一等：干货。为靠近根部的干皮和根皮，似靴形，上部呈筒形，下端呈喇叭口状。块长 70 cm 以上，重 4 000 g 以上。无青苔、杂质、霉变。

二等：干货。块长 70 cm 以内，重 2 000 g 以上。余同一等。

三等：干货。块长 70 cm 以内，重 500 g 以上。余同一等。

3）耳朴。统货。干货。为靠近根部的干皮，呈块片状或半卷形，多似耳状。大小不一，无青苔、泥土、杂质。

4）根朴分两个等级。

一等：干货。呈卷筒状长条。条长 70 cm，重 400 g 以上。无木心、须根、杂质、霉变。

二等：干货。形弯曲似盘肠。长短不分，每枝重 400 g 以下。余同一等。

药材性状

1. 干皮

呈卷筒状或双卷筒状，长 30～35 cm，厚 0.2～0.7 cm，习称"筒朴"；近根部的干皮一端展开如喇叭口，长 13～25 cm，厚 0.3～0.8 cm，习称"靴筒朴"。外表面灰棕色或灰褐色，粗糙，有时呈鳞片状，较易剥落，有明显椭圆形皮孔和纵皱纹，刮去粗皮者显黄棕色。内表面紫棕色或深紫褐色，较平滑，具细密纵纹，划之显油痕。质坚硬，不易折断，断面颗粒性，外层灰棕色，内层紫褐色或棕色，有油性，有的可见多数小亮星。气香，味辛辣、微苦（图 19-8）。

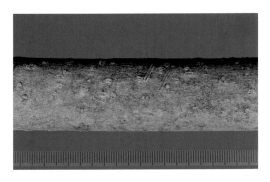

图 19-8　厚朴干皮

2. 根皮（根朴）

呈单筒状或不规则块片；有的弯曲似鸡肠，习称"鸡肠朴"。质硬，较易折断，断面纤维性。

3. 枝皮（枝朴）

呈单筒状，长 10～20 cm，厚 0.1～0.2 cm。质脆，易折断，断面纤维性。

恩施紫油厚朴以皮厚、质细，油性重、香气浓，断面紫棕色、内表深紫色，味辛辣、嚼之无渣为特点。

理化鉴别及含量测定

1. 理化鉴别

取本品粉末 0.5 g，加甲醇 5 ml，密塞，振摇 30 min，滤过，取滤液作为供试品溶液。另取厚朴酚对照品、和厚朴酚对照品，加甲醇制成每毫升 1 各含 1 mg 的混合溶液，作为对照品溶液。照薄层色谱法（《中国药典》2020 年版四部通则 0502）试验，吸取上述两种溶液各 5 μl，分别点于同一硅胶 G 薄层板上，以甲苯-甲醇（17：1）为展开剂，展开，取出，晾干，喷以 1％香草醛硫酸溶液，在 100℃ 加热至斑点显色清晰。供试品色谱中，在与对照品色谱相应的位置上，显相同颜色的斑点。

2. 含量测定

采用高效液相色谱法（《中国药典》2020 年版四部通则 0512）测定。本品按干燥品计算，含厚朴酚（$C_{18}H_{18}O_2$）与和厚朴酚（$C_{18}H_{18}O_2$）的总量不得少于 2.0％。

质量研究

1. 发汗与去皮对厚朴中酚类成分含量的影响

分别对 5 年、10 年、15 年、20 年生厚朴采取去皮和不去皮、发汗和不发汗等处理，采用 HPLC 法对厚朴酚、和厚朴酚的含量进行测定，考察发汗与去皮等产地加工对厚朴中酚类成分含量的影响。结果显示，在不去皮情况下，发汗能使厚朴酚与和厚朴酚含量大幅度提高，最高可达 40％，同时发汗也能使水分降低；去皮对小树龄厚朴的发汗品无益，甚至造成损失。若以厚朴酚与和厚朴酚为考核指标，建议厚朴的产地加工坚持发汗处理，取消去皮工序。

2. 湖北恩施产厚朴的生物碱定量分析

厚朴具有影响肠胃活动、抗菌、松弛肌肉和抑制中枢等作用，生物碱是其主要活性成分之一，但同时也是厚朴的主要毒性成分。对 5 年、10 年、15 年、20 年生厚朴采取发汗、不发汗等处理，考察树龄、发汗加工对厚朴生物碱含量的影响。依照（《中国药典》2015 版四部通则 0702）非水溶液滴定法项下"第一法"测定样品中生物碱含量［以木兰箭毒碱（$C_{19}H_{24}NO_3$）计算］。结果显示，随着树龄增长，生物碱含量下降，而"发汗"又使之进一步降低。从生物碱的角度来说，传统的采收与加工方法，正确反映了前人对厚朴入药的经验积累，即厚朴生物碱必须控制在适宜的范围内，以保证用药的安全。

3. 生长年限与产地加工等对厚朴浸出物的影响

对 5 年、10 年、15 年、20 年生厚朴皮采取发汗、不发汗等处理，考察生长年限与产地加工等对厚朴水溶性浸出物的影响。结果显示，随着树龄增长，浸出物呈下降趋势，即 20 年生的厚朴浸出物含量较低。但考虑到随树龄增长，产皮量提高，浸出物的总量并不低。而且 20 年枝皮浸出物较高，更说明根、干、枝皮混合入药的必要性。而发汗能使厚朴浸出物大幅度提高，提高了成品厚朴的质量。可见发汗这一传统的产地加工方法具有内在的科学性，应该得到坚持。

4. 湖北恩施产厚朴中厚朴酚与和厚朴酚的定量分析

采用 HPLC 法对湖北省恩施州的鹤峰、宣恩、恩施、建始、巴东等产地厚朴中厚朴酚、和厚朴酚的含量进行测定，探索厚朴中酚类成分的积累与分布规律。结果显示，不同产地的样品，厚朴酚与和厚朴酚总量均超过现行版《中国药典》规定。树龄相同，厚朴酚含量与胸径、皮厚呈正相关；根皮的酚含量远高于干皮和枝皮，干皮自下而上酚含量逐渐降低，枝皮的酚含量比中上部干皮的高。若单以厚朴酚与和厚朴酚含量为指标，厚朴采割年限应适当缩短；根、干、枝皮应混合用药。

5. 不同产地对厚朴中酚类成分含量的影响

采用 UPLC 建立了同时测定厚朴药材中和厚朴酚、厚朴酚和辣薄荷基厚朴酚的含量测定方法，同时对种酚类含量检测结果进行聚类分析，考察不同产地厚朴药材中各种成分的含量，厚朴样品采自湖北恩施、安徽潜山、浙江丽水。结果表明不同产区的厚朴药材中 3 种木脂素成分含量差异较大，厚朴的传统道地产区以湖北恩施为中心，产于湖北、四川的厚朴又称为"川朴"，而产于浙江、福建等地的称为"温朴"，这与聚类分析的结果一致。

炮制

1. 厚朴

刮去粗皮，洗净，润透，切丝，干燥（图 19-9）。

2. 姜厚朴

取厚朴丝加姜汁拌匀，不断翻，使其吸透，用文火炒干。每 100 kg 厚朴用生姜 10 kg（图 19-10）。

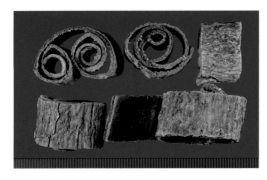 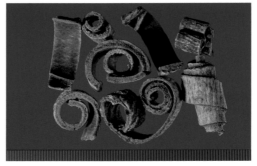

图 19-9 厚朴丝　　　　　　　　　　图 19-10 姜厚朴

贮藏 置通风干燥处。

化学成分 主要含有木质素类、挥发油、生物碱类及其他成分（图 19-11）。

1. 木质素类

有 obovatol、厚朴酚、和厚朴酚、magnaldehydeB、lignans 等。

2. 挥发油

有 crytomeridiol、α-荜澄茄烯、β-人参烯、α-依兰油烯、τ-依兰醇、香木兰烯氧化物、桉叶子素等。

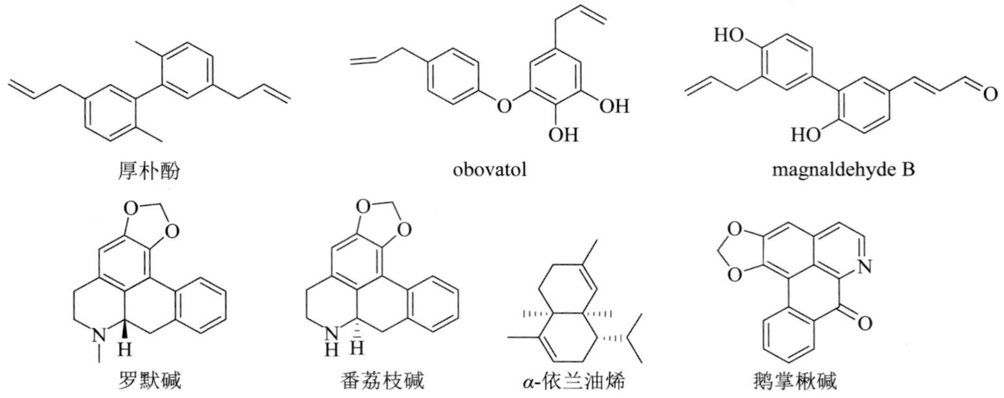

图 19-11　厚朴中的代表性化学成分

3. 生物碱类

有 N-降荷叶碱、lirinidine、罗默碱、番荔枝碱、lysicamine、鹅掌楸碱、瑞枯灵、isosalsoline、N-methylisosalsoline、木兰箭毒碱、武当木兰碱等。

4. 其他

有皂苷及无机成分钙、钠、钾、镁、铁、锰、锌、铜等。

药理作用

1. 药效学研究

1) 抗炎作用。厚朴乙醇提取物能减少乙酸引起的小鼠腹腔毛细血管通透性增高，并明显抑制二甲苯引起的小鼠耳肿胀及角叉菜胶引起的小鼠足趾肿胀。

2) 抑菌作用。厚朴对金黄色葡萄球菌、肺炎双球菌、痢疾杆菌、炭疽杆菌均有较强的抑制作用，且性质稳定。

3) 对消化系统的作用。厚朴乙醇提取物能抑制盐酸-乙醇型溃疡，明显对抗番泻叶性小鼠腹泻，增加大鼠胆汁流量。对动物病毒性肝炎似有改善肝脏实质病损的作用。

4) 抗血栓作用。厚朴乙醇提取物能明显延长大鼠体内血栓的形成时间。

5) 对平滑肌的作用。厚朴煎剂对家兔肠管及支气管平滑肌均有兴奋作用；对小鼠及豚鼠离体肠管小剂量出现兴奋，大剂量出现抑制。

6) 降血压作用。厚朴箭毒碱小剂量注射家兔或猫，引起血压明显下降，心率加快，肌张力下降。

7) 对神经系统的作用。厚朴箭毒碱能麻痹运动神经末梢，引起全身松弛性运动麻痹现象，但对感觉神经则无明显影响。

8) 抗肿瘤作用。厚朴中和厚朴酚能明显抑制人结肠癌 SW480 细胞体外增殖，并诱导大肠癌细胞 SW480 通过激活 Caspase 途径发生凋亡。而厚朴酚可通过细胞自噬途径而非凋亡途径诱导 H460 肺癌细胞的死亡。

9）抗氧化作用。不同溶剂的厚朴提取物对 DPPH 自由基均有清除作用，其中以乙醇提取物的清除能力最强，厚朴乙醇提取物对亚油酸、猪油的脂质过氧化有良好的阻断作用。

2. 安全性研究

小鼠灌胃厚朴水煎剂连续 3 d，未见毒性反应，但腹腔注射则显现一定毒性，LD_{50} 为（2.67±0.45）g/kg。

性味与归经 苦、辛，温。归脾、胃、肺、大肠经。

功能与主治 燥湿消痰，下气除满。用于湿滞伤中，脘痞吐泻，食积气滞，腹胀便秘，痰饮喘咳。

临床应用

1. 临床常用

1）用于湿阻脾胃、脘腹胀满等症。厚朴能温燥寒湿、行气宽中，用于湿困脾胃、气滞胀满、呕恶泄泻、腹痛、食欲不振、舌苔厚腻等症，常与苍术、陈皮等配伍使用。

2）用于痰湿内阻、肺气壅滞、胸闷咳嗽等症。厚朴具有温化湿痰、下气降逆之功效，故可用于痰湿内蕴，胸闷气喘等症，常与杏仁、半夏、苏子等同用。

2. 临床进展

1）治疗慢性重型肝炎内毒素血症。应用厚朴三物汤加味（厚朴、大黄、枳实、生黄芪、金钱草、柴胡等）治疗慢性重型肝炎内毒素血症，治疗组内毒素与 AST、ALT 水平下降。

2）治疗慢性咽炎。应用半夏、厚朴、甘草等，水煎，每天 1 剂，治疗慢性咽炎。结果服药后症状消失，检查咽部充血消失，后壁淋巴滤泡增生消退。

3）用于腹腔镜胆囊切除术后肠道功能恢复。给予腹腔镜胆囊切除患者服用枳壳、厚朴煎剂，观察其术后肠道功能恢复情况。结果服用枳壳、厚朴组平均术后 9 h 排气，未服用枳壳、厚朴组平均术后 40 h 排气，两组排气时间有显著性差异。

4）治疗功能性消化不良。应用厚朴温中汤治疗消化功能不良，总有效率 92.9%。

用法与用量 3～10 g。

使用注意 孕妇慎用。

基地建设 在恩施市、宣恩县、鹤峰县、建始县连片高寒老区乡镇建立厚朴百里长廊；州市质监部门在恩施市、宣恩县、鹤峰县、建始县建立 10 万亩紫油厚朴规范化种植基地；与省果茶办在恩施、宣恩、鹤峰、建始、利川、巴东、咸丰、来凤、五峰、长阳、蕲春等县市建立 25 个紫油厚朴规范化种植基地（图 19-12）。目前，以百里紫油厚朴长廊为核心的恩施州厚朴种植面积达 30 万亩。

2014—2016 年，湖北省农业厅把紫油厚朴标准化生产技术列为湖北省农业主推技

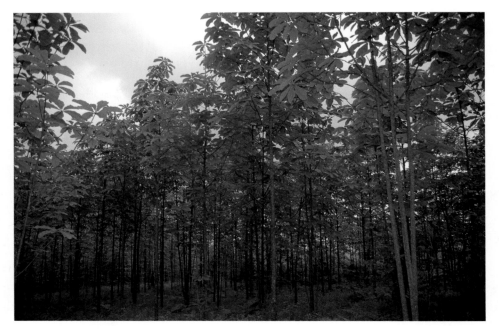

图 19-12　厚朴规范化种植基地

术，在恩施州、宜昌市、十堰市、黄冈市等 11 个县市大力推广紫油厚朴标准化生产技术，制定详细实施方案，创办科技示范点，派遣专家开展技术指导，多举措落实技术成果推广应用，取得了良好经济社会效益。

附注

（1）传统经验认为"温朴"质量较"紫油厚朴"略逊。

（2）厚朴与凹叶厚朴的干燥花蕾亦可药用，药材名厚朴花。

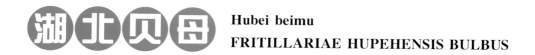

湖北贝母 Hubei beimu
FRITILLARIAE HUPEHENSIS BULBUS

商品名 湖北贝母、板贝、窑贝。

基原 本品为百合科植物湖北贝母 *Fritillaria hupehensis* Hsiao et K. C. Hsia 的干燥鳞茎。

本草考证 贝母始载于《神农本草经》，列为中品。历代本草所叙述的贝母品种有多种来源。陆机《诗疏》云："莔，贝母也，叶如栝楼而细小，其子在根下，如芋子正白，四方连累有分解，今近道出者正类此。"此"莔"经考证为洛阳附近的葫芦科植物假贝母 *Bolbostemma paniculatum*（Maxim.）Franquet。陶弘景《本草经集注》云："今出近道，形似聚贝子，故名贝母，断谷服之不饥。""近道"即今南京附近地区，所述贝母是指百合科植物浙贝母 *Fritillaria thunbergii* Miq.。湖北贝母的应用始载于唐代苏敬《新修本草》："贝母，其叶如大蒜，四月蒜熟时采……出润州、荆州、襄州者最佳。江南诸州亦有。"其中，产润州及江南者主要指浙贝母，产荆州及襄州者是指湖北贝母，而且与所记述叶似大蒜，四月蒜熟时采，也相符合。宋代《本草图经》云："今河中、江陵府、郓、寿、随、郑、蔡、润、滁州皆有之。"其中，产于郓州、随州和江陵县者按所附插图应为湖北贝母。由此可见，湖北贝母作为贝母入药在我国有悠久的应用历史，而湖北省也是古代本草记载的贝母主要产地之一。

另据《鄂西植物志》记载："湖北贝母在该地栽培和使用已有一百余年历史，均以川贝入药。"因当时以恩施板桥为商品集散地，故有"板贝"之称。1977年，其原植物经肖培根院士、夏光成教授研究鉴定为贝母新种，命名为湖北贝母 *Fritillaria hupehensis* Hsiao et K. C. Hsia。现行《中国药典》以湖北贝母之名记载。湖北省为其道地产区。

原植物 多年生草本，全株光滑无毛。茎单一，直立，植株长 25～50 cm。鳞茎肥厚，肉质色白，卵球形或扁球形，由 2 枚鳞片组成，直径 1.5～3 cm。叶 3～7 枚轮生，中间常兼有对生或散生，矩圆状披针形，长 7～13 cm，宽 1～3 cm，先端不卷曲或多少弯曲。花 1～4 朵，紫色，有黄色小方格条纹；叶状苞片通常 3 枚，极少为 4 枚，多花时顶端的花具 3 枚苞片，下面的具 1～2 枚苞片，先端卷曲；花梗长 1～2 cm；花被片 6，2 轮，长 4～4.5 cm，宽 1.5～1.8 cm，外花被片稍狭些；蜜腺窝在背面稍凸出；雄蕊6，长约为花被片的一半，花药近基着，花丝常具小乳突；雌蕊1，子房上位，柱头3裂。蒴果长2～2.5 cm，宽2.5～3 cm，棱上的翅宽4～7 mm。种子多数，淡棕色，扁平，半圆形，有狭翼。花期4月，果期5—6月（图20-1、图20-2）。

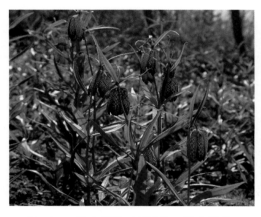

图20-1　湖北贝母（原植物，地上部分）

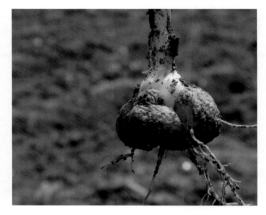

图20-2　湖北贝母（原植物，鳞茎）

生态环境　湖北贝母喜阳光充足而又凉爽、润湿的气候，怕高温、干旱和积水。多生长在海拔1000～1800 m的高山和二高山上，宜选择疏松、富含腐殖质、微酸性的砂质壤土种植。

适宜区　湖北鄂西南、鄂西北海拔1000 m以上的山区均可种植。湖南西北部、重庆市东部亦可种植。

栽培技术

1. 生物学特性

茎7—9月播种，播种后7～10 d鳞茎基部萌发须根，至次年2月下旬呈丛簇状，萌生新的肉质粗壮须根，生长旺盛。次年2月上旬前后，气温回升到6℃时，开始出苗；气温15～20 ℃时，地上茎秆生长旺盛；20～25℃时，植株生长受到抑制；26 ℃时倒苗，地下鳞茎开始处于休眠状态。现蕾期在4月中下旬，花期为10～20 d。

2. 繁殖技术

种子繁殖和鳞茎繁殖。生产上多采用鳞茎繁殖。

1）选种与种苗预处理。主要有以下3个过程，即块选、株选、颗选。块选：将播种以后无烂种，出苗整齐，整个苗期无病虫危害的地块作为种子田。株选：植株倒苗前，选择苗株发育健全，生长旺盛，倒苗时间迟的鳞茎作为种子。颗选：鳞茎播种时，边挖边选，将具有明显病虫危害的鳞茎筛除；起挖时初选，浸种时复选，播种时再选。

2）贮藏。湖北贝母鳞茎种子也可室内贮藏，但应注意保持室内干燥、通风，并将温度控制在25℃左右，假植不得超过3层，鳞茎之间用干土间隔，顶上可以盖一层通风、透气的遮盖物（如树叶等），保持空气湿度。

3. 种植方法

1）选地与整地。宜选择坡度 20° 的半阴半阳坡做种植地。土壤以疏松、富含腐殖质、微酸性的砂质壤土为宜。湖北贝母鳞茎积水易腐烂，可根据种植地实际情况，采用掺沙、开围沟、底层垫石块等方法，防止土壤积水。

湖北贝母的根须发达，穿透性能很好，根须一般长 10 cm，也有的长到 20～25 cm。种植地选好后应深耕。深翻以后，土块要整细，然后开厢，厢面宽 1.3 m 为宜，做成龟背形，厢沟深 30 cm。

2）种茎处理。鳞茎种完全浸没于药液中，浸泡 15 min 进行消毒。浸种药物有：70％的托布津可湿性粉剂 800 倍液、25％多菌灵可湿性粉剂 400 倍液、福尔马林等，其中以托布津和多菌灵防效最佳。

3）播种季节与密度。湖北贝母从芒种到立秋都可以播种。早播可提高产量，但过夏易烂种；迟播不易产生烂种现象，但生长温度偏低，次年出苗不齐，增产不明显。

在畦面上按行距 10 cm 横向开沟，沟深约 3 cm，将种茎在沟内每隔 5 cm 左右摆放1 粒，栽后覆土与畦面平齐。

4）田间管理。贝母日常管理应注重早播过夏、冬管、春防、除草等工作。早播过夏：夏天烂种是影响贝母产量的主要因素。过夏的方法如下：①种高秆作物遮荫。在贝母田里定向播种玉米，将玉米种在向阳的一侧。玉米不可种植过密，种植玉米的目的是为贝母遮荫。②遮盖。选用通风、透气的遮盖物进行遮挡，如杉树枝，不宜用稻草、麦草、玉米秸秆遮盖。③不施底肥。冬管：湖北贝母 9 月中旬开始长根到次年 2月出苗，时间长达 150 d。这段时间贝母急需肥料，冬季追肥是贝母增产的重要环节。初冬 10 月中下旬，选用农家肥（每亩 2 500 kg）追肥并结合除草同时进行。春防：从出苗之日起，到倒苗为止，这段时间属于贝母地上部分生长期，要注意防范。①巧施苗肥。春季 3 月上旬，选用农家肥（每亩 1 500 kg 腐熟好的农家肥和 50 kg 腐熟饼肥）结合清沟追肥；花期以磷肥和钾肥为主（每亩过磷酸钙 20 kg 和硫酸钾 15 kg）。②预防打药。春季雨水较多，贝母容易染病，要提早预防。贝母出苗后，开始喷射波尔多液。第 1 次，硫酸铜∶生石灰∶水＝1∶1∶300；第 2 次，硫酸铜∶生石灰∶水＝1∶1∶200；第 3 次，硫酸铜∶生石灰∶水＝1∶1∶100，每隔 7～10 d 1 次。4 月上旬开始用代森锌（铵）预防，浓度 1∶500～1∶800，每隔 7～10 d 1 次，直至倒苗前 15 d 为止。

4. 病虫害防治

1）病害。湖北贝母病害是由多种真菌引起的，主要发生在 4、5 月。①灰霉病：由灰葡萄孢菌侵染所致，发病后叶片上出现淡褐色的小点，以后渐渐扩大，边缘有明显水渍状，后来病点扩大成灰色大斑。②黑斑病：由真菌引起的病害，发病时叶尖开始发病，出现黑斑。③菌核病：又叫黑腐病，由丝核属真菌 *Rhizoctonia solani* Kuhn 引起。植株发病初期，在接近地表的茎段或土表以下 1～3 cm 的茎基部出现褪绿的水渍状条斑，随后病斑绕茎向上、下迅速扩展，随即地上部植株出现萎蔫，继而倒伏。鳞茎发生病害时，肉质鳞瓣产生黑斑，病斑下的组织变灰色，与健康组织界线分明。

受害严重时整个鳞茎变黑，外部皱缩干腐，内部组织瓦解，形成大量的类似粟米粒大小的黑色菌核。

2）虫害。湖北贝母主要虫害：①小白虫（即小跳虫），形状像虱子，俗称"贝母虱"，属弹尾目，是一种腐生虫类。该虫害主要发生在鳞茎基部，发生时间在播种以后。用手拨动贝母，根须脱落，基部有虫。这种虫害主要是由于农家肥未完全腐熟，带来虫源。②土壤根线虫（又叫线虫），属无脊椎动物中的线形动物门，线虫纲。它以蛀食的方法，钻到贝母鳞茎里，对正常组织造成损伤。凡遭到线虫侵蚀的鳞茎，呈豆腐渣状。造成该虫害的主要原因：鳞茎种子带有线虫的虫卵，选种或浸种不严，随着种子下到地里；农家肥腐熟不好，有它的寄主。③金针虫，又名铁丝虫、姜虫。它在春、秋两季咬食贝母鳞茎，引起植株枯萎死亡。

3）防治方法。农业防治：选土整地、开沟排渍、土壤消毒、药物处理、选种浸种、施肥合理、深埋播种、稀密适宜、冬管春防。药物防治：常用的农药有代森锌、代森铵、波尔多液、大蒜素、福尔马林、托布津等。

采收加工 夏初，植株枯萎后采挖。鳞茎洗净，放入石灰水（水 100 kg，生石灰 7.5 kg）或清水浸泡，干燥。

产销情况

1. 商品生产与流通

湖北贝母主产于恩施州，全省总种植面积约为 5 000 亩，其中恩施州为 4 000 亩，年产量约 500 t，大都流向浙商。

2. 商品规格

统货。

药材性状 本品呈扁圆球形，高 0.8～2.2 cm，直径 0.8～3.5 cm。表面类白色至淡棕色。外层鳞叶 2 瓣，肥厚，略呈肾形，或大小悬殊，大瓣紧抱小瓣，顶端闭合或开裂。内有鳞叶 2～6 枚及干缩的残茎。内表面淡黄色至类白色，基部凹陷呈窝状，残留有淡棕色表皮及少数须根。单瓣鳞叶呈元宝状，长 2.5～3.2 cm，直径 1.8～2 cm。质脆，断面类白色，富粉性。气微，味苦（图20-3）。

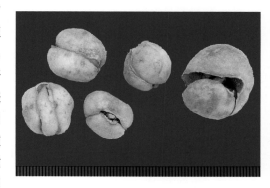

图 20-3 湖北贝母药材

理化鉴别及含量测定

1. 理化鉴别

取本品粉末 10 g，加乙醇 50 ml，加热回流 1 h，滤过，滤液蒸干，残渣加稀盐酸 10 ml，搅拌使溶解，滤过，滤液用 40% 氢氧化钠溶液调节 pH 值至 10 以上，用二氯甲烷振摇提取 2 次，每次 10 ml，合并二氯甲烷液，蒸干，残渣加无水乙醇 1 ml 使溶解，作为供试品溶液。另取湖北贝母对照药材 10 g，同法制成对照药材溶液。再取湖贝甲素对照品，加无水乙醇制成每毫升含 0.5 mg 的溶液，作为对照品溶液。照薄层色谱法（《中国药典》2020 年版四部通则 0502）试验，吸取上述 3 种溶液各 10 μl，分别点于同一硅胶 G 薄层板上，以甲苯-乙酸乙酯-二乙胺（30∶20∶3.8）为展开剂，展开，取出，晾干，喷以稀碘化铋钾试液。供试品色谱中，在与对照药材色谱和对照品色谱相应的位置上，显相同颜色的斑点。

2. 含量测定

采用高效液相色谱法（《中国药典》2020 年版四部通则 0512）测定含量。本品按干燥品计算，含贝母素乙（$C_{27}H_{43}NO_3$）不得少于 0.16%。

质量研究

1. 酸性染料比色法测定湖北贝母总生物碱含量

采用酸性染料比色法测定不同生长年限、规格及施用不同肥料的湖北贝母总生物碱含量。结果显示，不同生长环境的湖北贝母总生物碱含量为 0.345%～0.551%，其中一年生大粒且不施肥的湖北贝母品质优于其他生长环境下的湖北贝母。

2. HPLC 法测定湖北贝母中湖贝甲素的含量

采用 HPLC 法测定湖北贝母主要特征性化学成分湖贝甲素的含量。结果显示，湖北贝母提取物中湖贝甲素含量约为 7.7%。

3. 湖北贝母 HPLC 指纹图谱的研究

采用 HPLC-ELSD 法对不同产地、生长年限、生长环境的湖北贝母的指纹图谱进行测定。结果显示，从 10 批湖北贝母药材的 HPLC 图谱中标定了 13 个共有指纹峰；应用工作站软件对指纹图谱进行叠加，各批样品相应色谱峰大体重合，符合匹配要求；各批指纹图谱的相关系数和夹角余弦值均大于 99%，表明湖北贝母药材指纹图谱相似程度良好，符合指纹图谱相似度要求。该方法可作为湖北贝母药材质量控制的一种有效方法。

4. 湖北贝母随机扩增多态性 DNA 指纹图谱的研究

采用随机扩增引物 DNA（RAPD）法，筛选适于鉴别湖北贝母、川贝母的随机引物。该研究共筛选了 20 条随机引物，其中引物 S1（237bp）能准确区分湖北贝母、暗紫贝母。该 DNA 片段特异性高、稳定性好，可用于鉴别湖北贝母。

炮制 洗净，干燥。

贮藏 置通风干燥处，防蛀。

化学成分 主要含生物碱类、萜类、甾醇类化合物（图 20-4）。

1. 生物碱类

生物碱类主要有异甾类生物碱和甾体类生物碱两大类，共 5 种骨架类型：D/E 反式瑟瓦林类，如浙贝甲素、浙贝乙素、鄂贝甲素、浙贝宁；D/E 顺式瑟瓦林类，如湖贝甲素、湖

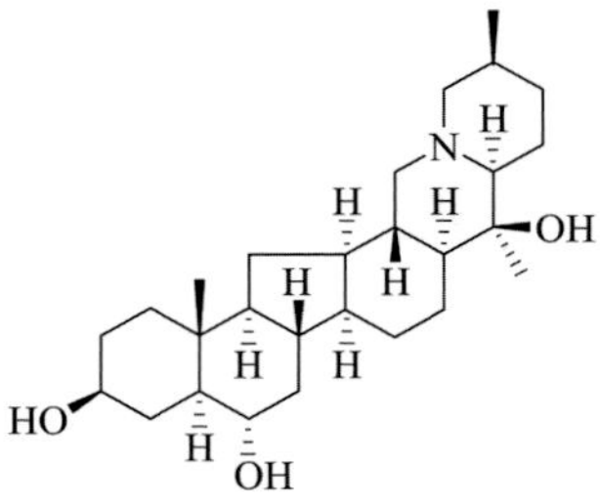

浙贝甲素

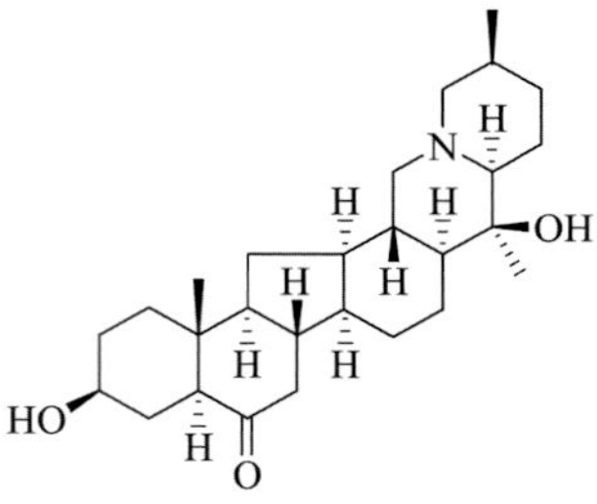

浙贝乙素

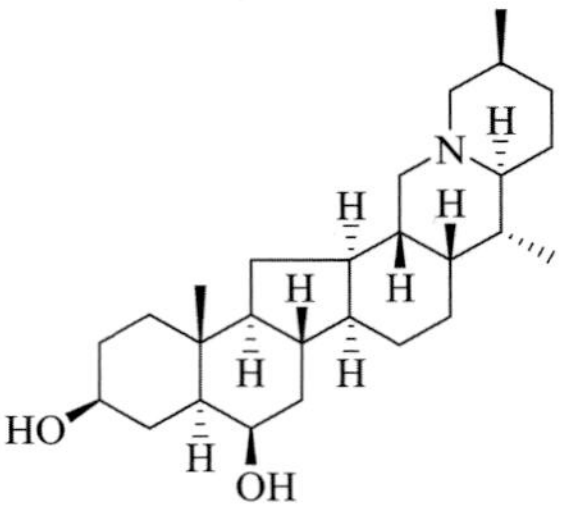

湖贝甲素

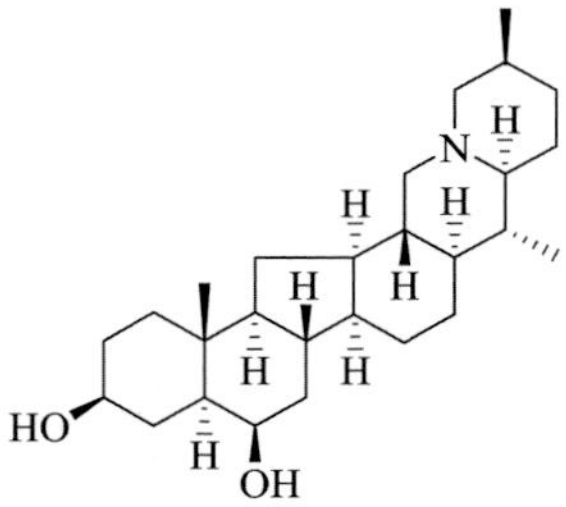

鄂贝甲素

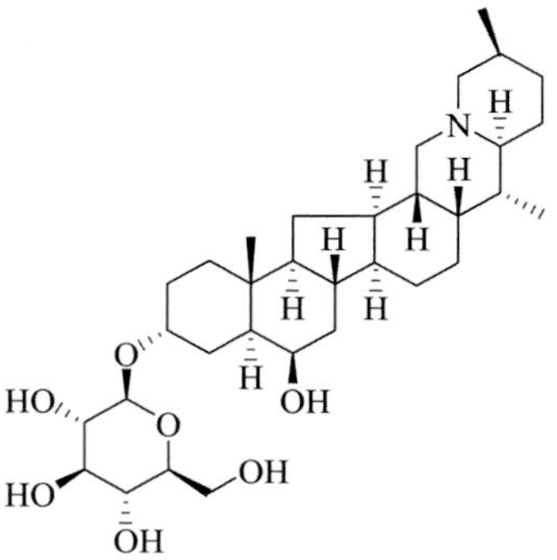

湖贝甲素苷

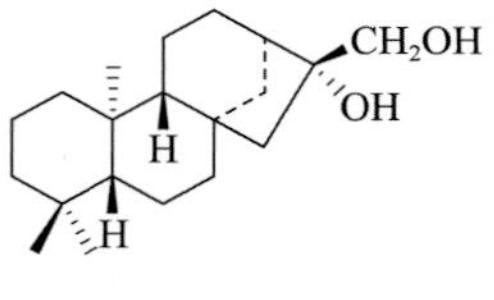

Ent-kauran-16α,17-diol

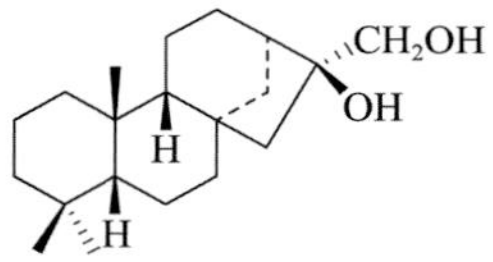

Ent-kauran-16β,17-diol

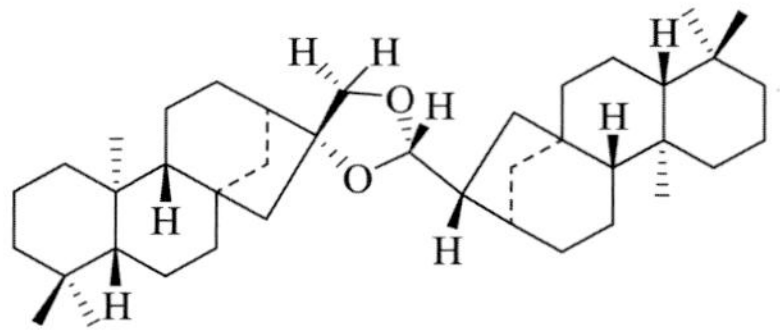

鄂贝缩醛A

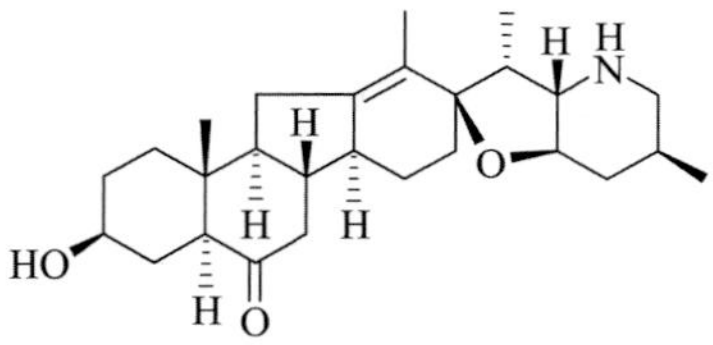

鄂贝新

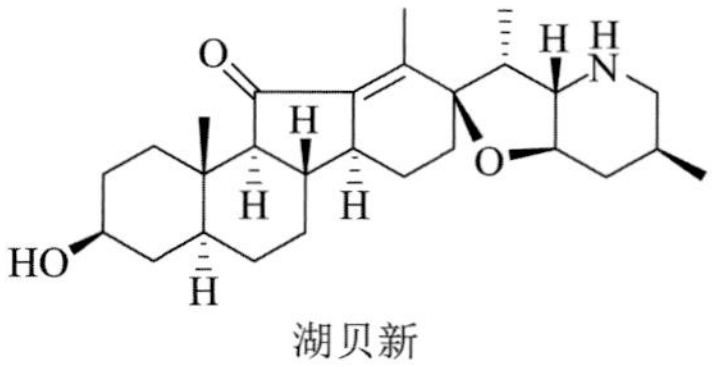

湖贝新

图 20-4　湖北贝母中的代表性化学成分

贝甲素苷、湖贝甲酯、湖贝乙素、湖贝嗪、湖贝苷；C 环开裂瑟瓦林类，如湖贝啶；介藜芦碱类，如湖贝新；藜芦胺类，如（3β，5α，13α，23β）-7，8，12，14-tetradehydro-5，6，12，13-tetrahydro-3，23-dihydroxy-veratraman-6-one、（3β，5α，13α，23β）-7，8，12，14-tetradehydro-5，6，12，13-tetrahydro-3，13，23-trihydroxy-veratraman-6-one。

2. 萜类

萜类化合物有：对映-贝壳杉烷类二萜及二聚体，如 *Ent*-kauran-16α，17-diol、*Ent*-kauran-16β，17-diol、fritillahupehin、鄂贝缩醛 A、鄂贝酸酯 C 和鄂贝酸酯 D；松香烷类二萜，如 13β-hydroxy-7-oxoabiet-8（14)-en-19，6β-olide。

3. 其他类

湖北贝母中还含有一些其他类化合物，如 cyclo（Leu-Val-Leu）、胸苷、腺苷、尿苷、软脂酸、木蜡酸、壬二酸、β-谷甾醇等。

药理作用

1. 药效学研究

1）镇咳作用。湖北贝母总生物碱在 57 mg/kg 剂量条件下能够显著延长大鼠咳嗽潜伏期，并降低咳嗽次数，其镇咳作用显著。

2）祛痰作用。大多数湖北贝母生物碱单体均表现出祛痰活性，以鄂贝甲素、鄂贝新最为显著，其祛痰活性优于湖北贝母总生物碱。

3）平喘作用。湖北贝母总生物碱有平喘效果，平喘率达到 50%。

4）降压作用。湖北贝母总生物碱对猫血压有短时中等的降血压作用，而对大鼠血压有轻度短暂降血压、减慢心率的作用，同时能对抗肾上腺素加快心率的作用，在减慢心率时，不影响心脏收缩幅度，这在临床上作为镇咳平喘药时尤为有利，可不增加心脏负荷。

5）平滑肌松弛作用。湖北贝母醇提取物和总生物碱对气管平滑肌、胃肠道平滑肌等有明显的松弛作用。

6）耐缺氧。湖北贝母醇提取物能明显提高小鼠耐受常压缺氧的能力，降低组织对氧的需要，明显延长存活时间。

7）扩瞳作用。用湖北贝母总碱 50 mg/ml 滴眼，对兔瞳孔有明显的扩瞳作用。

8）抗肿瘤作用。湖北贝母中部分藜芦胺类生物碱对 HeLa 细胞和 HepG2 细胞具有显著的细胞增殖抑制作用，IC_{50} 值为 $2.52 \sim 0.23\ \mu M$。单体生物碱浙贝乙素及其衍生物对小鼠 H_{22} 肿瘤细胞具有明显的增殖抑制活性。

9）抑菌作用。湖北贝母总生物碱及单体生物碱对乙型溶血性链球菌、枯草芽孢杆菌和金黄色葡萄球菌等革兰阳性菌有明显的抑菌作用，而对大肠杆菌和痢疾杆菌等革兰阴性菌则没有抑菌作用或者抑菌作用不明显。

2. 安全性研究

湖北贝母醇提取物小鼠腹腔注射给药的半数致死量（LD_{50}）为 13.71 g/kg。湖北贝母树脂纯化物小鼠口服给药的半数致死量（LD_{50}）为 16 mg/kg。浙贝乙素 5 种衍生物（浙贝乙素乙酰化物、丙酰化物、丁酰化物、苯甲酰化物和氧化物）LD_{50} 均大于浙贝乙素。

性味与归经 微苦，凉。归肺、心经。

功能与主治 清热化痰，止咳，散结。用于痰热咳嗽，瘰疬痰核，疮痈肿毒。

临床应用

1. 临床常用

1）治疗痰热咳嗽。湖北贝母味苦，性凉，开泄力胜，适用于外感风邪、痰热郁肺所引起的咳嗽，常与桑叶、菊花、杏仁、牛蒡子、前胡、桔梗等品配伍同用。

2）治疗瘰疬、疮痈肿毒及肺痈、乳痈等症。湖北贝母有清热散结之功效，治疗瘰疬常与玄参、牡蛎、夏枯草等品配伍同用；治疗疮痈常与连翘、蒲公英、天花粉、银花等品配伍同用；治疗肺痈，可与鲜芦根、生苡仁、冬瓜子、鱼腥草等品配伍同用。

2. 临床进展

1）治疗原发性肝癌。以加味当归贝母苦参丸汤剂辨证加减联合肝动脉化疗栓塞术治疗原发性肝癌 42 例，对照组采用肝动脉化疗栓塞术治疗 42 例。2 组各有 37 例患者完成临床观察。3 个疗程结束时，肿瘤客观反应率联合治疗组为 91.9%，常规对照组为 86.4%。2 组患者治疗后临床症状（发热、呕吐、腹痛、乏力）均显著改善（$P<0.05$），联合治疗组优于常规对照组（$P<0.05$）。联合治疗组治疗后卡氏评分升高（$P<0.05$），高于常规对照组（$P<0.05$）。联合治疗组治疗后 Th1 功能水平升高（$P<0.05$），高于常规对照组（$P<0.05$）。联合治疗组肝功能和消化道不良反应低于常规对照组（$P<0.05$）。

2）治疗妊娠期膀胱炎。以当归贝母苦参汤加减治疗妊娠期膀胱炎 28 例。治愈 26 例，显效 2 例。其中病程长者服药 15 剂，短者服药 7～10 剂。

3）治疗Ⅲ型前列腺炎。以当归贝母苦参汤联合 α 受体阻滞剂治疗Ⅲ型前列腺炎 60 例，对照组单用 α 受体阻滞剂治疗 60 例。试验组治疗前后美国国立卫生研究院慢性前列腺炎症状指数（NIH-CPSI）分值比较有显著性差异（$P<0.05$）；试验组治疗后较对照组治疗后 NIH-CPSI 指数评分比较有显著性差异（$P<0.05$）；ITT 分析统计，试验组与对照组临床总有效率分别为 76.67%、56.67%，两组临床总有效率比较有差异（$P<0.05$）。

4）治疗复发性外阴阴道假丝酵母菌病。以当归贝母苦参汤加味内服联合氟康唑口服及硝呋太尔制霉菌素软膏阴道给药治疗复发性外阴阴道假丝酵母菌病（湿热下注型带下）患者 30 例，对照组采用氟康唑口服及硝呋太尔制霉菌素软膏阴道给药治疗 30 例。治疗组患者总有效率为 96.67%，优于对照组的 83.33%，差异有统计学意义（$P<0.05$）。两组患者组内治疗前后比较，中医证候积分差异均有统计学意义（$P<0.05$）；组间治疗前后中医证候积分差值比较，差异有统计学意义（$P<0.05$）。治疗后两组患者阴道清洁度比较差异有统计学意义（$P<0.05$）。治疗组复发率低于对照组，差异有统计学意义（$P<0.05$）。

用法与用量 3～9 g，研粉冲服。

使用注意 不宜与川乌、制川乌、草乌、制草乌、附子同用。

基地建设 自 2001 年以来，湖北省已建立了 2 个湖北贝母规范化种植基地：巴东绿葱坡湖北贝母规范化种植基地和利川团堡湖北贝母规范化种植基地（图 20-5）。

（1）巴东绿葱坡湖北贝母规范化种植基地。海拔 1 600～1 900 m，气候高寒、湿重、多雾，耕地面积大，土层深厚，耕层疏松多孔通气，质地轻壤-重壤，土壤反应酸性-微酸或中性，富含腐殖质和有机质，速效氮、磷、钾比较丰富。气候及土壤条件与栽培湖北贝母喜低温、凉爽、潮湿，喜土层深厚、肥沃、富含腐殖质的微酸性疏松砂质壤土等生物学特性十分相宜。绿葱坡基地环境空气、加工用水质量优良，土壤中主要重金属及农药残留的检量均十分微量，且基地交通便利。该 GAP 生产基地面积达到 2 000 余亩。

（2）利川团堡湖北贝母规范化种植基地。海拔 1 060～1 100 m，气候温凉湿润，年均降水量 1 327.9 mm，年均气温 12.8℃；土层深厚，表层粒状结构，壤土、疏松、保水性好，为湖北贝母生长的适宜区，能够满足贝母生长所需的冷凉气候条件和疏松、富含腐殖质和微酸性的土壤环境。该 GAP 生产基地面积达到 1 500 余亩。

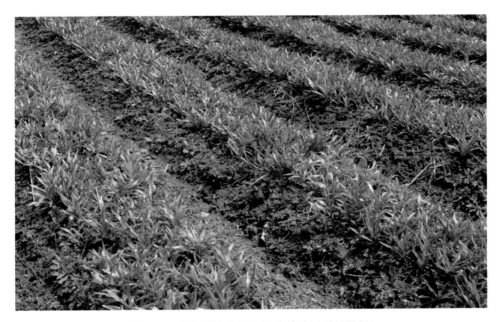

图 20-5　湖北贝母规范化种植基地（利川团堡）

黄柏 Huangbo
PHELLODENDRI CHINENSIS CORTEX

商品名 黄柏、川黄柏。

基原 本品为芸香科植物黄皮树 *Phellodendron chinense* Schneid. 的干燥树皮。

本草考证 黄柏原名"檗木"，始载于《神农本草经》，列为上品，其曰："檗木味苦寒，主五脏，肠胃中结热，黄疸，肠痔，止泻痢，一名檀桓，生山谷。"《名医别录》称之为黄檗，其云："生汉中山谷及永昌。"但在尚志钧辑校的《名医别录》中，亦称之为"檗木"。李时珍又云："檗木名义未详。俗作黄柏者，省写之谬也。"掌禹锡谓："按《蜀本草图经》云：（黄柏）出房、商、合等州山谷中，以蜀中者为佳。"《本草崇原》曰："黄柏木出汉中山谷及永昌、邵陵、房商。今以蜀中出者，皮浓色深为佳，树高数丈……入药用其根结块。"《本草经集注》云："今出邵陵（今湖南邵阳）者，轻薄色深为胜，出东山（今福建东山岛及附近岛屿）者，厚重而色浅。"宋代《本草图经》云："以蜀中者为佳。"从本草的植物描述及所附原植物图看，古时药用的"檗木"或"黄檗"与现今的黄皮树（川黄柏）特征基本相符，系芸香科黄柏属植物。以上诸家所说，论述了黄柏的产地、分布、生境及其与药材质量间的关系。

经查证，古时的汉中相当于今陕西汉中、南郑、城固一带；永昌相当于今云南西部地区；房州相当于今湖北房县、竹山、保康、竹溪等县地；商州相当于今陕西秦岭以南，洵河以东和湖北郧西县一带；蜀中为现代四川、重庆及湖北恩施等地。从本草考证及现时药材生产情况看，湖北省恩施、十堰、宜昌、神农架等地为黄柏道地产区之一。

原植物 落叶乔木，树高达 12～15 m。成年树有厚、纵裂的木栓层，内皮黄色，小枝粗壮，暗紫红色，单数羽状，多叶，无毛。叶轴及叶柄粗壮，通常密被褐锈色或棕色柔毛，有小叶 7～15 片，小叶纸质，长圆状披针形或卵状椭圆形，先端微钝，长 8～15 cm，宽 3.5～6 cm。两侧通常略不对称，全缘或浅波浪状，叶背密被长柔毛或至少在叶脉上被毛，叶面中脉有短毛或嫩叶被疏短毛；小叶柄长 1～3 mm，被毛。花序顶生，花通常密集，花序轴粗壮，密被短柔毛。浆果多数密集成团，果的顶部呈略狭窄的椭圆形或近圆球形，径约 1 cm 或大的达 1.5 cm，蓝黑色，有分核 5～8（少数多达 10 个）个。种子卵圆形或近椭圆形，顶端微尖，灰褐色或紫褐色，长 6～8 mm，稍有棱脊，无翅或有极窄之翅；种子 5～8、很少 10 粒，长 6～7 mm，厚 5～4 mm，一端微尖，有细网纹。花期 5—6 月，果期 9—11 月（图 21-1）。

生态环境 黄皮树多垂直分布于海拔600～1 500 m 的中低山及丘陵，习生于中低山排水良好的河谷两岸坡地或杂木林中或较冷凉、荫蔽的坡地，土层干旱瘠薄的小山谷地也有分布，但生长不良。黄皮树适应性较强，为喜光耐寒树种。黄皮树喜凉爽湿润的气候，较能耐阴。

适宜区 黄柏在湖北省内适宜种植区主要为武陵山、幕阜山区，尤其是宜昌长阳、恩施市、神农架最为适宜，所产黄柏质量最佳。

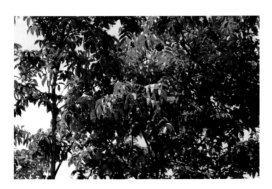

图 21-1　黄柏（原植物）

栽培技术

1. 生物学特性

黄皮树种子的种皮坚硬，不易透气透水，春播必须层积催芽，否则发芽率仅为 20%。

黄皮树萌发力不强，砍伐后树桩萌生新苗能力较弱，但侧枝萌发力较强，且生长速度快。当侧枝被砍伐，当年前枝可长达 70 cm，次年于枝端 2 次分枝，如此繁殖，3年可达 135 cm，5 年可达 210 cm。成年树的结果枝，每年增长 14～22 cm，枝端开花结果后，次年于侧芽对生分枝，3 年枝仅长 52 cm。

黄皮树生长速度缓慢，5 年生的植株最高达 183.3 cm，地径 17.1 mm。一般第 8年开始开花结果，15 年进入剥皮期。寿命较长，100 年生的大树，高达 20 m，胸径25 cm 以上，还能正常生长发育。

黄皮树树皮随树龄增大而增厚。20 年生树的树皮厚 4.2 mm，25 年生厚 5 mm，至50 年后，树皮生长更加缓慢。树皮环剥后生长 180 d 可再生新皮，新皮厚可达 0.9 mm，生长 5 年的新皮厚达 1.2 mm。

黄皮树主根发达，但深入土中不深，仅 80 cm 左右，侧根多分布于 20～30 cm 深处。黄皮树于 3 月下旬展叶，5 月中旬开花，9 月下旬果熟，10 月上旬落叶。年生育期200 d 左右。

2. 种植方法

1）选地与整地。栽植地要选择背风向阳温暖湿润的地带，土壤以砂质棕壤土为宜，山谷地、山坡地、路边、沼泽地、黏土地均不宜。育苗地应选择土层肥厚，肥沃湿润，排水良好的砂质土壤。

育苗地整地时，要在封冻前深翻土壤，耕深 25 cm 左右，使其充分风化。早春播种前，要求耙细整平，每亩施腐熟有机肥 3 000 kg，过磷酸钙 25 kg，将其翻入土内作基肥，然后浅耕一遍，平整土地，再做高 20 cm、宽 120 cm 的高畦或 60 cm 宽的大垄，以待播种育苗。

2）繁殖方法。黄柏主要用种子繁殖，也可用分根繁殖。

（1）种子繁殖：选生长 15 年以上的壮龄黄柏树作为采种的母树。10—11 月，当黄柏果实由绿变褐，最后呈紫黑色时，表示种子已经成熟。在大多数果实已经成熟，且果壳开裂之前即可进行采摘。采收时，直接剪下果枝。注意的是未成熟的果子不能作种用。采摘后，将鲜果堆放在室内或木桶里盖上稻草，经过 10～15 d，当果实完全变黑、腐烂、发臭时，取出，用手揉搓出种子，再放在筛子里，用清水漂洗，去掉果皮、果肉、空壳和渣子，捞出种子晒干或阴干，以风选法选取充实的种子，当年采收的种子可以直接播种，不需要催芽处理，如果第 2 年春季播种，播种前种子必须处理。常见的处理方法有雪埋法和沙藏冷冻法，雪埋法是将种子与 3 倍量的雪混合，埋入露天的坑里自然越冬，于翌年春季播种前 15～20 d 取出化去雪水，平摊地面上暴晒，当30％的种子露白时立即播种。用雪埋法处理的种子出苗快、齐。另一种是河沙藏冷冻法处理种子，春季播种前 1～2 个月，将 3 份湿沙和 1 份种子混合埋入室外土内，盖上20 cm 的土，上面再盖些稻草，待春播前取出，除净沙土，便可播种。

播种方法：可以进行秋播和春播，秋播在封冻前进行，春播在 3 月中旬进行。播种应早不应晚，否则出苗偏晚，生长不良。在畦面和垄面开沟，行距 15～20 cm，沟深5～6 cm，沟底塌实，将种子均匀撒入沟内，每亩地播种 4～5 kg，然后覆盖厚 1～2.5 cm的土，播种 40～50 d 后即可出苗。

扦插繁育：扦插育苗应选择 6～8 月的高温多雨季节，以提高扦插成活率。用纯净的河沙作为苗床基质，选取 1 年生枝条，将其剪成 15～18 cm 长的小段，斜插在苗床上，经常浇水，保持一定的温度和湿度。天热时要在苗床上搭建遮阳网，培育至翌年秋季进行移栽。

（2）分根繁殖：黄柏在休眠期间，可选取直径达到 1 cm 的嫩根藏至窖中，次年解冻后取出，将其截成 20 cm 长的小段，保持一定的斜度插入土中，幼苗的上端不可以暴露在土外，扦插后浇水。也可以采用随采随插的方式，待 1 年后就可以进行移栽。

3）移栽定植。育苗 1～2 年，当苗高 80 cm 左右，地径大于 0.8 cm 时，即可移栽。移栽时间以 10 月为宜。在选好的种植地按株行距 2 m×2 m 挖穴，穴长 50 cm，宽50 cm，深 40 cm，每穴施腐熟农家肥 2.0 kg 或过磷肥 0.3 kg，尿素 2～30 g，每穴栽苗1 株，填土压实，浇透根水。

4）田间管理。一般在苗高 7～10 cm 时，按株距 3～4 cm 间苗，将弱苗和过于浓密的树苗拔除，保证植株间通风透光，促进幼苗生长。苗高 17～20 cm 时，按株距 7～10 cm 定苗。播种后出苗前需要进行 1 次除草工作，出苗后封行前，需要除草 2 次。树苗栽植后 2 年内，每年夏季与秋季需要除草 2～3 次。栽植 3～4 年后，一般间隔 2～3年，在夏季除草 1 次即可，疏松土壤，将周围的杂草翻入土中。

定植 2 年后，入冬前施 1 次厩肥，株施 10～15 kg。加强除草，结合除草追肥 2～3次，栽培期间还要施以适当的粪水，在夏季随降雨也可进行追肥。定植后 15～20 年即可采收，一般 7 月剥皮比较容易，若不用材，可采取环剥的方法，不会对树的生长产生较大的影响。

3. 病虫害防治

（1）病害。锈病是黄柏的主要病害，病原是真菌中的一种担子菌。一般在5月中旬发生，6—7月危害严重。发病初期叶片上出现黄绿色近圆形斑，边缘有不明显的小点，发病后期叶背成黄橙色突起小疱斑，这是病原菌的夏孢子堆。轮纹病主要危害黄柏的叶片，发病期叶片出现近圆形病斑。直径4～12 mm，暗褐色，有轮纹，后期变为小黑点，即病原体的分生孢子器。病菌在冬季叶上越冬，翌年春季条件适宜时，传播，侵染。褐斑病主要危害黄柏的叶片。发病期叶片上病斑圆形，直径1～3 mm，灰褐色，边缘明显为暗褐色，病斑两面均生有淡黑色霉状物即病原菌的子实体。病菌以菌丝体有病枯叶中越冬。翌春条件适宜传播。防治方法：一般以预防为主，秋季落叶后彻底清除落叶、病枝、集中烧毁。病害防治主要采取预防为主，综合防治策略。秋末清除杂草及病残体，清沟排水，降低土壤温度，发病严重时采用65%代森锰锌WP或50%多菌灵WP喷雾防治。

2）虫害。凤蝶属鳞翅目凤蝶科，幼虫危害叶片，5—8月发生。蚜虫属同翅目蚜科，成虫吸食黄柏的叶、茎的汁液。小地老虎低龄幼虫常群集于幼苗的中心或叶背取食，幼虫将苗木咬断，并拖入洞中。防治方法：在冬季及时深翻，把路边杂草处理干净。凤蝶主要采用白洛菌、Bt等生物农药进行防治。蚜虫采用人工施用南方小花蝽、瓢虫等进行生物防治。

采收加工 黄柏栽后10～15年便可剥皮作药用，树龄愈大，产量愈高，质量愈佳。收获最佳时间为5—6月，气温较高，水分充足，黏液多，容易剥皮。剥取树皮后，晒至半干，用石板压平，刮去粗皮，至显黄色为度，再继续晒干即成商品。

产销情况 湖北省内黄柏种植区域主要分布于宜昌、恩施、神农架等地，湖北省总种植面积约100 000亩，占全国总面积的16%，年产量约为3 000 t，占全国黄柏产量的8%。主要销往全国各大药材市场、制药企业、医院并出口。

商品规格 按片张大小等分为两个等级。

一等：干货。呈平板状。长40 cm以上，宽15 cm以上，厚度0.5 cm以上。无枝皮、粗皮、杂质、虫蛀、霉变。

二等：干货。树皮呈板片状或卷筒状。长、宽大小不分，厚度0.2 cm以上。间有枝皮。余同一等。

药材性状 本品呈板片状或浅槽状，长宽不一，厚1～6 mm。外表面黄褐色或黄棕色，平坦或具纵沟纹，有的可见皮孔痕及残存的灰褐色粗皮；内表面暗黄色或淡棕色，具细密的纵棱纹。体轻，质硬，断面纤维性，呈裂片状分层，深黄色。气微，味极苦，嚼之有黏性（图21-2）。

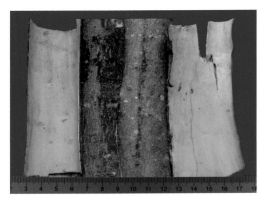

图21-2　黄柏药材

理化鉴别及含量测定

1. 理化鉴别

取本品粉末 0.2 g，加 1‰醋酸甲醇溶液 40 ml，于 60℃超声处理 20 min，滤过，滤液浓缩至 2 ml，作为供试品溶液。另取黄柏对照药材 0.1 g，加 1‰醋酸甲醇溶液 20 ml，同法制成对照药材溶液。再取盐酸黄柏碱对照品，加甲醇制成每毫升含 0.5 mg 的溶液，作为对照品溶液。照薄层色谱法（《中国药典》2020 年版四部通则 0502）试验，吸取上述 3 种溶液各 3～5 μl，分别点于同一硅胶 G 薄层板上，以三氯甲烷-甲醇-水（30：15：4）的下层溶液为展开剂，置氨蒸气饱和的展开缸内，展开，取出，晾干，喷以稀碘化铋钾试液。供试品色谱中，在与对照药材色谱和对照品色谱相应的位置上，显相同颜色的斑点。

2. 含量测定

采用高效液相色谱法（《中国药典》2020 年版四部通则 0512）测定。本品按干燥品计算，含小檗碱以盐酸小檗碱（$C_{20}H_{17}NO_4 \cdot HCl$）计，不得少于 3.0%；含黄柏碱以盐酸黄柏碱（$C_{20}H_{17}NO_4 \cdot HCl$）计，不得少于 0.34%。

质量研究

1. 不同产地黄柏有效成分的含量比较

采用 HPLC 测定湖北、贵州、辽宁、甘肃等不同产地黄柏中盐酸小檗碱的含量，结果盐酸小檗碱含量为 0.45%～4.67%，其中湖北黄柏中盐酸小檗碱成分含量最高。采用 HPLC 测定湖北恩施地区 8 个县市的黄柏药材含量，其中来凤三胡乡黄柏含盐酸小檗碱、盐酸黄柏碱最高，分别为 9.51%、0.81%，鹤峰黄柏含盐酸小檗碱、盐酸黄柏碱最低，分别为 4.50%、0.37%。

2. 不同产地黄柏高效液相色谱指纹图谱的测定

采用高效液相色谱法对 19 批不同产地黄柏药材的指纹图谱进行测定，共获得 17 个色谱峰，对该 19 批黄柏药材的分析结果表明，其共有峰数一致性较强，且相对保留时间差别较小，不同产地黄柏间的质量差异较明显。

3. 应用 DNA 条形码序列分析市售黄柏药材

应用 DNA 条形码 ITS2 序列鉴定市售黄柏药材，运用 MEGA6.1 对序列进行比对分析，基于 K2P 遗传距离构建系统聚类树。结果显示，川黄柏和关黄柏基原物种黄皮树和黄檗的种内最大 K2P 遗传距离分别为 0.018 和 0.004，但是川黄柏和关黄柏在 NJ 树中聚为一支，表明运用 ITS2 序列不能将川黄柏和关黄柏完全区分开。

炮制

1. 黄柏

除去杂质，喷淋清水，润透，切丝，干燥。

2. 盐黄柏

取黄柏丝用盐水拌匀，润透，置锅内，用文火加热，炒干，取出放凉，每 100 kg 黄柏丝用盐 2 kg。

3. 黄柏炭

取黄柏丝置锅内，用武火加热，炒至表面焦黑色，内面焦褐色，喷淋清水灭尽火星，取出晾干。

贮藏 置通风干燥处，防潮。

化学成分 主要含生物碱类、黄酮类、酚酸类、萜类化合物等多种结构类型的化学成分，其中生物碱类化合物为其特征性成分和有效成分（图 21-3）。

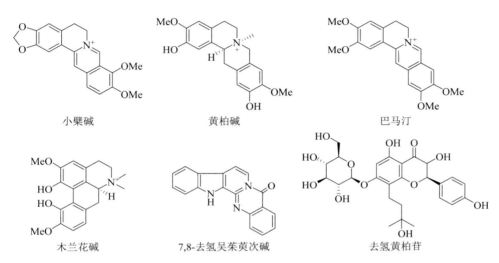

| 小檗碱 | 黄柏碱 | 巴马汀 |

| 木兰花碱 | 7,8-去氢吴茱萸次碱 | 去氢黄柏苷 |

图 21-3 黄柏中的代表性化学成分

1. 生物碱类

有原小檗碱类生物碱、阿朴啡类生物碱、喹啉类生物碱和单萜吲哚类生物碱。原小檗碱类生物碱：小檗碱，巴马汀，药根碱，小檗红碱，四氢小檗碱，四氢掌叶防己碱，非洲防己碱，黄柏碱，酚式唐松草定碱。阿朴啡类生物碱：木兰花碱，蝙蝠葛林，唐松草芬宁碱。喹啉类生物碱：白鲜碱，γ-崖椒碱，茵芋碱。单萜吲哚类生物碱：7-羟吴茱萸次碱、7,8-二羟吴茱萸次碱、吴茱萸次碱、7,8-去氢吴茱萸次碱，其中小檗碱的主要药理成分含量大致为 $1.4\% \sim 5.8\%$。

2. 酚酸类

有对羟基苯甲酸、1-甲氧基-2-羟基苯甲酸、2,4-二羟基-3,5 二甲基苯甲酸、绿原酸、（－）-3-O-阿魏酰奎宁酸甲酯、（－）-4-O-阿魏酰奎宁酸甲酯、（－）-5-O-阿魏酰奎宁酸甲酯、（－）-绿原酸甲酯、毛柳苷、阿魏酸甲酯、咖啡酸甲酯、4-羟基苯乙醇、3,4,5-三甲氧基苯酚-O-β-D 葡萄糖苷、2-methoxy-4-（2-propenyl）penyl-β-D-glucopyranoside、tachinoside、丁香酸甲酯等。

3. 黄酮类

有双氢山柰酚、金丝桃苷、黄柏新苷 A、乙酰化物 6-O-乙酰基黄柏苷、6-O-乙酰基二氢黄柏苷、phellodensin G、hyperin、phellozide、黄柏苷、去氢黄柏苷、异黄柏苷、去氢异黄柏苷、dihydrophellozide、槲皮素-3-O-β-D-半乳糖苷。

4. 萜类

有 friedelin、aphagranins F、boujotinolone A、boujotinolone B、（23R，24S）-21-oxo-meilanodiol、20-chloro-23，24，25-trihydroxyapotirucalla-7-en-3-one、［（21R，23R）-epoxy-21α-ethoxy-24-hydroxy］tirucalla-7-en-3-one 等。

5. 其他类

另外还含有甾醇类、苯丙素、木脂素类、挥发油类，糖类等化合物。其中甾醇类化合物有 β-谷甾醇、γ-谷甾醇、豆甾醇、菜油甾醇、7-去氢豆甾醇等；苯丙素类化合物主要有：5，5′-dimethoxylarlciredion-4-O-lueoside、lyoniresinol、syringaredinoldi-O-β-D-glucopyranoside 等；木脂素类化合物有：（－）-syringaresinol-4，4′-bis-O-β-D-lucoside、（±）-lyoniresinol、（±）-5，5′-dimethoxya-riciresinol4′-O-β-D-glucoside 等。

药理作用

（1）抗菌作用。黄柏对金黄色葡萄球菌、肺炎球菌等均有效或有较强的抑制作用；对枯草杆菌、百日咳杆菌、破伤风杆菌亦有抑制作用。川黄柏果实精油可破坏沙门氏菌细胞膜的完整性，破坏菌体细胞的氧化损伤活性，并抑制其能量代谢。

（2）抗炎作用。川黄柏中所含的黄柏酮可降低炎症因子的转录和翻译水平，通过稳定丝裂原活化蛋白激酶磷酸酶（MKP-1）的 mRNA 显著抑制 p38 介导的 AP-1 信号，从而延长（MKP-1）蛋白的表达时间。川黄柏煎剂可抑制二甲苯致炎小鼠的耳郭肿胀度，对塑料环植入所致的大鼠肉芽组织增生有明显的抑制作用，可减少单核细胞渗出和巨噬细胞生成。川黄柏提取物能明显降低卡拉胶诱导的慢性前列腺炎及大鼠前列腺组织中低炎症因子的转录和翻译水平，减轻大鼠前列腺组织间质纤维化，降低大鼠体内低炎症因子的转录和翻译水平对免疫功能的影响。

（3）抗氧化作用。川黄柏提取物和黄柏碱能加快自由基的清除，具有抗氧化活性。黄柏碱可清除 ABTS$^+$、DPPH·自由基和 O_2^-·，在质量浓度为 5.25 μg/ml 时在 A549 细胞中有显著的清除 ROS 作用。黄柏碱对 APPH 引起的斑马鱼胚胎死亡以及心跳异常有良好的保护作用，可有效降低脂质过氧化。

（4）对免疫系统的影响。黄柏中的黄柏碱和木兰花碱可抑制小鼠局部移植组织的宿主反应（GvH），明显延长小鼠的存活时间和存活率。黄柏可抑制二硝基氟苯（DNFB）诱导的小鼠迟发型超敏反应（DTH），降低血清 γ 干扰素（IFN-γ）水平，抑制体内白细胞介素-1（IL-1）、肿瘤坏死因子-α（TNF-α）、白细胞介素-2（IL-2）等细胞炎症因子的产生，从而抑制免疫反应，减轻炎症损伤。川黄柏多糖具有抗肿瘤、免疫保护作用。植入肿瘤细胞的小鼠服用黄柏多糖后，胸苷酸合成酶和胸苷激酶的活性降低，血液循环系统中白细胞和腹膜渗出液细胞的数量明显增加。

（5）对消化系统的影响。胃黏膜产生的大量活性氧会引发拘束水浸应激性胃溃疡。不含小檗碱型生物碱的黄柏水溶性成分能抑制水浸拘束应激负荷小鼠胃黏膜 SOD 活性的降低，但对正常小鼠内因性胃黏膜 SOD 活性未见影响。不含小檗碱类生物碱的黄柏提取物对乙醇性溃疡、幽门结扎性溃疡、阿司匹林溃疡也有抑制作用。对家兔的肠管做离体后实验发现肠管张力及振幅均增强、松弛、收缩增强，这分别为黄柏酮、柠檬苦素、小檗碱作用的结果。

（6）神经保护作用。小檗碱能降低神经元和半胱天冬酶活性，显著逆转 Aβ25-35 诱导的原代海马神经元损伤和凋亡。川黄柏提取物、黄柏碱和小檗碱对过氧化氢处理过的 HT22 小鼠海马神经元有显著的保护作用，能够降低乳酸脱氢酶的表达，抑制乙酰胆碱酯酶（AchE）的活性，可用于阿尔茨海默病。

（7）对肝脏、肾脏的作用。川黄柏及其配伍能缓解黄药子所致肝毒性，显著降低 SD 大鼠血清中丙氨酸氨基转移酶（ALT）、天门冬氨酸氨基转移酶（AST）和碱性磷酸酶（ALP）的活性，提高肝组织中谷胱甘肽（GSH）的含量。黄柏碱可显著抑制大鼠肝线粒体的活性，巴马汀则表现出显著的诱导作用。黄柏碱可调节磷脂酶 C 依赖性苦味受体，从而改变体外培养的肾细胞的生理状态，影响肾脏的发育和功能。

（8）其他作用。川黄柏不同炮制品的水煎剂均具有抗痛风作用，可降低高尿酸模型大鼠血尿酸及肌酐水平，可缓解致炎大鼠足肿胀。黄柏苷可在不同 pH 值条件下使酪氨酸酶的活性增加，对白癜风有治疗效果。小檗碱和巴马汀对黑腹果蝇幼虫有杀虫活性，对成熟果蝇有急性毒性。此外，黄柏还有治疗痛风性肾病、湿热痹症、关节炎等作用。

性味与归经 苦，寒。归肾、膀胱经。

功能与主治 清热燥湿，泻火除蒸，解毒疗疮。用于湿热泻痢，黄疸尿赤，带下阴痒，热淋涩痛，脚气痿躄，骨蒸劳热，盗汗，遗精，疮疡肿毒，湿疹湿疮。盐黄柏滋阴降火。用于阴虚火旺，盗汗骨蒸。

临床应用

1. 临床常用

1）用于湿热泻痢，黄疸，小便涩痛，赤白带下，阴部肿痛，足膝肿痛，痿软无力等症。黄柏清热燥湿力强，以除下焦之湿热为佳。治泻痢合黄连、黄芩；治黄疸配栀子、茵陈；治足膝肿痛、下肢萎软无力，可与苍术、牛膝等配伍；治小便涩痛常与知母、生地、淡竹叶、木通同用；治带下阴肿，配龙胆、白芷等。

2）用于阴虚发热，梦遗滑精等症。黄柏既能清实热，又能清虚热，以疗潮热骨蒸，泻肾火以疗梦遗滑精，常与知母、地黄等合用。

3）用于热毒疮疡，湿疹等症。黄柏燥湿泻火之力较强，用于治疗热毒疮疡、湿热等症，既可内服，又可外用。内服常配伍黄芩、栀子等；外用可配大黄、滑石粉等研末撒敷。

2. 临床进展

1）治疗宫颈糜烂。以诺氟沙星胶囊药粉外敷，合用复方黄柏液治疗宫颈糜烂总有效率为 100%。

2）治疗糖尿病足溃疡。由黄柏、连翘、金银花、蒲公英、蜈蚣组合成的复方黄柏液治疗糖尿病足溃疡，通过进入创面深部脓腔和肌腱间隙，清除创面的致病菌，引流潜腔中的脓液，有效地防止和控制感染的发生；同时，还能加速坏死组织自溶和保持创面的湿润，简化清创过程，减少继发性损害。

3）治疗急性骨髓炎。在用黄柏制成口服、外用药治疗慢性骨髓炎的前期，治疗效果非常显著。临床中还把黄柏用在手术中，进行慢性骨髓炎的手术时，利用黄柏与硼酸混合制备的复方液进行灌注治疗，不仅可以治疗慢性骨髓炎，而且对清除在手术过程中留下的脓液、患者的坏死组织都有很好的疗效。

4）治疗软组织感染。复方黄柏液治疗软组织化脓性感染总有效率为85.51%。

5）治疗皮炎。以派瑞松为主方，合用复方黄柏液治疗反复发作脂溢性皮炎患者，取得良好的临床疗效。

6）治疗结肠炎。复方黄柏液治疗结肠炎，总有效率为93.3%。

7）治疗肛门湿疹。复方黄柏液冷湿敷，联合派瑞松霜治疗急性肛门湿疹疗效良好。

8）治疗甲沟炎。采用点刺放血联合复方黄柏液治疗反复发作甲沟炎，疗效明显。

9）治疗丹毒。在用青霉素钠或喹诺酮治疗基础上加用复方黄柏液治疗丹毒患者，结果总有效率为96.66%。

10）治疗带状疱疹。口服阿昔洛韦分散片联合复方黄柏液治疗带状疱疹效果显著。

用法与用量 3～12 g。外用适量。

使用注意 脾虚泄泻、胃弱食少者忌服。

黄精

Huangjing

POLYGONATI RHIZOMA

商品名 黄精、鸡头黄精、姜形黄精。

基原 本品为百合科植物黄精 *Polygonatum sibiricum* Red. 或多花黄精 *Polygonatum cyrtonema* Hua 或滇黄精 *Polygonatum kingianum* Coll. et Hemsl. 的干燥根茎。按药材形状不同，黄精习称"鸡头黄精"，多花黄精称"姜形黄精"，滇黄精习称"大黄精"。湖北黄精基原是黄精和多花黄精。

本草考证 黄精始载于《名医别录》，列为上品，曰："黄精生山谷，二月采根，阴干。"并无明确记载生长区域。《本草经集注》《本草正义》《五符经》等涉及黄精的本草，大多没有明确记载黄精的道地产区，仅在宋代《救荒本草》和《本草图经》中曰："黄精，旧不载所出州郡，但云生山谷，今南北皆有之，以嵩山（今河南嵩山）、茅山（今江苏句容）者为佳。"《本草纲目》记述"载黄精野生山中"，亦无具体道地产地记载。清代吴其濬《植物名实图考》对黄精描述："黄精……救荒本草谓其苗为笔管菜，处处有之……山西产与救荒图同。"据上可以看出，在古代典籍记载中，大部分医家都认为黄精分布广泛，主要生长在山谷中，道地分布区域不明显，认为黄河和长江流域均适合黄精生长。湖北省主要以黄精和多花黄精为主。

原植物

（1）黄精：根状茎圆柱状，由于结节膨大，因此"节间"一头粗、一头细，在粗的一头有短分枝，直径1～2 cm。茎高50～90 cm，或可达1 m以上，有时呈攀缘状。叶轮生，每轮4～6枚；条状披针形，长8～15 cm，宽4～16 mm，先端拳卷或弯曲成钩。花序通常具2～4朵花，似呈伞形状；总花梗长1～2 cm，俯垂；苞片位于花梗基部，膜质，钻形或条状披针形，长3～5 mm，具1脉；花被乳白色至淡黄色，全长9～12 mm，花被筒中部稍缢缩，裂片长约4 mm；花丝长0.5～1 mm，花药长2～3 mm；子房长约3 mm，花柱长5～7 mm。浆果直径7～10 mm，黑色，具4～7颗种子。花期5—6月，果期8—9月（图22-1）。

（2）多花黄精：根状茎肥厚，通常连珠状或结节成块，少有近圆柱形，直径1～2 cm。茎高50～100 cm，通常具10～15枚叶。叶互生，椭圆形、卵状披针形至矩圆状披针形，少有稍作镰状弯曲，长10～18 cm，宽2～7 cm，先端尖至渐尖。花序具2～7朵花，伞形；总花梗长1～4 cm，花梗长0.5～1.5 cm；苞片微小，位于花梗中部以下，或不存在；花被黄绿色，全长 18～25 mm，裂片长约 3 mm；花丝长 3～4 mm，两侧扁或稍扁，具乳头状突起至具短绵毛，顶端稍膨大乃至具囊状突起；花药长 3.5～4 mm，子房长 3～6 mm，花柱长 12～15 mm。浆果黑色，直径约 1 cm，具 3～9 颗种子。花期 5—6 月，果期 8—10 月（图 22-2）。

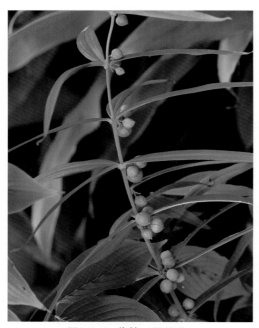

图 22-1　黄精（原植物）

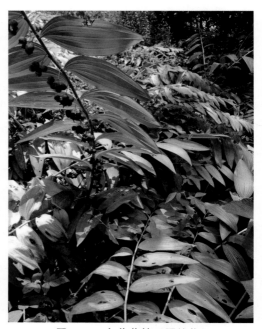

图 22-2　多花黄精（原植物）

生态环境　黄精喜阴湿潮润环境，耐寒，适应性强，一般生长在海拔 200～2 000 m 处，大气湿度在 80% 以上，年降水量在 800 mm 以上潮湿荫蔽环境区域。在土层深厚、肥沃、疏松，排水和保水性能好的弱酸性壤土上生长较佳，主要生长在林下、灌丛中、阴坡或沟谷溪边，零星或小片状方式生长于阴湿的落叶阔叶林下、林缘及山地灌丛、荒草坡、岩石缝中。

适宜区　黄精适应性较强，在全省多地均有分布，主要分布于秦巴山区和武陵山区一带。秦巴山区以多花黄精为主，尤其是房县、郧西等县产量较大。武陵山区主要以黄精为主，多花黄精次之。主要分布在来凤、咸丰、宣恩、巴东、鹤峰等市县。这些市县多为山区，气候环境、土壤条件等均适宜黄精生长。

栽培技术

1. 生物学特性

黄精地下茎发芽最低温度为 8℃，现蕾开花适宜温度为 18～22℃，地下根茎生长适宜温度为 19～25℃。黄精在种苗移栽当年倒苗，以后不会出现倒苗现象。

春季种子播下后第 1 年形成初生小球茎，小球茎不出土。第 2 年 4—6 月，小球茎经分化后形成胚芽破土而出，出土后胚芽紧贴地面生长，长出 1 叶，同时地下部分再分化形成次生根茎，7 月下旬地上部分开始枯萎，9 月全部枯萎。第 3 年开始，以胚芽为生长主轴的生长点开始抽茎，长出幼苗，待幼苗长出 3 叶或 4 叶后，幼苗积累物质能力加强，根茎快速伸长，9 月地上部分枯萎后留下茎痕。两年生黄精根茎在 9 月前一直呈增长趋势，9—11 月保持稳定。三年生黄精根茎在 8 月之前生长迅速，8—9 月之间缓慢变化，10 月由于根茎长出了越冬芽，根茎的长度快速增加。

2. 育苗技术

生产中主要使用种子和根茎两种育苗方式。

1）育苗地选择与整地。选择阴坡缓坡地，深耕 20～30 cm，除去石砾及草根，每亩施腐熟厩肥或土杂肥 1 000～2 000 kg，耙细整平，做宽 1.2～1.5 m、高 15～20 cm 的苗床，苗床上开行距 15 cm、深 3～5 cm 的播种沟，以待播种。

2）种子育苗。

（1）种子采集：选择生长健壮，无病虫害，3～4 年生植株留种，10—11 月份采摘成熟度高的黑色果实。

（2）种子保藏：将果实密封在塑料袋内，25℃以下发酵 8～10 d，搓洗掉果皮和果肉，将种子与湿沙（1∶3）混合，并搅拌均匀。在背阴背风处挖 30 cm×40 cm 的坑，将湿沙混合后的种子倒入坑中，覆盖秸秆保证通气，顶部培细沙以维持坑内湿度与温度，定期检查，预防虫鼠害及种子霉变腐烂，户外坑注意防雨，第 2 年 3 月初可筛种使用。

（3）播种：将沙藏的种子取出，筛去泥沙，剔出杂质，用水浸泡种子 12 h，取出，晾干表面水分，将其均匀地点播到播种沟内，盖 2～3 cm 厚的细土，用木耙轻拍压实，浇透水，覆盖一层碎秸秆，出苗后揭去秸秆，必要时搭建遮阳棚遮荫。每亩用种子量 15～20 kg。

3）根茎育苗。选择 2 年以上无病虫害、无损伤、芽头完好的根茎作种，将先端幼嫩部分截成数段，每段具 2～3 节，用草木灰涂抹伤口；播种前，将选好的根茎用多菌灵可湿性粉剂或农用链霉素或甲基托布津等杀菌剂 800～1 200 倍液浸种 15～30 min，捞出，晾干。育苗时间在初春 3 月最为适宜，亦可选择 9—10 月育苗，将处理好的根茎植入事先备好的苗床上，按照株行距 5 cm×5 cm，深度 8～10 cm，将芽头朝上斜放摆整齐，然后覆土 5～8 cm，最后用茅草覆盖苗床，覆盖厚度 3～5 cm。

3. 种植方法

1）种植地选择与整地。选择较湿润肥沃的林间地、山地、林缘地，要求无积水、盐碱影响。种植之前深翻 30 cm 以上，结合整地，每亩施入腐熟农家肥 1 000～2 000 kg，再深翻 30 cm，使肥土充分混匀，整平耙细后作畦，畦宽 1 m，高 20～25 cm，畦沟宽 30 cm，四周开好排水沟。

2）定植。3 月下旬或 10 月上旬进行移栽定植。在种植地的畦面上，按株行距 30 cm×30 cm 挖穴，穴深 10 cm 左右，穴底挖松整平，施入 1 把土杂肥，覆土 3 cm。然后每穴栽苗 1 株，覆土压紧，浇透水，再盖土与畦面齐平。栽后 3～5 d 再浇水 1 次，以利成活。

3）田间管理。

（1）中耕除草：每年 4—10 月中耕除草 3～4 次，中耕宜浅，以防根茎受损伤，并清沟培土于根部，后期根状茎串根，不易下锄，手工拔草即可。

（2）打顶摘花：每年春季待植株长出地面 50 cm 时，结合除草进行去顶，同时摘除陆续绽放的花蕾和花朵，以促进地下茎的生长。

（3）水肥管理：在 3 月下旬至 4 月上旬苗长齐时追施苗肥，苗肥以尿素为主，下雨前撒施 10～15 kg/亩。5 月摘蕾后，追施摘蕾肥，撒施复合肥 2.5～3 kg/亩；7 月进入根茎膨大期，结合中耕除草及时补壮根肥，撒施复合肥 25～30 kg/亩。11 月，黄精倒苗后，结合田园清理重施越冬肥，施肥以有机肥为主，施腐熟的农家肥 1 000～1 500 kg/亩，或过磷酸钙 50 kg/亩，或饼肥 50 kg/亩，施肥后结合清沟在肥料上盖土 1～2 cm。

（4）遮荫。林下种植的黄精无须另外遮荫处理，田间种植的黄精需要遮荫处理，4 月上旬，用遮阳网、玉米秆或者其他枝干搭建遮阳棚，棚高 2～2.5 m，透光率 30%～40%，四周通风。

4. 病虫害防治

1）病害。黄精的主要病害是黑斑病、叶斑病、炭疽病等。

（1）黑斑病：危害叶片，病斑圆形或不规则形，常受叶脉所限呈条状，病斑中心部颜色变淡，中央灰色，后期出现霉状物，即病原菌子实体。防治方法：1∶1∶1 000 的波尔多液喷雾，7 d 喷 1 次，连续喷 3～4 次。

（2）叶斑病：在 4—5 月开始发病。受害叶片先从叶尖出现椭圆形或不规则形、外缘呈棕褐色、中间淡白色的病斑，从病斑向下蔓延，使叶片枯焦而死，雨季发病较严重。防治方法：收获后清洁田园，将枯枝病残体集中烧毁，消灭越冬病原。发病前和发病初期喷 1∶100 波尔多液，或 50% 退菌特 1 000 倍液，7～10 d/次，连喷 3～4 次。

（3）炭疽病：8—9 月为发病高峰期，危害叶片。病菌可由伤口、根部和地上部分侵染植株，高温偏湿的环境可助长病势。初期病斑为浅褐色小斑点，后扩展为深褐色类圆形，斑上出现黑色小颗粒，中部凹陷或穿孔，使植株叶片脱落枯死。防治措施：病菌在病残体中越冬，种植时应深耕细作，及时焚毁病株；合理密植，疏风遮荫；前期喷施 2% 波尔多液预防；发病期喷施 70% 甲基托布津液（1∶1 000）、80% 代森锌液（1∶600）或 50% 退菌特液 1 000 倍液防治，7～10 d/次。

2）虫害。黄精的虫害主要是地老虎、蛴螬等。防治方法：①加强田间管理。早春铲除田边、地头及路旁边的杂草，集中带到田外沤肥或烧毁，消灭草上虫卵。秋翻地或冬翻地并冬灌，可以杀死部分越冬幼虫或蛹，减少来年虫量。春季耙地，可以消灭地面上的卵粒。②人工捕捉。田间发现断苗时，在清晨拨开断苗附近的表土，即可捉到幼虫，连续进行捕捉，效果良好。③诱杀害虫。采集新鲜的泡桐树叶，水浸泡后，于傍晚放在虫害田里，次日清晨人工捕捉叶下幼虫。对于成虫利用糖醋液或黑光灯，在田间诱杀。④药剂防治。防治地老虎时，可用 50% 二嗪农乳进行灌根，杀死土中的幼虫。蛴螬危害根茎，可用 25% 增效喹硫磷乳，也可用苦楝叶水淋根。⑤土壤消毒。每亩施入 500～1 000 kg 草木灰，既施了肥，又利用草木灰的毒杀作用减少土壤中病原微生物和越冬害虫的量。

采收加工 根茎繁殖的黄精需 3 年以上才能采收，种子繁殖的黄精需 4 年以上才能采收，最佳采收时间为寒露后至次年立春前。选择晴天采挖，先将根茎挖出，除去须根，洗净，置沸水中略烫或蒸至透心，然后晒干或烘干。

产销情况 黄精现阶段主要以家种货源为主，小部分来自野生，湖北省野生及人工种植总面积约为 26 000 亩，年产干货黄精约 600 t，主要销往全国各大药材市场及制药企业。

商品规格 一般按植物来源及药材形状分为鸡头黄精（黄精）、姜形黄精（多花黄精）两种规格，均为统货。

药材性状

（1）鸡头黄精：呈结节状弯柱形，长 3～10 cm，直径 0.5～1.5 cm。结节长 2～4 cm，略呈圆锥形，常有分枝。表面黄白色或灰黄色，半透明，有纵皱纹，茎痕圆形，直径 5～8 mm（图 22-3）。

（2）姜形黄精：呈长条结节块状，长短不等，常数个块状结节相连。表面灰黄色或黄褐色，粗糙，结节上侧有突出的圆盘状茎痕，直径 0.8～1.5 cm（图 22-4）。

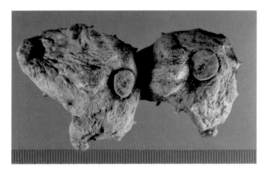

图 22-3 鸡头黄精

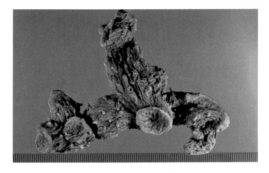

图 22-4 姜形黄精

理化鉴别及含量测定

1. 理化鉴别

取本品粉末 1 g，加 70% 乙醇 20 ml，加热回流 1 h，抽滤，滤液蒸干，残渣加水 10 ml 使溶解，加正丁醇振摇提取 2 次，每次 20 ml，合并正丁醇液，蒸干，残渣加甲醇 1 ml 使溶解，作为供试品溶液。另取黄精对照药材 1 g，同法制成对照药材溶液。照薄层色谱法（《中国药典》2020 年版四部通则 0502）试验，吸取上述两种溶液各 10 μl，分别点于同一硅胶 G 薄层板上，以石油醚（60～90℃）-乙酸乙酯-甲酸（5：2：0.1）为展开剂，展开，取出，晾干，喷以 5% 香草醛硫酸溶液，在 105℃ 加热至斑点显色清晰。供试品色谱中，在与对照药材色谱相应的位置上，显相同颜色的斑点。

2. 含量测定

照《中国药典》2020 版含量测定。本品按干燥品计算，含黄精多糖以无水葡萄糖（$C_6H_{12}O_6$）计，不得少于 7.0%。

质量研究

1. 不同产地不同品种黄精薯蓣皂苷元含量比较

对不同产地、不同基原的黄精薯蓣皂苷元含量测定发现，湖北地区的薯蓣皂苷元含量较高，浙江地区黄精的薯蓣皂苷元含量明显低于其他地区黄精。不同基原的黄精薯蓣皂苷元含量比较结果为：多花黄精＞黄精。同一基原不同地区栽种，黄精的薯蓣皂苷元含量差异较明显，最大相差 7 倍。

2. 不同产地黄精主要化学成分比较及主成分分析

黄精的主成分为黄精多糖和薯蓣皂苷元，用分光光度法测定黄精多糖、总酚和总黄酮含量，HPLC 测定薯蓣皂苷元含量。结果显示，广东韶关市多花黄精中黄精多糖含量为 14.094%，湖北咸宁市多花黄精中薯蓣皂苷元含量为 8.920 mg/g，河南卢氏县的黄精中总酚含量为 0.045 mg/g，贵州贵阳市的多花黄精中总黄酮含量为 0.040 mg/g。不同产地不同基原间黄精的主要化学成分含量差异显著，同一种类不同产地黄精的主要化学成分含量亦差异显著。

3. GC-MS 对不同产地多花黄精生药材挥发性物质差异性研究

对湖北赤壁、随州、恩施，湖南岳阳、邵阳、娄底，安徽金寨、青阳和霍山所产多花黄精药材挥发性物质进行 GC-MS 分析并结合 NIST11 数据库进行检索比对，从 9 个不同产地的多花黄精中鉴定出 67 个化合物。不同产地多花黄精挥发性物质组成差异较大，但湖北赤壁、随州、恩施和湖南岳阳所产多花黄精挥发性物质较为一致，湖南邵阳和娄底所产多花黄精挥发性物质较相似，安徽金寨、青阳和霍山所产多花黄精挥发性物质较为相似。综上得出产地区域、环境影响多花黄精生药材挥发性物质生成和积累。

4. 不同产地黄精多糖含量测定及其体外抗氧化活性研究

以 5 个不同产地黄精块茎为实验材料，通过乙醇回流预处理，水提醇沉得黄精粗多糖，研究不同产地黄精粗多糖对 DPPH 自由基和羟基自由基的清除作用。结果表明，粗多糖得率由大到小依次为湖南省 11.932%、河南省 9.421%、金寨县 8.712%、青阳县 8.040%、湖北省 6.269%；可溶性多糖得率依次为金寨县 6.360%、湖南省 5.847%、青阳县 4.181%、河南省 2.732%、湖北省 1.405%；不同产地黄精粗多糖对 DPPH 自由基和羟基自由基均有不同程度的清除作用，且呈一定的剂量关系。在试验研究的浓度范围内，湖北黄精粗多糖对 DPPH 自由基的清除作用最强。

5. 湖北恩施 3 种黄精不同部位主要有效成分及硒含量对比研究

对黄精不同部位多糖含量进行比较，结果显示黄精在地上部分和地下部分的多糖含量均高于多花黄精；两种材料地下部分的多糖含量均高于地上部分含量。

对黄精不同部位黄酮含量进行比较，结果显示黄精、多花黄精地上部分的黄酮含量：黄精＞多花黄精，但差异均不显著（$P＞0.05$）；两种材料地下部分黄酮含量：多花黄精＞黄精；黄精和多花黄精地上部分黄酮含量高于地下部分含量。

对黄精不同部位皂苷含量进行比较，结果显示黄精和多花黄精地上部分的皂苷含量：黄精＞多花黄精；两种材料地下部分皂苷含量：黄精＞多花黄精，其中两种材料的地下部分皂苷含量均高于地上部分含量。

对黄精不同部位硒含量进行比较，结果显示黄精和多花黄精地上部分的硒含量：黄精＞多花黄精；两种材料地下部分硒含量：黄精＞多花黄精。

炮制

1. 黄精

除去杂质，洗净，略润，切厚片，干燥。

2. 酒黄精

取净黄精，照酒炖法或酒蒸法（《中国药典》2020 年版四部通则 0213）炖透或蒸透，稍晾，切厚片，干燥。每 100 kg 黄精，用黄酒 20 kg（图 22-5）。

贮藏 置通风干燥处，防霉，防蛀。

化学成分 主要含多糖类、甾体皂苷类、木脂素类、生物碱类、黄酮类、氨基酸等多种结构类型的化学成分，其中黄酮类化合物是其特征性成分，黄精多糖是其主要的活性成分（图 22-6）。

图 22-5 酒黄精

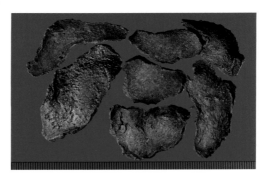

4′,5,7-三羟基-6,8-二甲基高异黄酮

4′,7-二羟基-3′-甲氧基异黄酮

2′,7-二羟基-3′,4′-二甲氧基异黄烷

丁香脂素

薯蓣皂苷元

polygonatine B

图 22-6 黄精中的代表性化学成分

1. 多糖类

黄精多糖是黄精的指标性成分,黄精含有黄精多糖甲、乙、丙 3 种,由葡萄糖、甘露糖、半乳糖醛酸结合而成。另含低聚糖 A、B、C,均由葡萄糖或果糖缩合而成。

2. 甾体皂苷类

甾体皂苷是黄精属植物的主要活性成分之一,黄精中的甾体皂苷主要包括薯蓣皂苷元、毛地黄皂苷、菝葜皂苷元;前体苷元多为螺甾烷醇型和异螺甾烷醇型,其他苷元均是由这 2 种类型衍生而来。黄精中也含有多种甾体皂苷单体化合物,如呋喃甾烷类皂苷(黄精皂苷 A,sibiricoside A)、螺旋甾烷类皂苷(黄精皂苷 B,sibiricosde B),以及新巴拉次薯蓣皂苷元 A-3-l-β-石蒜四糖苷及其甲基原型同系物。

3. 木脂素类

木脂素有显著的生物活性,具有抗脂质过氧化和清除自由基等作用。从黄精中分离鉴定出 4 个木脂素类化合物,分别为右旋丁香脂素、右旋丁香脂素-O-β-D-吡喃葡萄糖苷和右旋松脂醇-O-β-D-吡喃葡萄糖基-(1→6)-β-D-吡喃葡萄糖苷,另分离出 1 种混合物,该混合物为几种黄精神经鞘苷混合物。

4. 生物碱类

有报道,从黄精中分离得到 5 个生物碱类化合物,主要以吲哚嗪类生物碱为主,分别为 polygonatine A、polygonatine B、kinganone、N-trans-p-coumaroyloctopamine 和腺苷。

5. 黄酮类

黄精的一个特征成分为高异黄酮类,即母核结构比异黄酮多 1 个碳原子,自然界发现的较少,仅在少数植物中含有。目前从黄精中分离得到的高异黄酮类有高异黄酮 $4'$,5,7-三羟基-6,8-二甲基高异黄酮、disporopsin 和 ($3R$)-5,7-dihydroxy-8-methyl-3-($2'$-hydroxy-$4'$-methoxy-benzyl)-chroman-4-one、2,4,5,7-四羟基-高异黄酮。黄精中还含有异黄酮类,有报道,从黄精中分离出 5 个异黄酮类分别为 $4'$,7-二羟基-$3'$-甲氧基异黄酮、$2'$,7-二羟基-$3'$,$4'$-二甲氧基异黄烷、$2'$,7-二羟基-$3'$,$4'$-二甲氧基异黄烷苷、鸢尾苷,以及($6aR$,$11aR$)-10-羟基-3,9-二甲氧基紫檀烷。

6. 氨基酸

黄精中含有多种氨基酸,其中游离氨基酸中苏氨酸和丙氨酸较为丰富,另外还含有赖氨酸、谷氨酸、亮氨酸、异亮氨酸、甘氨酸、酪氨酸、脯氨酸等。多花黄精中含有天门冬氨酸、高丝氨酸和二氨基丁酸等氨基酸。

7. 其他化合物

黄精中还含有芳香烃、水杨酸、4-羟甲基糠醛、棕榈酸-3β-谷甾醇、胡萝卜苷、二氢黄酮类、紫檀烷类等化合物。

药理作用

1. 药效学研究

1)降血糖的作用。黄精中的多糖成分具有较好的降血糖作用。

2）降血脂、防止动脉粥样硬化的作用。黄精降脂方可降低高脂血症，小白鼠血清TC、TG、LDL-C 水平，降低率分别为 54.93％、44.10％、72.87％，并提高血清中 HDL-C 水平，提高率为 7.53％；能降低动脉硬化指数，对全血黏度、血沉有降低作用，并能提高红细胞比容。黄精多糖能降低实验性动脉粥样硬化家兔血清 IL-6 及 CRP 水平，阻止血管内皮炎症反应的发生发展，具有抗动脉粥样硬化的作用。

3）抗氧化、抗衰老作用。黄精多糖具有显著的体外抗氧化作用。黄精能显著提高小鼠肝脏中 SOD 活性，降低小鼠心肌脂褐质的含量，减弱自由基及其代谢产物对机体的损伤，减少因自由基反应所引起的脂类过氧化而对生物膜结构功能造成损害，从而起到抗衰老作用。黄精提取物及水煎剂能延长果蝇和家蚕的生存期，水煎剂能提高果蝇和小鼠的生命活力。黄精复方还可明显抑制老龄小鼠离体脑组织 MAO-B 的活性，从而抑制脑细胞老化。

4）免疫调节作用。黄精多糖可增强小鼠体液免疫和细胞免疫功能。

5）改善记忆力。黄精多糖能显著改善老龄大鼠学习记忆及记忆再现能力，降低错误次数，缩短潜伏期时间。

6）抗菌抗病毒作用。黄精水提液在体外对伤寒杆菌、金黄色葡萄球菌有较强的抑制作用，对多种致病真菌亦有抑制作用。

7）其他作用。黄精具有抗肿瘤、抑制骨质疏松的作用，还能增强心肌收缩力、扩张冠脉、增加冠脉血流量、改善心肌营养。

2. 安全性研究

生黄精在 450 g/（kg·d）剂量时显示有急性毒性，而同等剂量的炮制品则不显示毒性。复方滇黄精小鼠口服给药的最大耐受量为 102.4 g/kg，相当于临床推荐剂量（每天 15 g 生药）的 409.6 倍。在该剂量下，小鼠一般状态良好，活动、进食、大小便正常，皮毛均好，无毒性反应症状。

性味与归经 甘，平。归脾、肺、肾经。

功能与主治 补气养阴、健脾、润肺、益肾。用于脾胃气虚，体倦乏力，胃阴不足，口干食少，肺虚燥咳，劳嗽咳血，精血不足，腰膝酸软，须发早白，内热消渴。

临床应用

1. 临床常用

1）用于脾胃虚弱，体倦乏力。黄精性甘、平，有补气健脾的功效，可用于脾胃虚弱、倦怠食少、或病后身虚、体乏力、饮食减少等症。若脾胃气虚而倦怠乏力、食欲不振、脉象虚软者，可与党参、茯苓、白术等同用，如《人己良方》肥儿丸；若脾胃阴虚而致口干食少、饮食无味、舌红无苔者，可与芡实、太子参、山药等同用，如《中医内科临床治疗学》黄精芡实汤。

2）用于肾虚精亏，腰膝酸软，须发早白。黄精性甘、平，入肾经，有养肾阴、乌须发的功效。单用熬膏，使人旧皮脱、颜色变光、花容有异、鬓发更改，如《千金要方》黄精膏；若治疗肾虚精亏，常与枸杞子等配伍，如《普济方》枸杞丸；若壮筋骨，益精髓，一般与续断、首乌等配伍，如《医统》还真二七丹。

3）用于阴虚肺燥，干咳少痰，以及肺肾阴虚的劳嗽久咳等症。黄精与百部、白及等配伍可化痰止咳、生津止血，治疗肺痨咳血，如《古今名方》健肺丸。治劳嗽久咳，可配地黄、天冬、百部等同用。与沙参配伍，沙参味甘、微苦，性微寒，归肺经，能养肺阴，清肺热；黄精即补肺阴，又益肾阴，二药合用，即能润肺滋阴，又能清热益精，故可用治肺阴不足，燥热咳嗽。

4）助气固精，保镇丹田。黄精去皮后，与枸杞子同用，如《圣济总录》二精丸。

2. 临床进展

1）治疗膝关节骨性关节炎。黄精制剂能缓解膝关节疼痛及提高关节活动度，减少膝关节骨性关节炎患者血清中 IL-1、IL-33 及 MMP-13 的含量，有效抑制炎症反应，延缓患者病情的进一步进展。

2）治疗肾虚型糖尿病。滋肾蓉精丸（黄精为其主要成分）治疗肾虚型糖尿病，总有效率为 87.1%，且对降低糖尿病合并高血脂者胆固醇和甘油三酯亦有明显效果。

3）治疗缺血性脑血管疾病。黄精四草汤加减治疗缺血性脑血管疾病，显效率为 75%，总有效率为 90%。

4）治疗肺结核。黄精汤及其制剂治疗肺结核，疗程短、安全、有效。

5）抑制呼吸道继发霉菌感染。将黄精煎制成 1∶1（1 ml 药液含黄精 1.0 g）药液，漱口后咽下，每天 50～60 ml，能较好地抑制病霉菌。

6）治疗原发性高血压。黄精益阴汤治疗原发性高血压，总有效率达 95.24%。

7）治疗小儿脾疳。黄精治疗脾胃损伤，有效率为 80%。

8）治疗慢性乙型肝炎。加味黄精汤治疗慢性乙肝，有效率为 92.0%。

9）治疗抑郁症。黄精颗粒联合氟西汀治疗抑郁症，不但可以增强后者的抗抑郁疗效，还可以减轻不良反应，疗效肯定，安全有效。

10）治疗椎动脉型颈椎病。天麻黄精汤治疗椎动脉型颈椎病，总有效率达 93.3%。

11）治疗窦性心动过缓。参芪丹鸡黄精汤治疗窦性心律过缓，总有效率达 87.50%。

用法与用量 9～15 g。

使用注意 中寒泄泻，痰湿痞满气滞者禁服。

基地建设 黄精在湖北主要分布于十堰房县、郧西，恩施州利川、巴东、建始、鹤峰、来凤，咸宁通城、通山、崇阳等地。其中，十堰市房县种植面积约 4 000 亩、郧西县约 2 000 亩，恩施州巴东县约 3 000 亩、建始县约 2 000 亩、利川市约 2 000 亩、鹤峰县约 1 000 亩、来凤县约 1 000 亩，咸宁市通城县、通山县各 1 000 亩、崇阳 10 000 亩。湖北省野生及人工种植总面积约 3 万亩。

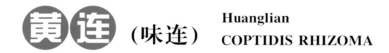

黄连（味连） Huanglian COPTIDIS RHIZOMA

商品名 黄连、味连、鸡爪连。

基原 本品为毛茛科常绿多年生草本植物黄连 *Coptis chinensis* Franch.、三角叶黄连 *Coptis deltoidei* C. Y. Cheng et Hsiao，或云连 *Coptis teeta* Wall. 的干燥根茎。以上 3 种分别称为"味连""雅连""云连"。湖北主产的黄连基原为黄连 *Coptis chinensis* Franch.。

本草考证 黄连始载于《神农本草经》，列为上品。以后历代本草均有记载。我国最早明确记载的药用黄连即今之"味连"，其原植物为黄连。《名医别录》云："黄连生于巫阳（今重庆巫山县）川谷及蜀郡（今四川成都市）太山。"据今调查，这一地区有黄连分布。梁代陶弘景曰："今西间者色浅而虚，不及东阳（今浙江金华及衢江流域）、新安（今浙江淳安以西）诸县最胜，临海（今浙江临海一带）诸县药不佳。"上述地区所言之黄连，即为"短萼黄连"，非现今《中国药典》收藏品种。《唐本草》载："蜀道者粗大，味极浓苦，疗渴为最，江东者节如连珠，疗痢大善，澧州者更胜。"这里江东者也是当今华东一带所产的"土黄连"（短萼黄连）。《本草园经》曰："黄连，今江、湖、荆、夔州郡亦有，而以宣州者为胜。"荆州为湖北荆州，夔州为重庆奉节，施州为湖北恩施，黔州为四川彭水县。宋代肖柄云："今出宣州（今安徽宣城区）绝佳，东阳亦有，歙州（今安徽黄山市黄山区一带），处州（今浙江丽水一带）次之。"明代李时珍的《本草纲目》又明确记载了药用"雅连"和"峨眉野连"，其曰："今虽吴、蜀皆有，唯以雅州（今四川雅安一带），眉州（今四川眉山，洪雅一带）者良。"这一带为三角叶黄连即"雅连"和"峨眉山野连"的分布区。明代兰茂曰："滇连，一名云连，人多不识，生禹山（今昆明一带）……丽江、开化（今云南文山）者佳。"此处所载即为"云连"。《药物出产辨》云："川黄连产雅州即峨眉山等处……，产云南者为云连，出古涌县有名西连者。"综上所述，味连的道地产区为现今的湖北的鄂西地区及重庆市，雅连的道地产区为四川雅安一带，云连的道地产区为云南。与现今黄连主产区一致。湖北省历来是味连的道地产区，目前产量占药材市场的 50% 左右，其中鄂西南一带所产的"利川黄连"已获得国家注册商标和地理标志产品保护，鄂西北一带所产的"竹溪黄连"已获得国家地理标志产品保护。并在恩施州建有黄连 GAP 生产基地，通过国家认证。

原植物 多年生草本，高20~50 cm。根茎黄色，常分枝，密生须根。叶基生，叶柄长6~16 cm，无毛；叶片稍带革质，卵状三角形，宽10 cm，3全裂；中央裂片稍呈菱形，长3~8 cm，宽2~4 cm；基部急遽下延成长1~1.8 cm的细柄，裂片再作羽状深裂，深裂片4~5对，近长圆形，先端急尖，彼此相距2~6 mm，边缘具针刺状锯齿；两侧裂片斜卵形，比中央裂片短，不等2深裂或罕2全裂，裂片常再作羽状深裂；上面沿脉被短柔毛，下面无毛。花茎1~2，与叶等长或更长；二歧或多歧聚伞花序，生花3~8朵；苞片披针形，3~5羽状深裂；萼片5，黄绿色，长椭圆状卵形至披针形，长9~12.5 mm，宽2~3 mm；花瓣线形，长5~6.5 mm，先端尖，中央有蜜槽；雄蕊多数，外轮雄蕊比花瓣略短或近等长，花药广椭圆形，黄色；心皮8~12。蓇葖6~12，具柄，长6~7 mm。种子7~8，长椭圆形，长约2 mm，褐色，花期2—4月。果期3—6月（图23-1）。

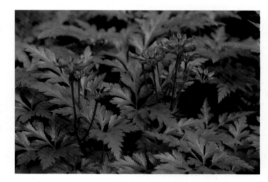

图23-1 黄连（原植物）

生态环境 黄连喜冷凉、湿润、荫蔽环境，忌高温、干旱。一般分布在海拔1 200~1 800 m高山寒湿的林荫下，喜弱光，需要遮荫。黄连根浅，分布于5~10 cm的土层，适宜表土疏松肥沃、有丰富的腐殖质、土层深厚的微酸性土壤。

适宜区 黄连在湖北省内的适宜种植区主要有恩施州利川市、恩施市及其他县市和湖北省十堰市等海拔1 000~2 000 m地区，相邻的重庆巫山县、奉节县也有少量种植。

栽培技术

1. 生物学特性

黄连为浅根系植物。水平分布34~35 cm，垂直分布10 cm以下。移栽当年，须根生长旺盛。4月为新叶盛发期，第3年叶面积达最大值。从播种到收获根茎，整个生长发育期需6~7年，即育苗2年，大田培育4~5年。黄连幼苗生长缓慢，从出苗到长出1~2片真叶，需1~2个月，生长1年后多数有3~4片真叶，株高3 cm左右；少数生长良好的有4~5片真叶，株高近6 cm。一年生黄连根茎尚未膨大，须根少；二年生黄连，根茎开始膨大，芽苞较大；三年生和四年生黄连叶片数目增多，叶片面积也增大；四年生以上黄连开花结实。黄连每年1月抽薹，2—3月开花，3—5月为果期。从抽薹开始萌生新叶，老叶枯萎，到5月新旧叶更新完毕，每年3—7月地上部分生长发育最旺盛、地下根茎生长相对缓慢，8月后根茎生长速度加快，9月混合芽或叶芽开始形成，11月芽苞长大。在一年生幼苗生长后期叶丛中生成叶芽。越冬后以叶芽中抽出新叶，老叶枯萎。秋季地下根茎膨大。黄连喜冷冻、湿润、荫蔽，忌高温、干旱，需要温度低、空气湿度大的自然环境，不能经受强烈的阳光，因此需要遮荫。

2. 繁殖技术

1）播种育苗。黄连以种子繁殖为主，通常先行播种育苗，再行移栽；也可剪取稍带根茎的连苗（习称"剪口秧子"），进行移栽。但繁殖系数低，不常用。

（1）选种及种子处理。黄连实生苗移栽后第 4 年所结的种子，籽粒饱满，成熟度较一致，发芽率高，产区称为"红山种子"。五年生所结种子与四年生所结种子相近，但数量略少，产区称为"老红山种子"。留种以四年生或五年生者为佳，黄连种子千粒重为 1.1～1.4 g。由于黄连开花结实期较长，种子成熟不一致，成熟后的果实易开裂，种子落地，因此生产上应分批采种。自然成熟的黄连种子具有休眠特性，其休眠原因是种子具有胚形态后熟和生理后熟的特性。在产区自然成熟种子播于田间，历时 9 个月之久，才能完成后熟而萌发出苗。

（2）播种期和播种方法：黄连一般在 10－11 月播种，亩用种量为 2 kg。将种子与 20～30 倍的腐殖质土拌匀，撒在畦面，盖 1 cm 厚的干细土和熏土一层即可，播种要均匀，盖种要厚薄一致。育苗棚荫蔽度应控制在 70％以上。

（3）苗期管理：黄连幼苗生长缓慢，要及时除掉杂草，并且施速效性氮肥（硫酸铵）每亩 5～10 kg，到第 2 年 5 月下旬黄连幼苗可长出 3 片真叶。播后第 3 年可出圃移栽，一般 1 kg 种子可育 10 万～20 万株黄连苗，育苗厢宽 120 cm，沟宽 30 cm，沟深 10 cm。

2）移栽定植。

（1）移栽期。黄连秧苗每年有 3 个时期可以移栽。第 1 个时期是在 2－3 月积雪融化后，黄连新叶还未长出前，栽后成活率高，长新根、发新叶快，生长良好，入伏后死苗少，是比较好的移栽时间。第 2 个时期是在 5－6 月，此时黄连新叶已经长成，秧苗较大，栽后成活率高，生长亦好；但不宜迟至 7 月，因 7 月温度高，移栽后死苗多，生长也差。第 3 个时期是在 9－10 月，栽后不久即入霜期，根未扎稳，就遇到冬季严寒，影响成活，因此只有在低海拔温暖地区，才可在此时移栽。

（2）秧苗准备：秧苗的质量与成活率及产量有密切关系，壮苗成活率高，生长快，黄连产量也高，故移栽时应选择有 4 片以上真叶、株高在 6 cm 以上的健壮幼苗。移栽前，将须根剪短，只留 2～3 cm 长，放入水中洗去根上的泥土，使便于栽苗，秧苗吸收了水分，栽后易成活。通常上午拔取秧苗，下午栽种；如未栽完，应摊放阴湿处，第 2 天栽前，应将叶浸湿后再栽。

（3）栽种方法：选阴天或晴天栽植，不可在雨天进行。按照株行距 8 cm×8 cm 进行栽植，每亩可栽秧苗 6.6 万～8 万株，用小花铲（黄连刀）栽植，深度视移栽季节、秧苗大小而定，春栽或秧苗小可栽浅些，秋栽或秧苗大可稍栽深点，一般栽 3～5 cm 深，地面留 3～4 片大叶即可。

3. 种植方法

1）选地整地。

（1）选地：黄连性喜冷凉湿润，忌高温干燥，故宜选择早晚有斜射光照的半阴半阳的早晚阳山种植，以早阳山为佳。黄连对土壤的要求比较严格，由于栽培年限长，密度大，须根发达，且多分布于表层，故应选用土层深厚、肥沃疏松、排水良好、表层腐殖质含量丰富、下层保水、保肥力较强的土壤，pH 值在 5.5～6.5 以上，呈微酸性到弱碱性。植被以杂木、油竹混交林为好，不宜选土壤瘠薄的松、杉、青冈林。最好选缓坡地，以利排水，但坡度不宜超过 30°。坡度过大，冲刷严重，水土流失，黄连存苗率低、生长差、产量低。搭棚栽种黄连还需考虑附近有无可供采伐的木材，以免增加运料困难。另外，黄连不能连作，前茬栽连后，要休耕或种植其他作物多年后方能继续栽连。

（2）荒地整地：8—10 月砍去地面的灌木、竹丛、杂草，此时砍山，次年发生的杂草少。待冬季树叶完全脱落后，1—2 月进行搭棚，可节省拾落叶的劳力，故有"青山不搭棚，六月不栽秧"之说。林间砍净林中竹、茅草后，留下所有乔灌木，在保证荫蔽度 70% 以上的遮荫条件下，便可翻土整地。首先粗翻土地，深 13～16 cm，挖净草根竹根，拣净石块等杂物，应分层翻挖，防止将表层腐殖质土翻到下层，并注意不能伤根太狠，尤其是靠近上坡的树根一定要保留，否则树易倒伏。

林间栽连时，整地与生荒地相同，可因地制宜做畦和选用铺熏土、腐殖质土或原土。

熟地栽连时，亩施基肥 4 000～6 000 kg，浅翻入土，深 10 cm 左右，耙平即可作高畦。作畦前应根据地形开好排水主沟，使水流畅通，不致冲垮厢畦。一般主沟宽 50～60 cm，深 30 cm，若棚大、坡陡，排水主沟应宽些、深些。主沟要直，尽量避免弯曲。根据排水主沟情况作畦，畦宽 1.2 m，沟宽 30 cm，沟深 10 cm，畦面要求成瓦背形。畦的长度根据地形而定，一般每隔 8～10 m 要开宽 30 cm 的横沟，横沟应斜开，终点连接排水主沟，作畦后要在棚的上方与两侧开护棚排水沟，防止棚外水流入棚内。

2）搭棚。种植黄连需要搭棚，一般熏土后搭棚，也有的地方搭棚后熏土。棚高 150 cm 左右。搭棚时按 150 cm 间距顺山成行埋立柱，行内立柱间距离为 200 cm，立柱入土深 40 cm 左右，立柱埋牢后先放顺杆，顺杆上放横杆，绑牢为宜。一般透光度 40% 左右。在坡地上先从坡下放顺杆，在顺杆上端放一横杆，使横杆上面与上一邻近柱顶水平，依此顺序搭到坡上。棚四周应用编篱围起，以防止兽畜危害，保持棚内湿度。如用水泥桩、铁丝及遮荫布为材料搭棚，则做水泥桩（6 cm×8 cm×200 cm），内置直径 6.5 mm 钢筋 1 根，入土 40～50 cm，行距 3 m，桩距 2 m，每隔 1 畦在畦中心栽一排水泥桩，顶部用铁丝按"♯"形固定，根据需要，上盖不同密度的遮阳网，并用扎丝固定。冬季积雪来临之前应及时收回遮阳网，以免积雪将棚架压垮，造成不必要的损失，开春后再盖。

3）田间管理。

（1）补苗：黄连栽植后常有不同程度的死苗，栽后前 2 年秧苗每年约有 10% 死亡，应及时进行补苗。一般补苗 2 次，第 1 次在定植当年的秋季，用同龄壮秧进行补苗，带土移栽更易成活。第 2 次补苗在第 1 年雪化以后新叶未发前进行。

（2）除草：栽苗当年和翌年秧苗生长比较缓慢，而杂草生长比较迅速，必须及时拔除杂草。8月份以后，即使田间有杂草也不能拔除，否则黄连在冬季易受冻害。

（3）施肥与培土：黄连栽植2～3 d内施肥1次，施用稀薄菜饼水，也可每亩用细碎堆肥或厩肥1 000 kg撒施，能使黄连苗成活后快速生长。栽植当年9—10月，第2、3、4、5年5月和第2、3、4年的9—10月应各施肥1次，共8次。春季施肥以农家肥为主，每次亩施1 500～2 000 kg，施肥量应逐年增加。黄连的根茎向上生长，每年形成茎节，为了提高产量，第2、3、4年秋季施肥后还应进行培土，在附近收集腐质土，弄细后撒在畦上。第2、3年撒约1 cm厚，称为"上花泥"；第4年撒约1.5 cm厚，称为"上饱泥"。培土应均匀并达到适当厚度，培土过薄不利冬天防冻和根茎生长；培土过厚，根茎桥梗长，降低品质。

（4）摘除花薹：开花结实要消耗大量营养物质，降低黄连根茎产量。除计划留种的外，每年应于花薹抽出后及时摘除。

（5）荫棚管理：黄连在不同生长期，需要的荫蔽度是不一样的。栽后当年需要80%～85%的荫蔽度，第2年开始荫蔽度宜逐年减少，第4年减少至40%～50%，一般通过自然疏棚，基本适合黄连生长所需的荫蔽度。但在第5年种子采收后要拆去棚上覆盖物，称"亮棚"，加强光照，抑制地上部分生长，使养分向根茎转移，以增加根茎产量。育苗矮棚管理与高棚大致相同。矮棚易垮塌，必须经常修补和调节荫蔽度。

4. 病虫害防治

危害黄连的病害主要有白粉病、炭疽病、白绢病、根腐病、紫纹羽病和列当病等。

1）病害防治。

（1）白粉病：又名冬瓜粉，在黄连产区发生普遍而严重，常引起黄连死苗缺株，一般减产50%以上。干旱年份病重；相反则病轻。一般在7—8月份发生。7月下旬至8月上旬为发病盛期，8月下旬较轻。防治方法：调节荫蔽度，适当增加光照；冬季清园，将枯枝落叶集中烧毁；发病初期喷射波美0.2～0.3度石硫合剂，每隔7～10 d喷1次，连续喷2～3次。

（2）炭疽病：发病初期，在叶脉上产生褐色、略下陷的小斑。病斑扩大后呈黑褐色，中部褐色，并有不规则的轮纹，上面生有黑色小点（即病原菌的分生孢子盘和分生孢子）。叶柄基部常出现深褐色、水渍状病斑，后期略向内陷，造成柄枯、叶落。在温度25～30℃、相对湿度80%时易发生。防治方法：发病后立即摘除病叶，消灭发病中心；冬季清园，将枯枝病叶集中烧毁或深埋；用65%代森锌500倍液，每隔7 d喷1次，连续喷2～3次，可收到较好的防治效果。

（3）白绢病：发病初期地上部分无明显症状。后期，随着温度的增高，菌丝密布于根茎四周的土表。被害植株顶梢凋萎、下垂，最后整株枯死。本病常于4月下旬发生，6月上旬至8月上旬为发病盛期。高温多雨易发此病。防治方法：轮作，可与禾本科作物轮作，不宜与感病的玄参、芍药等轮作；田间发病时，可用50%石灰水浇灌，或用50退菌特（500～1 000倍液）喷射，每隔7～10 d喷1次，连续喷3～4次；发现病株，带土移出黄连棚深埋或烧毁，并在病穴及其周围撒生石灰粉消毒。

（4）根腐病：初期，早晚尚能恢复，后期则不再恢复，干枯致死。病菌在土壤中可存活 5 年以上。翌年 4—5 月开始发病，7—8 月进入发病盛期，8 月以后逐渐减少。在地下害虫活动频繁，以及天气时晴时雨、土壤黏重、排水不良、施用未腐熟厩肥、植株生长不良的条件下易发此病。防治方法：一般需与禾本科作物轮作 3~5 年后才能再栽黄连，切忌与易感病的药材或农作物轮作；及时拔除病株，并在病穴中施石灰粉，并用 2% 石灰水或 50% 退菌特 1∶600 倍液全面浇灌病区，可防止病害继续蔓延；发病初期喷药防治，用 50% 退菌特 1 000 倍液，或 40% 克瘟散 1 000 倍液，每隔 15 d 1 次，连续喷 3~4 次。

（5）紫纹羽病：严重时，须根全部脱落，导致整株死亡。主根受害，仅存黄色维管束组织，内部中空，质地变轻。病菌以菌索或菌丝块在病根及土壤中越冬，可存活多年。防治方法：选择无病田种植，勿从病区调入种苗；施用腐熟有机肥料，增加土壤肥力，改善土壤结构，提高保水力，减轻病害发生；施石灰中和土壤酸性，改善土壤环境，每亩施入 100 kg 左右，对防治此病有良好的效果；发病田块可与禾本科作物（如玉米）实行 5 年以上轮作，但忌与其他寄主范围内的作物轮作或间作；发病黄连应尽量提前收获，以减少田间损失。

（6）列当病：黄连被寄生后，其营养被列当吸收，使黄连停止生长，须根和根状茎腐烂。严重时，可导致全株死亡。病原为寄生草本，高达 35 cm，全株被白色绒毛。列当主要通过种子传播。重茬地发病重；春季降水较多，列当发生可能性大。栽培管理粗放，病害就重。防治方法：前期发现，应连土壤带黄连植株同时挖除，再填上新土防止蔓延，或结合除草拔除病株。必须在 7 月上、中旬列当种子未成熟前清除干净。

2）虫害防治：危害黄连的害虫主要有蛞蝓、铜绿丽金龟、非洲蝼蛄、锦鸡、鼹鼠、麂子、野猪等。

（1）蛞蝓：常于 3—11 月发生，咬食黄连嫩叶。白天潜伏阴湿处，夜间活动为害。雨天危害较重。防治方法：蔬菜毒饵诱杀；棚桩附近及畦四周撒石灰粉。

（2）铜绿丽金龟和非洲蝼蛄：幼虫咬食黄连叶柄基部，严重时可将幼苗成片咬断。防治方法：一是人工捕杀；二是采用一般的杀虫剂进行药物喷杀。

（3）锦鸡（又称野鸡）：春季常于早晨吃叶和花蕾。防治方法：拦好棚边阻其进入，并辅以人工捕杀或枪杀。

（4）鼹鼠（又称地老鼠）：在黄连田中掘许多横孔道，影响移栽苗的成活及生长。防治方法：移栽后常检查，发现孔道即压实。

（5）麂子：常于冬春季吃叶片及花蕾，可将全田的叶子吃光，危害严重。防治方法同锦鸡。

（6）野猪：冬春季常进入黄连地觅食，践踏或拱出连苗，危害严重。防治方法同锦鸡。

采收加工 一般在移栽后第 5~6 年开始收获，宜在 10—11 月采挖。采挖时，选晴天，挖起全株，抖去泥沙，剪下须根和叶片，然后干燥。干燥方法多采用炕干、烘干，注意火力不能过大，干到易折断时，趁热撞去残留泥沙、须根及叶柄。

产销情况

1. 商品生产与流通

湖北省黄连主产于湖北利川市和恩施市，总种植面积 50 000 亩；湖北房县、竹溪县、竹山县也有种植，湖北省年产量约为 3 000 t。黄连主要销往全国各大药材市场、制药企业、医院并出口，全国年需求量约 6 000 多 t，湖北省产量占全国用量的 40% 以上。

2. 商品规格

按原植物来源有味连、雅连和云连之分。其中湖北产味连按个头大小可分为两个等级。

一等：干货。多聚成簇，分枝肥壮坚实、间有过桥。无碎节（长不足 1.5 cm）、残茎、焦枯、杂质、霉变。

二等：干货。条较瘦小，有过桥。间有碎节、碎渣、焦枯。余同一等。

药材性状

味连：多集聚成簇，常弯曲，形如鸡爪，单枝根茎长 3～6 cm，直径 0.3～0.8 cm。表面灰黄色或黄褐色，粗糙，有不规则结节状隆起、须根及须根残基，有的节间表面平滑如茎秆，习称"过桥"。上部多残留褐色鳞叶，顶端常留有残余的茎或叶柄。质硬，断面不整齐，皮部橙红色或暗棕色，木部鲜黄色或橙黄色，呈放射状排列，髓部有的中空。气微，味极苦（图 23-2）。

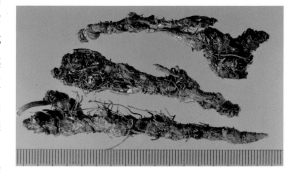

图 23-2 黄连药材

雅连：多为单枝，略呈圆柱形，微弯曲，长 4～8 cm，直径 0.5～1 cm。"过桥"较长。顶端有少许残茎。

云连：弯曲呈钩状，多为单枝，较细小。

理化鉴别及含量测定

1. 理化鉴别

取本品粉末 0.25 g，加甲醇 25 ml，超声处理 30 min，滤过，取滤液作为供试品溶液。另取黄连对照药材 0.25 g，同法制成对照药材溶液。再取盐酸小檗碱对照品，加甲醇制成每毫升含 0.5 mg 的溶液，作为对照品溶液。照薄层色谱法（《中国药典》2020 年版四部通则 0502）试验，吸取上述 3 种溶液各 1 μl，分别点于同一高效硅胶 G 薄层板上，以环己烷-乙酸乙酯-异丙醇-甲醇-水-三乙胺（3∶3.5∶1∶1.5∶0.5∶1）为展开剂，置用浓氨试液预饱和 20 min 的展开缸内，展开，取出，晾干，置紫外光灯

（365 nm）下检视。供试品色谱中，在与对照药材色谱相应的位置上，显 4 个以上相同颜色的荧光斑点；对照品色谱相应的位置上，显相同颜色的荧光斑点。

2. 含量测定

采用高效液相色谱法（《中国药典》2020 年版四部通则 0512）测定。味连按干燥品计算，以盐酸小檗碱（$C_{20}H_{18}ClNO_4$）计，含小檗碱（$C_{20}H_{17}NO_4$）不得少于 5.5%，表小檗碱（$C_{20}H_{17}NO_4$）不得少于 0.80%，黄连碱（$C_{19}H_{13}NO_4$）不得少于 1.6%，巴马汀（$C_{21}H_{21}NO_4$）不得少于 1.5%。

质量研究

1. 不同产地黄连中盐酸小檗碱的含量测定比较

采用高效液相色谱法测定不同产地黄连药材中盐酸小檗碱的含量，结果湖北利川、房县，重庆石柱，四川大邑洪雅、巫溪、峨眉，陕西安康等不同产地中盐酸小檗碱的含量在 5.8%～8.6%，其中湖北利川产样品为 8.6%，含量最高。

2. 不同产地黄连指纹图谱和主要生物碱分析

采用高效液相色谱法对 27 个不同产地的 88 批黄连药材的指纹图谱进行测定，标示了 12 个色谱峰，分析结果表明，其共有峰一致性较强；同时对 6 种生物碱进行了含量测定，结果表明恩施、利川黄连的质量较好。

3. 不同产地黄连中重金属的含量测定

利用微波消解-ICP-MS 法测定湖北利川、重庆石柱和四川峨眉等产地 17 批样品中的重金属含量，结果表明湖北利川和重庆石柱产黄连中 Cu、Pb、As、Cd 的含量较低。

炮制

1. 黄连片

除去杂质，润透后切薄片，晾干，或用时捣碎（图 23-3）。

2. 酒黄连

取净黄连，照酒炙法（《中国药典》2020 年版四部通则 0213）炒干。每 100 kg 黄连，用黄酒 12.5 kg（图 23-4）。

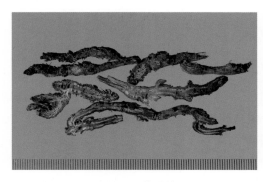
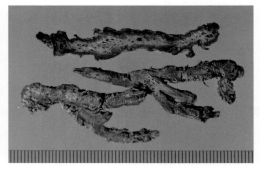

图 23-3 黄连片　　　　　　　　　　　图 23-4 酒黄连

3. 姜黄连

取净黄连，照姜汁炙法（《中国药典》2020 年版四部通则 0213）炒干。每 100 kg 黄连，用生姜 12.5 kg。

4. 萸黄连

取吴茱萸加适量水煎煮，煎液与净黄连拌匀，待液吸尽，炒干。每 100 kg 黄连，用吴茱萸 10 kg。

【贮藏】 置通风干燥处。

【化学成分】 主要含生物碱类、木脂素类、香豆素、黄酮类、萜类、甾体、有机酸类、挥发油和多糖等，其中生物碱为其特征成分和有效成分（图 23-5）。

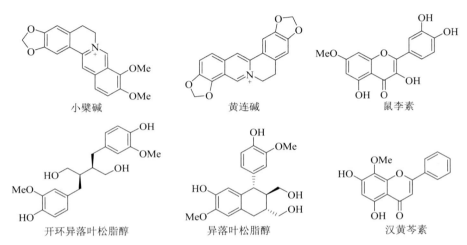

小檗碱　　　　　　　　黄连碱　　　　　　　　鼠李素

开环异落叶松脂醇　　　异落叶松脂醇　　　　　汉黄芩素

图 23-5　黄连中的代表性化学成分

1. 生物碱类

黄连所含的生物碱主要有小檗碱、巴马汀、黄连碱、表小檗碱、非洲防己碱、药根碱、格兰地新、小檗红碱等；这类母核结构中 N 环上的氢由甲基取代，可衍生出甲基小檗碱和甲基黄连碱；N 环上的氢由氧原子取代可衍生出 8-*O*-小檗碱、8-*O*-黄连碱、8-*O*-表小檗碱等化合物。其他类型的生物碱还包括木兰碱、小檗胺、紫堇定、降氧化北美黄连次碱、唐松草林碱等。

2. 木脂素类

主要有开环异落叶松脂醇、5，5′-二甲氧基落叶松脂醇、松脂醇、5′-甲氧基松脂素、落叶松脂醇、5′-甲氧基落叶松脂醇、异落叶松脂醇、9-acetyl lanicepside B、lanicepside A、woorenogenin、isolariciresinol 和 lariciresinol gluciside 等。

3. 有机酸类

主要包括有绿原酸、3，4-二羟基苯乙醇葡萄糖苷、3-羧基-4-羟基苯氧葡萄糖苷、2，3，4-三羟基苯丙、4-*O*-阿魏酰奎尼酸丁酯、5-*O*-阿魏酰奎尼酸丁酯、丹参素、3-

（3′，4′-二羟基)-（2R）乳酸-4′-氧-β-D-葡萄糖苷、3，4-二羟基苯乙醇、Z-咖啡酸硬脂醇酯、香草酸、阿魏酸、反式-3，4-二甲氧基肉桂酸、阿魏酸正丁酯、原儿茶酸甲酯、丹参素甲正丁酯、5-羟基吡啶-2-甲酸甲酯、邻二苯酚、乳酸、龙胆酸、原儿茶酸和丹参素甲酯等。

4. 黄酮类

主要有鼠李素、汉黄芩素、3，5，7-三羟基-6，8-二甲基黄酮等。

5. 其他类

有 N-顺式阿魏酰基酪胺、3-吲哚甲醛、环-（苯丙-亮）二肽、环-（苯丙-缬）二肽、3，4-二氢-6，7-二甲氧基异喹诺酮、淀粉、树脂、鞣质、β-谷甾醇和色素等。

药理作用

1. 药效学研究

1）降血糖作用。黄连中的小檗碱能够抑制线粒体激活环磷酸腺苷（AMP）活化蛋白激酶，促进胰岛 B 细胞的修复和再生，活化肝脏和肌肉细胞内胰岛素受体基因的表达，使胰岛素的敏感性增加，还可提高糖尿病大鼠血清和肠道内胰高糖素样肽-1（GLP-1）水平、血清胰岛素及胰岛 B 细胞的数量，从而间接降低血糖浓度。研究发现，小檗碱的生物利用度极低，其可能通过对肠道微生物的调节发挥其降糖调脂的功能。

2）抗菌作用。黄连具有广谱抗菌活性，对金黄色葡萄球菌、肺炎双球菌等革兰阳性菌和大肠杆菌、伤寒杆菌等革兰阴性菌，以及红色毛癣菌、白色念珠菌等真菌敏感。黄连水提液可破坏细菌细胞膜及细胞壁的完整性，通过结合菌体基因组 DNA 而影响菌体蛋白质的合成，其对病原痢疾杆菌的最低抑菌浓度（MIC）为 5 mg/ml。250 μg 剂量组小檗碱抗幽门螺旋杆菌效果与克拉霉素和阿莫西林效果相当。小檗碱联合左氧氟沙星用药，可增加对肺炎克雷伯菌株的抑制效果。小檗碱能够通过增强细菌细胞膜的通透性，使得胞内酶大量外漏，从而逆转多重耐药鲍曼不动杆菌的耐药性。

3）抗氧化作用。黄连能保护活性氧对正常红细胞损伤的作用，具有抗氧化活性。黄连多糖、多酚、总碱及亲水性组分均显示出一定程度的抗氧化活性。小檗碱单独或与 N-乙酰半胱氨酸联合时对鼠肝微粒体脂质过氧化、DNA 损伤、2，2′-偶氮二（2-脒基丙烷）二盐酸盐引发的蛋白质氧化降解有保护作用，对超氧阴离子和自由基有清除能力，且小檗碱抗氧化效果呈浓度依赖性。

4）抗炎作用。黄连中的小檗碱能够有效抑制急慢性炎症反应，可有效缓解二甲苯所致的小鼠耳郭肿胀，能抑制由角叉菜胶引起的大鼠足趾胀痛、慢性棉球肉芽肿。四氢黄连碱能有效抑制大鼠足肿胀和小鼠耳肿胀，同时能够显著提高 LPS 所致休克小鼠的存活率。黄连乙醇提取物具有体外抗炎作用，抗炎活性优于盐酸小檗碱，其作用机制与抑制 TNF-α、NO 等炎症因子的活化，进而影响花生四烯酸代谢有关。

5）抗肿瘤作用。黄连中的小檗碱能抑制肺腺癌 A549 细胞、结肠癌 HT-29 细胞、胃癌 MGC-803 细胞等肿瘤细胞株的增殖、迁移和黏附，促进细胞凋亡，从而发挥抗肿瘤的作用。小檗碱能阻滞细胞周期、抑制相关蛋白和酶的活性、调节信号通路、诱导细胞线粒体膜电位、降低 IL-6 水平、下调原癌基因表达、阻断钾离子通道。

6）其他作用。黄连及其制剂还可用于肝病、胃炎、动脉粥样硬化、心律失常、血小板聚集、溃疡、精神分裂症、皮肤损伤等疾病。

2. 安全性研究

黄连总生物碱口服给药对正常成年人的 LD_{50} 为 128.08 mg/kg，对阴道黏膜刺激性小，表明黄连总生物碱的安全性较好。

性味与归经 苦，寒。归心、脾、胃、肝、胆、大肠经。

功能与主治 清热燥湿，泻火解毒。用于湿热痞满，呕吐吞酸，泻痢，黄疸，高热神昏，心火亢盛，心烦不寐，心悸不宁，血热吐衄，目赤，牙痛，消渴，痈肿疔疮；外治湿疹，湿疮，耳道流脓。酒黄连善清上焦火热。用于目赤，口疮。姜黄连清胃和胃止呕。用于寒热互结，湿热中阻，痞满呕吐。萸黄连舒肝和胃止呕，用于肝胃不和，呕吐吞酸。

临床应用

1. 临床常用

1）治疗痞证呕吐及消渴。黄连、干姜、半夏或附子相配，治疗中焦脾胃升降逆乱所致之痞证，清热泻痞。如《伤寒论》中治心下"但满而不痛者"的半夏泻心汤；治"胃中不和，心下痞硬，干噫食臭，胁下有水气，腹中雷鸣"的生姜泻心汤；治"腹中雷鸣，心下痞硬而满，干呕，心烦不得安"的甘草泻心汤；治"心下痞，按之濡，其脉关上浮"的大黄黄连泻心汤；治"心下痞而复汗霍乱吐泻，黄连为方中君药，用之既可除胃腑之热，又可祛中出"的附子泻心汤等。

2）治疗痢疾、腹泻及湿热。黄连善祛大肠湿热而止痢，清热止痢，如《本经》谓其主"肠腹痛下痢"；《名医别录》记载"主五脏冷热，久下泄脓血"等。

3）治疗心经火热。黄连大苦大寒，主人心经，尤善清心经火热，清泻心火，故有"黄连泻心"之说。

2. 临床进展

1）治疗消化系统疾病。以黄连为主的黄连、元胡、栀子、木香方用于慢性胃炎穴位敷贴具有良好的临床疗效，可有效改善胃胀、胃痛等症状。

2）治疗牙周炎。黄连上清胶囊联合盐酸米诺环素软膏治疗慢性牙周炎，可改善牙周指标，调节炎症因子水平，临床疗效较好。

3）治疗颈淋巴结炎。中药内服加黄连膏外敷治疗颈淋巴结炎疗效显著。

用法与用量 2～5 g。外用适量。

使用注意 阴虚烦热，胃虚呕恶，脾虚泄泻，五更泄泻慎服。

基地建设 黄连产区以长江为界，湖北省恩施州、重庆市石柱县等长江以南地区所产黄连称为"南岸味连";湖北省十堰市、重庆市巫溪县、陕西省安康市等长江以北地区所产黄连称为"北岸味连"。南岸味连源于利川齐岳山脉,2004 年利川黄连被认定为国家地理标志产品。2013 年利川箭南镇和恩施新塘乡黄连规范化种植基地通过国家GAP 基地认证(图 23-6)。北岸味连源于竹溪大巴山脉,2014 年竹溪黄连被认定为国家地理标志产品。

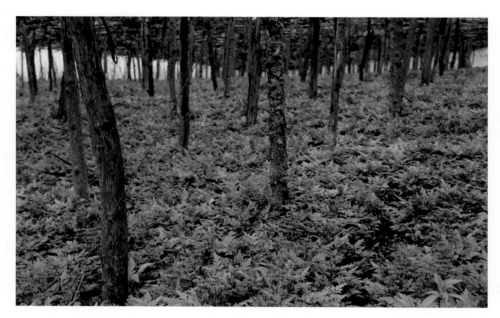

图 23-6　黄连规范化种植基地（利川市箭南镇）

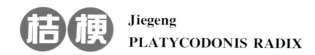

桔梗 Jiegeng
PLATYCODONIS RADIX

商品名 桔梗、南桔梗、北桔梗、英桔梗。

基原 本品为桔梗科植物桔梗 *Platycodon grandiflorum*（Jacq.）A. DC. 的干燥根。

本草考证 桔梗始载于《神农本草经》，列为中品，云："味辛微温。主胸胁痛如刀刺，腹满，肠鸣幽幽，惊恐悸气。生嵩高（今河南登封市）山谷。"《名医别录》曰："一名利如，一名房图，一名白药，一名梗草，一名荠苨，生嵩高及宛句（今山东菏泽），二、八月采根，暴干。"该书记载了桔梗的 5 个别名，同时增加 1 个产地，明确了药用部位（根），以及采收时间和干燥方法（晒干）。

南北朝时期，陶弘景《本草经集注》曰："近道处处有，叶名隐忍。二、三月生，可煮食之。""世方用此，乃名荠苨。今别有荠苨，能解药毒，所谓乱人参者便是，非此桔梗，而叶甚相似。但荠苨叶下光明，滑泽，无毛为异，叶生又不如人参相对者尔。"至此，人们已经认识到桔梗产地广泛，并且明确了"荠苨"只是桔梗的一个别名，另有一种名为荠苨的药材（原植物为沙参属植物），能解药毒，荠苨也曾假冒人参。

宋代《证类本草》，收载了《本草图经》中的"和州（今安徽和县）桔梗""解州（今山西盐湖区）桔梗"和"成州（今甘肃成县）厚朴"的墨线图；并引《本草图经》："桔梗生嵩高山谷及宛句，今在处之。根如小指大，黄白色；春生苗，茎高尺余；叶似杏叶而长椭，四叶相对而生，嫩时亦可煮食之；夏开花紫碧色，颇似牵牛子花，秋后结子。八月采根，细锉曝干用。叶名隐忍。其根有心，无心者乃荠苨也。而荠苨亦能解毒，二物颇相乱。但荠苨叶下光泽无毛为异。关中桔梗，根黄，颇似蜀葵根；茎细，青色；叶小，青色，似菊花叶。古方亦单用之。"其中"和州桔梗"与现今桔梗原植物一致。"解州桔梗"和"成州厚朴"应属混淆品或习用品，可能是桔梗科的植物；而"关中桔梗"应属伪品或习用品。

明代《本草品汇精要》曰"（道地）解州、成州、和州""（用）根坚、直、白者为好""（色）白""（味）辛、苦""（臭）香"。

此后历代本草基本延续记载上述内容。因此可以说，宋代时人们对于桔梗来源、产地、加工及使用的认识和总结已经较为清晰、准确和完善。历代也出现过多种混淆品或习用品，但并非主流。古今药用桔梗的来源、部位等基本一致。

湖北属于桔梗的传统产区。1978 年出版的《湖北中草药志》记载："黄冈、襄阳、孝感、荆州、宜昌、咸宁地区大部分县有产。"其中黄冈英山县栽培桔梗质量上佳，个体均匀，紧实饱满，横断面菊花心明显，味苦。英山桔梗已获国家注册商标。2012 年 11 月，原国家质检总局批准对"英山桔梗"实施地理标志产品保护。

原植物 多年生草本，体内有白色乳汁。根粗大肉质，长圆锥形，疏生侧根。茎高 20～120 cm，通常无毛，偶密被短毛，不分枝，极少上部分枝。叶全部轮生，部分轮生至全部互生，无柄或有极短的柄；叶片卵形，卵状椭圆形至披针形，长 2～7 cm，宽 0.5～3.5 cm，基部宽楔形至圆钝，顶端急尖，上面无毛而绿色，下面常无毛而有白粉，有时脉上有短毛或瘤突状毛，边缘具细锯齿。花单朵顶生，或数朵集成假总状花序，或有花序分枝而集成圆锥花序；花萼筒部半圆球状或圆球状倒锥形，被白粉，裂片三角形，或狭三角形，有时齿状；花冠大，长 1.5～4.0 cm，蓝色或紫色。蒴果球状，或球状倒圆锥状，或倒卵状，长 1～2.5 cm，直径约 1 cm。花期 7－9 月，果期 8－10 月（图 24-1）。

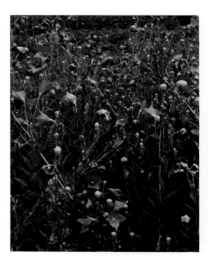

图 24-1　桔梗（原植物）

生态环境 桔梗喜凉爽气候，喜阳光、耐寒、怕积水、恶头风。适宜生长的温度为 10～20℃，最适温度为 20℃，能耐受－20℃低温。宜栽培在海拔 1 100 m 以下的丘陵地带，半阴半阳的砂质壤土中，以富含磷钾肥的中性夹砂土生长较好。野生桔梗多生长于海拔 500～1 000 m 的向阳山坡或草丛中，在中低山区阳光充足、排水良好、土层深厚的地方均生长良好。

适宜区 桔梗在湖北省内的适宜生长和种植区为黄冈、襄阳、孝感、荆州、宜昌、咸宁等大部分县市海拔为 500～1 000 m 的山坡地，其中湖北黄冈是主产区。

栽培技术

1. 生物学特性

桔梗种子千粒重为 1.4 g，室内发芽率约为 70%，田间发芽率仅 50%左右。常温贮藏种子生活力仅为 1 年，若在 5℃以下低温贮藏，其生活力可保持 2 年以上。

桔梗主要采用种子繁殖，播种萌发后，胚根第 1 年主要为伸长生长，一年生苗的根茎只有 1 个顶芽，二年生苗可萌发 3～4 个侧芽。主根第 1 年伸长最快，可达 15～

30 cm，第 2 年伸长生长缓慢，仅增粗明显。桔梗播种后，于 4 月下旬出苗，随着气温升高即抽茎展叶。5－6 月为生长盛期，10 月茎叶枯萎。

2. 种植方法

1）选地整地。选择阳光充足、土层深厚、排水良好的砂质壤土地块。每亩施腐熟厩肥 3 500 kg，过磷酸钙 30 kg，草木灰 150 kg，拌匀撒于地内，深耕细耙，整平做畦，畦宽 1.2 m、畦高 15～20 cm。

2）种植方式。主要用种子繁殖。分直播和育苗定植两种，生产上一般采用直播。

（1）直播分为秋播、春播和冬播，以秋播为好。秋播于 10 月中旬以前，冬播于 11 月上旬，春播于 3 月底之前。播前，将种子用温水浸泡 24 h，可提高发芽率。播时将种子用草木灰或潮细沙土拌匀，均匀撒于畦面上，用扫帚轻扫一遍，以不见种子为度。每亩用种量 0.5 kg 左右。翌年春出苗，出苗后按株距 5～6 cm 定苗。

（2）育苗定植：幼苗培育 1 年后于次年春季萌发前移栽定植。按大小分级，行距 20 cm，株距 5～7 cm。

3）田间管理。

（1）中耕除草、追肥：第 1 次中耕除草、追肥于齐苗后进行，每亩施入人畜粪水 1 500～2 000 kg，或尿素 2～3 kg；第 2 次于 6 月底进行，每亩施入人畜粪水 2 000 kg 或过磷酸钙 20 kg，尿素 8 kg；第 3 次于 8 月底进行，每亩施入人畜粪水 2 000 kg 或复合肥 30 kg。桔梗生长期间每年需中耕除草 3 次，追肥 3 次。

（2）灌溉排水：气候干旱，可适当浇水。梅雨季节，应及时疏沟排水，防止积水烂根。

（3）摘除花蕾：桔梗花期长达 3～4 个月，开花对养分消耗相当大。因此，摘除花蕾是提高桔梗产量的一项重要措施。

3. 病虫害防治

1）根腐病。危害根部，受害根部出现黑褐斑点，后期腐烂至全株枯死。防治方法：①用多菌灵 1 000 倍液浇灌病区。②雨后注意排水，田间不宜过湿。

2）红蜘蛛、地老虎等，可按常规方法防治。

采收加工 桔梗一般生长两年以上采收。春、秋 2 季采挖，洗净，除去须根，趁鲜剥去外皮或不去外皮，干燥。以秋季（9－10 月）采挖较好。

产销情况

1. 商品生产与流通

桔梗在全国广泛分布，野生、栽培均有。桔梗为药食两用品种，除药厂投料外，食品加工（辣条、腌菜）需求量也很大，但供求关系难以持续平衡，种植面积随市场行情变化不定。湖北桔梗年产量约 100 t，销往全国。

2. 商品规格

按产地有南桔梗和北桔梗之分。其中湖北产南桔梗按个头大小可分为 3 个等级。

一等：干货。去外皮者淡黄白色至黄色，不去外皮者表面黄棕色至灰棕色。上部直径 1.4 cm 以上，长 14 cm 以上。无杂质、虫蛀、霉变。

二等：干货。上部直径 1 cm 以上，长 12 cm 以上。余同一等。

三等：干货。上部直径不低于 0.5 cm，长度不低于 7 cm。余同一等。

药材性状 本品呈圆柱形或长纺锤形，下部渐细，有的有分枝，略扭曲，长 7～20 cm，直径 0.7～2 cm。表面淡黄白色至黄色，不去外皮者表面黄棕色至灰棕色，具纵扭皱沟，并有横长的皮孔样斑痕及支根痕，上部有横纹。顶端有较短的根茎或不明显，其上有数个半月形茎痕。质脆，断面不平坦，形成层环棕色，皮部黄白色，有裂隙，木部淡黄色。气微，味微甜后苦（图 24-2）。

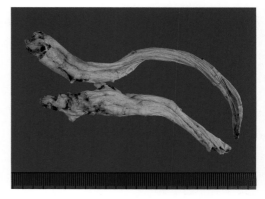

图 24-2　桔梗药材

理化鉴别及含量测定

1. 理化鉴别

取本品粉末 1 g，加 7％硫酸乙醇-水（1∶3）混合溶液 20 ml，加热回流 3 h，放冷，用三氯甲烷振摇提取 2 次，每次 20 ml，合并三氯甲烷液，加水洗涤 2 次，每次 30 ml，弃去洗液，三氯甲烷液用无水硫酸钠脱水，滤过，滤液回收溶剂至干，残渣加甲醇 1 ml 使溶解，作为供试品溶液。另取桔梗对照药材 1 g，同法制成对照药材溶液。照薄层色谱法（《中国药典》2020 年版四部通则 0502）试验，吸取上述 2 种溶液各 10 μl，分别点于同一硅胶 G 薄层板上，以三氯甲烷-乙醚（2∶1）为展开剂，展开，取出，晾干，喷以 10％硫酸乙醇溶液，在 105℃加热至斑点显色清晰。供试品色谱中，在与对照药材色谱相应的位置上，显相同颜色的斑点。

2. 含量测定

采用高效液相色谱法（《中国药典》2020 年版四部通则 0512）测定，本品按干燥品计算，含桔梗皂苷 D（$C_{57}H_{92}O_{28}$）不得少于 0.10％。

质量研究 湖北产桔梗药材的性状、含量测定等方面总体符合药典要求。对于具体桔梗样品来说，其中皂苷类成分的含量，有的测定结果显示野生品含量高，有的显示则栽培品高；有的一年生含量高，有的二年生含量高。这种情况可能与产地环境、采收加工等因素有关，也与皂苷类成分结构复杂、性质不稳定有关。因此，从保证疗效的角度出发，应将成分定量指标、药理研究成果与传统质量评价标准相结合，综合判断桔梗药材的质量。

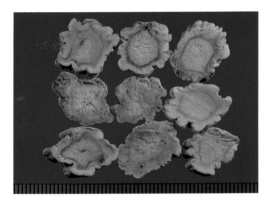

炮制 除去杂质，洗净，润透，切厚片，干燥（图 24-3）。

贮藏 置通风干燥处，防蛀。

化学成分 主要有皂苷类、多糖、黄酮类、氨基酸、无机元素等（图 24-4）。

1. 皂苷类

桔梗的皂苷类成分多属齐墩果烷型五环三萜衍生物，如桔梗皂苷元、远志酸、桔梗皂苷 D 等。

2. 多糖

桔梗含有大量由果糖组成的桔梗聚糖。

3. 黄酮类

木犀草素、木犀草苷、芹菜素、芹菜素-7-*O*-葡萄糖苷等。

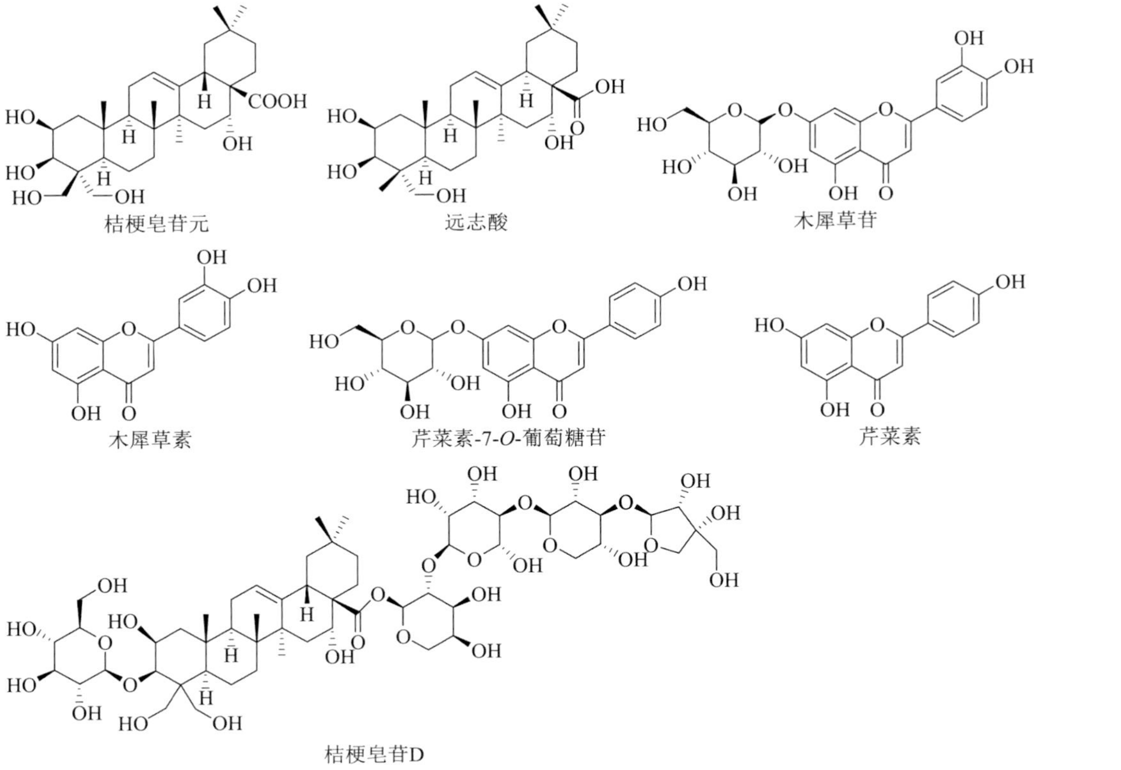

图 24-3　桔梗片

桔梗皂苷元　　　远志酸　　　木犀草苷

木犀草素　　　芹菜素-7-*O*-葡萄糖苷　　　芹菜素

桔梗皂苷D

图 24-4　桔梗中的代表性化学成分

药理作用

1. 药效学研究

1）祛痰、镇咳作用。桔梗煎剂有明显的祛痰作用，祛痰效果可维持 7 h 以上。桔梗根提取物还具有明显的镇咳作用。

2）降血糖作用。桔梗水或醇提物，可使血糖下降，并能抑制高糖饮食引起的血糖上升，醇提取物作用较水提物强。

3）降血脂作用。桔梗粗皂苷还能降低大鼠肝脏中的胆固醇含量，增加类固醇的排出。

4）抗炎作用。桔梗粗皂苷对角叉菜胶及醋酸所致大鼠足肿胀有较强的抑制作用；对棉球肉芽肿有显著抑制作用；对大鼠佐剂性关节炎也有效。桔梗水提物可增强巨噬细胞的吞噬功能，增强中性白细胞的杀菌力，提高溶菌酶的活性。

5）抗溃疡作用。十二指肠注入桔梗粗皂苷可防止大鼠消化溃疡的形成。

6）镇静、镇痛、解热作用。桔梗皂苷可抑制小鼠的自发活动，延长环己巴比妥钠的睡眠时间，还可抑制小鼠因腹腔注射醋酸引起的扭体作用，作用强度相当于阿司匹林。桔梗粗皂苷对正常小鼠和致热小鼠均有显著的降温作用，作用可维持 3～4 h。

7）扩张血管、减慢心率作用。给大鼠静注桔梗皂苷，可引起血压下降，心率减慢，呼吸抑制，其作用不能被阿托品及 H_1、α、β 受体阻断剂所拮抗，提示其可能通过直接地、非特异地作用于血管，引起血管扩张所致。

2. 安全性研究

桔梗皂苷有较强的溶血作用，不可注射给药。

性味与归经 苦、辛，平。归肺经。

功能与主治 宣肺，利咽，祛痰，排脓。用于咳嗽痰多，胸闷不畅，咽痛音哑，肺痈吐脓。

临床应用 临床上桔梗多配伍使用，基本不单独用。

1. 临床常用

1）用于肺气不宣之咳喘证。本品善开宣肺气，宣肺祛痰。

2）用于咽喉肿痛，失声。本品能宣肺泄邪利咽。

3）用于肺痈咳吐脓痰。本品为肺经专药，性升浮，能载药上行，排脓。

2. 临床进展

1）治疗呼吸系统疾病。以桔梗为主药的方剂可治疗各种支气管哮喘、肺结核、肺癌等。

2）治疗胃溃疡。桔梗枳壳汤加味方联合兰索拉唑治疗胃溃疡、上腹痛等，症状得到改善。

3）治疗食管炎。加味桔梗汤可有效防治急性放射性食管炎。

4）其他。桔梗还可以用于多种疼痛、水肿、便秘、痢疾、流行性出血热和梅毒等。

用法与用量 3～10 g。

使用注意 本品性升散，凡气机上逆、呕吐、呛咳、眩晕、阴虚火旺、咳血者不宜服用；用量过大可引起恶心、呕吐。

基地建设 桔梗在湖北主产于英山、罗田、麻城等县市。20 世纪 80—90 年代仅英山就有种植近万亩，除供药用外，主要出口至韩国作为泡菜的原料。随着经济状况和价格的变化，近年来，湖北省种植面积逐年减少，目前约 1 000 亩，年产药材约 30 万 kg。

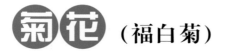**菊花**（福白菊） Juhua（Fubaiju）
CHRYSANTHEMI FLOS

商品名 白菊花、福田白菊、甘菊。

基原 为菊科植物菊 *Chrysanthemum morifolium* Ramat 的干燥头状花序。

本草考证 福白菊历史上被称为甘菊，因菊入茶而味甘甜得名。《本草图经》所收载的"紫茎而气香，味甚甘"之菊即为甘菊。《本草纲目》云："甘菊始生于山野，今人皆栽植之。"《本草蒙筌》载："山野间味苦茎青，名苦薏勿用；家园内味甘茎紫，谓甘菊，堪收。"《本草原始》云："培家园，味甜，茎紫，名甘菊。"《本草纲目拾遗》引《百草镜》记述："甘菊即茶菊……，湖北皆产入药。"所指甘菊栽种之地，应为湖北省内鄂东各地，种植栽培历史距今已有1 000多年，古代州府志和县志皆有记载。明弘治年《黄州府志》所记物产中有菊，乾隆年版《黄州府志》记载："菊，种类凡百余，未见有落瓣者。"光绪年版《黄州府志》关于物产的记载："菊，种类甚多。国朝顾景……俗传介甫诗句，谓黄州菊瓣落，石城作长歌，不知其实，无之予。适在黄赋。君不见，屈平好奇餐落英，宏景晚服仙骨轻，黄州何如邓州产，霜中落瓣皆虚名……"说明古代黄州（今湖北黄冈）自楚国至明清，已有种植并食用菊花的习惯。

据《荆楚岁时记》记载，麻城于南朝梁承圣元年（552年）开始种植菊花，具体是指麻城为主的大别山区。民国版《麻城县志》之《花卉之属》记载"菊，春时由根萌芽，析苗分植，深秋开花，名目状态不可胜数，以绿色者为最贵，收子播种，形色皆变"，而1993年出版的《麻城县志》关于"生物资源"的记载就更明确了，"中药材：境内中药材资源十分丰富。年产万斤以上的大宗药材有140多种。10万斤以上的有菊花、茯苓、生地、丹参等"，更是将麻城菊花列为大宗中药材。

综合历史考证，麻城的菊花，历史上称为"甘菊"，由"汝南菊"发展而来，《本草纲目》认为大别山区是甘菊传统产地。麻城药用菊花的种植地主要集中在北部山区大别山南麓地区，所产菊花药材在市场上传统习称为"湖北菊"，但麻城本地方言中"湖北菊"同"福白菊"发音相同，又因福田河镇为湖北药用菊花的种植中心，因此，"湖北菊"又称"福白菊"。麻城福白菊已获国家注册商标和地理标志产品保护。

原植物 株高35～110 cm，半直立，茎干淡紫色或绿色，基部木质化，幼枝略具棱，全体被白色绒毛；叶互生，叶片卵圆形或卵状披针形，深绿色，表面平整，边缘常呈羽状中裂，裂片具粗错齿或重错齿，先端钝，基部近心形或楔形，两面略被白绒毛，叶长 5～7.5 cm，宽 3～5.5 cm，叶柄 0.7～1.8 cm；头状花序顶生，花盘直径 4.5～6 cm，总苞半球形，深绿色，苞片 4～6 层，长 0.5～0.95 cm，宽 0.5～0.8 cm，具花托；舌状花片状长卵形，平直，先端 1～2 裂，黄白色到白色，6～9 层，长 1.8～3.0 cm，宽 0.5～0.85 cm，管状花橙黄色，长 6～7.5 mm，先端 5 裂，裂片呈三角状卵形；花期 10—11 月（图 25-1）。

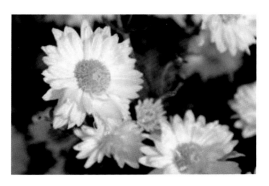

图 25-1　福白菊（原植物）

生态环境　福白菊喜温暖湿润气候，适宜生长于海拔 200～800 m 山丘河谷地带，耐寒耐霜冻，较耐旱，但怕涝。20℃是生长最适宜的温度，0～10℃下可生长，霜降后停止生长，地下根茎能忍受－17 ℃的低温越冬。对土壤要求较严格，以中性偏弱酸或弱碱性且富含有机质的壤土或砂质壤土为宜。福白菊为短日照植物，植株忌荫。

适宜区　福白菊在湖北省内最适宜的种植区域为麻城所在的大别山地区。其中福田河镇栽培规模最大，黄土岗镇、乘马岗镇、三河口镇、顺河镇 4 个乡镇皆有较大规模的栽培。

栽培技术

1. 生物学特性

福白菊较耐旱，喜阳光，忌荫蔽，喜温暖湿润气候，怕涝，耐寒，适宜生长在中性偏弱酸或弱碱性且富含有机质的砂质壤土。福白菊于每年 11—12 月上旬陆续开花。花序从现蕾至外轮舌状花全部展开需 10～12 d，25 d 左右花序完全枯萎。管状花花期约 15 d，舌状花花期 8～10 d，小花每隔 1～2 d 由花序外轮向内轮逐轮依次开放 1～2 轮，10～15 d 全部开放完成。管状花雄蕊形成 2 d 左右开始释放花粉粒，3～6 d 后花粉粒散出逐渐减少。雄蕊开始散粉后花柱才从聚药雄蕊中伸出，5 d 左右雌蕊柱头开始展羽呈"Y"形，此时为最佳授粉时机，而后展羽角度逐渐变大，10 d 左右展羽呈"T"形，此后柱头不具可授性，15 d 左右小花开始枯萎。

2. 繁殖技术

福白菊主产区栽培目前主要采用扦插方式育苗，也可采用分株、嫁接和压条等其他方式进行繁殖。

1）扦插。扦插繁殖是剪取生长健壮且没有病虫害的母株茎、根等营养器官的一部分作为插穗，插入土壤或其他生长基质中，并用浓度 1 500 mg/L 的 IBA 进行处理，经过生根、发芽后培育成"新"的植株。此方法获得的植株一致性高，繁殖系数较其他营养繁殖方式高，在福白菊栽培生产中使用较为广泛。每年 3 月下旬—4 月上旬，选取无斑病、无虫口、无破伤健壮种茎，仅中上部 10～15 cm 留 2～3 片小叶，于节下剪成斜面，按株距 6～7 cm，行距 20 cm 进行扦插。搭建高 50～80 cm 阴棚遮荫 10～15 d，保持土壤潮湿。生根后每 10 d 施 1～2 次稀释后的农家肥。待苗龄 40 d 左右，苗高 20～25 cm 即可移栽至大田。

2）分株。麻城产区也常采用分株繁殖方式进行育苗，即通过从母株分离带有地下老根系的枝条，分株培育成新植株。

3）嫁接。用青蒿萌生的新枝做插条培育砧木，然后进行嫁接。嫁接前先剪去砧木顶端，并剪去上部 4～5 片叶，套上法国冬青圈。然后取长 5～6 cm 的菊花接穗，顶端仅留 2～3 片叶，基部两边各削一刀，成楔形。将砧木剪短，自中心劈开与接穗长度等长，将接穗嵌入，再把原来套在青蒿上的法国冬青条往上一提，使接穗与青蒿紧紧连接，最后套上塑料袋，捆好袋口。

4）压条。在菊花植株旁挖一个深 5～8 cm、长 6～10 cm 的畦沟，将菊花长枝条拉弯，顺势将茎秆压入畦沟土中，压实并浇水。待生长 10～15 d 后，除去压条上面的土，可见压条下面新生的白色嫩根，剪断靠菊花母株端枝条，新植株继续生长。

3. 种植方法

1）苗圃。选择肥沃疏松，排水良好的土壤。

2）大田移栽。选择地势较高、排水良好、阳光充足、土质疏松、土层深厚、富含有机质的砂质壤土或壤土地。以菊花专用肥作底肥，深翻 25 cm 左右耙平，起垄宽 0.9 m、深 20～25 cm，畦面覆盖地膜。5 月至 6 月上旬，按株行距 40 cm×60 cm 三角形错开移栽定植，浇足定根水，勾兑 800～1 000 倍甲基托布津或多菌灵和 1 500～2 000 倍的磷酸二氢钾混合液，少量浇菊苗基部，进行土壤杀菌消毒。

3）田间管理。

（1）中耕管理：初期深松土壤以利"蹲苗"，雨季清沟排水，入伏浅松土壤，天旱和蕾期及时浇水。

（2）打顶培土及施肥：第 1 次施肥于植株定植成活后，按每亩用 250～300 kg 腐熟农家肥，或尿素 5 kg 兑水浇施。于定植后 15～18 d 即 6 月中下旬进行第 1 次打顶，打顶后在根部培土。第 2 次打顶于 7 月上旬，打顶后每亩追施 5～10 kg 尿素。第 3 次打顶在 7 月下旬，并于花蕾形成时进行第 3 次追肥，每亩追施 5 kg 尿素或 10 kg 复合肥，同时根外喷施 800 倍的磷酸二氢钾和 500～1 000 倍硼砂混合液，以保证花期一致，并提高产量。施肥不宜晴天进行，防止苗烧叶萎。打顶宜在晴天露水干后的中午进行，摘去茎枝顶端一叶一心。立秋后不再打顶。

4. 病虫害防治

主要病害为霜霉病、枯萎病和病毒病。主要虫害为蛴螬和蚜虫。根据福白菊病虫害发生规律与危害特点，综合运用农业、物理、生物、化学防治方法，开展福白菊病虫害绿色防控。培育并选用无病壮苗，加强水肥管理，合理轮作，开展农业防治；通过开展黏虫板、杀虫灯等物理防治措施有效降低各种害虫发生基数，控制用药频次和用药量；保护农田有益生物，包括青蛙、鸟类、瓢虫、捕食螨等有益生物控制害虫，开展生态防控；必要时应选择高效、低毒、低残留农药，尽可能使用生物农药，并在生长前期施药，以降低化学农药残留对福白菊品质的影响。

采收加工 福白菊采收始于 10 月下旬，止于 12 月上旬，一般 11 月采收。选择无雨天露水干后采花。分 3 期进行采收，第 1 次采摘的菊花称为头花、第 2 次采摘的菊花称为二花、第 3 次采摘的菊花称为三花，前两次的采摘量可达到总产量的 80％ 左右，福白菊以头花、二花质量较好。当花心开放 50％～70％ 时进行第 1 次采摘，第 2 次开始采收时间为各自第 1 次采收时间后的 7～15 d；第 3 次采收时间为各自第 2 次采收时间后的 7～10 d 为宜。

将采摘的头状花序摊开并拣去枝、叶等杂质后，于室内或阴凉处，散热，铺放于蒸笼内，以 3～4 层为宜，通过蒸汽杀青蒸制 1～2 min 后，于 60℃ 条件下烘烤 4～5 h，然后置于阴凉处，平摊回潮 24～48 h，再于 50℃ 烘烤 4～6 h，制成饼花。此种加工方法保证加工卫生符合要求，且有效成分不损失、不破坏（图 25-2）。

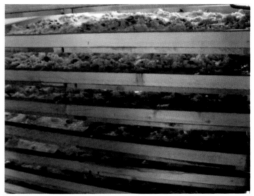

图 25-2 福白菊加工

产销情况

1. 商品生产与流通

麻城是全国菊花最大生产基地、道地产区，菊花也是麻城地区的主要经济作物之一，麻城总种植面积约 5 000 亩，年产量约 5 500 t，年产值 1.5 亿元，每年菊花加工销售产值在 2.5 亿元以上。福白菊是国家地理标志农产品，其品牌已与杭白菊、江苏盐城白菊并列成为全国三大知名白菊品牌之一。其中胎菊、饼花畅销全国各地包括港、澳、台地区，是茶饮、中药及食品加工和凉茶生产的重要原料。菊花产品畅销广东、浙江、福建、湖北、北京等省市，部分出口到马来西亚、新加坡等东南亚市场，2017 年湖北麻城福白菊被欧盟委员会列入中欧地标互换认证产品清单。

2. 商品规格

按采收加工方法可分饼花、朵花两种规格，均为统货。

药材性状 福白菊头状花序，直径 5～6 cm，花序外为数层总苞围绕，花瓣平直，通常排列为 1 轮或仅少数几轮。气清香浓郁，味甘微苦。菊花饼或完整朵花，花瓣厚实，花朵大小均匀，花瓣白、略有微黄，花蕊深黄，色泽均匀（图 25-3、图 25-4）。

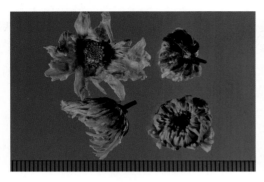
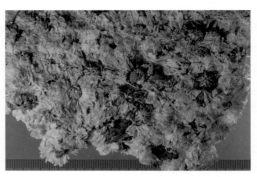

图 25-3　菊花药材（朵花）　　　　　图 25-4　菊花药材（饼花）

理化鉴别及含量测定

1. 理化鉴别

取本品 1 g，剪碎，加石油醚（30～60℃）20 ml，超声处理 10 min，弃去石油醚，药渣挥干，加稀盐酸 1 ml 与乙酸乙酯 50 ml，超声处理 30 min，滤过，滤液蒸干，残渣加甲醇 2 ml 使溶解，作为供试品溶液。另取绿原酸对照品，加乙醇制成每毫升含 0.5 mg 的溶液，作为对照品溶液。照薄层色谱法（《中国药典》2020 年版四部通则 0502）试验，吸取上述两种溶液各 0.5～1 μl，分别点于同一聚酰胺薄膜上，以甲苯-乙酸乙酯-甲酸-冰醋酸-水（1：15：1：1：2）的上层溶液为展开剂，展开，取出，晾干，置紫外光灯（365 nm）下检视。供试品色谱中，在与对照品色谱相应的位置上，显相同颜色的斑点。

2. 含量测定

采用高效液相色谱法（《中国药典》2020 年版四部通则 0512）测定。本品按干燥品计算，含绿原酸（$C_{16}H_{18}O_9$）不得少于 0.20%，含木犀草苷（$C_{21}H_{20}O_{11}$）不得少于 0.080%，含 3，5-O-二咖啡酰基喹咛酸（$C_{25}H_{24}O_{12}$）不得少于 0.70%。

质量研究

1. 不同产地菊花中总黄酮含量比较

对不同产地菊花中总黄酮含量进行测定，并对其含量进行比较，结果显示福白菊中总黄酮含量达 8.19%，而同等级杭菊及贡菊中总黄酮含量分别是 6.84% 和 7.26%，表明福白菊中总黄酮含量高于其他菊花品种。

2. 不同产地菊花中绿原酸含量的比较

采用高效液相色谱法测定福白菊、杭菊及贡菊中绿原酸含量，测定结果分别为 0.352%、0.297%、0.090%，表明福白菊中绿原酸含量较其他菊花品种高。

3. 福白菊中挥发性成分分析

1）福白菊中精油化学成分分析。采用水蒸气蒸馏法提取福白菊精油，并采用 GC-MS 技术分析了精油提取物化学成分，共鉴定出 62 种化合物，占精油总量的 70.33%，包括 9 种烷烃、38 种萜类及其含氧衍生物、酚及苯衍生物各 1 种，其中萜类及其含氧衍生物是精油中主要化学成分。含量较高的依次是佛术烯（11.31%）、$trans$-α-白檀油烯醇（7.97%）、姜黄烯（6.91%），α-姜黄烯（5.97%），α-石竹烯（3.92%），β-榄香烯（2.74%）等。

2）福白菊中可挥发性成分分析。利用固相微萃取-气相色谱-质谱（SPME/GC-MS）联用技术分析麻城福白菊中挥发性化学成分，共得到 68 个特征峰，确认了其中 64 个化合物。主要化学成分包括樟脑（10.86%）、菊酮（9.03%）和 5-叔丁基-1，3-环二烯（8.52%），与福白菊中精油化学成分相比，除 β-榄香烯、α-蒎烯、樟脑、莰烯和 α-可巴烯等几种成分相同外，其他化学成分存在较大差异。

4. 福白菊与其他菊花品种的 HPLC 指纹图谱特征分析

利用 HPLC 技术，对福白菊、桐乡杭菊、盐城杭菊、贡菊等 13 个不同菊花栽培品种进行了对比色谱分析，构建了菊花的 HPLC 指纹图谱模式。结果显示不同产地菊花品种的 HPLC 图谱具有较高的相似性。福白菊除有菊花的 16 个共有峰外，还有 7 个共有峰，这些峰中 5 个峰与杭菊中桐乡菊花和（或）盐城菊花共享，图谱数据的分类学特征表明，杭菊系列的 3 种菊花品种福田河白菊、桐乡杭菊、盐城杭菊有较大的相似性，说明福田河白菊接近杭菊，但每种菊花都有不同的指纹特征，可以区别开。该色谱系统可以用于构建福白菊等不同菊花品种的指纹图谱。

5. 福白菊不同等级产品质量研究

分别研究了不同采收期、不同加工方法及施加不同肥料的福白菊样品，采用紫外分光光度法测定分析样品中总黄酮的含量，通过 HPLC 法测定绿原酸含量。福白菊头花、二花、三花和霜花中总黄酮含量依等级降低，分别为 7.67%、7.58%、5.61% 和 3.38%，而绿原酸的含量分别为 0.497%、0.469%、0.334% 和 0.137%，也随等级降低呈现下降的趋势。生产加工方法宜选用微波杀青烘干和蒸气杀青烘干较佳，施用专用肥配方 2 号能提高菊花质量。

6. 不同菊花品种中绿原酸、木犀草苷和 3，5-O-二咖啡酰基奎宁酸的含量比较

采用 HPLC 法对市场上 34 批次不同品种的菊花进行了绿原酸、木犀草苷和 3，5-O-二咖啡酰基奎宁酸 3 种成分含量的测定分析。与其他菊花品种相比，湖北麻城所产"福白菊"的三大指标成分含量均远远高于药典。特别是福白菊的"一等"胎花，其绿原酸、木犀草苷、3，5-O-二咖啡酰基奎宁酸的百分含量分别为 0.38%～0.95%、0.33%～0.66%、0.68%～2.29%，分别是 2010 版药典标准的 4.75、7.12、3.27 倍。充分表明福白菊的药材品质与其他菊花品种相比有明显的优势，体现了"福白菊"作为道地药材的优良品质特性。

炮制 除去杂质及残留的梗、叶，筛去灰屑。

贮藏 置阴凉干燥处，密闭保存，防霉，防蛀。

化学成分 福白菊中主要含挥发油、黄酮类、有机酸类、胆碱、氨基酸、菊苷、维生素等多种结构类型的化学成分，还含有硒、镍和锰等微量元素（图 25-5）。

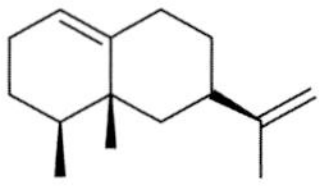

佛术烯 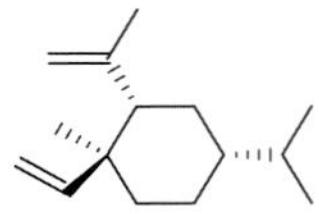　　　β-榄香烯 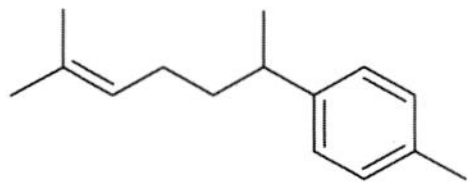　　　α-姜黄烯 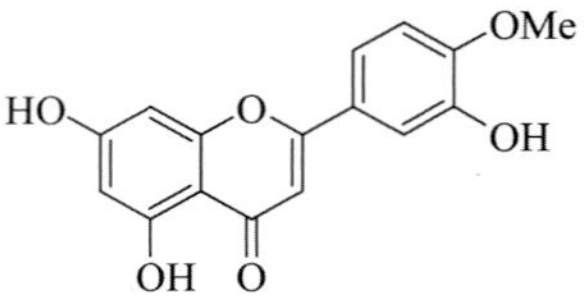　　　香叶木素

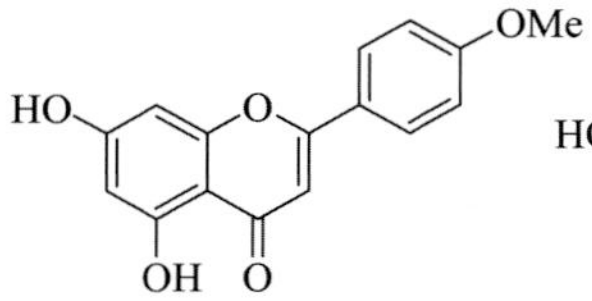

金合欢素 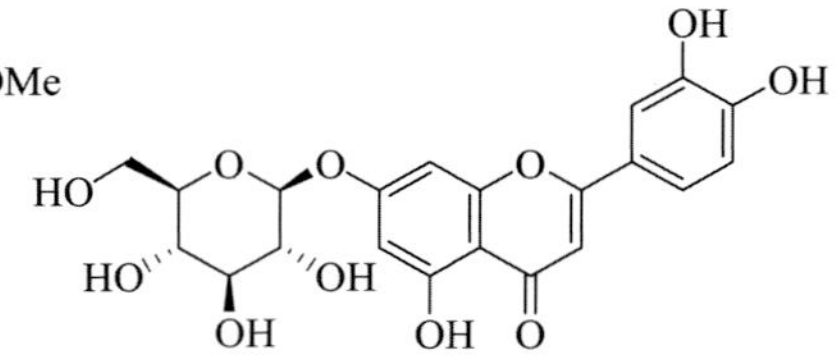　　　木犀草苷

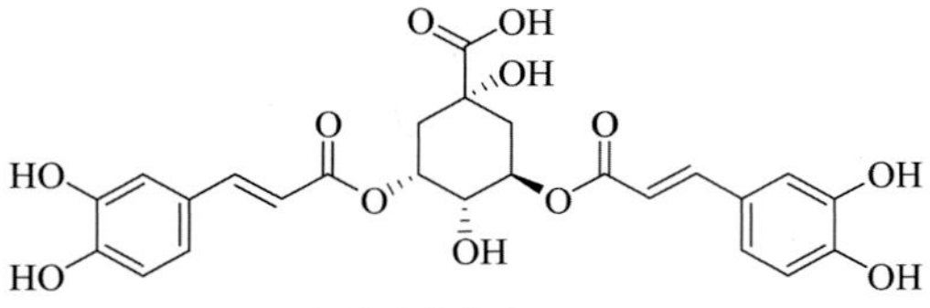

3,5-O-二咖啡酰基奎宁酸

图 25-5　福白菊中的代表性化学成分

1. 挥发性化合物

有樟脑、佛术烯、*trans*-α-白檀油烯醇、姜黄烯、α-姜黄烯、α-石竹烯、β-榄香烯、菊酮、5-叔丁基-1，3-环二烯、α-蒎烯、莰烯和 α-可巴烯等。

2. 有机酸类化合物

有绿原酸、3，5-O-二咖啡酰基奎宁酸。

3. 黄酮类化合物

有木犀草苷、木犀草素、木犀草素 7-O-β-D-葡萄糖苷、香叶木素、香叶木素 7-O-β-D-葡萄糖苷、金合欢素、金合欢素 7-O-β-D-葡萄糖苷、金合欢素 7-O-（6″-O-乙酰）-β-D-葡萄糖苷、芹菜素、刺槐苷、山柰酚、大黄素、大黄酚和大黄素甲醚等。

药理作用

1. 药效学研究

1）抑菌作用。菊花挥发油对金黄色葡萄球菌、变形杆菌、白葡萄球菌、肺炎链球菌、乙型链球菌均有一定的抑制作用，尤其对金黄色葡萄球菌的抑菌效果最好。

2）抗肿瘤作用。菊花挥发油中含有较多的 β-榄香烯，而 β-榄香烯具有广谱抗肿瘤活性作用。菊花中黄酮类化合物对肿瘤也具有抑制作用。所含的芹菜素能诱导人白血病 HL-60 细胞周期停止于 Q/M 期，从而起到抑制肿瘤细胞增殖的作用。

3）抗氧化作用。菊花水提液能明显抑制 D-半乳糖所致脂质过氧化，降低单胺氧化酶（MAO）活性及血中丙二醛（MDA）含量，提高血中谷胱甘肽过氧化物酶（GSH-Px）、活性超氧化物歧化酶（SOD）。

4）抗心血管疾病作用。菊花总提取物对离体心脏、心肌细胞都显示具有正性肌力作用，具有抗乌头碱诱发的大鼠心律失常，以及抗氯仿诱发的小鼠心律失常作用。

5）抗炎活性。菊花中提取得到的三萜烯二醇、三醇及其相应的棕榈酸酯和肉豆蔻酸酯对由 12-O-十四烷酰基大戟二萜醇-13-乙酸酯（TPA）诱发的小鼠耳水肿具有明显的抗炎作用。

6）抗病毒活性。从菊花中分离得到的芹菜素 7-O-β-D-（4″-咖啡酰基）葡糖醛酸苷抑制 HIV-1 整合酶的 IC_{50} 为（7.2±3.4）$\mu g/ml$，抗 HIV 活性的 EC_{50} 为（41.86±1.43）$\mu g/ml$。

2. 安全性研究

菊花汤剂或茶饮方式服用较安全。但也有研究通过大鼠 60 d 喂养试验发现，白菊花在 40 g/kg 的剂量水平下具有较高的食用安全性，而在 40 g/kg 的剂量水平上，白菊花可能会对肝、肾有轻度的损害。

性味与归经 甘、苦，微寒。归肺、肝经。

功能与主治 散风清热，平肝明目，清热解毒。用于风热感冒，头痛眩晕，目赤肿痛，眼目昏花，疮痈肿毒。

临床应用

1. 临床常用

1）用于风热感冒、发热头痛。菊花具有疏风、清热的功效，《本经》记述："主治风头眩，肿痛，目欲脱，泪出。"《本草便读》："平肝疏肺，清上焦之邪热，治目祛风，益阴滋肾。"故常用治风热感冒，或温病初起，温邪犯肺，发热、头痛、咳嗽等症。常与桑叶、连翘、薄荷、拮梗等同用，如桑菊饮。

2）用于目赤昏花。菊花功善疏风清热，清肝泻火，兼能益阴明目，故可用治肝经风热，或肝火上攻所致口赤肿痛。《药性论》曰："治头目风热，风旋倒地，脑骨疼痛，身上一切游风，令消散，利血脉。"多与桑叶、决明子、龙胆草、夏枯草等同用，共奏疏风清肝明目之效。若肝肾不足，目暗昏花，又常配枸杞子、熟地黄、山萸肉等同用，如枸菊地黄丸，共收滋补肝肾、益阴明目之功。

3）用于眩晕惊风。菊花性寒入肝经，能清热平肝，故与石决明、珍珠母、牛膝等同用，可用治肝阳上亢，头痛眩晕；与羚羊角、钩藤、白芍等同用，可治肝风内动之惊厥抽搐证，如羚角钩藤汤。

4）用于疗疮肿毒。菊花甘寒益阴，清热解毒，尤善解疗毒，故可用于治疗疮肿毒，常与金银花、生甘草同用，如甘菊汤。

2. 临床进展

1）治疗干燥综合征。菊花能够明显改善干燥综合征患者的临床症状，大大缓解患者眼干、口干等不适症状，并且能够治疗患者不同程度的并发症，减少复发。

2）治疗冠心病。菊花水蛭汤可消除心绞痛冠心病，改善心电图，降低血脂和血糖，调整心率和血压，治疗组总有效率为 94.9%，对照组为 86.1%。用菊花水蛭汤治疗冠心病心绞痛安全、有效。

3）防治角膜移植排斥反应。复方菊花决明散加减治疗角膜移植术后排斥反应 24 例临床患者，用药 7～14 d 角膜混浊、结膜混合充血和水肿得到不同程度改善。

4）治疗细菌性结膜炎。采用菊花清眼方治疗急性细菌性结膜炎，治疗组总有效率达 97.56%。

用法与用量 5～10 g。

使用注意 气虚胃寒，食少泄泻患者，宜少用之。

基地建设 近年来，麻城市福田河镇成立了麻城市福白菊产业协会，福白菊产业得到迅猛发展。全镇 2017 年福白菊种植户 10 852 户、占全镇农户总数的 84%，种植面积达到 3 万亩，年产量 3 000 t 左右，系列总产值达到 3 亿元以上。全镇共有福白菊生产、加工、销售企业 8 家，其中，省级龙头企业 1 家，农民专业合作社 54 家，菊花专业经纪人 300 余人。4 家龙头企业的福白菊产品被认定为"有机食品"和"绿色食品"，2 家企业拥有东南亚地区自主经营出口权。2017 年，湖北省麻城福白菊被纳入中国和欧盟互换认证的地理标志产品清单。福田河镇建有 1 500 亩菊花规范化生产基地（图 25-6），完成了省级地方标准和标准化生产技术操作规程（SOP）的制定，基地已通过国家食品药品监督管理总局的 GAP 认证。

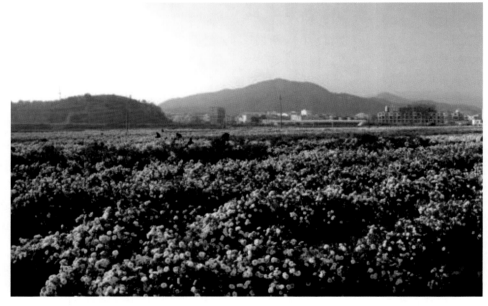

图 25-6 菊花规范化种植基地（麻城市福田河镇枣树坪村）

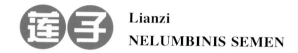

莲子 Lianzi
NELUMBINIS SEMEN

商品名 莲子、莲蓬子、白莲。

基原 本品为睡莲科植物莲 *Nelumbo nucifera* Gaertn. 的干燥成熟种子。

本草考证 莲始载于《神农本草经》，列为上品。莲是一种古老的植物，是起源最早的被子植物种属之一，距今约有一亿三千万年的历史。莲在我国古籍中记载至少有3 000多年的历史，如《诗经》中记载"山有扶苏，显有荷华""彼泽之破，有蒲有荷"。《名医别录》曰："生汝南（今河南汝南县）池泽。"《李当之本草经》记载："所在池泽皆有，豫章（今江西南昌市）、汝南者良。"关于莲子的道地性在医学古籍中记述甚少，据上述可认为河南、江西产者为优。但随着历史的变迁，莲的主要产区发生了变化，现以湖南、湖北、福建、江西等省产量大，湖南产称"湘莲"，福建产称"建莲"，湖北产称"湖莲"。

莲在我国栽培历史悠久，南北各地均有栽培，主要分布在长江、珠江、黄河三大流域，以湖北、湖南、江西、福建等省为主。湖北省为千湖之省，水域面积大，种植莲藕已有千余年的历史，主产于武汉、荆州、咸宁、鄂州、襄阳等地，现为我国莲子的道地产区之一，其中荆州的洪湖莲子为国家地理标志保护产品。

原植物 多年生水生草本。根茎肥厚横走，外皮黄白色，节部缢缩，生有鳞叶与不定根，节间膨大，中空而有许多条纵行的管。叶片圆盾形，高出水面，直径30～90 cm，全缘，稍呈波状，上面暗绿色，光滑，具白粉；下面淡绿色；叶柄着生于叶背中央，圆柱形，中空，高达1～2 m，表面散生刺毛。花梗与叶柄等高或略高；花大，单一，顶生，直径12～23 cm，粉红色或白色，芳香；萼片4或5，绿色，小形，早落；花瓣多数，长圆状椭圆形至倒卵形，先端钝，由外向内逐渐变小；雄蕊多数，早落，花药线形，黄色，药隔先端成一棒状附属物，花丝细长，着生于花托下；心皮多数，埋藏于花托内，花托倒圆锥形，顶部平，有小孔20～30个，每个小孔内有一椭圆形子房，花柱很短，果期时花托逐渐增大，内堡海绵状，俗称"莲蓬"，长、宽均5～10 cm。坚果椭圆形或卵形，长1.5～2.5 cm，果皮坚硬、革质；内有种子1枚，俗称"莲子"。花期7—8月，果期9—10月（图26-1、图26-2）。

生态环境 莲喜湿怕干，喜热喜光，多生于海拔2 000 m以下的水泽、池塘、湖沼或水田内，野生或栽培。宜在相对水位变化不大的水区，一般水深为0.3～1.2 m，气候温和、土壤肥沃、湿润条件下生长。

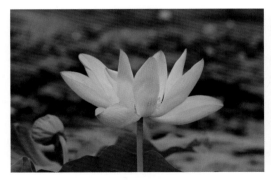

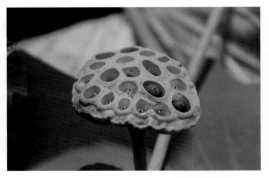

图 26-1　莲子（原植物，花期）　　　　　图 26-2　莲子（原植物，果期）

适宜区　湖北省内区域均适宜莲的种植。

栽培技术

1. 生物学特性

莲 4 月上旬萌发，5 月开始长叶，5 月底至 6 月初开始现蕾，7—8 月为盛花期，9 月进入末花期，也为长藕期。6 月下旬至 10 月为结果期，10 月下旬植株开始衰老，叶渐枯萎，11 月至翌年 3 月，为地下根茎的越冬休眠期。

莲对生态条件要求不甚严格，但整个生长周期及其越冬休眠的过程中均在水中度过。水位不宜太深，一般不淹没其叶，适生于池塘、水田、湖泊等处，土层深度在 30~60 cm，pH 值在 5.6~7.5。莲喜光、喜湿，最适宜生长的温度为 20~30℃，水温 21~25℃。

2. 繁殖方法

莲的繁殖方法有种子繁殖和营养繁殖，营养繁殖主要用根茎（种藕）进行繁殖。

1）种子繁殖。莲实是长命种子，无休眠期，只要老熟，可随采随选随播，也可用隔若干年、几十年乃至上百年的莲子播种繁殖。

播种繁殖应掌握以下基本要领：①采摘播种用的莲子一定要果皮变黑，完全老熟；②莲子要处理，破坏坚硬果皮组织，便于水渗入，提供发芽，又不得损伤莲肉；③池塘撒播前，要将水放浅，将莲子逐粒用泥团厚厚包裹，使莲子沉水后不至于漂移，一旦发芽，幼根直扎泥中。

2）营养繁殖。目前主产上主要采用此繁殖方法。选择具有顶芽和叶芽完整的藕作为种藕，一般用整支藕作种藕，但至少要有 2~3 节，并且保留尾节。种藕多随挖、随选、随栽，如当天栽不完，应洒水盖草深埋，以防叶芽干枯。

3. 种植方法

莲可种植于湖泊、池塘、水田等处，现以田栽为例，介绍其栽培要点。

1）莲田选择和整理。莲田应选择有灌溉条件、阳光充足、土层深厚、肥力中上的田为好。土质以壤土、黏壤土、黏土为宜，灌溉便利的砂质壤土也可，土壤 pH 值应在

6.5～7。瘠薄砂土田、常年冷浸田、锈水田不宜种植。莲田整理要求精耕细作，做到深度适当，土壤疏松，田面平坦，施足基肥。冬闲田，冬季应深耕晒垡，每亩施入厩肥2 000 kg，开春再灌水进行两耕两耙，平整田面等待移栽。绿肥田一般在2月下旬进行两耕两耙，第1次翻耕后亩施石灰25 kg，以促使绿肥腐烂。

2）种植时间与密度。种植时间一般于4月上旬进行种植。种植密度一般以每亩种植120～150株种藕为宜。早栽宜稀，迟栽宜密；高肥宜稀、中低肥宜密。

3）田间管理。

（1）中耕除草：莲子从移栽到荷叶封行，先后要进行2～3次耘田除草。当莲主茎抽出第一立叶时开始耘田，之后每隔10～15 d耘田1次，到荷叶封田为止。耘田前先行排水，只保持泥皮水，耘田时将杂草拔尽并埋入泥中，达到泥烂、面平、无杂草的要求。

（2）追肥：追肥应掌握"苗肥轻、花肥重、子肥全"原则，分期多次施用。第一立叶抽生后（成苗期）结合第1次耘田追施苗肥，每亩施尿素5 kg、氯化钾2.5 kg。点施在莲苗周围。施肥后即行耘田。始花期重施花肥，于第一花蕾出现时施用，每亩施尿素7.5 kg，氯化钾4 kg，全田均匀撒施，不能将肥料撒到荷叶或花上。结果初期施壮子肥，每亩施尿素5 kg，氯化钾2.5 kg、硼砂0.5 kg，施肥方法同上。之后每过10～15 d施一次追肥（每次肥料用量递减10%），全程5～6次。

（3）调节水位：莲在不同的生长时期对水分要求不一，调节水位应掌握由浅至深，再由深至浅的原则，一般在分栽时，保持5～10 cm深的水位，主叶生长期可将水位提高到30～60 cm，到结藕期将水位降至5 cm左右。

4. 病虫害防治

1）病害。

（1）腐烂病（根腐病）：初期叶片上发生黑褐色斑点，以后逐渐扩大，最后引起腐烂，继之叶柄、藕节、根茎相继腐烂。防治方法：可用托布津800倍液或65%代森锌600倍液喷施，同时应摘除病叶并烧毁，保持水质清洁，实行水旱轮作。

（2）黑斑病。初期叶面上出现不规则褐色病斑，略有轮纹，后期病斑上着生黑色霉状物，常几个病斑连在一起，形成大块病斑，严重时整株枯死。防治方法：发病初期及时喷洒50%多菌灵或75%百菌清500～800倍液进行防治。

2）虫害。

（1）克氏原螯虾（简称螯虾）：外体肉红色至深紫红色，全长6～12 cm，外形近似河虾。它栖息于水草丛生的池塘、沟渠中，常在岸边大洞穴居，螯虾多夜间出来摄食莲苗、嫩茎、嫩叶柄、嫩花柄，严重时可使全池荷花覆灭。防治方法：勤除荷塘水草，破坏栖息地，设笼诱杀或垂钓捕捉。

（2）椎实螺和福寿螺：前者体形较小，后者大。主要危害荷苗、幼叶。防治方法：主要用茶饼粉撒入莲池药杀，每亩用量为10 kg。

（3）大蓑蛾：又称袋子虫，6月中旬孵化的幼虫，爬在附近枝叶上吐丝下垂，随风传播至荷叶上，吐丝做袋，并咬卒叶片黏附在袋外，携袋爬行，伸出头咬食荷叶和蕾柄，严重时，可将荷叶食光。防治方法：用90%敌百虫1500～2000倍液加青虫菌800倍液喷杀，以在7月初2龄虫以前防治效果最佳。

采收加工 秋季果实成熟时采割莲房，取出果实，除去果皮，干燥，或除去莲子心后干燥。

产销情况

1. 商品生产与流通

湖北省全省种植面积约800 000亩，全省莲子产量45 000 t，销往全国并出口。全国年需求量约70 000 t，湖北省产量占全国七成。湖北莲子产品主要分为两大类，干制穿心莲子产品和鲜莲子产品。干制穿心莲子一部分品相好、品质优的产品外销日本、东南亚，另一部分内销。而鲜莲子进行保鲜包装后送往各大超市和酒店，作为特色菜肴深受大众喜爱。

2. 商品规格

按产地可分为湖莲（湖北）、湘莲（湖南）、建莲（福建）、赣莲（江西）等规格，均为统货。

药材性状 本品略呈椭圆形或类球形，长1.2～1.8 cm，直径0.8～1.4 cm。表面红棕色，有细纵纹和较宽的脉纹。一端中心呈乳头状突起，棕褐色，多有裂口，其周边略下陷。质硬，种皮薄，不易剥离。子叶2，黄白色，肥厚，中有空隙，具绿色莲子心；或底部具有一小孔，不具莲子心。气微、味甘、微涩；莲子心味苦（图26-3）。

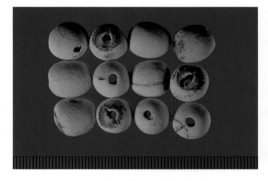

图26-3 莲子药材（莲子肉）

理化鉴别 取本品粗粉5 g，加三氯甲烷30 ml，振摇，放置过夜，滤过，滤液蒸干，残渣加醋酸乙酯2 ml使溶解，作为供试品溶液。另取莲子对照药材5 g，同法制成对照药材溶液。照薄层色谱法（《中国药典》2020年版四部通则0502）试验，吸取上述两种溶液各2 μl，分别点于同一硅胶G薄层板上，以正己烷-丙酮（7∶2）为展开剂，展开，取出，晾干，喷以5%香草醛的10%硫酸乙醇溶液，在105℃加热至斑点显色清晰。供试品色谱中，在与对照药材色谱相应的位置上，显相同颜色的斑点。

质量研究

1. 不同产地不同品种莲子中水溶性多糖的含量测定

采用分光光度法测定国内主产地最具代表性的22个品种的新鲜莲子主要功效成分水溶性多糖的含量。测定结果为：建宁花排莲13.32 mg/g，建宁莲3号6.96 mg/g，宁化莲 6.84 mg/g，建瓯莲 6.90 mg/g，广昌常规莲 7.80 mg/g，广昌太空莲 2 号 7.20 mg/g，广昌太空莲 3 号 7.92 mg/g，广昌太空莲 4 号 6.96 mg/g，广昌太空莲 5 号 7.50 mg/g，湘白莲 8.28 mg/g，武昌莲 5.16 mg/g，洪湖莲（家生）6.48 mg/g，洪湖莲（野生）5.76 mg/g，江苏美人红莲 5.64 mg/g，江苏大紫红莲 6.86 mg/g，江苏洪湖莲 7.02 mg/g，江苏水选一号 7.86 mg/g，武义宣莲 8.52 mg/g，浙江里叶红花莲 7.04 mg/g，白洋淀野生莲 7.26 mg/g。结果表明：不同产地、不同品种之间，水溶性多糖的含量差异都很大。

2. 不同种质莲子高效液相色谱指纹图谱的测定

通过构建莲子 80% 甲醇提取物的 HPLC 指纹图谱，评价烘干法和晒干法加工的 10 种不同种质的莲子品质。结果显示烘干法加工的不同种质莲子，其指纹图谱相似度均为 0.95 以上；晒干法加工的不同种质莲子，其指纹图谱相似度差异较大。因此 HPLC 指纹图谱可用于评价晒干法加工的不同种质的莲子品质。

3. 聚类分析法对不同栽培莲子的质量研究

利用聚类分析法对太空莲 36 号、太空莲 3 号、建莲等 10 个莲子栽培品种的质量进行了分析比较，从磷脂含量、蛋白质含量、直链淀粉含量及平均粒重 4 个方面，采用聚类分析方法利用 SPSS 统计软件将 10 种不同莲子分成 5 类。莲子类间质量差异明显，且以第五类（杂交莲 8236、太空莲 36 号、建莲）质量为最好。

炮制 有心者，略浸，润透，切开，去心，干燥；或捣碎，去心。无心者，直接入药或捣碎。

贮藏 置干燥处，防蛀。

化学成分 主要成分为生物碱类、黄酮类、水溶性多糖、超氧化物歧化酶、有机酸、甾醇、挥发油及各种微量元素。其中黄酮和生物碱为其活性成分和特征成分（图 26-4）。

1. 生物碱类

有莲心碱、异莲心碱、甲基莲心碱、荷叶碱、前荷叶碱、甲基紫董杷灵、去甲基乌药碱等。

2. 黄酮类

有木犀草素、芦丁及金丝桃苷等。

3. 水溶性多糖

各分级组分的单糖组成种类较多，是由不同单糖残基构成的杂多糖。SN1 主要由葡萄糖（Glu）、半乳糖（Gal）和木糖（Xyl）组成；SN2 主要由葡萄糖组成，推测为葡聚糖；SN3 主要含半乳糖、果糖（Fru）、葡萄糖、鼠李糖（Rha）及少量的阿拉伯糖（Ara）、甘露糖（Man）和核糖（Rib）等。

4. 有机酸

有脂肪酸、棕榈酸、油酸、亚油酸、亚麻酸等。

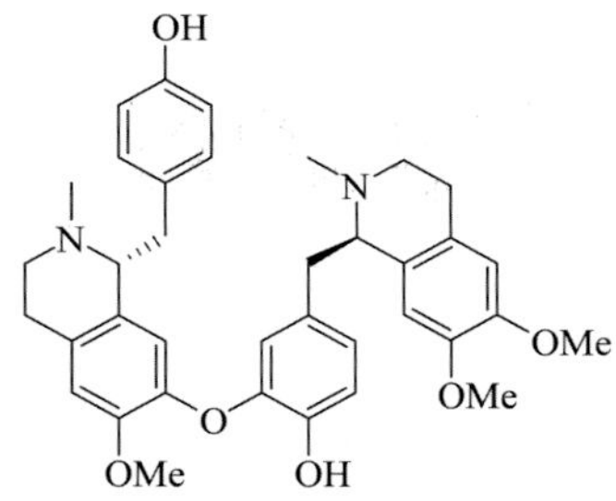

莲心碱

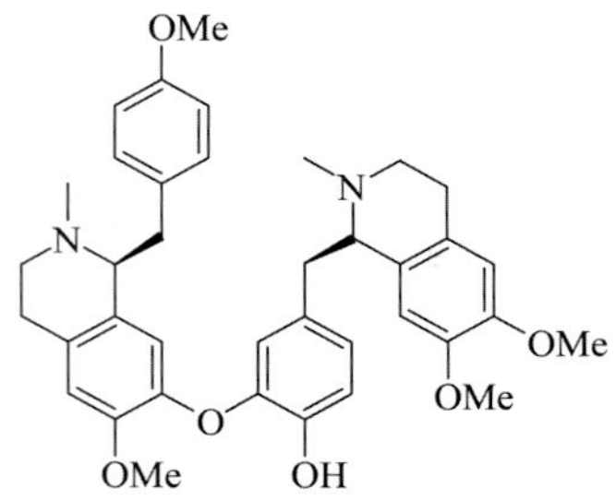

异莲心碱

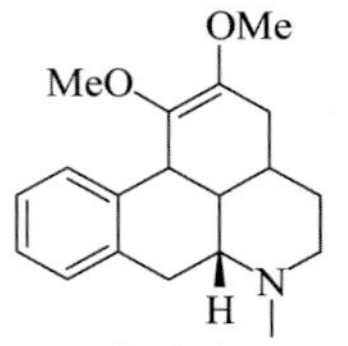

荷叶碱

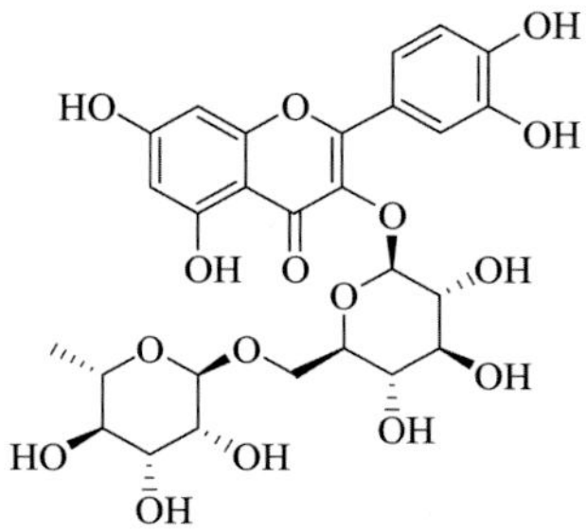

芦丁

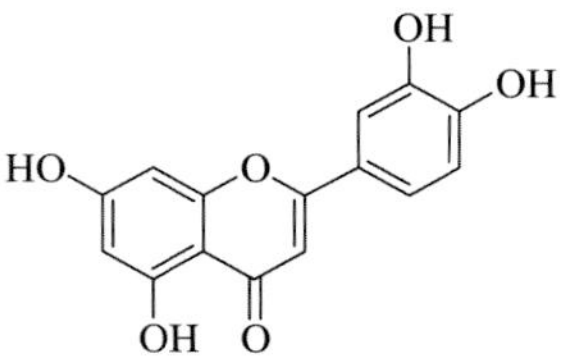

木犀草素

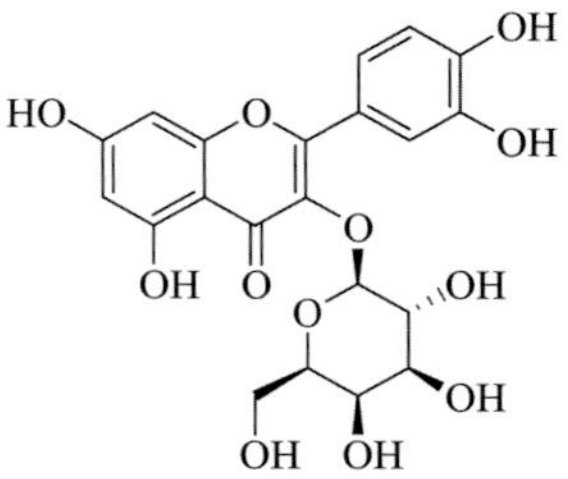

金丝桃苷

图 26-4　莲子中的代表性化学成分

5. 微量元素

有钾、铜、铁、锌、钙、镁、锰等。

药理作用

1. 药效学研究

1）抗氧化作用。研究表明，莲子糖蛋白、莲子多酚、莲子有机提取物和水提取物均具有潜在的抗氧化活性，能起到自由基清除剂的作用。

2）抗类固醇活性。莲子提取物对大鼠卵巢和睾丸中均有抗类固醇的作用。

3）抑制脂肪酶活性。莲子中的黄酮类化合物在高脂膳食小鼠中具有抗肥胖作用，其机制可能是莲叶中的黄酮类物质对脂肪酶活性有一定的调节作用，从而起到了降低体内脂质积累、预防肥胖的作用。此外，莲子中的生物碱通过抑制大鼠 3T3-L1 前脂肪细胞的分化，从而改善高脂饮食诱导的大鼠肥胖和脂肪堆积状况。

4）抗衰老作用。莲子多糖可显著提高衰老小鼠血中的 SOD、CAT、GSH-Px 活力，显著降低血浆、脑及肝匀浆 LPO 水平，表明莲子多糖能提高某些酶的活性，有较好的抗衰老作用。

5）降血脂作用。莲心碱中的甲基莲心碱可抑制多种诱聚剂诱导的高脂血症患者和健康成人血小板聚集，这对高脂血症患者并发血栓性疾病有一定的防治作用。

6）抗心律失常。甲基莲心碱能显著预防电刺激兔丘脑下区诱发的心律失常，对抗肾上腺素诱发兔心律失常，提高兔心室电致阈，能明显预防或减轻大鼠结扎冠脉后复灌所致心律失常，缩短心律失常持续时间，避免复灌后引起的室颤和死亡。莲心碱有较好的抗心律失常作用；甲基莲心碱能抑制窦房结慢反应细胞的自律性及延缓房室传导；莲心季铵碱剂量依赖性地增加离体心肌的收缩力且作用强于氨力农和罂粟碱；异莲心碱静注可剂量依赖地一过性轻度降低麻醉大鼠心率、收缩动脉压、平均动脉压、舒张动脉压、左室收缩压、左室压力变化速率，而对左室舒张末压力无显著影响。

7）抗肿瘤作用。甲基莲心碱对肺癌、胃癌、淋巴癌、乳腺癌等有一定的治疗作用。

8）免疫调节功能。莲子多糖可促进免疫抑制小鼠脾细胞产生和分泌 IL-1α、IL-2，降低血清 IL-2 受体的水平。莲子多糖类成分在莲子中含量较高，具有很好的免疫兴奋作用，是补益的重要物质基础。

9）保护肝、肾的作用。莲子心萃取物可抑制细胞内核转录因子抑制蛋白 α（IkBα）的磷酸化、甲型平滑肌动蛋白（α-SMA）的表达和核转录因子（NF-kB）的活化，减少 TNF-α 所引发的肝星状细胞内过氧化氢酶的含量。莲子心萃取物可减少 α-SMA 及犬 I 型胶原 α2（collα2）mRNA 的表达以及大鼠 ALT、AST 和肝胶原蛋白的含量，从而抑制大鼠肝纤维化。莲子心提取物中的甲基莲心碱、异莲心碱还可能通过减弱肾脏 NAPPH 氧化酶活性，减弱肾脏的氧化应激，发挥肾脏保护作用。

10）降低血糖作用。在合理摄入人体必需热能营养素的基础上，食物中添加山药、莲子能明显降低 2 型糖尿病（NIDDM）患者的血糖水平，改善乏力、多饮、多尿等主观症状。

11）保护中枢神经系统作用。莲子心三氯甲烷萃取物能抑制小鼠的自发运动，其中甲基莲心碱为其镇静作用的主要活性成分。甲基莲心碱能显著增加硫喷妥钠诱导小鼠睡眠的时间。

2. 安全性研究

莲子为药食两用之品，正常人体较长时间服用均不会有毒性反应。

性味与归经 甘、涩，平。归脾、肾、心经。

功能与主治 补脾止泻，止带，益肾涩精，养心安神。用于脾虚泄泻，带下，遗精，心悸失眠。

临床应用

1. 临床常用

1）用于心悸、虚烦失眠。莲子能养心安神，常配伍茯苓、酸枣仁、柏子仁等，治疗心悸、失眠等症。

2）用于脾虚久泻。莲子能健脾而固肠，用于脾虚久泻，常与白术、茯苓、山药同用。

3）用于肾虚遗精、崩漏、带下等症。莲子益肾，且能固涩，对下元虚损的遗精、崩带等症，常配伍沙苑子、菟丝子、芡实、山药、牡蛎等同用。

2. 临床进展

1）治疗心血管系统疾病。莲子心联合杜仲、玄参、钩藤、牡丹皮组成清心胶囊方，可用于治疗高血压病，对于轻、中度高血压病患者均具有良好的降压作用。以莲子心合黄连清心安神，配伍黄芪、党参、麦冬、玉竹、丹参、当归等益气活血、养心复脉，治疗气虚血瘀、阴虚火旺之心律失常，又以莲子心合黄连清心泻火除烦，配伍丹栀逍遥散加减疏肝解郁、滋阴养心、宁心复脉，治疗肝郁化火之心律失常，均有较好的效果。

2）治疗泌尿系统疾病。以莲子心、焦山栀子、川草、石菖蒲、黄柏、车前子、茯苓、大小蓟等治疗乳糜症，总有效率为 83.3％。以程氏萆分清饮加减治疗慢性前列腺炎，总有效率为 93％。

3）治疗神经、精神系统疾病。清心化痰汤治疗帕金森病服用美多巴疗效衰减并出现明显毒副反应者，能明显改善帕金森病患者临床症状，提高生存质量，总有效率、症状改善情况明显优于美多巴对照组。清脑复神液具有清心安神、化痰醒脑、活血通络的作用，主治神经衰弱、失眠、顽固性头痛、脑震荡后遗症所致头痛、眩晕、健忘、失眠等症。作为安神类处方药，在临床上使用非常广泛和频繁。菖蒲莲心汤治疗心火、痰阻、血瘀等失眠实证，总有效率为 92.42％。

4）治疗妇科疾病。清心滋肾汤治疗围绝经期综合征，总有效率为 86.67％。

5）治疗男性疾病。莲子心配以淫羊藿、西洋参、枸杞子、桑葚子、银杏叶等 9 味中药，具有滋阴壮阳，强肾宁心，养血生精的功效。临床上对男性阳痿、早泄、性功能下降等具有较好的疗效，并具有强健体魄、抗疲劳的作用。

6）治疗小儿多发性抽动症。用涤痰清心方治疗小儿多发性抽动症，治疗总有效率为 93.75％。

用法与用量 6～15 g。

使用注意 中满痞胀及大便燥结者，忌服。不能与牛奶同服，否则加重便秘。妇女产后 2 个月内忌服。

基地建设 湖北省为千湖之省，历来是我国重要的莲子种植基地，全省总种植面积超过 30 万亩，其中，荆州洪湖，武汉江夏、汉南、蔡甸，仙桃等市区县为莲子主要种植区，洪湖莲子于 2011 年经国家质量监督检验检疫总局批准为地理标志保护产品。

附注 莲除干燥成熟种子作莲子入药外，莲须、莲花、莲蓬等部位也可供药用。

（1）莲须：为莲花的雄蕊。性味甘平，能清心固肾，涩精，止血。用于肾虚滑精、遗精、尿频、遗尿、吐血、崩漏等症。

（2）莲花：为莲的花瓣。性味苦甘温。捣烂外敷，治天疮湿疹。

（3）莲房：为莲的成熟花托。性味苦涩温。能化瘀止血。用于妇女崩漏、尿血等症。

（4）莲子心：为莲种子中的胚芽和胚根。性味苦寒。能清心安神，涩精止血，用于热入心包，神昏谵语，心肾不交、失眠遗精、血热吐血等症。

（5）莲衣：为莲的种皮。性味涩平，能治心胃之浮火，利肠分之湿热。

（6）藕：为莲的根茎。藕为常食的蔬菜，其淀粉称藕粉，为营养食品。藕具有凉血散瘀，止渴除烦的作用。用于热病烦渴、咯血、衄血、吐血、便血、尿血。

（7）藕节：为莲的根茎节部。鲜品捣汁饮用，治吐血不止，口鼻出血，滴鼻中治鼻血不止。干品或炒炭，用于吐血、咳血、尿血、崩漏。

（8）荷叶：为莲的干燥叶。其性味苦平。能清热解毒，升发清阳，凉血止血。用于暑热烦渴、暑热泄泻、血热吐血、脾虚泄泻、便血崩漏等症。

（9）荷梗：为莲的干燥叶柄或花梗。其性味微苦平。能清热解暑，行水，宽中理气。用于中暑头昏、胸闷气滞、泄泻、痢疾、带下、荨麻疹等。

木瓜 Mugua
CHAENOMELES FRUCTUS

商品名 木瓜、皱皮木瓜、资丘木瓜。

基原 本品为蔷薇科植物皱皮木瓜 *Chaenomeless peciosa*（Sweet）Nakai 的干燥近成熟果实。

本草考证 木瓜始载于《名医别录》，列为中品，原名木瓜实，书中记载："木瓜实：味酸，温，无毒。主治湿痹邪气，霍乱，大吐下，转筋不止。其枝亦可煮用。"陶弘景曰："山阴兰亭尤多（今浙江省绍兴市西南尤多）。"《神农本草经》之附吴普本草十二条中记载"木瓜，生夷陵（今湖北省宜昌市）"，是对木瓜道地产区最早的诠释。

从古至今湖北省均为木瓜的道地产区之一，主要产于宜昌长阳县。《长阳县志》记载："长阳皱皮木瓜，主产于椰坪和秀峰桥两地。"木瓜在该县栽培的历史已有 600 余年，因该县山高人稀，在古代交通不便，木瓜运输主要靠人工肩挑背驮至清江河边的资丘码头，然后水运出县境，销往全国各地及东南亚、非洲等国，故所产木瓜称为"资丘木瓜"。目前，长阳县椰坪镇木瓜种植面积大，已成为支柱产业，有"中国药用木瓜第一镇"之称。"资丘木瓜"已获国家注册商标保护。

原植物 落叶灌木，高约 2 m。枝条直立开展，有刺；小枝圆柱形，微屈曲，无毛，紫褐色或黑褐色，有浅褐色皮孔。叶片卵形至椭圆形、细长椭圆形，长 3～9 cm，宽 1.5～5 cm。基部楔形至宽楔形，边缘有尖锐锯齿，齿尖开展，无毛或下面延叶脉有短柔毛；叶柄长约 1 cm；托叶大形、草质，肾形或半圆形，边缘有尖锐重锯齿、无毛。花先叶开放，3～5 朵簇生于二年生老枝上；花梗短粗，长约 0.3 cm 或近于无柄；花直径 3～5 cm；萼筒钟状，外面无毛，萼片直立，先端圆钝，或有波状齿；花瓣倒卵形或近圆形、基部延伸成短爪，长 10～15 cm，宽 8～13 cm，猩红色，稀淡红色或白色；雄蕊 40～50 枚，长约花瓣之半；花柱 5，基部合生，无毛或稍有毛，柱头头状，有不明显分裂，约与雄蕊等长。果实球形或卵形，直径 4～6 cm，黄色带黄绿色，有稀疏不明显斑点，味芳香；果梗短或近于无梗。花期 3—5 月，果期 6—9 月（图 27-1、图 27-2）。

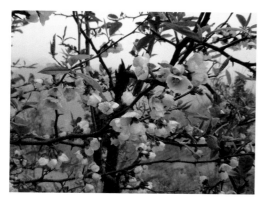

图 27-1 木瓜（原植物，花期）

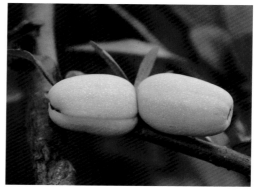

图 27-2 木瓜（原植物，果期）

生态环境 木瓜喜温暖湿润气候，生长在阳光充足、雨量充沛的地区。主要分布在海拔 205～1 600 m 的地带，以海拔 800～1 200 m 地段为佳。适宜生长的气候为年均温度 12℃左右，年日照时数 1 600 h，年累计温度 4 000℃左右，年降水量 1 200～1 400 mm。土壤以疏松、深厚、排水良好的沙壤土为宜，山地黄棕壤、棕壤也适宜栽植；低洼积水、隐蔽处不宜种植。

适宜区 木瓜在湖北省内的适宜种植区为湖北西部海拔 200～1 600 m 的山地区域，尤以长阳、巴东、五峰等县的山区最为适宜。

栽培技术

1. 生物学特性

木瓜生长于海拔 200～1 600 m 的半高山和高山，能耐 38℃的高温和－15℃的严寒，温度低于 0℃时停止生长，0℃以上时随温度的升高而加快生长，当温度在 20～32℃范围时，生长最快，若温度高于 35℃，呼吸作用加强，光合作用减弱，生长趋于停止。在外界条件适宜的情况下，木瓜实生苗 3～5 年开始坐果，5 年后进入结果旺期，15～20 年逐渐衰退。花期 3—5 月，果期 6—9 月。

2. 种植方法

1）选地与整地。育苗地宜选地势平坦、向阳、水源充足、排灌方便、土壤肥沃的地方。种植地宜选背风向阳的、土质肥沃的缓坡低山区或丘陵地。育苗地深耕暴晒 3～5 d，每亩施入充分腐熟的农家肥 2 500 kg，过磷酸钙 30 kg，氯化钾 8 kg，再深耕油耙 1 次。堆成 1.5 m 的高畦，畦沟宽 20 cm，四周开好排水沟。种植地于定植前 3～5 个月进行深翻整地，按株行距 2 m×2.5 m 挖穴，穴径和穴深均为 60 cm，每穴内填农家肥 20～25 kg，上盖细土厚约 10 cm。

2）繁殖方法。分种子、分株、扦插繁殖。生产上多采用分株和扦插繁殖。

（1）分株繁殖：在 3 月前将分蘖的幼株从根部连带须根挖起移栽。

（2）扦插繁殖：春季 2—3 月，剪取木瓜树苗较嫩的枝条，选择头年生发育健壮、无病虫害、完全木质化的枝条，截成长 15～20 cm 的插穗，每根插穗应带 2～3 个芽。将插穗每 30～50 根扎成 1 捆，用 2 号或 3 号生根粉或赤霉素处理，行株距 15 cm×7 cm 扦插于苗床，栽培一年，当苗长至 80 cm 左右时即可出圃定植。

（3）种子繁殖：11 月待果实变黄稍软有香气时采摘，放置数日，取出种子播入苗床内，按行株距 15 cm×（10～15）cm，深 6 cm 开穴，每穴播 2～3 粒，覆土 3 cm。当苗高 50～60 cm 时移栽。

移栽定植于冬季苗木落叶后或春季萌芽前。在上述整理好的种植地上，每穴栽苗一株，压实，浇足定根水。

3）田间管理。春、秋季结合施肥进行中耕除草，冬季松土时进行培土。开花前追肥，以促进枝叶生长且利开花，果期可施壮果肥，施肥量按“结果多的树多施，结果少的少施”原则进行。也可多次喷施叶面肥。12 月至翌年 3 月间进行整枝处理，成年树每年 1 次，剪去病、枯、衰老枝，使树型为内空外圆，以利开花结果。

3. 病虫害防治

1）木瓜褐腐病多于 3—5 月发生，主要危害果、花、嫩枝和嫩叶，尤其对花和果实损害严重，有时可造成减产 40％～60％，部分木瓜园甚至绝收。

防治方法：加强田间管理，冬季清理田园，清除枯枝、落叶、杂草；合理整枝，改善通风透光条件，冬减病枝，春剪病叶病花。发病时喷洒 600～800 倍的多菌灵。

2）桃小食心虫是木瓜的主要害虫，幼虫钻蛀果实。若不防治，虫果率可达 90.6％，这就是“木瓜三年两不收”的原因。受虫害后，木瓜 6—7 月落果现象严重。

防治方法：除做好农业防治方法外，可用 10％高效氯氰菊酯加 40％辛硫磷 EC 1 000 倍液喷施防治。

采收加工

1. 采收

多在 7 月初至 8 月上旬采收，外皮呈青黄色时采收。传统认为资丘木瓜宜在大暑前后采收，以二伏最适宜。研究表明 7 月上旬至中旬采收比较合理。7 月中旬，木瓜中齐墩果酸和熊果酸总含量达到最高，同时，7 月中旬至 8 月上旬这段时间，产区梅雨期已过，气候高温、干燥、少雨、日照时数长，有较长的优良晒制期，有利于木瓜的晒制加工。选晴天露水干后将果实自树上采下，置于织网袋或竹筐中运回并及时进行产地加工。

2. 加工

《中国药典》规定木瓜药材产地加工方法为“置沸水中烫至外皮灰白色，对半纵剖，晒干”。但资丘木瓜一直采用将采摘后的新鲜木瓜露天堆放，上盖薄膜，“发汗”12～24 h 后，直接对半纵剖，薄摊放在竹帘或草上仰晒数日至颜色变红时，翻转后晒至全干。阴雨天可用文火烘干。研究表明，资丘木瓜产地加工方法和药典方法质量无明显差别。按药典方法加工经过沸水烫制的木瓜，含水量较高，急需晴好天气连续晒干，否则容易长霉变质，影响质量和色泽。但产地在 7 月下旬尤其 8 月以后，常为雷雨天气，一旦遭遇雨淋，经过烫制的药材，极易霉变，影响商品的完好率。而直接对半纵剖晒干的药材，商品的完好率高，且较烫制过的果实易于保存。

产销情况

1. 商品生产与流通

资丘木瓜种植面积约 5 000 亩，湖北省总种植面积约 8 400 亩，年产量约 1 680 t。销往全国并出口。

2. 商品规格

统货。

药材性状 本品多呈纵剖成对半的长圆形，长 4～9 cm，宽 2～5 cm，厚 1～2.5 cm。外表面紫红色或红棕色，有不规则深皱纹；剖面边缘向内卷曲，果肉红棕色，中心部分凹陷，棕黄色。种子扁长三角形，多脱落，质坚硬。气微清香，味酸（图 27-3）。

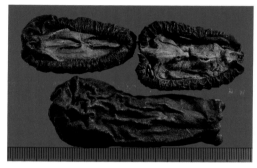

图 27-3 木瓜药材

理化鉴别及含量测定

1. 理化鉴别

取本品粉末 1 g，加三氯甲烷 10 ml，超声处理 30 min，滤过，滤液蒸干，残渣加甲醇-三氯甲烷（1：3）混合溶液 2 ml 使溶解，作为供试品溶液。另取木瓜对照药材 1 g，同法制成对照药材溶液。再取熊果酸对照品，加甲醇制成每毫升含 0.5 mg 的溶液，作为对照品溶液。照薄层色谱法（《中国药典》2020 年版四部通则 0502）试验，吸取上述 3 种溶液各 1～2 μl，分别点于同一硅胶 G 薄层板上，以环己烷-乙酸乙酯-丙酮-甲酸（6：0.5：1：0.1）为展开剂，展开，取出，晾干，喷以 10% 硫酸乙醇溶液，在 105℃加热至斑点显色清晰，分别置日光和紫外光灯（365 nm）下检视。供试品色谱中，在与对照药材色谱相应的位置上，显相同颜色的斑点和荧光斑点；在与对照品色谱相应的位置上，显相同的紫红色斑点和橙黄色荧光斑点。

2. 含量测定

采用高效液相色谱法（《中国药典》2020 年版四部通则 0512）测定。本品按干燥品计算，含齐墩果酸（$C_{30}H_{48}O_3$）和熊果酸（$C_{30}H_{48}O_3$）的总量不得少于 0.50%。

质量研究

1. 扩增片段长度多态性分析（AFLP）

AFLP 的扩增表型带以 O1/（无/有）计数，将结果输入计算机，基于 Jaccard 相似系数矩阵用软件 NTSYScP2.1 对所有皱皮木瓜样本进行 UPGMA 聚类分析。基于

AFLP 分析的结果，来自湖北长阳、宣恩，湖南桑植、重庆綦江、浙江淳安和安徽宣城这几个栽培区的皱皮木瓜品种被聚为一类，说明在木瓜悠久的栽培历史中，各主要道地产区的种植者之间始终保持着一定的交流。而且，从历代本草记载的年代顺序来看，这样的聚类关系强烈地暗示了上述几个道地产区的皱皮木瓜很可能有一个共同的起源，即"木瓜，生夷陵"（《神农本草经》）；也就是说，不管是宣木瓜还是淳木瓜，都很可能是来源于资丘木瓜。结果显示采自重庆綦江、湖南桑植和湖北长阳、宣恩的木瓜优先聚类，其次再与浙江淳安和安徽宣城的木瓜共同聚为一类，表明以上产区木瓜具有较近的亲缘关系；云南临沧和山东临沂的木瓜则表现出与其他各产区种质存在较大差异，在聚类图中最后与其他产区木瓜聚类，尤其是来自山东临沂的木瓜，与其他产区木瓜的相似度最低。

2. 含量分析

采用酸碱滴定法测定各产区木瓜中总有机酸成分含量；应用分光光度法测定了各产区木瓜中总黄酮含量和总皂苷含量。各产区木瓜药材总有机酸含量为 5.54％～10.44％，其中云南临沧木瓜含量最高，浙江淳安木瓜含量最低；各产区木瓜药材总黄酮含量为 6.06％～7.29％，其中云南临沧木瓜含量最高，安徽宣城木瓜含量最低；各产区木瓜药材总皂含量为 2.14％～3.22％，其中湖北长阳木瓜含量最高，山东临沂木瓜含量最低。综合三者比较分析，可以看出主产湖北的资丘木瓜有较好的品质。

3. 不同产地木瓜药材 HPLC 指纹图谱研究

通过对不同产地 19 批木瓜样品 HPLC 指纹图谱研究，结果表明，19 批木瓜样品具有峰数一致性强，且相对保留时间一致，说明不同产地木瓜间的质量差异在指纹图谱方面显示不明显。不同产地的 19 批次药用木瓜样品的相似度为 0.918～0.976，均大于 0.900。

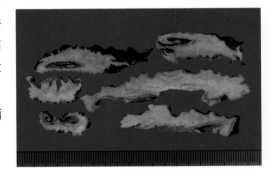

图 27-4　木瓜饮片

炮制　洗净，润透或蒸透后切薄片，晒干（图 27-4）。

贮藏　置阴凉干燥处，防潮，防蛀。

化学成分　主要成分为萜类、黄酮类、香豆素类、有机酸及其衍生物等，其中三萜类化合物是其代表性的化合物（图 27-5）。

1. 萜类

齐墩果酸、山楂酸、乌苏酸、3-O-乙酰熊果酸、3-O-乙酰坡模醇酸、桦木酸等。

2. 黄酮类和香豆素类

槲皮素、儿茶素、七叶内酯和 7，8-二羟基香豆素等。

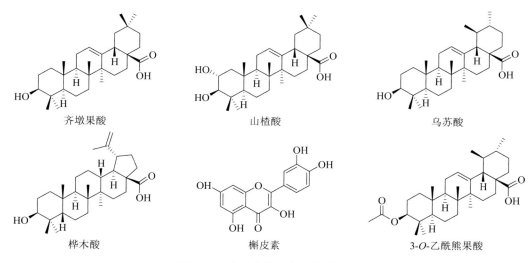

图 27-5　木瓜中的代表性化学成分

3. 有机酸类及其衍生物

3，4-二羟基苯甲酸、没食子酸、原儿茶酸、绿原酸乙酯、3-羟基丁二酸甲酯、曲酸、莽草酸、奎尼酸、对羟基苯甲酸和绿原酸等。

4. 其他化合物

β-丁香烯、α-松油醇、1，8-桉油素等。

药理作用

1. 药效学研究

1）对胃肠平滑肌的松弛作用。皱皮木瓜总黄酮能抑制空肠自主性收缩和 Ach 诱导收缩反应，剂量依赖性抑制 Ca^{2+} 诱导回肠收缩及 Ach 所致胃底肌条收缩，非竞争性拮抗 Ach 和 $CaCl_2$ 累积量效曲线和压低最大反应。

2）抗氧化作用。木瓜中含有的多种成分如木瓜多糖、对苯二酚、3，4-二羟基苯甲酸等具有抗氧化性，对氧自由基具有明显的清除能力。

3）抗炎作用。木瓜中的多种有效成分如 3，4-二羟基苯甲酸和 3-羟基丁二酸甲酯等能够抑制 TNF-α 的产生。

4）保肝作用。10％木瓜混悬液能使肝损伤大鼠组肝细胞坏死和脂变较轻；可防止肝细胞肿胀，气球样变，并促进肝细胞修复，显著降低血清谷丙转氨酶水平。

5）抗菌活性。皱皮木瓜精油具有广谱抗菌活性，其对革兰阳性菌比阴性菌更敏感。

6）止泻作用。皱皮木瓜提取物的乙酸乙酯萃取部分是治疗腹泻的最有效成分，产生药效作用的主要活性成分是该部位中的三萜类化合物（齐墩果酸、乌索酸和桦木酸）。

7）抗类风湿性关节炎作用。木瓜皂苷能显著减轻佐剂性关节炎大鼠（AA）足跖关节肿胀度、关节炎症指数。木瓜多糖也能有效减轻 AA 小鼠的原发性和继发性足肿胀，抑制免疫脏器指数的升高和 AA 小鼠的脾淋巴细胞增殖反应，降低 AA 小鼠脾细胞 TNF-α、IL-1β 的产生以及提高 IL-4 含量。木瓜总有机酸对小鼠热板、扭体法模型小鼠也具有明显的镇痛作用。

2. 安全性研究

木瓜苷在 1 330.0 mg/kg 剂量下对小鼠的生殖能力、胚胎形成和胎仔外观、骨骼及内脏生长发育无胚胎毒性和致畸毒性。以木瓜粗提物为主要成分的木瓜丸以每天相当于临床成人日用量的 8 倍，给大鼠连续灌胃给药 180 d，未见动物产生毒性反应。

性味与归经 酸，温。归肝、脾经。

功能与主治 舒筋活络，和胃化湿。用于湿痹拘挛，腰膝关节酸重疼痛，暑湿吐泻，转筋挛痛，脚气水肿。

临床应用

1. 临床常用

1）用于风湿痹痛，肢体酸重，筋脉拘挛等症。木瓜味酸入肝舒经，性温气香而能化湿，湿化舒筋则痹痛、拘挛可除。治疗痹证湿胜、筋骨酸痛，关节不利，可配独活、五加皮等以祛风除湿。若痹证肾虚而见腰膝缓弱、步履艰难等症，可与补肾强腰之肉苁蓉、牛膝、枸杞等配伍；筋急项强、不可转侧，可配乳香、没药、生地同用。

2）用于吐泻、转筋。木瓜可宣化中焦湿浊，而使吐泻自除；并可缓急舒筋，使吐利过多而致的转筋挛急得以缓解，为治吐泻转筋之要药。对湿浊伤中，脾胃不和之吐泻转筋，常以本品为主，随寒热不同进行配伍。偏寒者，常配吴茱萸、黄连、栀子等清热利湿舒筋，方如《霍乱论》中蚕矢汤。本品长于舒筋，对其他原因引起的筋脉拘挛、转筋腿痛均可随症加用。

3）用于脚气水肿。木瓜亦治寒湿脚气，足胫肿痛，每与吴茱萸同用，如《朱氏集验方》鸡鸣散。寒湿较重或脚气冲心，闷胀喘急者可加紫苏、槟榔等温散之品共用，以加强散寒化湿作用。

2. 临床进展

1）治疗急性细菌性痢疾。用木瓜片（每片 0.25 g，相当生药 1.13 g）共治疗急性细菌性痢疾，有效率为 96.26%，治愈率为 85.98%。

2）治疗急性肝炎。用肝灵冲剂（由木瓜提取浸膏加白糖制成）治疗急性病毒性肝炎总有效率为 95.1%，尤以退黄疸为佳。

3）治疗脚癣。用木瓜、甘草各 30 g，水煎去渣，待温后洗脚 5～10 min，每天一剂。一般疗程为 1～2 周即可痊愈。

用法与用量 6～9 g。

基地建设 2002 年 3 月，长阳土家族自治县榔坪镇成为木瓜"湖北省道地中药材 GAP 示范建设基地"。以长阳土家族自治县榔坪镇关口垭、八角庙、马坪等村为重点区域向周边扩展（图 27-6）。

长阳土家族自治县木瓜基地面积已达 12 万亩，并以长阳为重点区域向周边巴东、五峰等县市扩展。巴东县木瓜基地面积已超过 5 万亩，并以野三关镇为重点区域，恩施、宣恩、鹤峰等县市也有较大面积。

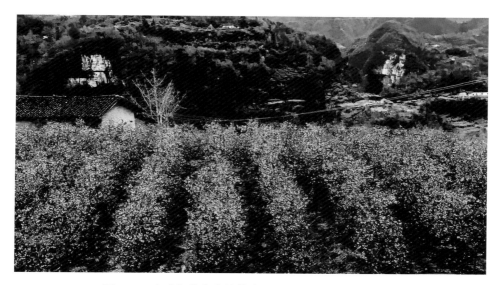

图 27-6　木瓜规范化种植基地（湖北长阳榔坪镇马坪村）

蕲蛇

Qishe
AGKISTRODON

商品名 五步蛇、白花蛇、蕲蛇。

基原 本品为蝰科动物五步蛇（尖吻蝮）*Agkistrodon acudus*（Güenther）除去内脏的干燥体。

本草考证 蕲蛇始载于《雷公炮炙论》，以白花蛇为名，载其药性"凡使用治风，速于诸蛇。缘蛇性窜，即令引药至于有风疾处，故能治风"。未述其品种。《开宝本草》仍以白花蛇收载，曰："一名褰鼻蛇。白花者良。生南地及蜀郡诸山中。"首次提到白花蛇产地为南地及蜀郡，体表有白花。《本草图经》载白花蛇"生南地及蜀郡诸山中。今黔中及蕲州（今湖北蕲春一带）、邓州（今河南南阳）皆有之。其文作方胜白花。……用于蛇亦以眼不陷为真"。所述蕲州即为今湖北省蕲春县，附图名蕲州白花蛇。《证类本草》则以"蕲州白花蛇"之名记载，内容与《本草图经》及《雷公炮炙论》所述相同。至《本草纲目》白花蛇释名蕲蛇，曰："花蛇，湖蜀皆有，今唯以蕲蛇擅名。然蕲地亦不多得，……其蛇龙头虎口，黑质白花，肋有二十四个方胜文，腹有念珠斑，口有四长牙，尾上有一佛指甲，长一二分，肠形如连珠。……出蕲地者，虽干枯而眼光不陷，他处者则否矣。故罗愿尔雅翼云：蛇死目皆闭，惟蕲州花蛇目开。故人以此验之。又按元稹长集庆云，巴蛇凡百类，惟褰鼻白花蛇，人常不见之。……巴人亦用禁术制之，熏雄黄烟则脑裂也。此说与苏颂所说黔蛇相合，然今蕲蛇亦不甚毒，则黔蜀之蛇虽同有白花，而类性不同，故入药独取蕲产者也。"李时珍提到蕲蛇的形态鼻向上、方胜纹的特征与前人所述白花蛇形态特征一致，皆为蝰科动物五步蛇 *Agkistrodon acutus*（Gucnt her）。同时李时珍在总结前人形态描述及产地叙述的基础上，说明了蕲蛇与黔蛇、蜀蛇不同之处，一则蕲蛇死而目不闭，这一点与图经本草记载相同；二则蕲蛇与黔蛇、蜀蛇虽体表都有白花，但类性不同，并指出入药独取蕲蛇。综上所述，古载白花蛇即蕲蛇，药用以其产地出于湖北蕲春的蕲蛇为佳，为湖北省道地药材品种之一。

原动物 体长达 1.5 m。头大扁平，明显呈三角形，吻端尖而略翘向前上方；上颚有可动性的大毒牙。头背黑褐色，头自吻棱经眼斜至口角以下黄白色，偶有黑褐色点状斑纹；头腹及喉部白色，散有稀疏黑褐色点斑。颈细。背部深棕色或棕褐色，正背有（16～21）＋（2～6）个方形大斑块，每前后两个方斑以尖角彼此相接；有的方斑不完整，形成"乙"字形纹，方斑边缘浅褐色，中央略深。腹部黄白色，有交错排列的黑褐色斑块，略呈纵行，每一斑块跨 1～3 枚腹鳞。尾部渐细，尾背后段黑褐色，无方形纹；尾腹面白色，散有疏密不等的黑褐色；末端三角形，角质（图 28-1）。

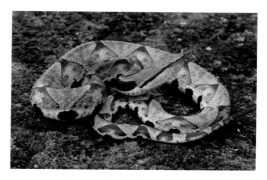

图 28-1　尖吻蝮（原动物）

生态环境　蕲蛇喜栖阴湿环境，怕风、怕光，多生活于海拔 100～1 400 m 的山区或丘陵草本繁盛地带，植被多为常绿落叶、阔叶林，植被覆盖率在 50% 以上。炎热天气时，进入山谷溪流边阴凉通风的岩石、草丛、树根下阴凉处度夏；冬天在向阳山坡的石缝、倒树、草丛附近寻找适宜的洞穴并在土洞中越冬。常以蛙、鼠、鸟类、昆虫及小型动物为食。

适宜区　湖北省内主要分布区域为蕲春、武穴等县市，宜昌、钟祥等地亦有记载。其中，蕲春为我国蕲蛇传统产区，蕲蛇质量最优。蕲州镇龙峰山、麒麟山、凤凰山、雨湖一带及蕲春与浠水交界的三角山等地均可寻。

养殖技术

1. 生物学特性

白花蛇（蕲蛇）为冷血变温动物，怕风、怕光，喜栖于阴湿环境。活动少，行动缓慢，阴雨天较为活跃，晴天活动少。夜间有扑火习性。惯于早晨及黄昏活动。自然条件下具有冬眠习性。在饲料充足的情况下，适宜的气温决定其生长速度。白花蛇（蕲蛇）每年蜕皮 3～5 次，每蜕皮 1 次，可增长 1～5 cm。

白花蛇（蕲蛇）求偶活动一般出现于 4—5 月。一般于 7—8 月产卵，产卵前，烦躁不安，性情凶暴，好攻击，其尾常颤动敲击箱底，产卵后则安卧卵上不动。

2. 养殖方法

1）场地选择。应选择环境安静、水源充足、无污染、排灌方便的地方。

2）引种、留种。从蛇类养殖基地择优购进种蛇，并收购一定数量的野生种蛇进行引种。选择养殖 2～3 年，达到性成熟、色泽鲜艳、体壮、个体重在 1 kg 以上的白花蛇（蕲蛇）作为种用。在冬眠前 10 月上、中旬择优留种。

3）养殖设施。

（1）室内蛇池养蛇：在室内用砖砌成长、宽、高分别为 100 cm、60 cm、45 cm 的水泥池，内铺湿润沙土，中间放盛水小容器，供蛇饮用，池上置铁丝网活动窗。

（2）室外仿生态养殖：选择地势较高、干燥有水源的地方建造蛇场。墙高 2 m 以上，要求坚固耐用，墙体无直角、墙面光滑、墙基深 1 m 以上，不设门窗，或设有安全门，场地要有一定的坡台，以利排水，内筑些蛇窝，直径与高度均为 0.5 m，顶上加盖，以便观察和取蛇，底层应有部分深入地下，窝内铺上沙土、茅草，注意防水通气保温，每个窝至少有 2 个洞口与蛇场相通，内设小水池，水沟和石堆，并栽种植物，可养蛙、泥鳅、黄鳝等供蛇随时采食。

（3）蛇箱立体养蛇：蛇箱一般为 $0.5 m^2$，用木板、铁丝网、推拉门制成蛇箱，内可养蛇 1～2 条。箱内设置水盘供蛇饮水和调节箱内温湿度。

（4）防护设施：室内养蛇可安装空调、加湿器、取暖器等设备便于及时调控温湿度；安装好防逃网、隔离门等设施。做好日常巡查管理等。

4）饲料与喂养。幼蛇（开食后至第一次冬眠前）饵料以小泽蛙为主，乳鼠为辅；第一次冬眠后至第三次冬眠前，以小白鼠为主，蛙类、蟾蜍等为辅；第三次冬眠后成蛇可饲喂鼠类、蛙、蟾、小杂鱼或者其他小型无毒蛇等。幼蛇饲喂鸡蛋等增加营养。

喂养采用投喂和灌喂相结合。投喂活体饲料（蛙类、鼠类等）仿自然生态环境任白花蛇（蕲蛇）自由选择捕食。灌喂选择淘汰的鸡（鸭）苗、蛋等作为饲料，经粉碎，蒸煮后灌喂。灌喂对于捕食能力弱、体弱病蛇等尤为重要。冬眠前应适当灌喂增加营养和保健。对于无冬眠养殖场，冬季饲喂不宜过稠、过冷，应用温水拌匀，适当增加饲料营养。

5）巡查、记录。严格按照蛇房卫生防疫制度标准进行管理。每天早中晚至少各巡查 1 次。及时清理蛇箱蛇房，做好驱虫、消毒，保持饮水清洁卫生等。仔细观察白花蛇及养殖场地温湿度情况，做好日常相关观察管理记录（养殖密度、放养规格、温度、湿度、投饲数量及时间、病害防治、捕捞收获等）。如发现有异常情况，应及时查明原因，并采取相应的措施。

蛇房日常温度 20～30℃，湿度维持 50%～75%。越冬期间，蛇窝温度保持在 6～12℃，湿度 85% 左右，对无冬眠饲养，冬季保持温度 20～22℃，湿度 70%～95%。

6）防逃。巡查、饲喂时要及时关闭蛇箱门，蛇房外设防逃网，进出蛇房、隔离区随手关隔离门，做好日常多重隔离防护措施。另注意老鼠、黄鼠狼等偷食咬伤冬眠的白花蛇。

7）繁殖期管理。孵化采用长 50 cm、宽 30 cm、高 40 cm 大小的泡沫箱，铺细沙或火山灰，细沙含水量以手捏不出水为宜，蛇卵无须掰开，自然堆积形状平铺湿沙上，用两块干白纱布浸水拧干后覆盖上面，盖上箱盖。孵化温度 25～30℃，前期半月相对湿度 90%～98%，后期维持在 80%～90%，一般孵化期在 24 d 左右。

幼蛇出壳时，保持安静的出壳环境。出壳后第 3 天将孵化器中幼蛇转入幼蛇饲养区，温度 27～28℃、湿度 70%～80%。幼蛇出壳后活动较少，不进食，无须投喂，仅需在水盆中盛满洁净清水，供饮用洗浴。出壳后约第 10 天完成第一次蜕皮，蜕皮后即开始进食。可于蜕皮后第 2 天投喂 1 g 重健康活泼泽蛙幼体，根据进食情况酌情加减。进食后，幼蛇会盘成小团，消化期间数天不动。

随着幼蛇逐渐长大，及时调整饲养密度，成蛇一般每平方米 2～4 条，中蛇 4～8 条，仔蛇 20～30 条（注意三龄以后的成蛇已达到性成熟，除种用的蛇群以外，应根据雌雄、等级大小等分开饲养）。

8）越冬期管理。从 11 月中下旬，外界气温低于 17℃ 时陆续入眠。10 月开始，冬眠蛇应停止取毒，饲喂充足多样的营养食物准备越冬。越冬期间监控好冬眠期内温湿度，保证透气性，洁净饮水持续供给。惊蛰以后，逐渐醒眠。3月气温变化较大，一般只在越冬窝穴附近觅食、活动；到4—5月时，气温相对稳定，逐渐活跃。

3. 病害防治

1）预防措施。①蛇窝清理和消毒。一般每个月用来苏水、新洁尔灭、生石灰等消毒剂对养殖场地环境、使用工具等消毒一次。也可在蛇的食饵中加入适量人用抗生素，提高蛇的抗病能力，改善蛇类的新陈代谢，促进生长，提高成活率或饲料转化率。②种苗检疫和消毒。引种前应对种苗进行检疫；移入繁殖区前做好种苗消毒卫生工作。

2）常见病及其防治。

（1）口腔炎：因捕捉不当，采毒时局部损伤、灌喂操作不当以及蛇自身免疫力等引起。

症状：病蛇颊部、两颌肿胀，齿龈及颚部发生肿胀溃疡，严重时有脓样分泌物，毒牙脱落，吞咽困难，难以进食。

防治方法：先用棉签抹净脓性分泌物后用84消毒液冲洗口腔，然后用龙胆紫溶液涂抹口腔，每天1次，直至痊愈。

（2）霉斑病：因环境湿度过高及吞食有霉菌孢子引起，相互接触后可传染。

症状：腹部出现点状、块状黑色霉斑，严重时腹鳞脱落，外露橘红色腹肌，甚至波及背鳞和尾鳞，引起溃烂死亡。

防治方法：用2%碘酒涂患处，每天1～2次，连用7～10 d可愈。也可先用新洁尔灭溶液清洗消毒，然后用克霉唑乳膏涂抹（严重时灌服制霉菌素片，25万单位/片，一天两次，一次1～2片）。

（3）腐皮病：多因体表受损，被条件致病菌侵袭体表而发病，箱养者易发。

症状：精神不振、食欲降低，蛇体消瘦，蜕皮不畅；背部、尾部皮肤局限性肿胀，皮下组织糜烂等。

防治方法：切开化脓灶进行清创、杀菌，涂抹红霉素软膏。控制好温湿度，保持蛇窝环境干爽、清洁卫生、通风，发现后及时隔离治疗等。

（4）线虫病：蛇体内的线虫较多，主要有棒线虫、圆线虫等。棒线虫体长5～8 mm，多寄生蛇的肺泡内繁殖，最终使病蛇肺部糜烂致死。圆线虫体长约3 cm，多寄生于蛇的浆膜组织内，肝脏中尤为多见，寄生处形成结节，每结节内有1至数条。当结节多时，病变严重可导致死亡。

症状：感染后食欲不振，体质衰弱，经常低头，严重时喷吐黏液。

防治方法：注意饮食卫生，每千克蛇灌服0.1～0.2 mg左旋咪唑。

（5）鞭节舌虫（又叫乳头虫）、蛔虫病：多因食用含寄生虫的蛙、鸟、鼠后，幼虫转移到蛇体肺部，由幼虫长成成虫。

症状：感染后常伸直蛇体、张口呼吸，虫体寄生多时可充塞呼吸道，甚至爬出口腔；严重时可致呼吸困难、窒息、死亡。

防治方法：注意饮食卫生，可将敌百虫溶解后进行灌喂，每千克蛇用量为0.01 g。

（6）绦虫病：在蛇体内寄生的绦虫幼虫（裂头蚴）具有头节，体有横雏纹，体长短不一，长的约有 20 cm，短的不到 1 cm，寄生在蛇体的皮下、腹腔、肌肉等处，成虫全身呈带状。

症状：寄生在蛇体后症状表现不明显，寄生在蛇皮下者的体表粗糙，鳞片翘起，具有小疙瘩。

防治方法：加强饲养管理，注意饮食卫生。发现蛇体有裂头蚴寄生，可用小刀切开表皮取出，然后在伤口上涂抹碘酒。

（7）体外寄生虫病：主要是蜱、螨。

症状：病蛇消瘦无神，被寄生部位鳞片翘起，蜱长大后露出鳞外。

防治方法：用高锰酸钾溶液浸泡 5～10 min 或用 0.1％的敌百虫溶液中药浴 3～4 min，切勿使蛇头浸入药液中。

（8）肠炎：因环境、气温骤变，食物腐败变质，或感染寄生虫等导致。

症状：食欲减退或拒绝进食，外观消瘦，常打哈欠，排稀便或绿色粪便，肛门发红，肛鳞有时不完整。

防治方法：饮水中加入适量生理盐水和 5％葡萄糖，用庆大霉素按 8 万单位或诺氟沙星按 0.1 g/kg 灌服，一天两次。

（9）肺炎：因温度过高，湿度过低或过高，环境不卫生及空气流通不畅等使得蛇房闷热造成发病。

症状：食欲减退或拒绝进食，精神沉郁、蜕皮不畅，咽喉部有少量稀薄黏液并伴有气泡（口吐白沫），频繁大量饮水，倒提患蛇有痰液自口腔流出。

防治方法：抗生素治疗，肌注青、链霉素（各 20 万单位/kg），同时灌服"严迪" 1 片/kg；或者用头孢唑林钠（0.5 g/瓶），首次取一瓶注射，用水稀释后可注射 5 kg 患蛇，以后减半，每天两次。对蛇房清洁消毒，保证空气流通。

采收加工 野生蕲蛇可于春、夏二季捕捉，剖开蛇腹，出去内脏，洗净，用竹片撑开腹部，盘成圆盘状，干燥后拆除竹片。

产销情况

1. 商品生产与流通

蕲蛇原多为野生，近年来因环境改变及过度捕捉，导致野生资源急剧下降，目前以家养为主。我国蕲蛇药材的年需求量为 50～60 t，因自然资源不足及食用需求增加，药材价格正快速增长。

2. 商品规格

根据加工方法有整条（盘）和切段之分，均为统货。

药材性状 本品卷呈圆盘状，盘径直 17～34 cm，体长可达 2 m，头在中间稍向上，呈三角形而扁平，吻端向上，习称"翘鼻头"。上腭有管状毒牙，中空尖锐。背部两侧各有黑褐色与浅棕色组成的"V"形斑纹 17～25 个，其"V"形的两上端在背中线上相接，习称"方胜纹"，有的左右不相接，呈交错排列。腹部撑开或不撑开，灰白色，鳞片较大，有黑色类圆形的斑点，习称"连珠斑"；腹内壁黄白色，脊椎骨的棘突较高，呈刀片状上突，前后脊椎体下突基本同形，多为弯刀状，向后倾斜，尖端明显超过椎体后隆面。尾部骤细，末端有三角形深灰色的角质鳞片1枚，气腥，味微咸（图 28-2）。

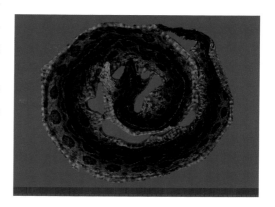

图 28-2　蕲蛇药材

理化鉴别

常用聚合酶链式反应法鉴别。

（1）模板 DNA 提取：取本品 0.5 g 置乳钵中，加液氮适量，充分研磨使成粉末，取 0.1 g，置 1.5 ml 离心管中，加入消化液 275 μl〔细胞核裂解液 200 μl，0.5 mol/L 乙二胺四醋酸二钠溶液 50 μl，蛋白酶 K（20 mg/ml）20 μl，RNA 酶溶液 5 μl，在 55 ℃水浴保温 1 h，加入裂解缓冲液 250 μl，混匀，加到 DNA 纯化柱中，离心（转速为每分钟 10 000 转）3 min；弃去过滤液，加入洗脱液 800 μl〔5 mol/L 醋酸钾溶液 26 μl，1 mol/L Tris-盐酸溶液（pH 值为 7.5）18 μl，0.5 mol/L 乙二胺四醋酸二钠溶液（pH 值为 8.0）3 μl，无水乙醇 480 μl，灭菌双蒸水 273 μl〕离心（转速为每分钟 10 000 转）1 min；弃去过滤液，用上洗脱液反复洗脱 3 次，每次离心（转速为每分钟 10 000 转）1 min，弃去过滤液，再离心 2 min，将 DNA 纯化柱转移入另一离心管中，加入无菌双蒸水 100 μl，室温放置 2 min 后，离心（转速为每分钟 10 000 转）2 min，取上清液，作为供试品溶液，置零下 20 ℃保存备用。另取蕲蛇对照药材 0.5 g，同法制成对照药材模板 DNA 溶液。

（2）PCR 反应鉴别引物：5GGCAATTCACTACACAGCCAA-CATCAACT3′ 和 5′CCATAGTCAGGTGGTTAGTGATAC 3′。PCR 反应何体系：在 200 μl 离心管中进行，反应总体积为 25 μl，反应体系包括 10×PCR 缓冲液 2.5 μl，dNTP（2.5 mmol/L）2 μl，鉴别引物（10 μmmol/L）各 0.5 μl，高保真 TaqDNA 聚合酶（5 U/μl）0.2 μl，模板 0.5 μl，无菌双蒸水 18.8 μl。将离心管置 PCR 仪，PCR 反应参数：95 ℃预变性 5 min，循环反应 30 次（95 ℃ 30 s，63 ℃ 45 s），72 ℃延伸 5 min。

（3）电泳检测：照琼脂糖凝胶电泳法，胶浓度为 1%，胶中加入核酸凝胶染色剂 GelRed；供试品与对照药材 PCR 反应溶液的上样量分别为 8 μl，DNA 分子量标记上样量为 2 μl（0.5 μg/μl）。电泳结束后，取凝胶片在凝胶成像仪上或紫外透射仪上检视。供试品凝胶电泳图谱中，在与对照药材凝胶电泳图谱相应的位置上，在 300～400 bp 应有单一 DNA 条带。

质量研究

1. 分子生药学鉴别研究

采用分子生物学方法建立乌梢蛇、金钱白花蛇、蕲蛇的快速 PCR 真伪鉴别方法，经碱裂解法快速提取 DNA，PCR 扩增，荧光染料法检测等步骤，在 30 min 左右可完成蛇类药材真实性鉴别。利用 *Cytb* 基因对蕲蛇药材及其市场收集样品进行了序列测定与分析，结果显示正品的种内个体间 *Cytb* 基因序列差异率远远小于常见混伪品。通过建立基于 16S、*COI* 和 *Cytb* 的药典蛇类药材（乌梢蛇、金钱白花蛇和蕲蛇）的线粒体条形码检验平台，提出 16S 是药典蛇类药材检验的最佳 DNA 条形码候选序列，建议以此作为蛇类药材快速检验的首选序列，*COI* 和 *Cytb* 可作为辅助参考序列。经对华南地区 23 种常见药用蛇类采用 DNA 条形码技术进行研究，用遗传距离分析种内、种间变异及邻接（NJ）系统树分析各物种的聚类情况，结果蛇类物种种间遗传距离值（0.085 0～0.256 8）明显大于种内（0～0.040 9），并且样品聚类为 3 个类群，各物种形成相对独立的枝，实现了实验中各药用蛇类的准确鉴定。

2. 指纹图谱鉴定研究

采用高效毛细管电泳（HPCE）法建立蕲蛇药材 HPCE 指纹图谱，所建立的指纹图谱中共有 7 个共有峰，10 批蕲蛇药材商品的相似度分别在 0.914～0.992，指纹峰相对保留时间基本一致，可考虑作为蕲蛇品种鉴定的依据。

3. 含量测定研究

采用 HPLC 法测定蕲蛇药材中尿嘧啶、黄嘌呤、次黄嘌呤和尿苷四种核苷类成分的含量，结果 8 批蕲蛇样品中，总核苷酸含量在 1.031～0.538 mg/g，不同产地蕲蛇中核苷酸总量及各单一核苷酸均差异明显，此方法可为蕲蛇药材品质评价体系提供依据。采用 Foch 试剂超声提取，钼蓝试剂显色，分光光度法测定 10 个不同地区的蕲蛇药材中总磷脂的含量，结果含量在 1.33%～8.88%，不同地区的商品蕲蛇药材质量存在一定的差异性，结果对药材质量控制具有实际意义。

对人工饲养蕲蛇与野生蕲蛇中重金属元素及氨基酸含量进行测定和比较分析研究，结果人工饲养蕲蛇与野生蕲蛇氨基酸含量和组成相似，两者存在线性正相关关系，重金属含量符合中国药典限量，人工饲养蕲蛇可以作为野生蕲蛇的优良替代品。

炮制

1. 蕲蛇

去头、鳞，切成寸段。

2. 蕲蛇肉

去头，用黄酒润透后，除去鳞、骨，干燥。

3. 酒蕲蛇

取净蕲蛇段，照酒炙法（《中国药典》2020 年版四部通则 0213）炒干。每 100 kg 蕲蛇，用酒 20 kg。

贮藏 置干燥处，防霉，防蛀。

化学成分 主要含有蛋白质、氨基酸等成分（图 28-3）。

1. 蛋白质、氨基酸

干燥蛇体含 3 种毒蛋白：AaT-Ⅰ、AaT-Ⅱ和 AaT-Ⅲ，均由 18 个氨基酸组成，前两者为酸性蛋白，后者为碱性蛋白，分子量为 22 000。氨基酸主要有天门冬氨酸、谷氨酸、甘氨酸、亮氨酸、异亮氨酸、丝氨酸和缬氨酸等，并含有透明质酸酶、出血毒素Ⅰ（AaH-Ⅰ）、出血毒素Ⅳ（AaT-Ⅳ），还含有出血因子 AC_1-蛋白酶、AC_3-蛋白酶、AC_4-蛋白酶、抗凝血成分-1、抗凝血成分-2 及抗凝血因子 ACF-Ⅱ。

2. 其他成分

香茅醛、L-香芹酮、二甲硫醚、异戊酸乙酯、精胺、蛇肉碱、δ-羟基赖氨酸、棕榈酸和胆甾醇等。还含有微量元素钠、镍、磷、锶、钛、钒等。

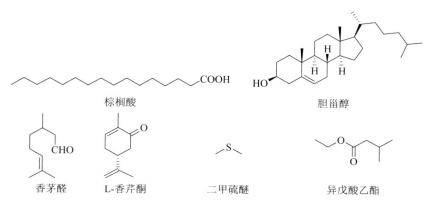

图 28-3 蕲蛇中的代表性化学成分

药理作用

1. 药效学研究

1）免疫调节作用。蕲蛇水提液能显著降低佐剂性关节炎大鼠足跖肿胀度，降低大鼠血清肿瘤坏死因子-α（TNF-α）、白介素-1β（IL-1β）和白介素-1β（IL-6）表达水平。研究表明，蕲蛇具有降低胶原诱导性关节炎大鼠 $CD4^+$ T 细胞水平，改善大鼠踝关节病理损伤的作用。蕲蛇水提液可以降低胶原诱导性关节炎（CIA）大鼠血清 TNF-α 含量，升高 IL-10 含量，显著减轻 CIA 大鼠踝关节肿胀程度并降低关节炎指数。

2）抗炎镇痛作用。蕲蛇提取物醇溶性和水溶性部位有一定的抗炎及镇痛作用，且水溶性部位较醇溶性部位的药效好。蕲蛇不同有效部位提取物均能减轻大鼠踝关节滑膜细胞变性增生和炎性细胞浸润，并且能通过下调血清炎性细胞因子 TNF-α、IL-1β 和 IL-17 水平，发挥抗炎效应。

3）抗肿瘤作用。蕲蛇 30% 乙醇提取物对胃癌细胞具有一定的抑制作用，对胶质细胞具有细胞毒作用，表明蕲蛇提取物具有一定的抗肿瘤活性。

4）降压作用。蕲蛇可以直接扩张血管，导致血压降低。

5）抗凝血作用。蕲蛇蛇毒中去纤酶具有抗凝血作用，可使犬血浆中纤维蛋白原显著降低。

6）溶血栓及抗血栓形成。蛇毒去纤酶 10 NIH 凝血酶 U/kg 静脉推注，对凝血酶造模的兔肺栓塞有溶栓作用。去纤酶 5、10 NIH 凝血酶 U/kg 静脉注射科预防大鼠实验性动脉、静脉血栓形成。

2. 安全性研究

蕲蛇的蛇毒对小鼠的半数致死量（LD_{50}）在 8.9 mg/kg 以下，临床死亡率为 24％。

性味与归经 甘、咸，温；有毒。归肝经。

功能与主治 祛风，通络，止痉。用于风湿顽痹，麻木拘挛，卒中口眼㖞斜，半身不遂，抽搐痉挛，破伤风，麻风疥癣。

临床应用

1. 临床常用

1）用于痹证。本品性善走窜，以祛风通络见长，故尤其适用于风邪偏盛之行痹及日久难愈之顽痹。症见关节拘挛疼痛，肢体麻木不仁等，常与木瓜、大血藤、当归等同用。

2）用于卒中不遂，麻风疥癣。本品善能祛风，治疗风痰阻络所致的卒中，症见半身不遂、口舌㖞斜、手足麻木者，常与全蝎、天麻、僵蚕等同用。麻风，毛眉脱落，遍身疮疡，皮肤瘙痒，抓之成疮，及一切疥癣风疾，常与乌梢蛇、苦参等同用，如愈风散（《医学正传》）。

3）用于小儿惊风，破伤风。本品入肝经，能祛风而定惊止痉。若小儿惊风，高热惊厥，四肢抽搐者，常与全蝎、牛黄、丹砂等同用，如白花蛇丸（《圣济总录》）。破伤风，颈项紧硬，身体强直者，常与乌梢蛇、蜈蚣同用，如定命散（《圣济总录》）。

2. 临床进展

1）抗类风湿关节炎作用。蕲蛇治疗类风湿关节炎，每天给予蕲蛇粉 10 g 冲服，以 1 个月为 1 个疗程，结果显示类风湿活动指标、免疫指标、临床症状指标、凝血指标及 DAS28 评分在治疗前后均有明显改善，且在凝血指标、症状指标改善方面明显优于西药来氟米特对照组。蕲蛇等虫类药治疗类风湿关节炎总有效率为 92.5％。运用蕲蛇自拟方治疗类风湿性关节炎 78 例，以服用 1 个月为 1 个疗程，最长服用 3 个疗程，痊愈率 51.28％，总有效率 84.61％。使用含蕲蛇自拟方治疗类风湿性关节炎 60 例，以 1 个月为 1 个疗程，结果显效 20 例，有效 29 例，无效 11 例，总有效率 81.67％。

2）治疗强直性脊柱炎。蕲蛇药酒治疗强直性脊柱炎总有效率 97.45％。运用含有蕲蛇的朱良春经验方联合西药治疗强直性脊柱炎总有效率 94.29％。

3）抗肿瘤作用。以蕲蛇鲜药为主要成分制成的金龙胶囊已在临床广泛用于肿瘤的治疗。用金龙胶囊结合中药辨证治疗食管癌，总有效率 75％，病灶缩小率 33％，平均生存期为 25.4 个月。用金龙胶囊治疗原发性肝癌，可延长肝癌患者的生存期，且无明显的不良反应。金龙胶囊联合 FOLFOX 4 方案治疗晚期胃癌，能提高化学治疗有效率，改善患者免疫功能，减少化疗相关不良反应的发生，可作为晚期胃癌的一种辅助治疗方法。

4）其他作用。用蕲蛇配合其他中药治疗腰椎间盘突出症，总有效率 97.0％。用自拟的蕲蛇汤治疗结节性皮肤血管炎，总有效率 97.6％。用蕲蛇祛风酒治疗原发性痛风，临床症状明显减轻或消失。此外，蕲蛇的蛇毒可制成多种抗蛇毒的血清，是治疗蛇伤的特效药，价格昂贵。蛇油可用于治疗血管硬化、冻疮及水火烫伤。

用法与用量 3～9 g；研末吞服，一次 1～1.5 g，一天 2～3 次。

基地建设 随着蕲蛇野生资源的急剧减少，实现人工养殖成为解决蕲蛇药材资源的迫切途径。但国内目前还没有成规模的蕲蛇养殖基地，仅在少数蛇类养殖场中有数量不多的蕲蛇存在。

附注

1）根据调查，市场常有赤链蛇、灰鼠蛇、百花锦蛇及同科属蛇类动物等作为蕲蛇药材的混伪品种出售，在应用过程中应注意鉴别。蕲蛇具有"翘鼻头""方胜纹""连珠斑""佛指甲"等性状特征，同时在每节脊椎骨体的腹面着生一个倒钩状的棘突（即一个向后的尖钩状的骨突），这是游蛇科等其他科属蛇类动物所不具备的特征。根据这些鉴别特征，可以区别蕲蛇与游蛇科蛇类伪品。

2）养殖蕲蛇在成蛇体重达 1 kg 以上时（2～3 年养殖期），便可捕捉，加工成不同商品类型。

（1）白花蛇（蕲蛇）。将新鲜蛇实施安死术后，剖开蛇腹，除去内脏，洗净，用牙签（竹片）撑开腹部固定，盘成圆盘状，晒干或者烘干。

（2）蛇皮。用绳索系住蛇颈悬挂在支架上，将刀在颈部环割其皮，由上至下将蛇皮剥离成一长筒。筒内可装进细沙，使其均匀扩张，晾干后倒出细沙。

（3）蛇蜕。又称龙衣，蛇蜕下体表的角质层，及时拾起去净泥沙，晾干。

（4）蛇油。蛇处死后，剖腹剥离油脂，洗净，用文火在铁锅内煎熬，去油渣，即成蛇油。

（5）蛇内脏。杀蛇时取胆，放在 50％以上的白酒中保存；取蛇肝，低温干燥，研粉，密封保存。

（6）蛇粉。用烘干的蛇干，研磨成粉后装入胶囊或分装成 1～2 g 的小包，用塑料袋封装。

（7）蛇毒。一般蛇出生 1 个月即可取毒。毒蛇的上颌长着一对长大的、向后倒着的毒牙，毒牙中心是个空管，牙尖有一个细孔，牙根连着一个毒囊，内有毒液，只要抓住毒蛇头部，用两个手指压住毒蛇两颌打开蛇嘴，用取毒玻璃管触动蛇的两个毒牙，即喷出毒液。取毒时注意安全防护，手法合理，器皿卫生干净，每次取毒后，进行口腔消毒，约半个月可取毒一次，每年每条蛇可取毒 0.5～1 g。取得蛇毒后，及时低温储存，并尽快真空干燥为蛇毒干粉。

山麦冬（湖北麦冬）

Shanmaidong
LIRIOPES RADIX

商品名 湖北麦冬、襄麦冬、筧麦冬、山麦冬。

基原 山麦冬为百合科植物湖北麦冬 Liriope spicata （Thunb.） Lour. var. prolifera Y. T. Ma 或短莛山麦冬 Liriope muscari （Decne.） Baily 的干燥块根。湖北主产的山麦冬基原为湖北麦冬。

本草考证 麦冬又名"麦门冬"，始载于《神农本草经》，列为上品。《别录》曰："麦门冬，叶如韭，冬夏长生，生函谷（今河南灵宝）川谷及堤坂肥土石间久废处。二月、三月、八月、十月采，阴干。"《本草图经》云："叶青似莎草长及尺余，四季不凋，根黄白色，有须根作连球形似圹麦颗，故名麦门冬，四月开淡红花如红蓼，实碧而圆如球，江南出大叶者如葱，小者如韭，大小有三四种，功用相似，或云吴地（今江浙一带）尤胜，二月、八月、十月采，阴干。"并附有随州麦门冬和睦州麦门冬图。宋代《重修政和经史证类备用本草》中也有随州麦门冬和睦州麦门冬图，睦州（今浙江建德附近）麦门冬形似麦冬（Ophiopogon japonicus），随州（今湖北襄阳地区）麦门冬花直立，花柄向上，似山麦冬（Liriope）属植物。本草记载的产地是随州与现今的襄阳、随州、谷城、老河口也基本相符，因此认为湖北麦冬是历史上使用的麦冬的来源之一，湖北襄阳一带为其地道产区。

湖北麦冬由陈心启和马元俊等于 1985 年首次将湖北麦冬作为山麦冬的一个新变种，定名为 Liriope spicata （Thunb.） Lour. var. prolifera Y. T. Ma，《中国药典》1995 年版将其收载为山麦冬的来源之一。湖北所产的襄麦冬获国家注册商标保护和国家地理标志产品保护。

原植物 多年生草本。须根系，根直径 0.10～0.25 cm，上端有时可见皱缩横环纹，中部或末端膨大成长椭圆形或纺锤形的肉质块根，块根长 1.2～5.0 cm，中部直径 0.3～0.7 cm；表面淡黄色或黄色，半透明，具不规则纵皱纹；质柔韧，断面中央具黄白色细小木心。叶丛生、革质、条形，长 15～30 cm，宽 0.2～0.6 cm，先端急尖或钝，腹面深绿色，背面粉绿色，茎基部抱以褐色的叶鞘。花莛长 15～30 cm；总状花序顶生，长 4.5～9.0 cm；花淡紫色或蓝紫色，通常几朵聚生；花梗长 0.3～0.4 cm；花被6 枚。雄蕊 6 枚，花丝长 0.2 cm，花药狭矩形，黄色，与花丝几乎等长。子房上位，中轴胎座，3 室，每室胚珠 2 枚，花柱高约 2 mm，圆柱形，柱头 3 裂。花期 6—8 月，在花的后期或花脱落后花序长出叶簇或小苗，花葶枯死，不形成果实（图 29-1）。

湖北麦冬是湖北特有药用植物，其区别于其他品种麦冬的形态特征：花葶直立，长于或近等于叶，子房上位，花后不结实，长出叶簇或小苗。

生态环境 湖北麦冬喜光，喜温和的气候和较湿润的环境，不耐荫蔽，多分布于温暖且较潮湿的山坡草丛中，在土层深厚、肥沃、疏松的沙质壤中生长良好，干旱的黏土生长欠佳。

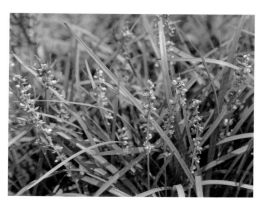

图 29-1　湖北麦冬（原植物）

适宜区 湖北麦冬在湖北省内的适宜种植区主要为襄阳、谷城、老河口等县市。另外，钟祥、枣阳、保康等县市也有少量种植。

栽培技术

1. 生物学特性

湖北麦冬性喜温暖气候且耐寒，喜较湿润的环境，但忌水涝；喜肥，以土层深厚、肥沃、结构疏松和排水良好的土壤为宜，性喜光且耐阴。选苗是湖北麦冬高产的重要环节之一，于立春前后选择无病虫、叶色翠绿、茎粗壮的麦冬苗，修剪至苗根长 4～5 cm、叶长 8～10 cm 并分成单株；栽培时间以 3 月中下旬为佳，栽后 10～15 d 开始返青，一年发根 2 次，首次在 6—7 月花期时，地下块根开始形成，第 2 次是 9—10 月发根盛期，11 月为块根膨大期，第 2 年 2—3 月气温回升后为块根加快膨大期，4 月即可采收，采收后的块根呈纺锤形，两端略尖，长 1.2～3 cm，直径 0.4～0.7 cm；开花期在 6—8 月，应及时摘掉新生花枝，减少生殖生长对养分的消耗，可使单株叶片数、分枝数、块根产量明显增加。

2. 种植方法

1）选地与整地。选择地势平坦、向阳、土层深厚且肥沃的沙质壤土的地块，栽种前深耕 20～30 cm，耙细整平。几天后，每亩施入充分腐熟的厩肥或土杂肥 1 500～2 000 kg，再深耕耙细整平。然后开沟作畦，畦宽 1.5～2 cm，高 15～20 cm。

2）种苗分级。种苗分为两类。Ⅰ 类种苗为根系直径大于 2.5 mm，新生芽数大于 3，具有跑马根且着生于最外层的短苗龄新苗；Ⅱ 类种苗为根系直径小于 1 mm，新生芽数目小于 2，不具跑马根且着生于最内层的长苗龄老苗。Ⅰ 类苗的生长发育状况较好，且块根产量高，品质较好。

3）栽种。3 月中旬至 4 月上旬，在采收湖北麦冬的同时，选择生长健壮的植物，摘除块根（作药材）后用手或剪子将植株分成小株，剪去过长的须根，仅留 1～

1.5 cm 长即可栽种。若当时不栽种，则将种苗放于室内阴凉处，以防干燥。但应在 5 d 内栽培完毕。

栽种方法分为条栽和穴栽。

（1）条栽：在畦上横向开沟，行距 20～25 cm，每隔 6～8 cm 栽苗一株，填土压实。

（2）穴栽：在畦面上按株行距 15 cm×25 cm 开穴，穴深 8～10 cm，每穴栽苗 3～4 单株，填土压实。

栽植一般选择阴雨天进行。

4）田间管理。

（1）除草松土：5—6 月，植株处于快速生长阶段，保持土壤疏松无杂草，防止土壤板结。用锄头疏松表面土壤，松土深约 5 cm。5—8 月，气候暖热，雨水较多，杂草生长旺盛，结合松土进行除草。在湖北麦冬开花期及时去掉新生花梗，抑制其生殖生长，促进营养生长。开花后期再疏松土壤和除草 1 次，以促进块根的生长。

（2）追肥：除平整土地施足基肥外，在花初开时，选择下雨前再施 1 次基肥，每亩撒腐熟土杂肥 2 000 kg，追肥结合除草进行效果更好。进入盛花期，用"多效唑"新型植物生长调节剂，每亩用 50 g 兑水 50 kg，并配入"磷酸二氢钾"，每亩用 0.15～0.25 kg 兑水 7～12 kg 混匀后喷施。

（3）灌溉排水：湖北麦冬喜较湿润的土壤，在整个生长期内应保持土壤湿润。如遇干旱天气，应及时灌水。雨季应及时排水，以防积水而不利根的生长。

3. 病虫害防治

1）病害。

（1）黑斑病：危害叶片。病菌在种苗上越冬，次年 4 月中旬开始危害，在适宜的温度、湿度下发病很快，病株成片枯死。防治方法：选用叶片青翠、健壮无病种苗；发病初期，于早晨露水未干时，每亩撒草木灰 100 kg；雨季及时排除积水，降低田间湿度；栽种前用 1∶1∶100 的波尔多液或 65％代森铵可湿性粉剂 800 倍液浸种苗 5 min，或大面积喷雾。

（2）根结线虫病：主要危害根部。防治方法：实行轮作，有条件的地区可水旱轮作，并选用抗病品种，进行土壤消毒。

2）虫害。主要有蛴螬、蝼蛄、地老虎、金针虫等危害根茎。防治方法：与水稻轮作；经水淹田一季害虫可全部消灭，或以农药用常规方法毒杀。

采收加工 夏初采挖，洗净，反复暴晒，堆置，至近干，除去须根，干燥。

产销情况

1. 商品生产与流通

湖北麦冬湖北省总种植面积约为 2 000 亩，年总产量约为 900 t，襄阳市年产量约为 600 t。商品不仅销往全国，还对外出口，远销亚洲各国。随着国内外医疗保健事业的发展和对外贸易的扩大，湖北麦冬的用量将会不断增加。

2. 商品规格

可按个头大小分为选货与统货两个等级。

选货：干货。长 2 cm 以上，直径 0.5 cm 以上。无油个、杂质、虫蛀、霉变。

统货：干货。大小不分。无油个、杂质、虫蛀、霉变。

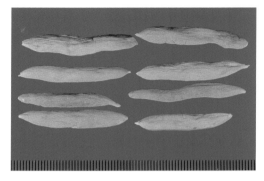

图 29-2　湖北麦冬药材

药材性状　呈纺锤形，两端略尖，长 1.2～3 cm，直径 0.4～0.7 cm。表面淡黄色至棕黄色，具不规则纵皱纹。质柔韧，干后质硬脆，易折断。断面淡黄色至棕黄色，角质样，中柱细小。气微，味甜，嚼之发黏（图 29-2）。

理化鉴别　取本品薄片 2 g，加甲醇 50 ml，加热回流 2 h，滤过，滤液蒸干，残渣加水 10 ml 使溶解，用水饱和正丁醇振摇提取 3 次（15 ml，10 ml，5 ml），合并正丁醇液，蒸干，残渣加甲醇 0.5 ml 使溶解，作为供试品溶液。另取山麦冬皂苷 B 对照品，加甲醇制成每毫升含 2 mg 的溶液，作为对照品溶液。照薄层色谱法（《中国药典》2020 年版四部通则 0502）试验，吸取供试品溶液 3～5 μl、对照品溶液 5 μl，分别点于同一硅胶 G 薄层板上，以三氯甲烷-甲醇-水（13：7：2）的下层溶液为展开剂，展开，取出，晾干，喷以 10% 硫酸乙醇溶液，在 110℃ 加热至斑点显色清晰。供试品色谱中，在与对照品色谱相应的位置上，显相同的墨绿色斑点。

质量研究

1. 皂苷含量研究

刘霞等运用大孔吸附树脂提取湖北麦冬中的总皂苷类成分，经测定提取物中总皂苷含量为 81.15%。吴𢿑等收集了不同采收时间的湖北麦冬，采用蒸发光散射检测器（ELSD）测定其须根和块根中山麦冬皂苷 B 的含量，结果发现在清明采收其块根中山麦冬皂苷 B 的含量最高。

2. 多糖含量研究

采用苯酚-硫酸比色法测定多糖含量，王小华等测得湖北麦冬的多糖含量为 30.60%。刘霞等运用大孔吸附树脂法测得湖北麦冬多糖含量为 66.52%。

3. 其他类成分含量研究

张敏红等采用氨基酸自动分析仪测定不同产地的麦冬中游离氨基酸和总氨基酸的含量，结果表明湖北襄阳与浙江萧山产湖北麦冬与浙麦冬总氨基酸及必需氨基酸含量较高，湖北麦冬总氨基酸含量为 18.11%。石磊对不同产地麦冬微量元素分析比较，采用原子吸收分光光度法测量 13 种微量元素的含量，湖北麦冬含锶（Sr）量低，锌铜比值高，认为从微量元素角度来看，湖北麦冬优于杭、川麦冬。

炮制 除去杂质，洗净，干燥。

贮藏 置于阴凉干燥处，防潮。

化学成分 主要成分为甾体皂苷类、黄酮类、多糖类等化学成分。甾体皂苷和多糖具有多种生物活性，是湖北麦冬的主要活性成分（图 29-3）。

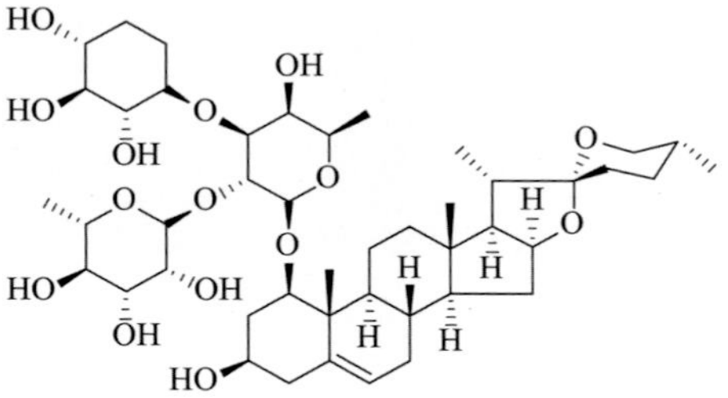

麦冬皂苷D

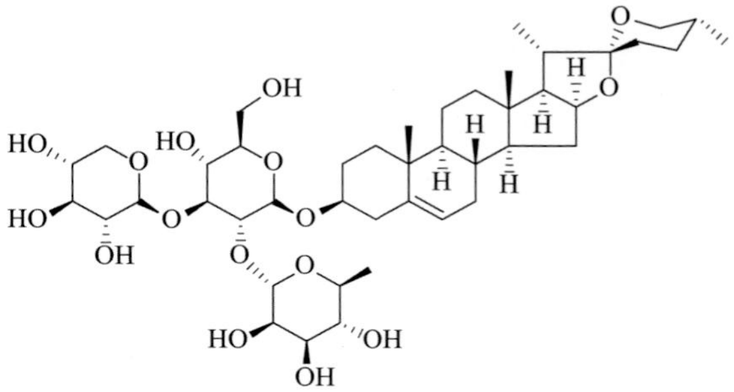

麦冬皂苷D'

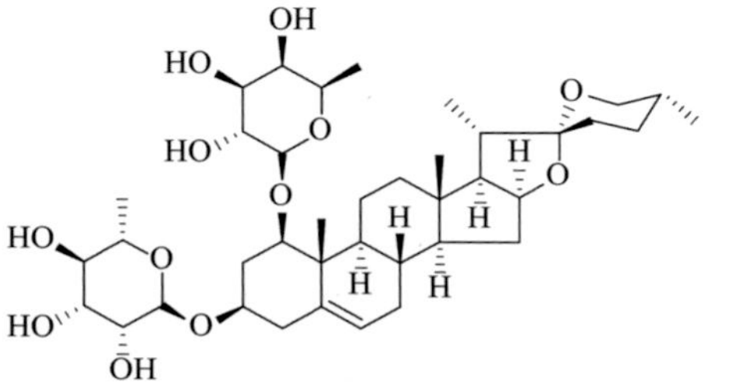

山麦冬皂苷B

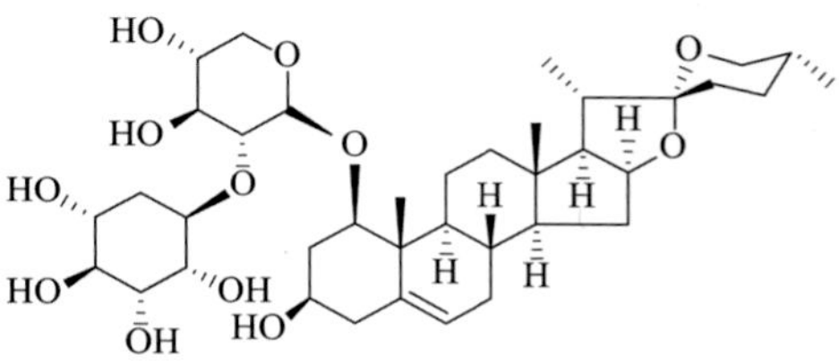

山麦冬皂苷C

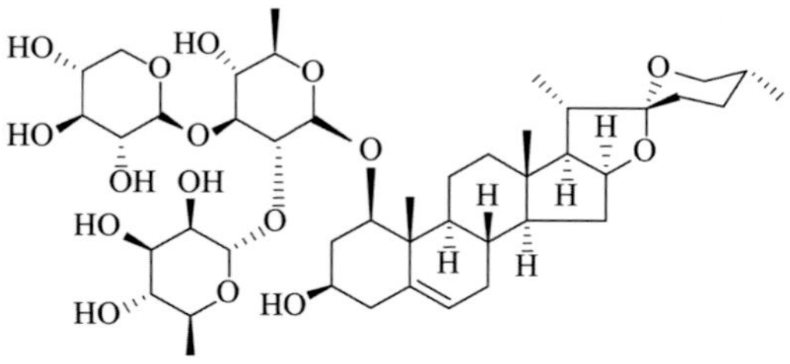

山麦冬皂苷J

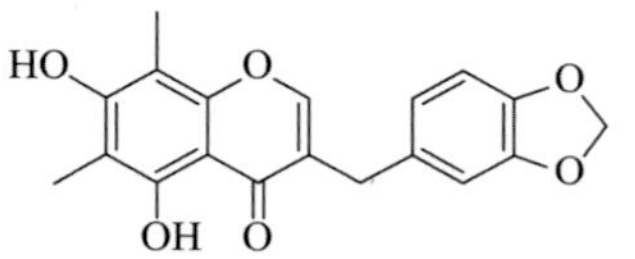

甲基麦冬高黄酮A

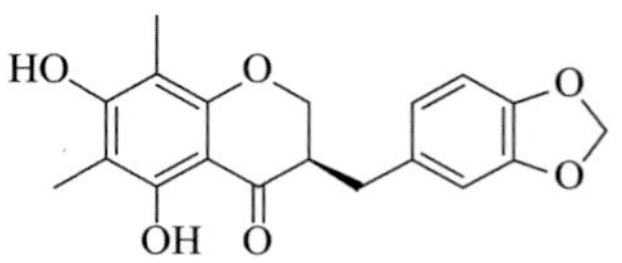

麦冬甲基黄烷酮A

图 29-3　湖北麦冬中的代表性化学成分

1. 甾体皂苷类化合物

有麦冬皂苷 D、麦冬皂苷 D'、山麦冬皂苷 B、山麦冬皂苷 C、山麦冬皂苷 J 等，以山麦冬皂苷 C 含量较高。

2. 多糖类化合物

多糖由果糖和葡萄糖组成，呋喃果聚糖为湖北麦冬多糖的主要类型。

3. 黄酮类化合物

有甲基麦冬高黄酮 A、麦冬甲基黄烷酮 A、2′，4，4′-三羟基查耳酮、木犀草素、槲皮苷、3，5-dihydroxy-7-methoxy-6-methyl-3-（4-hydroxybenzyl）chroman-4-one 等。

4. 其他类成分

有无机元素、酚类及氨基酸等化学成分。如 K、Ca、P、Na、Mg、Fe、Al、Zn、Mn、Sr、Cu、Ba 等无机元素；2，6-二甲氧基-4-硝基苯酚和焦谷氨酸等酚类及氨基酸成分。

药理作用

1. 药效学研究

1）预防糖尿病肾病作用。湖北麦冬所含多糖能改善糖尿大鼠肾脏的各项功能参数，其对 AGE-RAG 系统的下调作用可能是预防糖尿肾病的主要作用机制。

2）降血糖作用。湖北麦冬所含多糖可显著降低糖尿病大鼠的空腹血糖值和糖化血红蛋白值，显著改善糖耐量；能提高糖尿病大鼠肝脏中胰岛素受体、胰岛素受体底物、磷脂酰肌醇激酶、蛋白激酶、葡萄糖转运蛋白的表达水平，降低糖原合成酶激酶的表达水平，改善胰岛素信号传导；能使糖尿病大鼠的肌糖原和肝糖原含量增加，同时使肝脏葡萄糖激酶和糖原合成酶活性及表达增加，葡萄糖磷酸激酶和糖原磷酸化酶活性及表达降低，改善肝糖代谢紊乱；能显著增加糖尿病大鼠的血清、活性，降低血清浓度，改善机体氧化应激水平。

3）抗氧化作用。襄麦冬提取物具有一定的抗自由基作用，除对超氧阴离子的清除率仅为 20％之外，襄麦冬多糖对其他自由基的清除率都超过 50％，尤其对 DPPH 自由基最高，维持在 59％左右。同时，襄麦冬多糖提取物具有一定的对铁氰化钾的还原能力以及抗脂质过氧化活性。襄麦冬多糖提取物抗氧化、清除自由基的机制是通过自身的还原作用给出电子，从而起到清除自由基、抗氧化的作用。

4）抗菌活性。湖北麦冬的水、甲醇、乙酸乙酯提取物对灰葡萄孢菌、终极腐霉、立枯丝核菌的菌丝生长均具有较强的抑制作用，同时，3 种溶剂提取物对立枯丝核菌、灰葡萄孢菌、齐整小核菌、终极腐霉、尖镰孢菌黄瓜转化型的孢子萌发均表现出一定的抑制作用。其中，湖北麦冬乙酸乙酯提取物较蒸馏水和甲醇提取物对病原真菌的生长和孢子萌发的抑制效果明显，乙酸乙酯提取物相对于蒸馏水、甲醇提取物有较好的抑菌效果。

2. 安全性研究

湖北麦冬注射液小鼠腹腔注射的半数致死量为（134.34±12.59）g/kg。另外试验表明，湖北麦冬注射液（1∶1）给小鼠腹腔注射，观察 24 h，其半数致死量为（20.61±7.08）g/kg。表明安全性较好。

性味与归经 甘，微苦，微寒。归心、肺、胃经。

功能与主治 养阴生津，润肺清心。用于肺燥干咳，阴虚痨嗽，喉痹咽痛，津伤口渴，内热消渴，心烦失眠，肠燥便秘。

临床应用

（1）用于胃阴虚热之舌干口渴，胃脘疼痛，饥不欲食，呕逆，大便干结等症。如治热伤胃阴，口干舌燥，常与生地、玉竹、沙参等益胃生津药配伍，如益胃汤；治消渴，可与天花粉、乌梅等配伍；治胃阴不足之气逆呕吐，与半夏、人参等配伍，如麦门冬汤。治热邪伤津之肠燥便秘，常与生地、玄参配伍，以滋阴润肠通便，即增液汤。

（2）用于阴虚肺燥有热的咽干鼻燥，燥咳痰黏，常与阿胶、杏仁、桑叶等配伍，即清燥救肺汤；治肺肾阴虚之劳嗽咳血，常与天冬配伍，即二冬膏；治阴虚火旺咳嗽，午后为甚者，常与黄柏、知母、生地等滋阴降火药配伍，如麦门冬饮。

（3）用于心阴虚有热之心烦、失眠多梦、健忘、心悸怔忡等症，常与生地、酸枣仁、柏子仁等养阴安神药配伍，如天王补心丹；治热伤心营，身热烦躁，舌绛而干等，常与黄连、生地、竹叶心等配伍，以清营解毒、透热养阴，如清营汤。

用法与用量 9～15 g。

使用注意 虚寒泄泻、湿浊中阻、风寒或寒痰咳喘者均禁服。

基地建设 2008 年 5 月 7 日，原国家质检总局批准对"襄麦冬"实施地理标志产品保护。建立了湖北麦冬规范化种植基地。其中一湖北麦冬生产基地位于襄阳市襄城区欧庙镇（图 29-4），此镇自 20 世纪 60 年代开始种植湖北麦冬，是全国有名的湖北麦冬之乡，每年种植面积均在 10 万亩以上，年产 6 万多 t，年产量占全国年总产量的 50％以上，产值达 10 亿元。湖北襄阳欧庙镇湖北麦冬规范化种植基地发展面积已达到 80 000 亩，总面积已经达到了全国之首。襄阳地处汉水中游平原，其气候和土壤条件非常适合湖北麦冬的生长，是中南地区最大的湖北麦冬集散地，享有"全国湖北麦冬之乡"的美誉。

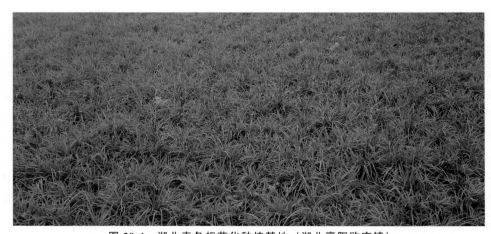

图 29-4 湖北麦冬规范化种植基地（湖北襄阳欧庙镇）

山茱萸

Shanzhuyu

CORNIFRUCTUS

商品名 山萸肉、萸肉、枣皮。

基原 本品为山茱萸科植物山茱萸 *Cornus officinalis* Sieb. et Zucc. 的干燥成熟果肉。

本草考证 山茱萸始载于《神农本草经》，列为中品。云："山茱萸味酸，平。主心下邪气，寒热，温中，逐寒湿痹，去三虫。久服轻身。一名蜀枣。生山谷。"其后，历代本草都有记载。魏·吴普在其《吴普本草》中云："山茱萸，一名魅实，一名鼠矢，一名鸡足，神农黄帝雷公扁鹊，酸，无毒。岐伯，辛。一经，酸，或生宛句（今山东菏泽地区）、琅邪（今山东诸城地区），或东海（今山东费县地区）、承县（今山东峰城地区），叶如梅，有刺毛，二月，华如杏，四月实如酸枣，赤，五月采实。"梁·陶弘景《名医别录》云："生汉中及琅邪、宛句、东海、承县，九月、十月采实，阴干。"宋·苏颂《本草图经》增加了："今海州也有之，木高丈余，叶似榆，花白。"宋·寇宗奭《本草衍义》云："山茱萸和吴茱萸甚不相类，山茱萸色红大如枸杞子。"明·朱橚《救荒本草》云："实枣儿树，本草名山茱萸，今钧州（今河南禹州市地区）密县（今河南密县）山谷中亦有之，叶似榆叶而宽，稍团，纹脉微粗。开黄白花，结果似酸枣大，微长，两头尖鞘，色赤，即干则皮薄味酸。"《建康记》云："建康（今江苏江宁地区）出山茱萸。"《范子计然》云："山茱萸出三辅（今陕西西安地区）。"《千金翼方》在"药出州土"项把山茱萸列入关内道华州（今陕西华县）。《本草图经》云："山茱萸今海州（今江苏东海）、兖州亦有之。"向承煜记录的《南漳县志》中将山茱萸列为南漳特产，表明南漳很早就有山茱萸的栽培历史和使用历史，在清朝同治版本的《南漳县志》中亦有山茱萸的记载，表明南漳县山茱萸在清朝已经广泛有之，南漳县是山茱萸的道地产区。唐·苏敬《新修本草》、宋·唐慎微《证类本草》、明·李时珍《本草纲目》、清·吴其浚《植物名实图考》均记载了山茱萸，但《植物名实图考》沿用前人，未新增内容。以上典籍所载山茱萸的产地，按其作者时代的行政区划，大多指今山东、江苏、湖北、陕西、河南等省。

山茱萸在全国的分布较广，主产地有湖北、山东、河南等地。其中湖北、四川山茱萸种植历史悠久，称为川鄂山茱萸。湖北省南漳县山茱萸野生及家种资源丰富，是山茱萸药材的资源宝库，是全国的山茱萸道地性产区之一。

原植物 山茱萸为落叶乔木或灌木，树皮灰褐色，小枝细圆柱形，无毛。叶对生，纸质，上面绿色无毛，下面浅绿色。叶柄细圆柱形，上面有浅沟，下面圆形。花芽于上一年秋天落叶时开始形成，需经整个冬天的发育，至 3—4 月发育完善，包裹于两对厚实的鳞片中。鳞片在花开后脱落。花为两性花、伞形花序，花盘直径 4～5 cm，具小花十几朵。小花直径 3～4 mm，花瓣 4 枚，雄蕊 4 个，基部具环状结构的花盘，具蜜腺。山茱萸花早于叶开放。核果长椭圆形，长 1.2～1.7 cm，直径 5～7 mm，成熟时红色至紫红色；核骨质，狭椭圆形，长约 12 mm，有几条不整齐的肋纹。花期 3—4 月，果期 9—10 月（图 30-1、图 30-2）。

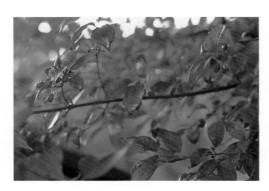

图 30-1　山茱萸（原植物）

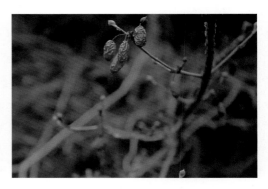

图 30-2　山茱萸（果期）

生态环境 山茱萸为暖温带阳性树种，多分布于阴坡、半阴坡及阳坡的山谷、山下部。山茱萸喜疏松、深厚、湿润、肥沃、排水良好的微酸性和中性轻黏质土或砂质壤土，在 pH 值为 4.6～5.0 的酸性土中，同样能正常生长结实；生长适宜温度为 20～30℃，超过 35℃ 则生长不良。

适宜区 山茱萸在湖北省内的主要适宜种植区为襄阳、黄冈、恩施等地，其中襄阳市南漳县栽培面积最大。

栽培技术

1. 生物学特性

山茱萸为暖温带阳性树种，生长适温为 20～30℃，超过 35℃ 则生长不良。抗寒性强，可耐短暂的 −18℃ 低温，生长良好，山茱萸较耐阴但又喜充足的光照，通常在山坡中下部地段、阴坡、阳坡、谷地及河两岸等地均生长良好，一般分布在海拔 400～1 800 m 的区域，其中 600～1 300 m 比较适宜。山茱萸宜栽于排水良好，富含有机质、肥沃的砂质壤土中。黏土要混入适量河沙，增加排水及透气性能。

2. 种植方法

湖北省山茱萸有多年的栽培历史，积累了丰富的种植及管理方法，主要栽培技术如下。

1）播种前种子处理。山茱萸种子具深休眠的特性。成熟的种子虽然形态上已成熟，但是胚芽出现后熟现象。种子被坚硬的蜂窝状的分泌组织包裹，只有打破坚硬的外壳才能正常萌发。对种子处理的方法有：破皮法、层积法、激素法、浸沤法、腐蚀法、冲核法、堆沤法、硫酸腐蚀法等，以下对破皮法、层积法、激素法进行介绍。

（1）破皮法：采用变温处理改变种皮的伸缩性而引起种皮破裂，从而增加其种皮的透水性和透气性。

（2）层积法：是解除休眠最常用的方法，通过层积处理而解除休眠。具体分为低温层积、暖温层积和变温层积。低温层积的温度是 0～5℃，暖温层积的温度是 15～25℃，变温层积则可以通过交替变温处理和阶段性变温处理实现。

（3）激素法：常用激素如赤霉素打破种子休眠，促进萌发。赤霉素可打破由脱落酸（ABA）引起的种子生理性休眠，一方面软化胚组织，解除种皮机械限制；另一方面则促进胚的生长。

2）苗期管理。一般在开春 3—4 月播种，苗圃地按行距 25～30 cm，深度 3～6 cm 进行开沟，将处理过的种子撒于沟内，覆盖约 1 cm 厚的经充分腐熟的细牛粪，再覆细土 2～4 cm。保持床面湿润，以手握成团，触之能散为度，并及时清理杂草。待幼苗长至 15 cm 时，以株距 10～15 cm 进行间苗，间苗后及时追肥。夏季应适当进行遮荫，防止烈日暴晒。第 2 年或第 3 年即可进行移栽造林。

3）移栽造林。秋末或早春，在选好的林地上按照 3 m×4 m 的间距进行开穴，穴深约 50 cm，每穴施入 3 kg 腐熟的农家肥，将幼苗的根须放入穴中，加入土壤压实，定植后及时灌溉，保证幼苗的成活率。

4）合理灌溉。虽然山茱萸耐旱，但长时间干旱容易影响产量和品质，在山茱萸开花前、灌浆期、入冬前施肥结合灌溉同时进行，从而提高山茱萸的开花和坐果率。大田注意排水，防治山茱萸涝害。

5）整形修剪。山茱萸为喜光植物，光照对其品质、产量影响较大。合理的修剪可以使枝干分布均匀，错落有致，增加果树的受光面积，提高整个植株光合效率，保证植株健壮生长，保质增产。整形修剪时间以冬季为主，一般定植后当年或第二年，山茱萸长至 80 cm 左右进行，定干时应合理布局，尽量使枝干均匀分布。整形修剪后应进行一次追肥，以减少对植株的机械损伤，保证其长势。山茱萸可按以下 3 种进行整形：自然开心形、自然圆头形、主干疏层形。其中以第一种在产区多见，即没有中央主干，只有 3～4 个主枝，其着生角度多在 40°～60°，主枝上保留副主枝的数目应按实际情况，根据树的大小和各主枝之间的距离决定，各枝条应均衡分布于主枝外侧。定形后，每年还应进行修剪，修剪时疏除密集、枯萎、患有病虫害的树枝，同时兼顾各枝干，特别是果枝、营养枝的合理布局，防止果枝过早外移，尽可能保证最大化地利用光照，以使山茱萸稳产增产。

6）老树复壮。在老树的基础上培育新枝条。通过老树庞大的根系来吸收营养，促进新生枝条的生长，迅速形成新的丰产性树冠。其具体方法为：在 4 月中旬左右将老树上的枯枝、病枝剪掉，在主干分支处取 1～2 条枝条，于基部距分支处 5～8 cm 的地方切至木质部，环切半圈或 1/3 周，以此刺激隐芽萌发形成新枝，新发的长势较好的枝条保留 4～5 条，其他掐除。8～9 月，按已环切的痕迹环切一周。第二年春天，将上一年进行环切的老枝锯掉，而上一年未进行环切的老枝环切半圈，新生芽及时掐除，以促进上一年留取的枝条的生长。第 3 年春天，将第二年环切的老枝锯掉。复壮过程中注意对新生枝整形修剪，以合理利用光照，提高产量。

7）施肥。合理施肥对于促进幼树快速生长、缩短童木树，提高成年树的产量及克服大小年都有重要的意义。

（1）基肥：在每年 10－11 月果实采收后，在树根部按照环状或辐射状开沟 30～40 cm，每株施入农家肥 5 kg，以后每年可以稍减少，用于提供养分。

（2）追肥：在 3、4、6 月每株分别施入尿素 0.3～0.5 kg 或粪水 10～40 kg，过磷酸钙 0.3～0.8 kg，硫酸钾 0.3～0.7 kg，用于保花保果及壮果。在 8 月上旬盛果期每株施入磷、钾肥 0.25～0.5 kg，用于膨大果实。

3. 病虫害防治

1）农业防治。首先，选择土质肥沃，深厚、灌溉排水良好的沙质壤土地块，栽培密度不能太大。其次选用抗病品种，冬季对山茱萸树下土层进行翻耕，以消灭越冬虫蛹。山茱萸生长阶段应疏除枯萎、患有病虫害的枝条。清除山茱萸主干的腐枯周皮，同时在主干 50～60 cm 下方涂抹石硫合剂，杀灭害虫及虫卵。果期清除树下的虫蛀落果，并及时消除杂草，以减少虫源。10－11 月山茱萸采收后，清除树下的病残体及杂草，并集中烧毁或深埋，以减少越冬病源及虫害的数量。此外，保证水肥供应，以促使植株健壮成长，提高抗病能力。

2）生物及物理防治。利用生物天敌、杀虫微生物、农用抗生素及其他生防制剂等对病虫害进行防治。保护食虫鸟类等天敌；根据某些害虫的趋光性、趋热性等对物理因素的反应规律进行防治，此方法不用药、不污染。如利用绿尾大蚕蛾成虫具有对黑光灯趋性强的特性，在盛发期设置黑光灯集中诱杀；绿尾大蚕蛾幼虫体型较大，行动迟缓，体无毒毛，可人工捕杀，或成虫产卵期人工摘除卵块；对于老鼠、鸟类等，可派专人看管或在树梢悬挂各种颜色的布条以驱赶；在冬季落叶后，摘除枝上的蓑囊防治大蓑蛾；此外还可利用赫虫剂对各类害虫进行防治。

3）化学防治。

（1）病害：主要病害有炭疽病、角斑病等，病害严重时植株落叶、落果或枯死。萌芽前用波美 50 石硫合剂，或者 75% 百菌清可湿性粉剂或 50% 可湿性退菌特或 50% 多菌灵 1 000 倍液处理，消灭越冬病菌；发病初期叶面喷 50% 多菌灵 800 倍液或 70% 甲基托布津可溶性粉剂 800～1 000 倍液或 1∶1∶100 的波尔多液，连喷 3～4 次，间隔 10 d。叶面喷洒 1∶1∶200 波尔多液或大生 M 45 800 倍溶液或 70% 甲基托布津或 75% 百菌清可湿性粉剂 500～800 倍液，连续 3～4 次，间隔 7～10 d，也可用 1∶2∶200 波尔多液连喷 3 次，间隔 10～15 d。病害发生期间，加强修剪，做到疏枝透光，并烧毁病枝、病叶。

（2）虫害：主要害虫为蛀果蛾，该虫害一年发生一次；一般9月下旬至10月上旬为虫害高峰期；大果及早熟类果型发生较少，在山茱萸刚开始泛红时，幼虫即蛀入果实内部，在果实内取食排泄，果内遍积虫粪。可在树下地面上撒4%的D-M粉剂，撒后浅翻土壤，使药土混合，每株均施药约200 g或在叶面喷洒20%杀灭菊酯或25%澳氰菊酯2 500～5 000倍液，每株约2 ml。

采收加工 在保证山茱萸产量和质量的前提下，依据当地自然条件、品种类型和果实成熟度，分批次进行采收。一般果实成熟的时间为9月下旬至10月中旬。雨天、雨刚过后或露水未干时不宜采收，一般应当天采，当天晾，不宜堆压，以防腐烂变质。果实成熟时，枝条上已着生许多花芽，因此采收时要注意保护枝条和花芽，做到不损芽，不折枝，以免影响翌年产量。采摘后及时进行净选、去核和干燥。

1. 净选

采收后，应进行净选，挑出树叶、树枝、果梗等杂物。

2. 软化

去核在去核前先要进行软化杀青处理，方法是当水温90℃时将果实入锅，煮约5 min（水量按200 ml/100 g果实下锅），注意翻动，到能用手将种子挤出为度，迅速从锅里捞起果实，以凉水冲后，将水沥干。用山茱萸脱粒机加工去核。

3. 干燥

将挤出的果肉进行烘干，温度应控制在60～65℃，注意随时翻动果肉，防止互相粘连成团。

产销情况

1. 商品生产与流通

南漳县有山茱萸林约5万亩，南漳县每年可收获山茱萸约1 000 t，主要销往全国各大药材市场、制药企业、医院并出口。

2. 商品规格等级

统货。

药材性状 本品呈不规则的片状或囊状，长1～1.5 cm，宽0.5～1 cm。表面紫红色至紫黑色，皱缩，有光泽。顶端有的有圆形宿萼痕，基部有果梗痕。质柔软。气微，味酸、涩、微苦（图30-3）。

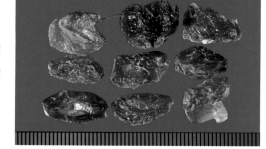

图30-3 山茱萸药材

理化鉴别及含量测定

1. 理化鉴别

（1）取本品粉末0.5 g，加乙酸乙酯10 ml，超声处理15 min，滤过，滤液蒸干，残渣加无水乙醇 2 ml 使溶解，作为供试品溶液。另取熊果酸对照品，加无水乙醇制成每毫升含 1 mg 的溶液，作为对照品溶液。照薄层色谱法（《中国药典》2020 年版四部通则 0502）试验，吸取上述两种溶液各 5 μl，分别点于同一硅胶 G 薄层板上，以甲苯-乙酸乙酯-甲酸（20：4：0.5）为展开剂，展开，取出，晾干，喷以 10% 硫酸乙醇溶液，在 105℃ 加热至斑点显色清晰。供试品色谱中，在与对照品色谱相应的位置上，显相同的紫红色斑点；置紫外光灯（365 nm）下检视，显相同的橙黄色荧光斑点。

（2）取本品粉末 0.5 g，加甲醇 10 ml，超声处理 20 min，滤过，滤液蒸干，残渣加甲醇 2 ml 使溶解，作为供试品溶液。另取莫诺苷对照品、马钱苷对照品，加甲醇制成每毫升各含 2 mg 的混合溶液，作为对照品溶液。照薄层色谱法（《中国药典》2020 年版四部通则 0502）试验，吸取上述两种溶液各 2 μl，分别点于同一硅胶 G 薄层板上，以三氯甲烷-甲醇（3：1）为展开剂，展开，取出，晾干，喷以 10% 硫酸乙醇溶液，在 105℃ 加热至斑点显色清晰，置紫外光灯（365 nm）下检视。供试品色谱中，在与对照品色谱相应的位置上，显相同颜色的荧光斑点。

2. 含量测定

采用高效液相色谱法（《中国药典》2020 年版四部通则 0512）测定。本品按干燥品计算，含莫诺苷（$C_{17}H_{26}O_{11}$）和马钱苷（$C_{17}H_{26}O_{10}$）的总量不得少于 1.2%。

质量研究 对南漳山萸肉和河南西峡县山萸肉进行测定，结果表明南漳山萸肉有效成分含量〔莫诺苷（$C_{17}H_{26}O_{11}$）和马钱苷（$C_{17}H_{26}O_{10}$）〕均显著高于西峡山茱萸，而山茱萸果核、萸枝、萸叶中莫诺苷和马钱苷含量很低，这也印证了山茱萸果核有效成分含量低，药用须去核。

炮制

1. 山萸肉

除去杂质和残留果核。

2. 酒萸肉

取净山萸肉，用黄酒拌匀，放罐内或其他容器内，封严，放在加水的锅中，蒸至酒被吸尽，取出，晾干（图 30-4）。

贮藏 置干燥处，防蛀。

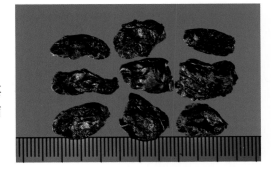

图 30-4 酒萸肉

化学成分 主要成分为环烯醚萜、三萜、鞣质、黄酮、有机酸及其酯类、糖类、另含蛋白质、氨基酸、维生素、挥发性成分和矿物质元素等（图 30-5）。

1. 环烯醚萜类

主要有环戊烷型环烯醚萜、裂环环烯醚萜类及双环烯醚萜类等。

2. 三萜类化合物

有熊果酸、2α-羟基熊果酸、齐墩果酸和阿江榄仁树葡萄糖苷等。

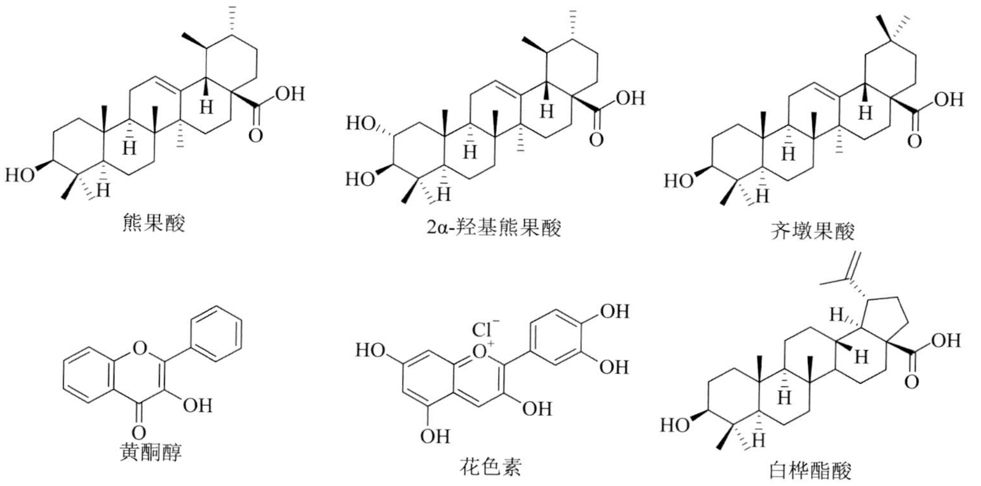

熊果酸　　　　2α-羟基熊果酸　　　　齐墩果酸

黄酮醇　　　　花色素　　　　白桦酯酸

图 30-5　山茱萸中的代表性化学成分

3. 鞣质类

主要为水解鞣质。

4. 黄酮类

化合物有花色素、黄酮醇和二氢黄酮类等。

5. 有机酸及其酯类化合物

有对轻基桂皮酸、苹果酸甲酯、没食子酸、没食子酸甲酯、白桦脂酸、苹果酸、原儿茶酸、3，5-二羟基苯甲酸、二甲基苹果酸、苹果酸丁酯、3-羟基-2，4-二氨基戊酸、酒石酸和联二没食子酸内酯等。

6. 其他类型化合物

有甾体、苯丙素、多元醇、木脂素等化合物。另含氨基酸、维生素、矿物质、糖类和挥发性成分。

药理作用

1. 药效学研究

1）抗菌作用。果实煎剂在体外能抑制金黄色葡萄球菌的生长，对堇色毛癣菌有不同程度的抑制作用。

2）降血糖作用。山茱萸有明显的对抗肾上腺素性高血糖的作用，对四氧嘧啶所致糖尿病大鼠有明显降血糖作用（$P<0.05$），同时能升高大鼠肝糖原合成，但对甘油三酯和胆固醇无明显影响。

3）对免疫系统的作用。试验表明山茱萸水煎剂可降低大鼠的胸腺指数，升高小鼠血清溶血素抗体含量。

4）抗休克作用。山茱萸具有一定的抗休克作用，对颈动脉血压和血压心搏波振幅均有显著影响。

5）抑制炎症反应作用。不同剂量山茱萸能降低醋酸引起的大鼠腹腔毛细血管通透性，显著抑制二甲苯所致小鼠耳郭肿胀，抑制大鼠棉球肉芽组织增生。

6）抗癌作用。20％山茱萸煎剂能够杀死癌细胞，精巢细胞亦有同样作用，但对唾液腺细胞仅有小部分被杀死。

7）其他作用。山茱萸流浸膏对麻醉犬有利尿作用，且能使血压降低，对正常家兔血糖无影响。山茱萸苷毒性很低，不溶血，但有较弱的兴奋副交感神经的作用，具抗氧化作用。

2. 安全性研究

按照国标《食品安全性毒理学评价程序》进行毒理学试验。山茱萸制浸提液后，其全面分阶段的毒理试验结果：急性毒性试验 $LD_{50} > 10$ g/kg，属于实际无毒级物质；小鼠骨髓微核试验显阴性，小鼠精子畸形结果显阴性，蓄积毒性试验结果表明：当累计量达 $5LD_{50}$ 时，小鼠均无异常，徒手解剖小鼠发现无肾、肝等内脏异常，致畸试验结果表明，山茱萸肉的浸提液对胎鼠无骨骼，外形内脏等方面的致畸作用，对子代小鼠无外观致畸作用。毒理学实验结果表明山茱萸属于实际无毒级物质，对动物体无遗传毒性及蓄积毒性，具有食用安全性。

性味与归经 酸、涩，微温。归肝、肾经。

功能与主治 补益肝肾，涩精固脱。用于眩晕耳鸣，腰膝酸痛，阳痿遗精，遗尿尿频，崩漏带下，大汗虚脱，内热消渴。

临床应用

1. 临床常用

1）用于肝肾亏虚证。山茱萸味酸质润，主入肝肾经。温而不燥，补而不峻，既能益精，又可助阳，平补肝肾阴阳，肝肾亏虚诸症均可配伍运用。若治肝肾阴虚之腰膝酸软、头晕耳鸣等，常与熟地黄、山药、茯苓等药同用，如《小儿药证直诀》六味地黄丸。治肾阳不足之腰膝冷痛，或阳痿早泄等，可与附子、肉桂、熟地黄等同用，如《金匮要略》肾气丸。

2）用于体虚滑脱证。山茱萸既补益虚损，又收涩固脱，能补能涩，标本兼顾。可用于多种体虚滑脱之证。治肝肾亏虚，冲任不固之崩漏下血，常与熟地黄、白芍、当归等同用，如《傅青主女科》加味四物汤。治冷汗不止，元气耗散，气息欲断者，宜与人参、附子、龙骨等同用，如《医学衷中参西录》来复汤。治肾虚精关不固之遗精、滑精，可与金樱子、芡实等同用。治膀胱失约之遗尿、尿频等，可与益智仁、山药等配伍。

2. 临床进展

1）治疗乙肝相关性肾炎。以六味地黄汤为主方，重用山茱萸并配用适量冬虫夏草治疗乙肝相关性肾炎12例，显效率达33.3％，有效率达41.6％，总有效率为74.9％。

2）治疗强直性脊柱炎。六味地黄丸合四妙散加味汤联合针灸治疗强直性脊柱炎40

例，治疗前后脊柱痛评分、晨僵时间、枕墙距、扩胸度差异明显（$P < 0.05$）。

3）治疗乳糜尿。以山茱萸龙眼肉粥食治疗乳糜尿 16 例，全部痊愈。

用法与用量 6～12 g。

基地建设 南漳县全县种植规模 5 万亩 100 万株。薛坪三景、李庙磨坪、肖堰大坪三大基地面达到 3 万亩（图 30-6）。

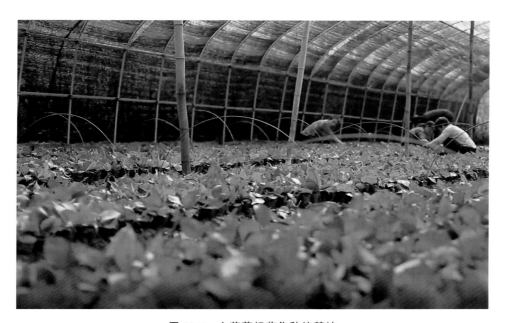

图 30-6　山茱萸规范化种植基地

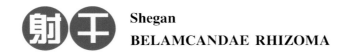

Shegan

BELAMCANDAE RHIZOMA

商品名 射干、汉射干、团风射干。

基原 本品为鸢尾科植物射干 *Belamcanda chinensis*（L.）DC. 的干燥根茎。

本草考证 射干始载于《神农本草经》，列为下品，一名乌扇，一名乌蒲。以后历代本草均有收载，如《广雅》《名医别录》《唐本草》《证类本草》《本草图经》《本草纲目》等。但关于射干的原植物来源，诸家说法不一。《中药志》记载："射干系鸢尾科植物 *Belamcanda chinensis*（L.）DC. 干燥根茎，四川省售射干，为另一种植物的根茎，全体类圆形而扁，上端膨大向下渐细，形如鸟头。近代市售中药射干，并非出自单一的原植物，除射干属植物射干外，在四川、贵州、甘肃、陕西等地，鸢尾科鸢尾属植物鸢尾的根茎亦作射干药用，即所谓的川射干。"《四川省中药材标准》记述："经研究鸢尾 *Iris tectorum Maxim.* 和射干的化学成分与药理作用相类似，且在湖北省作射干使用的历史较久，故收入本标准，以'川射干'为正名，鸢尾为别名。"

上述四川等地长期以来用鸢尾的根茎作为射干药用，从本草学的角度看，具有复杂的原因，其沿革如下述。

南北朝及以前时期，《广雅》记载："鸢尾，乌萐，射干也。"《名医别录》曰："射干，一名乌，一名乌吹，一名草姜……三月三日采根，阴干；鸢尾，一名乌圆……五月采。"陶隐居曰："射干，人言其叶是鸢尾……，又别有射干相似而花白……，此不入药用，根亦无块唯有其质；鸢尾，方家云是射干苗，无鸢尾之名……，方亦有用鸢尾头者，即应是其根，疗体相似，而本草不显之。"如前所载，结合《神农本草经》中有常山与蜀漆、乌头同附子、胡麻和青蘘等二药并列，但实为一物的例证，从而推论《本经》所载射干与鸢尾实为同物，前者用根，后者用苗，这是完全有可能的。明代，以李时珍为代表，认为射干、鸢尾本是一类，皆是同属植物，但入药射干则明确花为紫色，且药用根，也即鸢尾之根。射干在处方中尚有以扁竹、紫蝴蝶之名称出现者，可能与其他种植物相混，但"以根甚肖"高良姜者，则只有鸢尾接近。

总之，射干的原植物从历代本草中看，主要有花色红黄的射干 *Belamcanda chinensis* 和色紫碧的鸢尾 *Iris tectosum* 两种。但近代以来，尤其是现代，除四川等少数地区用鸢尾的根茎作射干药用外，全国大部分地区则用前者，故药典收载的射干即射干属植物射干的干燥根茎。关于射干的产地，《名医别录》曰："生南阳（今河南南阳）山谷。"《本草品汇精要》云："道地滁州（今安徽滁州一带）。"李时珍曰："多生江南、湖广、川、浙平陆间。"由此可看出，古代射干主要产于河南、安徽、湖北、湖南、浙江、四川等地。湖北所产的"团风射干"已获国家注册商标和地理标志产品保护。

原植物 多年生草本。地下有鲜黄色不规则结节状的根状茎，生有多数须根。茎直立，高 0.5 m～1.5 m。叶互生，嵌叠状排列，剑形，长 20～60 cm，宽 2～4 cm，基部鞘状抱茎，顶端渐尖，无中脉。花序顶生，叉状分枝，每分枝的顶端聚生有数朵花；花梗细，长约 1.5 cm；花梗及花序的分枝处均包有膜质的苞片，苞片披针形或卵圆形；花橙红色，散生深红色的斑点，直径 4～5 cm；花被裂片 6，2 轮排列，外轮花被裂片倒卵形或长椭圆形，长约 2.5 cm，宽约 1 cm，顶端钝圆或微凹，基部楔形，内轮较外轮花被裂片略短而狭；雄蕊 3，长 1.8～2 cm，着生于外花被裂片的基部，花药条形，外向开裂，花丝近圆柱形，基部稍扁而宽；花柱上部稍扁，顶端 3 裂，裂片边缘略向外卷，有细而短的毛，子房下位，倒卵形，3 室，中轴胎座，胚珠多数。蒴果倒卵形或长椭圆形，黄绿色，长 2.5～3 cm，直径 1.5～2.5 cm，顶端无喙，常残存有凋萎的花被，成熟时室背开裂，果瓣外翻，中央有直立的果轴。种子圆球形，黑紫色，有光泽，直径约 5 mm，着生在果轴上。花期 6—8 月，果期 7—9 月（图 31-1）。

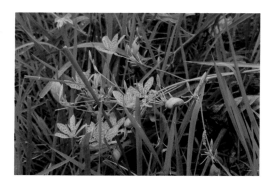

图 31-1 射干（原植物）

生态环境 射干喜温暖和阳光，耐干旱和寒冷、怕涝，生长于海拔较低的林缘或山坡草地，在西南山区，海拔 2 000～2 200 m 处也可生长。其适性性强，对土壤要求不严，山坡旱地均能栽培，以肥沃疏松、地势平缓、排水良好的中性或微碱性砂质壤土为宜，忌低洼地和盐碱地。

适宜区 射干在湖北省内的适宜种植区为黄冈市团风县。武汉市新洲区、咸宁市等地亦有种植。

栽培技术

1. 生物学特性

射干种子在室温下贮藏其寿命可达两年，在地下贮藏 9 个月左右大部分丧失生命力。种子具有黑色有光泽的假种皮，阻碍种子萌发，在恒温下，其发芽率在 20% 左右，但当温度升至 33℃/15℃（昼/夜），发芽率可达 60%。不经预处理的种子，春播的萌发时间长达 70～80 d 之久，而且发芽不整齐，发芽率仅为 46% 左右。如果在春播前两个月进行层积催芽，播种 10 d 左右便能出苗，而且出苗整齐，出苗率可达 60% 以上。在萌发过程中，种芽随之分化 5～7 片真叶。5 月苗高 10～15 cm，6 月上旬苗高 20～

25 cm。6—8月为地上部分生长旺盛期，植株生长速度平均为1 cm/d。用种子繁殖的幼苗只有数条须根，长10～15 cm，移栽后1个月，根茎逐渐膨大，同时长出数个乳白色不定芽。移栽两个月后，部分不定芽露出地面形成地上茎，另一部分不定芽沿着水平方向向四周延伸形成根状茎。两年生射干能产生地上茎5～6根，三年生能产生地上茎10～15根，四年生的可达20根左右。两年生地上茎平均高度70 cm，三年生的地上茎平均高度为120 cm左右，四年生的地上茎高达160 cm。

用种子繁殖的，播种当年不开花，移栽后的植株有80%左右开花。用根茎繁殖的植株当年全部开花结果。二年生的植株平均每株结果11枚；三年生的56枚；四年生的略比三年生的多一些。一般果实内含种子20～30粒，多者可达40粒。果实成熟时室背开裂，果瓣向外翻卷皱缩。种子成熟时，由绿色逐渐变为黑色。种子繁殖的第一年四月中、下旬出苗，10月上、中旬倒苗，生长期为160～170 d；根茎繁殖的第一年的5月上、中旬出苗，10月上、中旬倒苗，生长期150 d左右。二年生及多年生者一般2月下旬出苗，10月上、中旬倒苗，其生长期为210～220 d。

2. 繁殖技术

1) 繁殖方法。射干的繁殖方法主要有种子繁殖和根茎繁殖2种。种子繁殖系数大，生命力强，植株生长健壮，生产成本低，但生产周期较长，需种植3年才可收获；根茎繁殖简便快捷，生长快，周期较短，种植2年即可收获，见效快，容易保持品种的典型性状，但长期种植，容易引起种质退化，降低品质和产量。

2) 种子繁殖。射干用种子繁殖可直播和育苗移栽，产区主要采用育苗移栽的方式。播种期为10—11月或翌年3月，但多于10—11月进行。播种时在整好的育苗地上按行距15～20 cm开横沟，沟宽约8 cm，深约3 cm，将种子均匀地撒入沟内，每亩用种量10～15 kg，播种后，即行盖土，晴天浇水，上盖稻草，保温保湿。在气温18℃以上时，播种后20～25 d可出苗，出苗后揭去盖草，并注意淋水、除草，加强苗地管理。出苗后1个月，配合浇水，进行追肥，促进幼苗生长。第一次追肥用0.5%的尿素水，此后每隔20～30 d施一次，共追肥5次，尿素水浓度可加大到2%。清明节前后，当苗高达15 cm以上时，便可移栽。移栽时应选择阴天或晴天的下午进行，以利成活。定植前，用50 mg/L ABT4号生根粉溶液对苗株进行浸根处理30 min。大小苗要分级分区栽植，以便生长一致。在整好的畦上按行株距20 cm×15 cm开穴，穴深8 cm左右，每穴栽入种苗2株，覆土6 cm左右，栽正压紧，浇足定根水后，盖细土与畦面平。

3) 根茎繁殖。春季或秋季采收射干时，选择生长健壮、鲜黄色、无病虫害的根茎作种茎，按每段具2～3个芽并具少数须根将种茎进行切段，待切口干后播种。播种时，在整好的种植地上按行株距20 cm×15 cm开穴，穴深约10 cm，每穴栽入一段种茎，平放于穴中央，芽头向上，然后覆土6～7 cm厚，稍压紧后浇透水，再覆细土与畦面平。栽后50 d左右即可出苗。

3. 种植方法

1) 选地与整地。宜选地势高燥、向阳、排水良好、土层深厚、土壤肥沃的山坡地或平原地。土层要求深厚，土质要求疏松、肥沃的砂质壤土。地选好后，要深耕细作。整地时，要施足底肥，每亩施入腐熟厩肥 3 000 kg 或饼肥 100～200 kg，并施入磷钾复合肥 100 kg。深耕 30 cm 左右，将底肥翻入土中，然后耙细耙匀，将地整成 1.2 m 宽、20～25 cm 高的畦，畦与畦之间沟宽 30 cm 左右，四周开好排水沟。

2）田间管理。

（1）中耕培土：幼苗返青后，应勤锄草松土，一年内应除草 3～4 次，做到田间无杂草。第一次除草宜浅，以防伤根，以后每次松土可稍深，但应注意不要伤根，封行后则不宜松土，除草宜用手拔。生长过旺的植株应及时结合除草在根际培土，以防植株倒伏。秋季地上部分枯黄后，也应及时进行除草培土工作，以利安全越冬。

（2）追肥：射干喜肥，除播种前施足基肥外，生长季节应注意及时追肥。根据植株生长情况，在生长期里，每年需追肥 4 次，第 1 次在 5 月上旬，每亩施入碳酸氢铵 30 kg，或尿素 15 kg，以利提苗；第 2 次在 6 月上旬，每亩施入碳酸酸氢铵 25 kg、过磷酸钙 15 kg，以利根茎形成；第 3 次在 7 月上旬，此时正是根茎生长旺盛时期，每亩施入复合肥 15 kg；第 4 次在 8 月上旬，每亩施入复合肥 20 kg。施肥时，用小铲将苗株根际部周围的土扒开，将肥施下，然后覆土封严。

（3）灌、排水：射干虽耐旱，但在苗期及移栽后要保持土壤湿润，以利出苗及保证移栽成活率。在进入生长旺盛期，一般不需灌水，若天气干旱，则需灌水。灌水的方法是沟灌，在傍晚进行，次日早上排水。射干忌积水，雨季要及时排水，防止根茎腐烂。

（4）摘蕾：射干开花期长，开花结果多，需要消耗大量的养分。根茎繁殖的射干在当年 7—8 月开花，种子繁殖的射干在第二年开花。为保证药材产量与质量，除留种地外，其余的均应摘蕾，摘蕾可分期分批进行，选择晴天进行，以利伤口愈合，不受感染。

4. 病虫害防治

目前发现的病虫害较少，主要有以下几种。

1）病害。主要为锈病，于 8 月发生，危害叶片。发病初期，在叶片或嫩茎上产生黄色微隆起的疱斑，破裂后，散发出橙黄色或锈色粉末，这是病菌的夏孢子，后期发病部位长出黑色粉末状物，这是病菌的冬孢子。发病后叶片干枯脱落，严重时植株死亡。

防治方法：发病初期喷洒 25% 粉锈宁 1 000～15 00 倍液，或 20% 萎锈宁 200 倍液，或 95% 敌锈钠 500 倍液，或 65% 代森锌 500 倍液，每周 1 次，连续 2～3 次。此外，应做好田间管理工作，多施磷钾肥。

2）虫害。主要为射干钻心虫又名蘘蛾。4—5 月幼虫发生，8 月成蛾。4—5 月幼虫在叶鞘内危害心叶及叶鞘，6 月危害茎基部，致使茎叶被咬断，植株枯萎。

防治方法：发生期喷洒 50% 磷胺乳油 200 倍，于早晨喷洒效果较好。

其他害虫还有蛴螬、蝼蛄等，咬食根茎。防治方法：悬挂黑火灯诱杀成虫。

采收加工 春初刚发芽或秋末茎叶枯萎时采挖，除去须根和泥沙，晒干或烘干。射干以烘干为宜，因烘干时间短，药材颜色鲜黄，烘干温度为 60～70℃。若晒干，耗费时间较长，且药材颜色为淡黄色。

产销情况

1. 商品生产与流通

主产于湖北黄冈，湖北省种植面积约 10 000 亩，年产量约 1 800 t。销往全国各地。

2. 商品规格

统货。

药材性状 呈不规则结节状，长 3～10 cm，直径 1～2 cm。表面黄褐色、棕褐色或黑褐色，皱缩，有较密的环纹。上面有数个圆盘状凹陷的茎痕，偶有茎基残存；下面有残留细根及根痕。质硬，断面黄色，颗粒性。气微，味苦、微辛（图 31-2）。

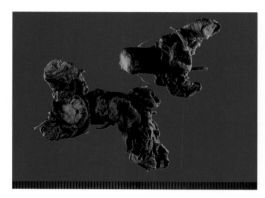

图 31-2　射干药材

理化鉴别及含量测定

1. 理化鉴别

取本品粉末 1 g，加甲醇 10 ml，超声处理 30 min，滤过，滤液浓缩至 1.5 ml，作为供试品溶液。另取射干对照药材，同法制成对照药材溶液。照薄层色谱法（《中国药典》2020 年版四部通则 0502）试验，吸取上述两种溶液各 1 μl，分别点于同一聚酰胺薄膜上，以三氯甲烷-丁酮-甲醇（3：1：1）为展开剂，展开，取出，晾干，喷以三氯化铝试液，置紫外光灯（365 nm）下检视。供试品色谱中，在与对照药材色谱相应的位置上，显相同颜色的荧光斑点。

2. 含量测定

采用高效液相色谱法（《中国药典》2020 年版四部通则 0512）测定。本品按干燥品计算，含次野鸢尾黄素（$C_{20}H_{18}O_8$）不得少于 0.10%。

质量研究 采用高效液相色谱法对不同产地射干中次野鸢尾黄素的含量进行测定，结果湖北黄冈，湖北神农架，辽宁本溪，陕西汉中，河北安国，湖南邵阳等不同产地中次野鸢尾黄素的含量在 0.12%～0.36%。其中湖北黄冈产样品为 0.36%，含量最高。

炮制 除去杂质，洗净，润透，切薄片，干燥（图 31-3）。

贮藏 置干燥处。

化学成分 主要含有异黄酮类、三萜

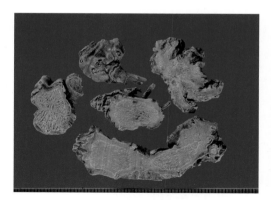

图 31-3　射干饮片

类、二苯乙烯类、甾醇类化合物，其中异黄酮类成分为其主要的活性成分（图 31-4）。

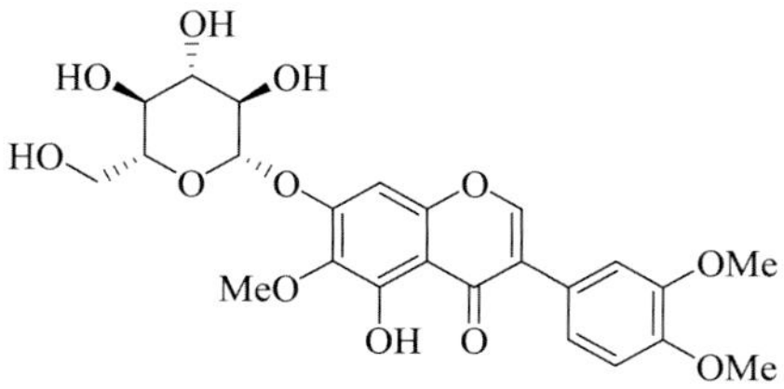

野鸢尾苷

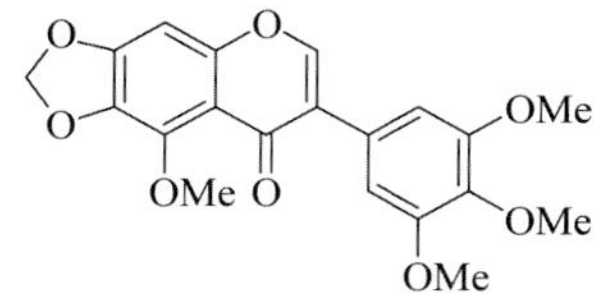

次野鸢尾黄素

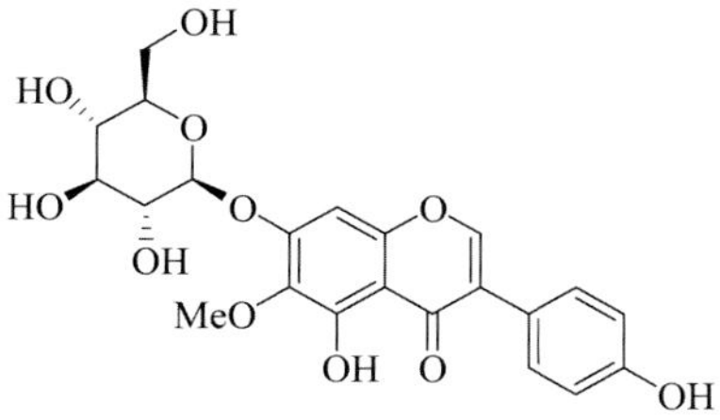

鸢尾苷

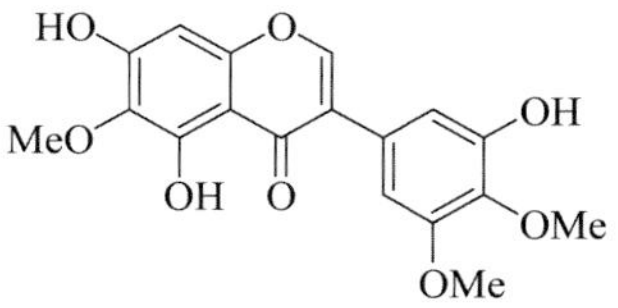

野鸢尾黄素

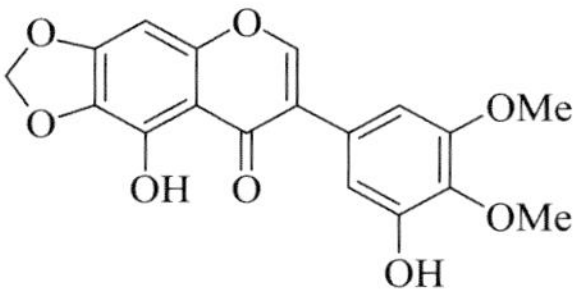

白射干素

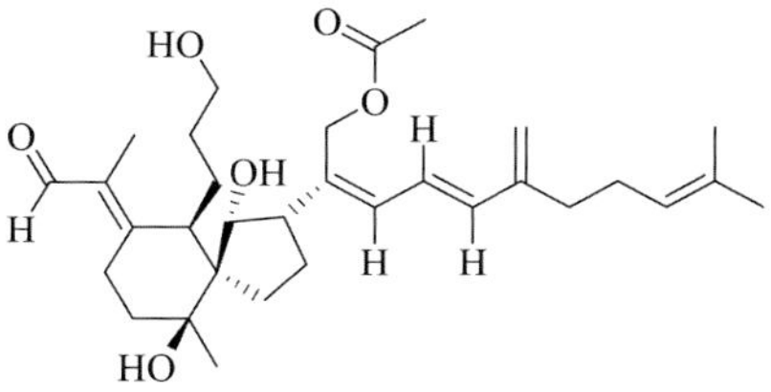

射干醛

图 31-4　射干中的代表性化学成分

1. 异黄酮类

主要有野鸢尾苷及其苷元、野鸢尾黄素、次野鸢尾黄素、鸢尾苷及其苷元、白射干素、德鸢尾素、染料木素、5，7，4-三羟基-6-3-二甲氧基异黄酮、4，6，7-三甲氧基-5-羟基异黄酮、3，4，6，7-四甲氧基-5-羟基异黄酮、3，5，7-三羟基-4，6-二甲氧基异黄酮和射干甲素等。

2. 三萜类

主要有异-德国鸢尾醛、异-德国鸢尾醛单乙酸酯、射干醛、28-去乙酰基射干醛、酯酰基射干醛等。

3. 二苯乙烯类

主要有异丹叶大黄素和白藜芦醇等。

4. 甾醇类

主要有 β-谷甾醇和豆甾醇等。

药理作用

（1）抗炎作用。射干对炎症早期和晚期均有显著抑制作用，异黄酮类化合物是主要抗炎成分。射干的 70%乙醇提取物给小鼠灌胃，对组胺、醋酸所致的小鼠皮肤和腹腔毛细血管通透性增高，对巴豆油所致耳肿均有抑制作用。对大鼠的透明质酸酶或甲醛性足肿胀及棉球致肉芽组织增生也均有疗效。射干的 60%乙醇提取物可抑制流感病毒所致小鼠肺炎的发生与发展，使炎症减轻。

（2）抗真菌作用。射干煎剂或浸剂在体外对常见的致病性皮肤真菌有抑制作用。射干的乙醚提取物对红色毛癣菌、须癣毛癣菌、犬小孢子菌、石膏样小孢子菌和絮状表皮癣菌5种常见皮肤癣菌均有抑制作用。

（3）雌激素样作用。射干提取物静脉注射能抑制被切除卵巢小鼠的促性腺激素释放和抑制黄体生成素的分泌。从射干中提取的鸢尾苷、鸢尾黄素可作为雌激素样药物，选择性地治疗和预防心血管疾病、骨质疏松和更年期综合征。

（4）对消化系统的影响。射干醇提物能显著促进胆汁分泌，还能对抗蓖麻油引起的小肠性腹泻。

（5）诱导 HL-60 细胞分化。从射干中分离得到的鸢尾醛类三萜类化合物具有诱导 HL-60 细胞向巨噬细胞分化的活性，其中 28-去乙酰基射干醛的活性最强，在浓度为 $100\,\mu mol/ml$ 时显示 100% 的活性。

（6）抗菌抗病毒作用。射干水煎剂或注射液在鸡胚实验中可抑制流感病毒，在体外抑制或延缓流感病毒、副流感病毒、柯萨奇病毒、埃可病毒和疱疹病毒的致细胞病变作用。野鸢尾黄素在培养组织中可抗流感病毒、延迟柯萨奇病毒与埃可病毒引起的细胞病变，并具有抗肺炎球菌活性。射干乙醇提取物对大肠杆菌、绿脓杆菌、金黄色葡萄球菌、溶血性链球菌等具有明显的抑制作用。

（7）抗氧化作用。射干中异黄酮成分野鸢尾苷元、鸢尾苷元和 5，6，7，4′-四羟基-8-甲氧基异黄酮均具有较好的清除自由基作用，其中鸢尾苷元作用最强。

（8）抗过敏作用。射干中的鸢尾黄素对卵清蛋白诱导的大鼠被动皮肤过敏的抑制率为 40%。

（9）止咳祛痰作用。射干提取物能明显延长氨水引起的小鼠咳嗽的潜伏期，降低小鼠咳嗽次数，明显增加小鼠气管酚红排泄量。

性味与归经 苦，寒。归肺经。

功能与主治 清热解毒，消痰，利咽。用于热毒痰火郁结，咽喉肿痛，痰涎壅盛，咳嗽气喘。

临床应用

1. 临床常用

1）用于感受风热或痰热壅盛所致的咽喉肿痛等症。射干为治疗咽喉肿痛的要药，能清热毒、消肿痛，常与桔梗、牛蒡子、甘草等配合应用。

2）用于痰涎壅塞、咳嗽气喘等症。射干能清肺热而消痰涎，用于治咳嗽气喘，常与麻黄、紫菀、款冬等同用。

2. 临床进展

1）治疗耳带状疱疹。射干抗病毒注射液联合利巴韦林治疗耳带状疱疹，疗程短，见效快。

2）治疗急性化脓性扁桃体炎。用清咽退热汤（以射干为主药），治疗急性化脓性扁桃体炎，疗效显著。

3）治疗口足手病。射干抗病毒注射液联合利巴韦林治疗手足口病，疗程短，退热迅速。

4）治疗水田皮炎。射干水煮 1 h，过滤，滤液加适量食盐，用前保持药液温度在 30～40℃，洗擦患部，疗效较好。

5）治疗腮腺炎。射干鲜品 10～15 g，水煎，饭后服，口服 2 次，可治疗腮腺炎。

6）治疗二便不通。射干捣汁口服，治疗二便不通，效果明显。

7）治疗关节炎、跌打损伤。射干 90 g，用白酒 500 ml 浸泡 1 周，每次饮 15 ml，每天饮 2 次，可治疗关节炎、跌打损伤。

8）治疗喘息性支气管炎。用射干麻黄汤治疗喘息性支气管炎，疗效甚佳。

用法与用量 3～10 g。

基地建设 目前，湖北省黄冈市的大部分县均有栽培，尤其是团风县最高峰时种植面积达 1.5 万亩，现有种植面积 5 000 余亩，已成为射干主产地之一。

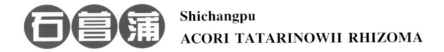

Shichangpu
ACORI TATARINOWII RHIZOMA

商品名 石菖蒲、菖蒲。

基原 为天南星科植物石菖蒲 *Acrorus tatarinowii Schott.* 的干燥根茎。

本草考证 石菖蒲以"菖蒲"之名始载于《神农本草经》，列为上品。魏晋《名医别录》："生上洛（今陕西商洛市）及蜀郡严道（今四川荥经县）。"南北朝陶弘景《本草经集注》记载石菖蒲："上洛郡属梁州，严道县在蜀郡，今乃处处有，生石碛上，概节为好。"五代《日华子本草》云："石菖蒲出宣州（今安徽宣城）。"宋代苏颂的《本草图经》曰："菖蒲生上洛池泽及蜀郡严道，今处处有之，而池州（今安徽池州）、戎州（今四川省宜宾、南溪、屏山等地）者佳。"宋陈承在《本草别说》记载："今阳羡（今江苏省宜兴市南部）山中，生水石间者……二浙（今浙江、江苏）人家以瓦石器种之，且蒭易水则茂，水浊及有泥滓则萎。"明代的《本草蒙荃》记载："池郡（属南直隶，今江苏、安徽两省大部和上海市及江西婺源县）最多，各处亦有。"清代的《玉楸药解》："生石中者佳。四川道地，莱阳（今山东莱阳）出者亦可用。"《药物出产辨》记载："菖蒲，以产四川者为最，节密、身结而清香。又广东产者，清远、三坑、石潭等处多出。"《现代中药材商品通鉴》记载"石菖蒲"主产于四川、浙江、江苏，并认为四川与浙江的产量大且质量优，销全国。《中国药物学》记载："石菖蒲，产于我国四川、江西、浙江、湖北、广东、福建、陕西、河南各省。"《金世元中药材传统经验鉴别》云："我国长江流域各省均有野生。主产于浙江的浦江、兰溪、乐清、文成、长兴、奉化、新昌，江苏的苏州、泰州、宜兴，安徽的歙县、六安，以及四川、湖南、湖北等省。"

据上可看出石菖蒲的产地主要有陕西商洛，四川荥经、宜宾、南溪、屏山，安徽池州，江苏宜兴，上海，江西婺源，山东莱阳，四川为石菖蒲的道地产区。从现代文献可以看出，石菖蒲的主产地为四川、浙江、江苏、安徽、江西。湖北、湖南等长江流域各省也产。可见随着时间的推移，石菖蒲的主产区逐渐往东南迁徙，湖北是石菖蒲的道地产区之一。

原植物 多年生草本。根茎芳香，粗 2~5 mm，外部淡褐色，节间长 3~5 mm，根肉质，具多数须根，根茎上部分枝甚密，植株因而成丛生状，分枝常被纤维状宿存叶基。叶无柄，叶片薄，基部两侧膜质叶鞘宽可达 5 mm，上延几达叶片中部，渐狭，脱落；叶片暗绿色，线形，长 20～30（50）cm，基部对折，中部以上平展，宽 7～13 mm，先端渐狭，无中肋，平行脉多数，稍隆起。花序柄腋生，长 4～15 cm，三棱形。叶状佛焰苞长 13～25 cm，为肉穗花序长的 2～5 倍或更长，稀近等长，肉穗花序圆柱状，长（2.5）4～6.5（8.5）cm，粗 4～7 mm，上部渐尖，直立或稍弯。花白色。成熟果序长 7～8 cm，粗可达 1 cm。幼果绿色，成熟时黄绿色或黄白色。花期 4－7 月，果期 8 月（图 32-1）。

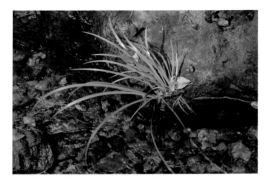

图 32-1　石菖蒲（原植物）

生态环境 石菖蒲喜冷凉湿润气候，耐寒，忌干旱。生长于海拔 1 750 m 以下的水边、沼泽湿地或湖泊浮岛上，多为野生，其最适宜生长的温度 20～25℃，10℃以下停止生长，冬季地下茎潜入泥中越冬。

适宜区 石菖蒲在湖北省内主要分布在秦巴山区、武陵山区、大别山区、幕阜山区等地。

栽培技术 有关石菖蒲野生转家种方面的研究至今甚少，这里仅介绍石菖蒲的栽培要点。

1. 生物学特性

喜冷凉湿润气候，阴湿环境，耐寒，忌干旱。

2. 种植方法

1）选地整地。以沼泽湿地或灌水方便的砂质壤土、富含腐殖质壤土栽培为宜。

2）繁殖技术。用根茎繁殖。春季挖出根茎，选带有须根和叶片的小根茎作种，按株行距 30 cm×15 cm 穴栽，每穴栽 2～3 株，栽后盖土压紧。

3）田间管理。栽后生长期注意拔除根部杂草，松土和浇水，切忌干旱，并追施农家肥 2 次。以氮肥为主，适当增加磷钾肥。在每次收获后，对保留的一小部分植株，稍加管理，2～3 年后又可收获。

3. 病虫害防治

主要害虫为稻蝗，为害叶片，可用 90％晶体敌百虫 1 000 倍液防治。

采收加工 秋、冬二季采挖。除去须根和泥沙，晒干。

产销情况

1. 商品生产与流通

湖北省全年总采挖量约 1 000 t，石菖蒲每年需求量约为 2 200 t，主要用于制作饮片、中成药以及出口，目前主要以野生供应为主。

2. 商品规格

统货。

药材性状 本品呈扁圆柱形，多弯曲，常有分枝，长 3～20 cm，直径 0.3～1 cm。表面棕褐色或灰棕色，粗糙，有疏密不匀的环节，节间长 0.2～0.8 cm，具细纵纹，一面残留须根或圆点状根痕；叶痕呈三角形，左右交互排列，有的其上有毛鳞状的叶基残余。质硬，断面纤维性，类白色或微红色，内皮层环明显，可见多数维管束小点及棕色油细胞。气芳香，味苦、微辛（图 32-2）。

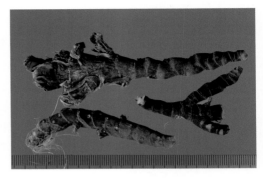

图 32-2　石菖蒲药材

理化鉴别及含量测定

1. 理化鉴别

取本品粉末 2 g，加石油醚（60～90℃）20 ml，加热回流 1 h，滤过，滤液蒸干，残渣加石油醚（60～90℃）1 ml 使溶解，作为供试品溶液。另取石菖蒲对照药材 2 g，同法制成对照药材溶液。照薄层色谱法（《中国药典》2020 年版四部通则 0502）试验，吸取上述两种溶液各 2 μl，分别点于同一硅胶 G 薄层板上，以石油醚（60～90℃）-乙酸乙酯（4∶1）为展开剂，展开，取出，晾干，放置约 1 h，置紫外光灯（365 nm）下检视。供试品色谱中，在与对照药材色谱相应的位置上，显相同颜色的荧光斑点；再以碘蒸气熏至斑点显色清晰，供试品色谱中，在与对照药材色谱相应的位置上，显相同颜色的斑点。

2. 含量测定

照挥发油测定法（《中国古典》2020 年版四部通则 2704）测定。本品含挥发油不得少于 1.0%（ml/g）。

质量研究

1. 石菖蒲挥发油的药效指纹图谱研究

挥发油所含化学成分的平均含量前 5 位依次为 β-细辛醚、α-细辛醚、顺式甲基异丁香酚、甲基丁香酚、γ-细辛醚，5 个主要成分平均相对含量合计为 85.864%。

2. 石菖蒲去挥发油水提液的 LC-MS 分析

将提取挥发油后的水溶液采用 LC-MS 法进行成分分析，共检测到 9 个已知化合物：4，5，8-trimethoxy-xanthone-2-o-β-D-gluco-pyranosy（1→2）-o-β-D-gdactopyrano-side（Ⅰ）、3β，22α，24，29-tetrahydroxyole-12-en-3-o-｛-β-D-arabinosy-（1→3）｝-β-D-arabinopyranoside（Ⅱ）、Luteolin-6，8-C-diglucoside（Ⅲ）、1β，2α，3β，19α-tetrahydroxyurs-12-en-28-oic acid-28-O-｛-β-glucopyranosil（1→2）｝-β-glactopyranoside（Ⅳ）、菖蒲碱乙（Ⅴ）、高良姜素（Ⅵ）、细辛醛（Ⅶ）、1，2-dimethoxy-4-（E-3'-methyloxiranyl）benzene（Ⅷ）及菖蒲碱甲（Ⅸ），部分成分可能具有抗癫痫活性。

3. 石菖蒲、水菖蒲、九节菖蒲主要成分比较

石菖蒲中挥发油含量为 0.5%～0.9%，其中主要成分为 β-细辛醚、α-细辛醚等。

水菖蒲挥发油中主要化学成分亦为 β-细辛醚、α-细辛醚。但石菖蒲中 β-细辛醚和 α-细辛醚的含量明显高于水菖蒲。九节菖蒲中主要含有棕榈酸、琥珀酸、5-羟基乙酰丙酸、β-谷甾醇、银花素等化合物，不含 β-细辛醚、α-细辛醚。

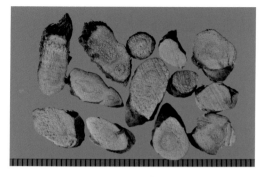

图 32-3　石菖蒲饮片

炮制　除去杂质，洗净，润透，切厚片，干燥（图 32-3）。

贮藏　置干燥处，防霉。

化学成分　主要成分为挥发油，另外还有有机酸、萜类、黄酮等成分（图 32-4）。

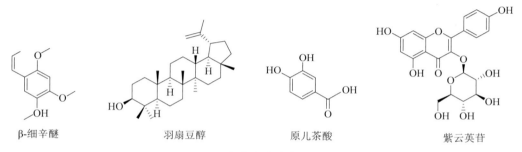

β-细辛醚　　　羽扇豆醇　　　原儿茶酸　　　紫云英苷

图 32-4　石菖蒲中的代表性化学成分

1. 挥发油

主要成分为 α-细辛醚、β-细辛醚和 γ-细辛醚，另外还有顺式甲基异丁香酚、甲基丁香酚、榄香素、龙脑、α-萜品醇、β-石竹烯、β-蒎烯、α-长叶蒎烯、樟脑和桉油等。

2. 有机酸

主要有原儿茶酸、阿魏酸、咖啡酸、隐绿原酸、肉豆蔻酸、香草酸、烟酸、对羟基苯甲酸、反式桂皮酸、苯甲酸、反式丁烯二酸和辛二酸。

3. 萜类

有环阿屯醇、胡萝卜苷、羽扇豆醇、豆甾醇等三萜和水菖蒲酮、菖蒲螺烯酮、菖蒲螺酮烯和石菖蒲酮等倍半萜成分。

4. 黄酮类

有野漆树苷、紫云英苷、草质素苷、山柰酚-3-O-芸香糖苷和 5-羟基-3，7，4-三甲氧基黄酮等黄酮类化合物。

5. 其他

含氨基酸、木脂素、生物碱和糖类等。石菖蒲含有 17 种氨基酸，其中人体必需氨基酸 8 种，半必需氨基酸 2 种；木脂素有香柑内酯、桉脂素、异紫花前胡内、异茴香内酯等；生物碱有酰胺类生物碱。

药理作用

1. 药效学研究

1）镇静、抗惊厥作用。石菖蒲煎剂能够减少小鼠自主活动，延迟抽搐开始时间，减少抽搐小鼠数量。除去挥发油的水煎剂亦有抗电惊厥作用，且明显优于苯妥英钠。石菖蒲煎剂及挥发油还具有一定的镇静催眠作用，去除挥发油仍能镇静。细辛醚是镇静的主要成分。

2）兴奋、抗抑郁作用。石菖蒲对神经系统同时具有兴奋和抗抑郁作用。石菖蒲醇提取液有协同士的宁兴奋脊髓和协同苦味素兴奋中枢神经系统的作用；石菖蒲提取物及其低极性部位能部分纠正抑郁小鼠内分泌失常，是石菖蒲具备抗抑郁效应的因素之一。

3）抗血栓作用。石菖蒲挥发油能减轻大鼠静脉血栓重量，有效延长大鼠血浆凝血酶原时间。石菖蒲挥发油及其成分β-细辛醚能明显降低动脉粥样硬化大鼠血脂，改善高黏血症大鼠的血液流变性。

4）镇咳、祛痰作用。α-细辛醚可通过增强气管纤毛的运动，使脓痰变稀而发挥止咳祛痰的作用。

5）抑菌杀菌作用。石菖蒲水提液具有一定的抗菌杀菌作用，对金黄色葡萄球菌、表皮葡萄球菌、大肠埃希菌、幽门螺杆菌和白假丝酵母菌等有较好的抑制效果。其次，对动物病原菌藤黄微球菌、溶壁微球菌和伤寒杆菌等也有较强的抑制作用。

6）抗氧化作用。通过亚油酸抗氧化的抑制作用和小鼠谷胱甘肽过氧化物酶的活性研究发现，石菖蒲具有一定的抗氧化活性。

7）抗肿瘤作用。石菖蒲对小鼠肝癌有明显抑制作用，水煎剂体外能杀死小鼠腹水癌细胞，β-细辛醚能够抑制胃癌细胞株的增殖，增强长春新碱对结肠腺癌细胞的杀伤作用。

8）其他作用。石菖蒲煎剂内服能促进消化液的分泌及制止胃肠异常发酵，并有缓解肠管平滑肌痉挛的作用。石菖蒲中含的细辛醚能对抗氯化钡引起的离体肠管的兴奋作用。

2. 安全性研究

1）石菖蒲水煎剂小鼠腹腔注射的 LD_{50} 为 53 g/kg。38 g/kg 时出现中毒症状，以呼吸困难、阵挛性抽搐为主。

2）石菖蒲挥发油大鼠腹腔注射的 LD_{50} 为 221 mg/kg，给药后先呈阵挛性惊厥，而后出现强直性惊厥、死亡。石菖蒲挥发油小鼠灌胃的 LD_{50} 为 4.706 ml/kg，腹腔注射的 LD_{50} 为 (0.23 ± 0.02) ml/kg。挥发油小鼠皮下注射的 LD_{50} 为 0.157 ml/kg，中毒动物表现为间歇性抽搐，数小时至 10 余小时后动物死亡强直性惊厥，说明石菖蒲挥发油中毒主要是兴奋脊髓。

3）α-细辛醚小鼠腹腔注射 LD_{50} 为 (338.5 ± 9) mg/kg，用药后出现肌肉松弛，呼吸频率减慢，身躯拉长等症状，16～24 h 死亡，24 h 内不死亡者则存活。点样试验和掺入平板法试验证实 α-细辛醚能引起鼠伤寒沙门氏菌突变种 TA100、TA98 的致突作用。

性味与归经 辛、苦，温。归心、胃经。

功能与主治 开窍豁痰，醒神益智，化湿开胃。用于神昏癫痫，健忘失眠，耳鸣耳聋，脘痞不饥，噤口下痢。

临床应用

1. 临床常用

1）用于痰湿蒙蔽清窍，或发热引起的神昏，以及癫狂，痴呆，耳鸣，耳聋等症。石菖蒲化痰湿而开窍，主治痰浊壅闭、神志昏迷、舌苔厚腻之症，常与鲜竹沥、郁金、制半夏等同用；用于癫狂、痴呆，常与远志、茯苓、龙齿等同用。

2）用于胸腹胀闷及噤口痢等症。石菖蒲化湿浊而和中，故可用于治疗湿阻脾胃、胸腹闷胀、噤口痢等症。用于胸腹胀闷作痛，可配陈皮、厚朴；治噤口痢，可配石莲子、黄连等。

2. 临床进展

1）治疗癫痫。石菖蒲煎剂治疗癫痫大发作者，有效率达 75%。

2）治疗肺性脑病。单味石菖蒲挥发油制成的注射液治疗肺性脑病总有效率为 74.9%。

3）治疗眩晕。采用鲜石菖蒲治疗眩晕，总有效率达 100%。

4）治疗老年性痴呆。补肾健脑汤（淫羊藿、石菖蒲等）治疗卒中痴呆，总有效率为 83.9%。石菖蒲配伍活血化瘀药（当归、川芎等）治疗脑外伤后综合征，对记忆力减退、健忘等的有效率为 91%。

5）治疗精神分裂症。石菖蒲、郁金各 10 g，大黄 60 g，百合、合欢花各 30 g，远志、生牡蛎各 15 g。水煎服，每天 1 剂。治疗 78 例，治愈 57 例，进步 15 例，无效 6 例。

6）治疗耳鸣。石菖蒲 60 g，生甘草 10 g。水煎分 2 次服，每天 1 剂。治疗耳鸣皆愈。

7）治疗乳糜尿。菖蒲、薏苡仁、山药、扁豆、芡实、萆薢各等份研末，每次 15 g，冲服。以血尿为主者加地榆 5 g。治疗乳糜尿，效果良好。

8）治疗梅核气。石菖蒲、佛手、半夏、苏梗、陈皮各 10 g，川朴、远志、枳壳 12 g，威灵仙 15 g。水煎，分 2 次服，每天 1 剂。治疗梅核气，效果显著。

用法与用量 3～10 g。

使用注意 阴虚阳亢、烦躁汗多、咳嗽、吐血、精滑者慎服。

基地建设 石菖蒲在蕲春县有较小面积的人工种植。现在正在开展规范化种植方法研究工作，以期达到规模化、规范化生产的目的。

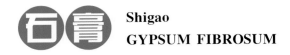

Shigao
GYPSUM FIBROSUM

商品名 石膏、生石膏、软石膏。

基原 本品为硫酸盐类矿物石膏族石膏。主含含水硫酸钙（$CaSO_4 \cdot 2H_2O$）。

本草考证 石膏始载于《神农本草经》，列为中品，曰："石膏，味辛，微寒，无毒……生山谷。"《名医别录》记载："味甘，大寒，无毒……一名细石，细理白泽者良，黄者令人淋。"唐《新修本草》记载："今出钱塘县，皆在地中，雨后时时自出，取之皆方如棋子，白澈最佳。"

此后，诸多本草对石膏的来源均有记载，描述各有异同，直至明代李时珍《本草纲目》进行了详细说明："石膏有软、硬二种。软石膏，大块生于石中，作层如压扁米糕形，每层厚数寸。有红、白二色，红者不可服，白者洁净，细纹短密如束针，正如凝成白蜡状，松软易碎，烧之即白烂如粉。其中明洁，色带微青，而纹长细如白丝者，名理石也。与软石膏乃一物二种，碎之则形色如一，不可辨矣。硬石膏，作块而生，直理起棱，如马齿坚白，击之则段段横解，光亮如云母、白石英，有墙壁，烧之亦易散，仍硬不作粉。其似硬石膏成块，击之块块方解，墙壁光明者，名方解石也，烧之则散亦不烂。与硬石膏乃一类二种，碎之则形色如一，不可辨矣。自陶弘景、苏恭、大明、雷敩、苏颂、阎孝忠皆以硬者为石膏，软者为寒水石；至朱震亨始断然以软者为石膏，而后人遵用有验，千古之惑始明矣。盖昔人所谓寒水石者，即软石膏也；所谓硬石膏者，乃长石也。"文中对石膏来源、形态进行了准确的描述，并对寒水石、方解石、长石、理石进行了区分。

现代文献对石膏的基原也在不断修正。如：1962 年《矿物药与丹药》收载石膏"为单斜晶系软石膏的矿石"。1993 年《中华药海》、1999 年《中华本草》均记载为"单斜晶系"。1963 年版《中国药典》记载："为含水硫酸钙矿石。"1977 年版《中国药典》记载："本品为单斜晶系石膏矿石，主含含水硫酸钙。"从 1985 年版《中国药典》开始，对石膏基原定义为："本品为硫酸盐类矿物硬石膏族石膏，主含含水硫酸钙（$CaSO_4 \cdot 2H_2O$）。"以后各版药典均沿用此标准。1989 年《中国道地药材》、1997 年《矿物药及其应用》、1999 年《500 味常用中药材的经验鉴别》、2002 年《新编中药志》等均记载"石膏系硫酸盐类矿物硬石膏族石膏的矿石"。目前临床上使用的生石膏实际上是软石膏，为单斜晶系，2020 年版《中国药典》将石膏的基原修改为"本品为硫酸盐类矿物石膏族石膏，主含含水硫酸钙（$CaSO_4 \cdot 2H_2O$）"。

关于石膏产地变迁情况，《名医别录》曰："生齐山及齐卢山、鲁蒙山，采无时。"齐山即现今的安徽省池州市南三里，齐卢山即现今的山东诸城境内，鲁蒙山即现今山东蒙阴县境内。《雷公炮炙论》记载"若石膏，出剡州茗山县义情山"，剡州即现今浙江嵊州市。《本草图经》曰："石膏，生齐山山谷及齐卢山、鲁蒙山，今汾、孟、虢、耀州、兴元府亦有之。"扩充了石膏产地，指明石膏主产于安徽贵池、山东诸城、山东蒙阴县。"汾、孟、虢、耀州、兴元府"分别为现今山西汾阳，河南睢县西，河南三门峡市，陕西耀州区，陕西汉中。《本草蒙筌》中记载："青州并徐州多生，畏铁恶莽草巴豆。"青州、徐州即现今江苏东北部一带。《本草乘雅半偈》记载："出齐卢山，及鲁蒙山，剡州、彭城、钱唐亦有之。"彭城即现今江苏徐州。《康熙通志》记载："湖广应城所出为最。"

现代，对石膏的产地逐渐明了。《药物出产辨》记载："中国湖北省应城县，多出。"《中国道地药材》（1989 年）记载："主产河南、湖北、山东、山西、陕西、甘肃、四川、贵州、云南等省。"以湖北应城石膏最为有名。《中华药海》记载："产湖北、河南、山东、四川、安徽、湖南、广西、广东、云南等地区。"《矿物药及其应用》《中华本草》《500 味常用中药材的经验鉴别》《新编中药志》等除记载石膏产各省区外，明确"主产于湖北应城，河南新安，西藏昌都，安徽凤阳等地"，其中以湖北应城石膏最为有名，为道地药材。

综上所述，石膏自古至今在我国分布范围较广，而湖北应城则是石膏的道地产区。

原矿物 单斜晶系。晶体常作板状，集合体常呈致密粒状、纤维状或叶片状。颜色通常为白色，结晶体无色透明，当成分不纯时可呈现灰色、肉红色、蜜黄色或黑色等。条痕白色。透明至半透明。解理面呈玻璃光泽或珍珠状光泽，纤维状者呈绢丝光泽。片状解理显著。断口贝状至多片状。硬度 1.5～2。比重 2.3。具柔性和挠性。

生态环境 石膏是化学沉积后形成的，常产于海湾盐湖和内陆湖泊的沉积岩中，常与石灰岩、黏土、盐岩共生。

适宜区 湖北省内优质石膏矿主要分布于应城和荆门等地。

产销情况

1. 商品生产与流通

全国各大中药材市场经销石膏的较少，多由大型中药饮片企业直接到石膏原产地采购加工后销售，中国石膏产量占全球产量的 70%，目前均认为湖北应城较佳，应城石膏矿生产企业有 11 家，其中杨岭镇有 6 家，年产石膏 50 万 t，最好的井每年产量近 10 万 t。城北镇有石膏矿生产企业 5 家。全国的石膏矿虽多，但纤维石膏仅湖北、山东等少数矿区生产，其中以应城为主。销全国并出口。

2. 商品规格

统货。

采收加工 全年可采，但多于冬季采挖，挖出后除去泥沙及杂石。

药材性状 本品为纤维状的集合体，呈长块状、板块状或不规则块状。白色、灰白色或淡黄色，有的半透明。体重，质软，纵断面具绢丝样光泽。气微，味淡（图33-1）。

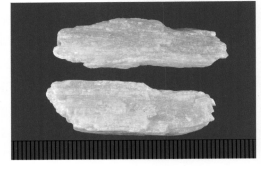

图33-1　生石膏

理化鉴别及含量测定

1. 理化鉴别

1）取本品一小块（约 2 g），置具有小孔软木塞的试管内，灼烧，管壁有水生成，小块变为不透明体。

2）取本品粉末 0.2 g，加稀盐酸 10 ml，加热使溶解，溶液显钙盐与硫酸盐的鉴别反应。

2. 含量测定

取本品细粉约 0.2 g，精密称定，置锥形瓶中，加稀盐酸 10 ml，加热使溶解，加水 100 ml 与甲基红指示液 1 滴，滴加氢氧化钾试液至溶液显浅黄色，再继续多加 5 ml，加钙黄绿素指示剂少量，用乙二胺四醋酸二钠滴定液（0.05 mol/L）滴定，至溶液的黄绿色荧光消失，并显橙色。每毫升乙二胺四醋酸二钠滴定液（0.05 mol/L）相当于 8.608 mg 的含水硫酸钙（$CaSO_4 \cdot 2H_2O$）。本品含含水硫酸钙（$CaSO_4 \cdot 2H_2O$）不得少于 95.0%。

质量研究

1. 不同产地石膏品质的探讨

采用 EDTA 滴定法和原子发射光谱对湖北应城、湖北荆门、山东平邑、河北邢台、河南三门峡、山西平陆等产地石膏样品进行含水硫酸钠含量和微量元素 Gu、Mn、Sr、Zn、Fe 含量测定。结果湖北应城的样品中含水硫酸钙含量在 99% 以上，含水硫酸钠和微量元素含量均高于其他产地石膏样品，同时该产地石膏在形状上更符合传统石膏鉴别的优等级特征。

2. 溶出度测定

对石膏饮片不同粉碎粒径下的含水硫酸钙溶出量分析，发现含水硫酸钙的溶出量随着粉碎粒径的减小而增大。

3. 微量元素测定

石膏含有锌、铜、铁、锰等丰富的微量元素，其中钙的含量最大。石膏不仅以清热见长，而且对调节由于病变所致的微量元素代谢失常和增强机体杀菌免疫也确有其效，其所含的微量元素还具有抗病毒作用。刘元芬在收集石膏的过程中发现，各地石膏都夹杂着红色，取山东平邑产的石膏中带有明显红色的部分石膏磨成细粉，采用原子发射光谱法进行元素分析，发现石膏红色部分有害元素 Be 和 Cu 偏高，建议在使用石膏时应尽量将其剔除，整理干净。这与古籍《本草纲目》中"红者不可服"的记录一致。王建华收集全国各地市售石膏样品，采用原子吸收分光光度计及二乙基二硫代氨基甲酸银法测定 12 个市售石膏的样品中铅、砷、镉、汞、铜 5 种有害元素的含量，结果显示 12 个市售石膏药材中均不同程度地检出铅、砷、镉、汞、铜 5 种有害元素，且铅、镉、汞的含量部分超标。王薇利用微波消解-电感耦合等离子质谱分析法，对各产地 18 个石膏样品中所含 Fe、Si、Mg、Na、Al、K 等微量元素进行含量测定，比较各地石膏微量元素的差异。结果显示其含量差异较大，可能与其产地有关。各产地石膏中除 Ca 元素外，主要含有 Sr、Al、Fe、Mg、K 等元素，并且普遍含有重金属 As，基本不含重金属 Hg 元素。

4. X-衍射测定法用于石膏饮片的地域鉴别

范彦博应用 X-射线衍射方法，对不同产地中药石膏进行指纹图谱分析，获得不同产地石膏 X-射线衍射指纹图谱，确定 16 个平均值共有峰；道地产区湖北应城产淡黄色纤维状石膏，其 X-射线衍射图谱中具有两个专属特征峰，晶面间距（d）分别为 1.68 与 1.51。道地产区湖北应城石膏 X-射线衍射专属特征峰的确定，可区别其他产地石膏，为进一步评价中药石膏的品质提供依据。

5. 不同性状石膏显微鉴别研究

杨柳选取了石膏矿区采样中较为常见的蜡黄色、纤维状石膏和白色、透明状石膏进行了显微观察和扫描电镜观察。显微鉴别表明，石膏在 100 倍、200 倍显微镜下观察，纤维状晶体易见，晶体均呈现紧密排列、有序，多层重叠，有立体感。优级饮片较统货饮片晶体表面更加光滑，有光泽，偶见划痕。由扫描电镜表面放大图可见，两个湖北产道地药材石膏放大表面有明显黑色斑点，显示湖北产道地药材石膏与其他地区所产石膏有明显区别，可作为湖北产道地药材鉴定的参考依据。

炮制

1. 生石膏

打碎，除去杂石，粉碎成粗粉（图 33-2）。

2. 煅石膏

取石膏，砸成小块，置适宜的容器内，煅至酥脆或红透时，取出，放凉，碾碎（图 33-3）。

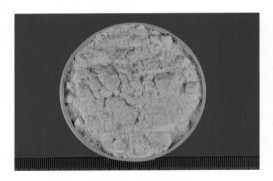

图 33-2　生石膏粉

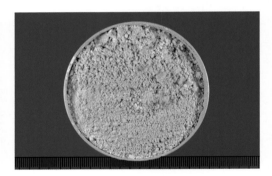

图 33-3　煅石膏粉

贮藏　置干燥处。

化学成分　主要成分为含水硫酸钙（$CaSO_4 \cdot 2H_2O$）。其中 CaO 为 32.5%、SO_3 为 46.6%、H_2O 为 20.9%，此外常有黏土、沙粒、有机物、硫化物等杂质混入，除硫酸钙外，尚夹杂微量的 Fe^{2+} 及 Mg^{2+}。

药理作用

（1）解热作用。生石膏、煅石膏可以减轻大鼠蛋清致足肿胀度，生石膏作用强于煅石膏。生石膏能显著降低干酵母所致大鼠温度体温升高，对大肠杆菌内毒素引起的家兔发热也有解热作用，其抗炎、解热作用机制可能与降低下丘脑中 PGE2 含量有关。

（2）镇痛作用。生石膏对醋酸致痛及热致痛均有镇痛作用，煅石膏组仅对醋酸致痛有镇痛作用。

性味与归经　甘、辛，大寒。归肺、胃经。

功能与主治　清热泻火，除烦止渴。用于外感热病，高热烦渴，肺热喘咳，胃火亢盛，头痛，牙痛。

临床应用

1. 临床常用

1）用于温热病、肺胃大热、高热不退、口渴、烦躁、脉洪大等症。石膏药性大寒，善清气分实热，故适用于肺胃实热的证候，常与知母相须为用，以增强清里热的作用。

2）用于温病高热，身发斑疹。温病发斑，多由胃火旺而血热炽盛所致，此是气血两燔的现象。在临床上遇到此种证候，常用清热泻火较强的石膏，配合凉血解毒的药物如玄参、丹皮、赤芍、鲜生地、板蓝根等同用。

3）用于胃火亢盛所致的头痛、齿痛、牙龈肿痛等症。石膏能清泄胃火，故胃火亢盛所引起的疾病，可配合知母、牛膝、生地等同用。

4）用于肺热咳嗽、气喘。邪热袭肺，身发高热、咳嗽、气急鼻煽、口渴欲饮等症，可用石膏清泄肺热，佐以麻黄、杏仁等宣肺、止咳平喘等品，如麻杏石甘汤。

5）用于湿疹水火烫伤，疮疡溃后不敛及创伤久不收口。

6）石膏煅后研末外用，治疗以上诸外科病，有清热、收敛、生肌的作用，常合升丹、黄柏、青黛等同用。

2. 临床进展

1）治疗头痛。川芎、白芷、石膏等量，研末，每服 12 g，热茶清调下，治疗头痛有一定效果。

2）治疗流行性腮腺炎。生石膏、黄柏等量，研粉，用水或醋调成糊状，摊于纱布上，厚约 0.5 cm，敷于患处，每天 1～2 次。

用法与用量 15～60 g，先煎。煅石膏外用适量，研末撒敷患处。

使用注意 阴虚而无湿热、虚寒滑精、气虚下陷者慎服。

基地建设 湖北应城石膏矿早在 400 年前明代嘉庆年间就已开采，至今仍是优质石膏的主要产地。

水蛭

Shuizhi

HIRUDO

商品名 水蛭、蚂蟥、马蛭、蚂蟥干。

基原 本品为水蛭科动物蚂蟥 *Whitmania pigra* Whitman、水蛭 *Hirudo nipponica* Whitman 或柳叶蚂蟥 *Whitmania acranulata* Whitman 的干燥全体。水蛭商品主要以野生资源为主，以上 3 种在湖北均有分布，目前省内养殖的商品基原主要为蚂蟥和水蛭。

本草考证 本品始载于《神农本草经》，列为下品，载："水蛭，味咸、平。主逐恶血；瘀血月闭，破血瘕积聚，无子；利水道。生池泽。"《名医别录》中记载："水蛭，味苦，微寒，有毒。主堕胎，一名蚑，一名至掌。生雷泽（今山东菏泽东北）。五月、六月采，暴干。"南北朝时期的《本草经集注》记载："生雷泽池泽。五月、六月采，曝干。"唐代《新修本草》中的记载："此物，有草蛭、水蛭。"宋代《本草图经》记载："水蛭，生雷泽池泽，今近处河池中多有之。"明代《本草乘雅半偈》记载："生雷泽池泽，处处河池田坂有之。"清代《本草崇原》中记载："水蛭，处处河池有之，种类不一。在山野中者，名山蛭；在草中者，名草蛭；在泥水中者，名水蛭。"《中国药学大辞典》中记载："水蛭中国各省均有出产，既金边蛭是也。"《中国药材学》中记载："产于全国大部分地区。"《500 味常用中药材的经验鉴别》中记载："水蛭商品均来源于野生资源。全国大部分地区有产。大水蛭（蚂蟥）主产于山东、江苏、浙江等省；水蛭主产于广东、广西；柳叶蚂蟥产于河南、陕西、江苏、浙江等地。"《新编中药志》记载："主产于山东、江苏，全国各地的湖泊、池塘及水田中均有分布。"《中药大辞典》记载："生活于水田及沼泽中，全国各地均有分布。"

湖北为我国水蛭传统道地产区，历史记载可追溯至春秋战国时期。西汉贾谊《新书·春秋》载："春秋楚惠王食寒菹，有蛭，恐司厨者获罪，乃暗吞之。"东汉王充《论衡·福虚篇第二十》载："楚惠王食寒菹而得蛭，因遂吞之，腹有疾而不能食。"《本草经集注》记载："楚王食寒菹，所得而吞之，果能去结积，虽曰阴，亦是物性兼然。"表明在公元前 400 多年前，在湖北荆州地区就发现了水蛭，且有治愈疾病的作用。

原动物

1. 蚂蟥（宽体金线蛭 *Whitmania pigra* Whitman）

体略呈纺锤形，长 6～13 cm，宽 1.3～2 cm，通常背面暗绿色，有 5 条纵行的黑色间杂淡黄色的斑纹，其中以背中一条色深且长。体的两侧缘各有一条淡色的纵带。腹面有 9 条黑色斑点组成的纵纹，外侧两条宽大，中间 7 条间断。体分 107 环。雄性生殖孔位于第 33/34 环沟上，雌性生殖孔位于第 38/39 环沟上，两孔相隔 5 环。前吸盘较小，口孔在其后缘的前面，尾吸盘直径通常不及最大体宽的一半。口内有颚，颚上有两行钝的齿板，无整齐的小齿，虽能刺破皮肤，但不吸血（图 34-1）。

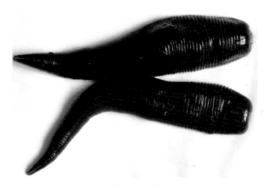

图 34-1　蚂蟥（宽体金线蛭）

2. 水蛭（日本医蛭 *Hirudo nipponia* Whitman）

体狭长，略呈圆柱状，背腹稍扁平。背面有 5 条黄白色的纵纹，以中间一条最宽和最长。黄白色纵纹将灰绿底色隔成 6 条纵纹，以背中两条最宽阔，背侧两条较细。腹面两侧缘各有一条很细的灰绿色纵纹。体分 103 环（亦有 101 环）。雄性生殖孔位于第 31/32 环沟上，雌性生殖孔位于第 36/37 环沟上，两孔相隔 5 环。尾吸盘直径 0.4～0.5 cm（图 34-2）。

3. 柳叶蚂蟥（尖细金线蛭 *Whitmania acranulate* Whitman）

身体细长，呈批针形，头部极细小。前段 1/4 尖细，后半最宽阔。体长 2.8～6.7 cm，宽 0.3～0.8 cm。体背部为橄榄色或茶褐色，有 5 条黄褐色纵纹，中间一条稍宽，每条纵纹两侧外缘有黑褐色斑点连接形成波浪状斑纹，背正中纵纹两侧黑褐色斑点有规则地膨大成 18～20 对新月形；黄褐色纵纹将背部底色隔成 6 道纵纹，以背中两条最宽阔；腹面灰黄色，两侧缘各有 1 条黑褐色斑点聚集成的带。体分 105 环。雄性生殖孔位于第 35 环，雌性生殖孔位于第 40 环。前吸盘和尾吸盘均很小（图 34-3）。

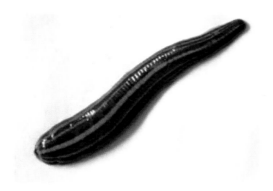

图 34-2　水蛭（日本医蛭）

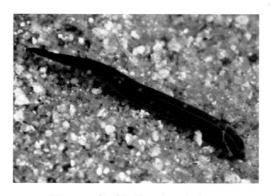

图 34-3　柳叶蚂蟥（尖细金线蛭）

生态环境　水蛭原动物栖息于水田、沟渠、池塘、沼泽和河流湖泊中，或临近水域岸边潮湿松软的泥土中，喜欢在石块较多、池底及池岸较坚硬的水中生活，这些环境有利于吸盘的固着、运动和取食。水生植物较丰富的水域水蛭相对较多，有利于其隐蔽、栖息和交配繁殖。在水蛭的生活和繁殖季节，大都活动在沿岸和浅水流域，很少在较深的水底出现。在自然界里，蛭类都生活在 pH 值范围相对较小的水体里，同一个种在不同地区的适应范围并不相同，通常可以在 pH 值 4.5～10.0 的范围内长期生存。

适宜区 水蛭在湖北省内主要分布于河流众多的荆州、随州、潜江、荆门、襄阳等地。

养殖技术 水蛭养殖量最大的是蚂蟥（宽体金线蛭），水蛭（日本医蛭）和柳叶蚂蟥（尖细金线蛭）全国只有极少数的人工养殖。

1. 生物学特性

蚂蟥和柳叶蚂蟥吸食水中的浮游生物、小昆虫、软体动物和泥面的腐殖质。水蛭对气候变化敏感，每年 11 月底冬季来临，气温低于 10℃ 以下时，水蛭开始进入水边较松软的土壤中蛰伏越冬，潜伏的深度一般为 7～25 cm。翌年 3 月下旬到 4 月上旬，当平均气温达到 10～13℃ 时开始出土活动。水温是影响水蛭繁殖的重要因素，水蛭交配需要温度在 15℃，卵茧的孵化温度在 20℃ 左右，6—9 月是产卵期。卵茧通常产在含水量为 30%～40% 的不干不湿的土壤中，土壤的透气性要求良好。土壤过湿，易板结不利透气；土壤过干，易使蛭茧失水，均不利于孵化。

2. 繁育技术

1）种蛭的挑选。种蛭要求个体肥大，活动力较强，体表光滑，颜色鲜艳无伤痕。水蛭是雌雄同体，异体交配。在繁殖季节，水蛭身体前部雌雄生殖孔间都有明显隆起的生殖带，繁殖以后生殖带消失，所以进种时要特别注意，以免误进已繁殖或未达到性成熟的个体。

2）种蛭的暂养。

（1）暂养池（箱）的选择：种蛭必须放入单独的暂养池中饲养，暂养池可用旧水泥池，也可用落地网箱（50～60 目）或浮动网箱（50～60 目）。种蛭入池暂养前 7 d，对暂养池按照常规方法进行清池消毒，待消毒药剂毒性消失后才可进蛭种。

（2）种蛭的消毒与放养：种蛭放养前要进行消毒处理，以免感染疾病，造成养殖失败。种蛭消毒常采用药浴法，在大塑料方桶（容量为 100～150L）中用 10 mg/L 漂白粉溶液浸洗 5～10 min（水温 15～25℃）或用 3%～5% 食盐溶液浸洗 5 min，然后放入暂养池（网箱）中饲养。一般放养密度为 2.5～3.0 kg/m²。

（3）暂养期的管理：水蛭在暂养期间主要完成交配。各地水蛭交配时间不一致，在长江流域水蛭交配时间开始于 3 月中下旬，华北地区在 4 月中下旬至 5 月初。水蛭交配期能量消耗较大，吸食较旺盛，因此暂养期必须经常投喂食物。此期防病工作也不可忽视，每隔 7～10 d 用 0.2% 食盐溶液或 0.8～2.0 mg/L 漂白粉溶液全池泼洒消毒 1 次。发现患病水蛭要立即隔离治疗，以免传染。

3）卵茧的孵化。

（1）产卵茧床的准备：产卵茧床必须是比较松软的土壤，土壤含水量要控制在35%～40%（即用手一捏可成块，轻轻晃动可散开），便于种蛭钻入产卵茧。

（2）收集卵茧：由于每条种蛭产茧、产卵不同步，所以不能马上收集卵茧。第一次收卵茧时间为种蛭移入产卵茧床后 20 d 左右，第二次收卵茧时间为种蛭移入产卵茧床后 30 d 左右。收集卵茧操作要小心、仔细，不要损坏卵茧。用铁锹从产卵茧床底部逐一有序地把泥翻起，从泥中拣出卵茧，小心地放入容器中待孵化。

（3）室内人工孵化：在专用的孵化室内，通过人工控制温度和湿度，创造最佳的孵化环境，同时避免天敌的侵袭，使水蛭的孵化率大大提高。

（4）孵化土准备：孵化土是水蛭卵茧人工孵化的关键材料，卵茧在进箱孵化前要准备好。但是孵化土准备工作也不要太早，土壤长时间的储存会发霉变质，一般在卵茧孵化前 7 d 准备好即可。孵化土要经过消毒处理，不然卵茧孵化率很低。

（5）孵化容器：塑料桶、塑料泡沫箱等都可作为孵化用具，清洗干净后在日光下晒干待用。

（6）卵茧入箱：卵茧入箱必须做好以下几项工作。一是选卵茧。将从产卵茧床土中取出的卵茧进行适当挑选，剔除破茧，再按照大小、老嫩分开进箱。二是排放卵茧。孵化箱底部先铺一层孵化土，厚度为 1.0～1.5 cm，然后将卵茧较尖的一端朝上整齐地摆放在孵化土上，摆放好后其上再盖一层 1.5～2.0 cm 厚的孵化土，孵化土上再盖一层保湿纯棉纱布或棉布等，以保持孵化土湿度在 30%～40%。为防止幼蛭逃跑，在孵化容器上加盖一层 60 目的尼龙筛绢网，最后用塑料薄膜包裹严实，以防止孵化器内的水分蒸发。一般经过 25 d 左右即可孵出幼蛭。

4）幼蛭的培育。刚从卵茧中孵化出来的幼水蛭，身体发育不完全，对环境的适应能力较差，对病害的抵抗能力较弱，因此水温应保持在 20～30℃，过高或过低都会对幼水蛭生长不利。幼水蛭的消化器官性能较差，因此应注意投料的营养性和适口性，饲喂水蚤、小血块、切碎的虹蚓、煮熟的鸡蛋黄等效果比较好，而且应少食多餐。幼水蛭特别喜欢清新的水，应勤换水。

3. 养殖方法

1）巡池。围绕养殖池巡检，每天早晚各观察 1 次，检查水蛭的活动、觅食、生长、繁殖等情况，是否有疾病发生，防逃、防盗设施是否有损坏，发现问题要及时解决。

2）调节温度。温度高（如超过 30℃）时，则应采取遮荫降温措施；温度低（如低于 15℃）时，则应用塑料膜覆盖。尤其在晚上，更应注意防止温度突然下降。

3）换水。水蛭虽然对环境和水质要求不很严格，在轻度污水中也能正常生长，但高密度养殖时，要保持水质清新，并要有一定的溶氧量。因此，要做到勤换水，或保持微流水。

4）投料。水蛭主要摄食螺类，吮吸蚯蚓、鱼、蛙及畜、禽等动物的血。人工饵料主要是各种动物的血、米糠及植物饲料等。每亩水域可一次性投放螺蛳 25 kg 左右，让其自然生长繁殖，供水蛭取食。每周喂 1 次动物血和其他植物性饲料。

5）养殖池消毒。定期对养殖池进行消毒。可用漂白粉 7～10 d 消毒 1 次，用量要少。发现有生病的水蛭应立即隔离治疗，防止疾病的蔓延和传播。

6）做好记录。记录种苗放养的时间和数量，水温、水质，投料种类和数量，疾病防治以及捕捉与销售等情况，以便积累科学数据，总结经验，提高养殖技术水平。

4. 病害防治

1）干枯病。因温度过高而引起，患病水蛭食欲不振，少活动或不活动，消瘦无力，可见身体干瘪，失水萎缩，全身发黑。防治方法：①将病蛭放入 1% 的食盐水中浸洗，每天 2 次，每次 10 min。②用酵母片或土霉素拌料投喂，增加含钙食物，提高抗病能力。③加大水流量，使水温降低。

2）白点病。由原生动物多子小瓜虫引起，患病水蛭体表有白点泡状物，小白斑块，运动不灵活，游动时身体不能平衡、厌食。防治方法：①用 2 mg/L 硝酸汞浸洗患病水蛭，每次 30 min，每天 2 次。②定期用漂白粉消毒池水，一般每月 1～2 次。

3）肠胃炎。由于吃了变质食物或难以消化的食物引起。患病水蛭食欲不振，懒于活动，肛门红肿。防治方法：①用 0.4% 磺胺脒唑与饵料混匀后投喂。②用 0.2% 土霉素拌料投喂。

采收加工 野生资源于夏、秋二季捕捉，多采用诱捕法。人工养殖的水蛭一般在 10 月越冬之前进行采收，采收时把池水放掉或抽掉，用网孔小而密的水网直接捕捞，也可用引诱法或其他方法抓捕；也可在第二年春天，种蛭繁殖之后采集。此时的种蛭刚产完卵茧，体较扁瘦，很易捕捉或引诱，此时抓捕，既留下了大量卵茧繁殖了后代，又不大影响其经济价值。

水蛭捕捉后用沸水烫死，或用铁丝、线绳穿挂串联吊干、晒干或低温干燥（图 34-4）。水蛭干品受潮易生虫、发霉，可用纸袋或布袋包装好，贮存于干燥处。

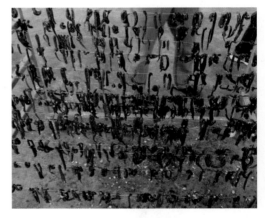

图 34-4　宽体金线蛭产地加工
（铁丝穿挂晒干）

产销情况

1. 商品生产与流通

荆州市年产水蛭约 100 t，湖北省年总产量约为 150 t，全国需求量 500 t。

2. 商品规格等级

按来源可分为小水蛭、宽水蛭、长条水蛭三种规格，均为统货。

药材性状

1. 蚂蟥（宽体金线蛭）

呈扁平纺锤形，有多数环节，长 4～10 cm，宽 0.5～2 cm。背部黑褐色至黑棕色，稍隆起；腹面较平坦，棕黄色。两侧棕黄色，前端略尖，后端钝圆，两端各具 1 吸盘，前吸盘不显著，后吸盘较大。质脆，易折断，断面胶质状。气微腥。用水浸泡数小时后，背部显浅黄绿色至暗绿色，可见 5 条黑色间杂淡黄色斑点排成的纵纹，正中 1 条色深且粗长；腹面棕黄色，两侧缘各有 1 条黑棕色的宽大纵纹，在这两条纵纹之间约有 7 条黑棕色间断纵纹（图 34-5、图 34-6）。

2. 水蛭（日本医蛭）

扁长圆柱形，体多弯曲扭转，长 2～5 cm，宽 0.2～0.3 cm（图 34-7、图 34-8）。

3. 柳叶蚂蟥（尖细金线蛭）

狭长而扁，长 5～12 cm，宽 0.1～0.5 cm（图 34-9、图 34-10）。

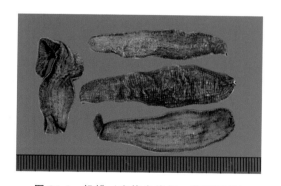

图 34-5　蚂蟥（宽体金线蛭，药材干品）

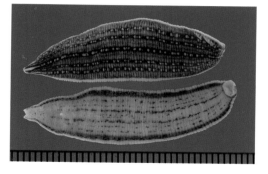

图 34-6　蚂蟥（宽体金线蛭，药材水浸泡后）

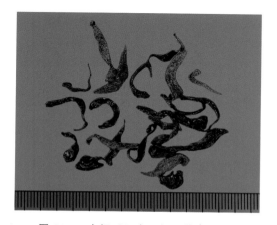

图 34-7　水蛭（日本医蛭，药材干品）

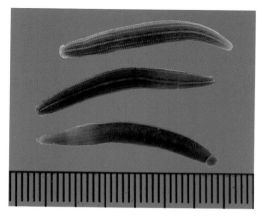

图 34-8　水蛭（日本医蛭，药材水浸泡后）

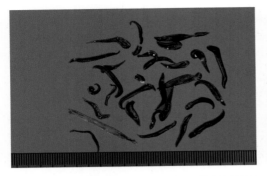

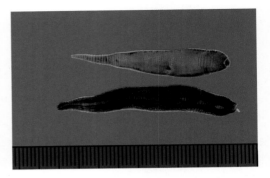

图 34-9 柳叶蚂蟥（尖细金线蛭，药材干品）　图 34-10 柳叶蚂蟥（尖细金线蛭，药材水浸泡后）

理化鉴别及含量测定

1. 理化鉴别

取本品粉末 1 g，加乙醇 5 ml，超声处理 15 min，滤过，取滤液作为供试品溶液。另取水蛭对照药材 1 g，同法制成对照药材溶液。照薄层色谱法（《中国药典》2020 年版四部通则 0502）试验，吸取上述两种溶液各 5 μl，分别点于同一硅胶 G 薄层板上，以环己烷-乙酸乙酯（4：1）为展开剂，展开，取出，晾干，喷以 10% 硫酸乙醇溶液，在 105℃加热至斑点显色清晰。供试品色谱中，在与对照药材色谱相应的位置上，显相同的紫红色斑点；紫外光灯（365 nm）下显相同的橙红色荧光斑点。

2. 含量测定

采用凝血酶滴定法测定水蛭抗凝血酶活性，本品每 1 g 含抗凝血酶活性水蛭应不低于 16.0 U；蚂蟥、柳叶蚂蟥应不低于 3.0 U。

质量研究

应用生物检定技术测定水蛭抗凝血酶活性，对宽体金线蛭、日本医蛭、菲牛蛭、棒纹牛蛭的抗凝活性进行测定，结果显示 4 种水蛭活性部分凝血酶时间法的量效关系曲线与肝素的量效关系曲线类似，突跃范围呈平行关系，上述特点符合生物检定的要求，以肝素钠作为标准品，采用生物检定技术活性部分凝血酶时间法测定水蛭等的抗凝活性是可行的。活化部分凝血酶时间值可以全面反映水蛭的抗凝血作用，测定结果对临床使用更具指导意义。生物检定技术应用于中药水蛭质量评价，是对现有中药质量标准控制方法良好的补充。

炮制

1. 水蛭

洗净，切段，干燥。

2. 烫水蛭

取滑石粉置炒制容器内，用中火加热至灵活状态时，投入净水蛭段，翻炒至微鼓起，迅速取出，筛去滑石粉，放凉即可。每 100 kg 水蛭，用滑石粉 40～50 kg。

贮藏 置干燥处，防蛀。

化学成分 水蛭的主要成分为大分子类化合物，如水蛭素、肝素、组织胺、吻蛭素、氨基酸、蛋白质等。水蛭素被认为世界上目前发现最强的凝血酶抑制剂。含 17 种氨基酸，以谷氨酸、天冬氨酸、亮氨酸、赖氨酸和缬氨酸含量较高，其中人体必需氨基酸 8 种，占总氨基酸含量的 39% 以上；氨基酸总含量约占水蛭的 49% 以上。此外，水蛭中也含有糖脂类、蝶啶类、甾体类、羧酸脂类等多种小分子类物质，含有人体必需常量元素 Na、K、Ca、Mg 等，并且含量较高；还含有 Fe、Mn、Zn、Si、Al 等共28 种微量元素（图 34-11）。

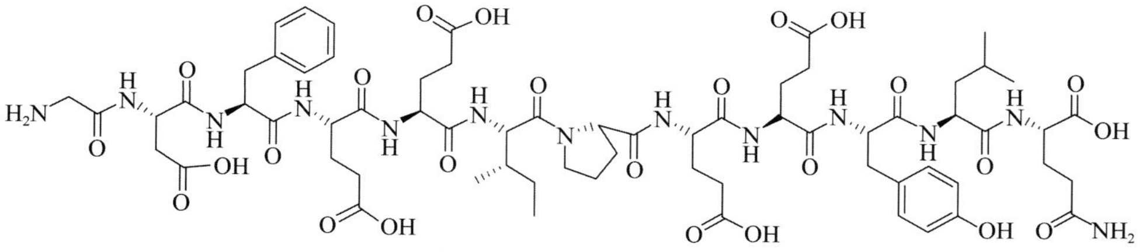

水蛭素

图 34-11　水蛭中的代表性化学成分

药理作用

1. 药效学研究

1）抗凝、抗血栓作用。水蛭中的水蛭素是迄今发现的最强的凝血酶特异性抑制剂，通过和凝血酶的直接结合而发挥抗凝作用，亲和力极强、反应速度极快、形成的共价复合物极其稳定，水蛭素与凝血酶的结合速度较纤维蛋白原快，抑制了凝血酶的蛋白水解作用，从而使纤维蛋白原不能转变为纤维蛋白，进而阻止了纤维蛋白的凝固，同时阻止凝血酶催化的进一步的血凝反应，最终达到抗凝、抗栓、纤溶的目的。

2）抗肿瘤作用。水蛭可以通过影响肿瘤细胞的黏附穿膜能力，抑制凝血酶的作用，抑制血小板聚集等方面来体现其抗肿瘤作用。复方水蛭素可以明显降低 W256 肿瘤细胞和小鼠移植瘤细胞 p53、Ki267 及 VEGF 的表达，能抑制肿瘤细胞的生长。水蛭提取物对小鼠移植性肿瘤具有较强的抑制作用，同时能使免疫能力得到改善。水蛭提取物可以影响肝癌 HepG2 细胞的增殖，其作用机制与抑制肝癌细胞的 DNTMs 表达，参与 DNA 去甲基化作用有关。

3）降血脂作用。水蛭不仅能显著降低实验性高脂血症家兔的胆固醇、甘油三酯水平，减少血管壁脂质沉积，还能防止 6-酮-PGF1α 的降低，使 6-酮-PGF1α、TXB2 两者间的比值保持相对平衡。水蛭水提液、醇提液、水煎醇沉液对正常大鼠的全血黏度、RBC 聚集指数、还原比黏度有明显降低作用。水煎醇沉液对血瘀模型犬的 RBC 压积、全血及血浆黏度有明显降低作用。因此说明，水蛭具有良好的降血脂作用。

4）对脑血管系统作用。水蛭素可增加家兔的脑动脉血流量，促进血肿吸收，缓解颅内高压，改善局部血液循环，保护脑组织免遭破坏，有利于神经功能恢复。

2. 安全性研究

妊娠 7～11 d 小鼠每天灌服水蛭煎剂 0.5 或 1.0 g/kg，均可使胎鼠体重下降，有明显致畸作用，死胎和吸收胎比例升高，堕胎作用显著。

性味与归经 咸、苦，平；有小毒。归肝经。

功能与主治 破血通经，逐瘀消癥。用于血瘀经闭，癥瘕痞块，卒中偏瘫，跌扑损伤。

临床应用

1. 临床常用

1）用于血滞经闭，瘀血内阻，癥瘕积聚等症。水蛭破血消癥、散瘀的功力较强，治疗血滞经闭，瘀血内阻，癥瘕积聚等症，可与桃仁、京三棱、莪术、当归等配伍应用。

2）用于扑损瘀滞作痛，大便不通等症。水蛭具有活血通经之功效，故可用于治疗扑损瘀滞作痛、大便不通等症，常与大黄、牵牛子等同用。

2. 临床进展

1）治疗心脑血管疾病。西医常规治疗的基础上服用生水蛭胶囊，治疗缺血性卒中总有效率为 91.84%。用水蛭注射液治疗急性脑梗死，患者的症状、体征及血脂、血流变学较治疗前均有明显改善。

2）治疗消化系统疾病。以香砂四君子汤合当归补血汤化裁，加水蛭粉 3 g，治疗慢性萎缩性胃炎伴胃息肉，总有效率为 85.3%。在常规治疗基础上用甘草酸二铵注射液加水蛭注射液治疗慢性病毒性肝炎，总有效率为 98.83%。水蛭有可能减低门脉高压，是当前治疗肝硬化腹水的理想药物，以生水蛭为主配伍其他药物，治疗肝硬化腹水总有效率为 96.05%，未见出血和毒副作用。水蛭与丹参、黄药子、山慈菇、三棱、莪术、生牡蛎、夜明砂、土鳖虫、延胡索、全蝎同用，治疗肝血管瘤，总有效率为 90.3%，平均疗程 145 d。

3）治疗内分泌疾病。用水蛭粉冲服治疗 2 型糖尿病患者，血糖控制良好，糖化血红蛋白明显下降。水蛭微粉治疗高脂血症，满意显著。

4）治疗泌尿系统疾病。在给予标准激素疗法及对症处理的基础上，加用水蛭粉口服治疗原发性肾病综合征，总有效率为 92.5%。用肝素与水蛭粉佐治难治性肾病综合征，总有效率为 93.7%。生水蛭经炮制后治疗结石阻塞引起的肾盂积水，有效率达 100%。

5）治疗生殖系统疾病。用水蛭粉温水冲服治疗精液不液化效果显著。用水蛭配淫羊藿治疗阳痿及精子成活率低于 40% 的男性不育，均获佳效。以水蛭、虻虫、大黄、桃仁为主，随证配伍利湿、补肾药治疗慢性前列腺炎，取得较好疗效。用水蛭消散治疗卵巢囊肿，总有效率为93％。以口服丹甲水蛭汤为主，部分患者加用中药灌肠和中药药渣热敷，治疗输卵管阻塞，有效率为93.3％。用丹参水蛭散治疗阻塞性输卵管炎，总有效率为83％。

6）治疗肿瘤。以水蛭为主，或为粉剂、或为蜜丸、或为煎剂，治疗胃癌和食管癌，对改善症状，提高生存质量有一定疗效。治疗乳腺癌，将水蛭为末，装入胶囊，每次服0.5～10 g，每天2次；或将水蛭粉用陈醋调成糊状，敷于肿块之上，24 h换药1次；或用鲜水蛭捣烂如泥，加1～2 ml陈醋调和外敷；连用2周后，肿块明显缩小，质亦变软，继用月余肿块消失。生水蛭研末装入胶囊，治疗血管瘤，总有效率为80％。

7）治疗外科疾病及其他疾病。用水蛭吸吮原位缝合治疗手指和脚趾离断伤，无一个指（趾）头坏死和远端水肿，功能恢复良好。水蛭化斑汤治疗黄褐斑效果明显。以"四龙汤"加减治疗骨质增生，总有效率为92.3％。用水蛭内服治疗腱鞘囊肿，疗效甚好。利用水蛭活血汤内服治疗疤痕挛缩，总有效率为90％。采用活水蛭吸取韧带软组织撕裂造成的皮下淤血，配合手法和整复，使受伤的软组织修复3～7 d，可治疗急性踝关节扭伤。以水蛭为主或配合西药治疗筋膜间区综合征、创伤性滑膜炎也取得了不错的疗效。此外，用水蛭治疗肺心病、头痛、萎缩性鼻炎、突发性耳聋、急性结膜炎、角膜云翳、早期白内障、玻璃体混浊等眼病均有一定疗效。

用法与用量 1～3 g。

使用注意 孕妇禁用。

基地建设 湖北荆州、潜江、咸宁、荆门、黄石等地区有零星个体农户养殖水蛭，养殖池多为水田、池塘改建，养殖设备设施简单，投入成本少，养殖规模均较小，其养殖情况随市场行情变动而随时调整（图34-12、图34-13）。

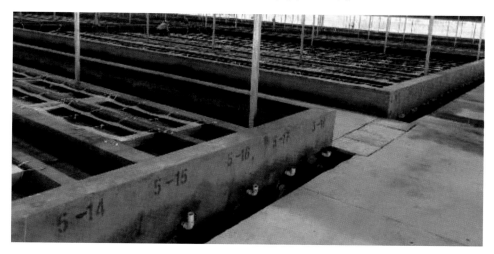

图34-12　水蛭（日本医蛭）养殖基地
（荆州市民康生物科技有限公司）

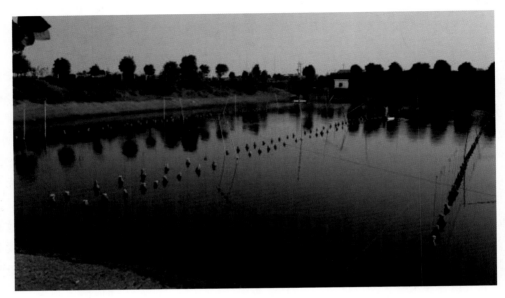

图 34-13　水蛭（宽体金线蛭）养殖基地
（荆门市沙洋县经济开发区）

　　具备一定养殖规模的仅荆州市民康生物科技有限公司养殖场，位于荆州市公安县青吉工业园区。该公司主要养殖产品为水蛭，物种为日本医蛭和宽体金线蛭。现有日本医蛭亲本 700 万尾，宽体金线蛭亲本 30 万尾，年繁育日本医蛭 2 800 万尾以上，年繁育宽体金线蛭 400 万尾以上。其日本医蛭养殖规模为全国之最，是国内唯一规模化规范化水蛭养殖企业，具有完全自主知识产权的水蛭养殖生产工艺，能实现水蛭整个生命周期的人工养殖，其成活率达 90% 以上。该公司繁育基地建造亲本和苗种养殖箱 3 960 个，养殖箱钢架 990 个，网箱 2 100 个；孵化室 5 个，孵化台 1 500 套；新建道路硬化 20 000 余平方米；供水系统 2 套，检验仪器 29 台（套）。公司群力基地建设有水泥养殖池 50 亩，可满足 4 000 万日本医蛭夏季养殖，并配备专业污水净化系统，污水肥料经处理后用于渔业养殖，实现循环经济农业。

附注

　　（1）根据《中国动物志》中的分类记载，《中国药典》2020 年版一部中收载的三个来源动物分别为黄蛭科动物宽体金线蛭 *Whitmania pigra* Whitman、医蛭科动物日本医蛭 *Hirudo nipponia* Whitman 和黄蛭科动物尖细金线蛭 *Whitmania acranulate* Whitman。

　　（2）我国常用的具有药用价值的水蛭除药典收载的 3 个品种外，尚还有以下几种：医蛭科医蛭属的丽医蛭 *Hirudo pulchra* Song，本属在我国分布很广，北起东北各省和内蒙古，西至四川和甘肃，南达台湾和广东，均有分布，但以长江流域各地数量较多。

医蛭科牛蛭属的菲牛蛭 *Poecilobdella manillensis* Lesson、棒纹牛蛭 *Poecilobdella javanica* Wahlberg、湖北牛蛭 *Poecilobdella hubeiensis* Yang，在广东、广西、福建、云南、海南、台湾和香港均可发现，以两广和海南各地数量较多，生活于水田、水沟或池塘里。山蛭科山蛭属的海南山蛭 *Haemadipsa hainana* Song, Zhang et Tan、天目山蛭 *Haemadipsa tianmushana* Song、日本山蛭 *Haemadipsa japonica* Whitman，主要分布在华南和西南的潮湿山林地区。其中，菲牛蛭已收载于广西地方药材标准。近年来，水蛭野生资源稀缺，应重点加强水蛭类动物的资源保护，特别是要加强水蛭类动物生活环境保护，以保证中药水蛭资源的可持续利用和发展；同时应注意水蛭类药材活性成分、药理毒理、临床应用等相关基础研究，为扩大药用资源提供依据；也应注意加强水蛭人工养殖技术研究，大力发展水蛭人工养殖产业，以解决资源短缺问题。

（3）水蛭传统的产地加工方法主要为吊干、阴干、晒干，炮制饮片主要为生水蛭和烫水蛭。水蛭活性成分复杂，传统方法炮制后，水蛭中所含主要抗凝活性物质水蛭素、氨基酸等含量明显下降，抗凝活性降低。目前，已有相关企业采用冷冻干燥方法加工水蛭，可以更好地保留水蛭的抗凝血活性物质。

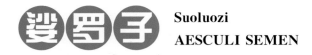

Suoluozi

AESCULI SEMEN

商品名 娑罗子。

基原 本品为七叶树科植物七叶树 *Aesculus chinensis* Bge.、浙江七叶树 *Aesculus chinensis* Bge. var. *chekiangensis*（HuetFang）Fang 或天师栗 *Aesculus wilsonii* Rehd. 的干燥成熟种子。湖北主产的娑罗子基原植物为天师栗。

本草考证 娑罗子最早记载于晋代《肘后备急方》中云："娑罗门胡名那疏树子，中国人名药子。去皮取中仁，细研服，治诸病也。"宋代《益部方物略记》记载："天师栗，生青城山中，他处无有也。似栗，味美。惟独房为异，久食已风挛。"宋代《吴船录》中对娑罗树也有记载："木叶如海桐，又似杨梅，花红白色，春夏间开，卧佛寺内娑罗树二株，子如橡栗。"明代《本草纲目》云："按：宋祁《益州方物记》云：天师栗……今武当山所卖娑罗子，恐即此物也。"明代《留青日札》："娑罗树出西番海中。株甚巨，每校生叶七片。有花穗甚长而黄，如栗花。秋后结实如栗，可食。正所谓七叶树也。"清代《读医随笔》中对娑罗子前期进行考证，并记载"娑罗树，今京都西山卧佛寺有之"。《中药大辞典》中记载娑罗子"为七叶树科植物七叶树或天师栗的果实或种子"，七叶树科"分布甘肃、河北、河南、山西、江苏、浙江等地"，天师栗"分布湖北、湖南、四川、贵州、陕西等地"。《中华本草》中记载"药材基原为七叶树科植物七叶树、浙江七叶树或天师栗的果实或种子"。其中，七叶树"资源分布河北南部、山西南部、陕西南部、江苏、浙江、河南北部有栽培，仅秦岭地区有野生"。天师栗"分布于湖北西部、江西西部、河南西南部、湖南、广东北部、四川、贵州和云南等地"。《现代中药材商品通鉴》中记载"为七叶树科植物七叶树或天师栗的干燥成熟果实。前者习称苏罗子，后者习称娑罗子"。其中苏罗子主产于陕西、河南、浙江、江苏等地，娑罗子主产于湖北、四川、贵州等地。《中国中药材及原植（动）物彩色图谱》中记载"七叶树主产于河北、陕西、甘肃等地；浙江七叶树主产于浙江、江苏；天师栗主产于湖北、河南、江西、湖南、广东"。

据上可看出娑罗子道地产区古今变化不大，野生产地分布以秦岭山脉为主。目前人工栽培的七叶树主要以陕西汉中、安康等地为主，生于山脚林中或栽培作为行道树。天师栗主要生于山间林中，栽培主要以湖北神农架、十堰地区为主。

原植物 落叶乔木，高达 25 m，树皮深褐色或灰褐色，小枝、圆柱形，黄褐色或灰褐色，无毛或嫩时有微柔毛，有圆形或椭圆形淡黄色的皮孔。冬芽大形，有树脂。掌状复叶，由5～7小叶组成，叶柄长10～12 cm，有灰色微柔毛；小叶纸质，长圆披针形至长圆倒披针形，稀长椭圆形钾先端短锐尖，基部楔形或阔楔形，边缘有钝尖形的细锯齿，上面深绿色，无毛，下面除中肋及侧脉的基部嫩时有疏柔毛外，其余部分无毛；中肋在上面显著，在下面凸起，侧脉13～17对，在上面微显著，在下面显著；中央小叶的小叶柄长1～1.8 cm，两侧的小叶柄长5～10 mm，有灰色微柔毛。花序圆筒形，连同长5～10 cm的总花梗在内共长21～25 cm，花序总轴有微柔毛，小花序常由5～10朵花组成，平斜向伸展，有微柔毛。花杂性，雄花与两性花同株，花萼管状钟形，长3～5 mm，外面有微柔毛，不等地5裂，裂片钝形，边缘有短纤毛；花瓣4，白色，长圆倒卵形至长圆倒披针形，长8～12 mm，宽5～1.5 mm，边缘有纤毛，基部爪状；雄蕊6，长1.8～3 cm，花丝线状，无毛，花药长圆形，淡黄色，长1～1.5 mm；子房在雄花中不发育，在两性花中发育良好，卵圆形，花柱无毛。花期4—5月，果期10月。果实近于球形或倒卵形，直径3～4.5 cm。顶端微具突尖，基部广楔形，有灰白色或黄棕色的果柄痕迹，表面灰黄色，粗糙，密布黄棕色斑点，有纵向沟纹3条，自顶端延至果柄处形成三瓣状，果壳干后厚1.5～2 mm。种子一枚，近于球形或不规则的扁球形，直径2.5～3.5 cm，表面不甚平坦，上部种脐黄白色，约占种子的1/3或更多，但不到1/2，下部栗褐色，稍有光泽，凹凸不平，基部凹陷，有稍突起的种脊，沿一边伸至种脐，质坚硬，断面白色或淡黄色，子叶肥厚，粉质。气微弱，子叶味极苦（图35-1）。

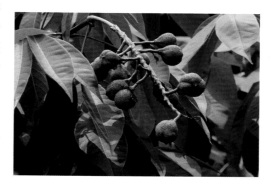

图35-1　娑罗子（原植物）

生态环境　娑罗子喜温暖湿润，中等喜光，怕烈日照射，以土层深厚、土壤肥沃、湿润、排水良好且土壤微酸性或中性土壤为宜。生长于海拔1 000～1 800 m的阔叶林中，在20～25℃温度下生长良好，能耐夏季30℃高温、冬季−20℃低温，在年平均气温10℃以上、年降水量500 mm的地区均适于栽培。

适宜区　娑罗子在湖北省内的适宜种植区主要为鄂西地区，尤以十堰市竹溪县、神农架等地最为适宜。

栽培技术

1. 生物学特性

1）种子萌发。娑罗子为双子叶植物七叶树或天师栗成熟种子，经育种繁育栽培3～4年生长到2.5 m，8～10年开始开花结果，此阶段的七叶树5月上旬始花，中旬盛花，花期持续至5月底，9月结果，10月上、中旬果实成熟，第12年生进入丰果期。

随着生长年限的延长，局部出现老化衰退，但寿命可长达千年。

2）生长发育。选在地势平坦、向阳、生长健康、无病虫害、结实多且年龄为40~80年的中壮年树上进行采集，采种时间为9月中下旬至10月初。可采用自然采集法和人工采集法进行采集。自然采集法利用自然生理落果或大风吹落果实后在地面采集；人工采集法借助采种钩或高枝剪等其他采种工具进行采集。娑罗子淀粉多，含水量大，易失水变质腐烂，损伤胚芽而失去发芽能力，故而将采集的果实堆放在墙角，盖上麻袋、草帘或置于院内阴干，每天翻动数次，每次翻动时都要及时捡出腐烂变质的种子和种子外壳。待果实开裂后，用手剥去外皮。成熟七叶树种子粒重15~60 g，育苗种子宜选30 g左右、种皮坚硬、色度栗红、光泽明亮、胚芽饱满、无机械损伤、无病虫害者。将分级筛选纯净种子用1∶3湿沙混匀，然后用湿藏层积法在湿润排水良好的土坑贮存，并且留通气孔。

2. 种植方法

1）整地。育苗地选择在背风向阳，坡度低于5°，土层厚度在50 cm以上，以排灌方便、土层深厚、结构疏松、透水、透气性良好、无病虫害、交通方便的中性或微酸性壤土为宜。秋末将育苗地进行深翻，播种前进行细致整地，清除上面的杂草和石块，使地面平坦。犁耙前要施足底肥，以农家肥为宜，如没有农家肥，则施过磷酸钙150~225 kg/亩或复合肥（或尿素）75~150 kg/亩，均匀施入播种沟内。使用辛硫磷500~800倍液或0.5%的硫酸亚铁3~4.5 kg/亩，于播种前一周喷洒床面或播种时施入播种沟，以防地下虫害。将整好的土地耙平备播。

2）播种育苗。可采用春播或秋播。春播在土壤解冻后3—4月进行，秋播在土壤封冻前进行。由于其种粒较大，故多采用条状点播，开沟深度为6~8 cm。播种时种脐向下，便于生根，出苗后苗木直立性好。种子播后覆土厚度4~5 cm，覆土过厚胚芽难以钻出，过浅难以保护种子顺利越冬，易被禽鸟刨食。幼芽破土能力差，播种后切忌踩踏，踩踏后胚芽无法钻出地面，而在地下形成多芽并发现象，即使能钻出地面，也是丛状，影响苗木质量。

播种后高山地区要在苗床上用草或地膜覆盖，以免温度过低影响种子发芽。春季3月下旬种子开始发芽时，如遇春旱，用淋喷的方式浇水1~2次，严禁漫灌。漫灌会使土壤板结、裂缝，严重影响种子的发芽。春播后4月下旬出土，秋播后4月初即可出土，从苗木出土到5月下旬是七叶树快速生长期，灌溉次数要多，但不宜太大；7—8月为七叶树苗木质化期，应少或不灌水，达到少水少肥，促进苗木地茎生长和木质化。苗木生长停止前1个月应施钾肥，促进苗木健康生长。这一时期，主要防治鼢鼠等地下害虫咬根茎，可根据危害情况及鼠类活动规律进行防治，主要采用人工防治。

娑罗子种苗主根比较发达，1年生苗主根留15 cm，侧根留20 cm，2~3年生苗主根留20~25 cm，侧根留25~30 cm。胸径5 cm以上的苗木一般要带土球挖苗。

3）栽植。在树木休眠期，即秋季落叶后至春季发芽前，以春季3月树木发芽前最好。冬天夜间温度出现零度以后，不宜移栽，尤其不能裸根移栽。1年生苗必须在春季移栽，因当年苗枝条太嫩，秋季移栽，根部很容易冻坏。常采用以下两种栽植方法：

（1）沟植法：1年小苗移植用沟植法。种植前要整地、施肥，按行距开沟，一般行距为60 cm，再将苗木放入沟内，株距为60 cm，然后填土、浇水。

（2）穴植法：2年生以后的大苗移植用穴植法。根据苗木大小，确定株行距和穴的大小。第2年、第3年株行距1.2 m×1.2 m；第4年、第5年株行距为2.4 m×2.4 m。在苗木栽植前，栽植穴内要施入有机肥，以改良土壤，提高土壤透气性，使苗木生长旺盛。

4）田间管理。

（1）浇水：栽植后立即浇水，10 d后浇一次水，然后每月浇一次透水。

（2）松土施肥：栽植后前4年每年除草松土3次，并在3月及9月快速生长期前追肥。3月可施用一次尿素，可促使其长枝长叶，增加营养面积。9月下旬可施用一次磷钾肥，可增强枝条木质化程度，利于安全越冬。

（3）整形修剪：冬季落叶后或翌春发芽前进行整形修剪，以保持树冠美观、通风透光。疏除过密枝条，短截过长枝条，使枝条分布均匀、树体内膛透亮，培育丰产树形。

3. 病虫害防治

1）病害。病害主要有叶斑病、白粉病、炭疽病和日灼病危害。叶斑病、白粉病、炭疽病可用70％甲基托布津可湿性粉剂1 000倍液喷洒。日灼病可在深秋或初夏对树干涂白，也可用稻草覆盖于树干基部预防。涂白剂配方：将10份生石灰和2份盐用少量水化开，加1份硫黄粉、0.2份洗衣粉拌匀，再加水40份调匀。

2）虫害。虫害主要有介壳虫、毛虫和金龟子危害，可在虫害发生初期及时用枝干涂黏虫胶或其他阻隔方法，可阻止扩散，消灭绝大部分害虫。黏胶用10份松香、8份蓖麻油和0.5份石蜡配制而成，将它们按比例混在一起，加热熔化即可。或用15％溴氰菊酯5 000倍液，防治效果良好。

采收加工 秋季果实成熟时采收，除去果皮，晒干或低温干燥。

产销情况

1. 商品生产与流通

湖北省主产区位于十堰市及神农架，种植基地多，产量大，质量好；湖北省总种植面积约为20 000亩，年产量约为1 000 t。娑罗子主要销往全国各大药材市场、制药厂、提取厂。

2. 商品规格

统货。

药材性状 本品呈扁球形或类球形，似板栗，直径1.5～4 cm。表面棕色或棕褐色，多皱缩，凹凸不平，略具光泽；种脐色较浅，近圆形，占种子面积的1/4～1/2；其一侧有1条突起的种脊，有的不甚明显。种皮硬而脆，子叶2，肥厚，坚硬，形似栗仁，黄白色或淡棕色，粉性。气微，味先苦后甜（图35-2）。

理化鉴别及含量测定

1. 理化鉴别

参照《中国药典》2020 年版一部娑罗子〔含量测定〕项下的方法试验，对照品色谱图中 4 个主成分峰，以出峰前后的顺序分别为七叶皂苷 A、七叶皂苷 B、七叶皂苷 C 和七叶皂苷 D。供试品色谱中应呈现与七叶皂苷钠对照品四个主峰保留时间相同的色谱峰。

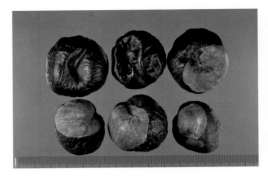

图 35-2　娑罗子药材

2. 含量测定

采用高效液相色谱法（《中国药典》2020 年版四部通则 0512）测定，本品按干燥品计算，含七叶皂苷 A（$C_{55}H_{86}O_{24}$）不得少于 0.70％。

质量研究

1. 不同产地娑罗子七叶皂苷 A、七叶皂苷 B 的含量测定

采用高效液相色谱法测定湖北、四川、陕西、河北、浙江等不同产地娑罗子中的七叶皂苷 A、七叶皂苷 B 的含量，结果七叶皂苷 A、七叶皂苷 B 总量为 2.58％～11.38％。

2. 不同产地娑罗子中总皂苷含量测定

采用比色法，以三氯化铁-冰醋酸-浓硫酸的混合溶液为显色剂，测定湖北、浙江、上海、四川、陕西、河南等不同产地娑罗子中总皂苷的含量，结果皂苷总含量为 5.0％～13.06％。

3. 不同产地娑罗子药材高效液相色谱指纹图谱的测定及分析

采用高效液相色谱法对湖北省 10 批娑罗子药材的指纹图谱进行测定，共获得 14 个共有色谱峰，相似度为 0.974～0.998。其共有峰数一致性较强，且相对保留时间较一致，并通过七叶皂苷钠对照品指认了两个共有峰，分别为七叶皂苷 A 和七叶皂苷 B。对湖北 10 批、陕西 12 批、浙江 9 批、云南 5 批娑罗子药材的结果分析，湖北、陕西、浙江娑罗子药材一致性良好，云南的娑罗子药材性状特征、化学组成差异较大，基本不含主要成分七叶皂苷 A，被视为娑罗子药材混伪品。

4. DNA 条形鉴定

采用 DNA 条形码技术，基于 psb A-trn H 序列对天师栗、中华七叶树、浙江七叶树、欧洲七叶树、云南七叶树、大果七叶树、多脉七叶树、大叶七叶树、长柄七叶树、石生七叶树等重要七叶树属药用植物进行鉴定。计算 K-2P 遗传距离，天师栗和混伪品多脉七叶树的种间 K-2P 距离最大，大果七叶树和大叶七叶树的种间 K-2P 距离最小；三个基原物种天师栗、中华七叶树、浙江七叶树与混伪品的种间遗传距离均较大。

炮制　除去外壳和杂质，用时打碎。

贮藏　置干燥处，防霉，防蛀。

化学成分 主要成分为皂苷类、黄酮类、有机酸类、香豆素类、甾醇类化合物及一些微量元素等。其中皂苷类化合物为其特征成分和有效成分（图 35-3）。

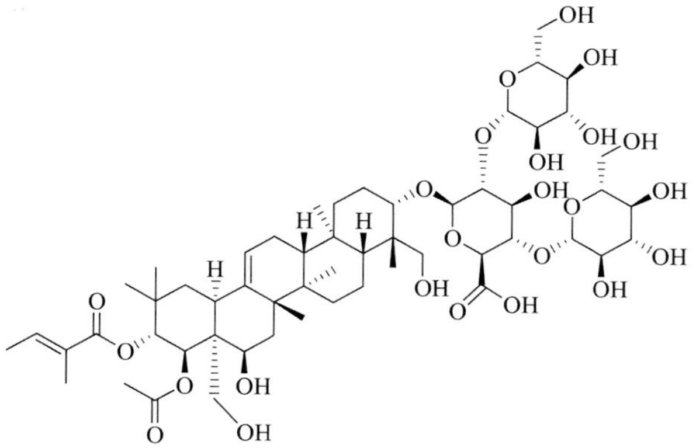

七叶皂苷 I a

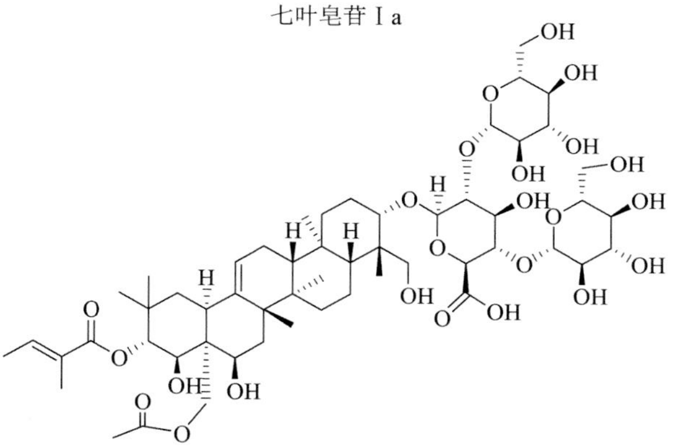

异七叶皂苷 I a

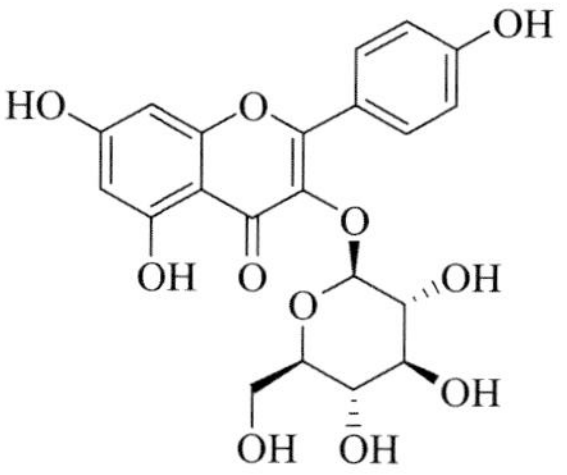

山奈酚-3-*O*-D-葡萄糖苷

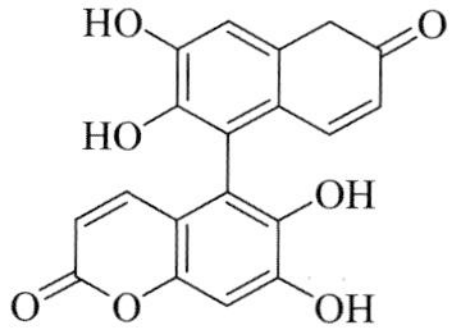

双七叶内酯

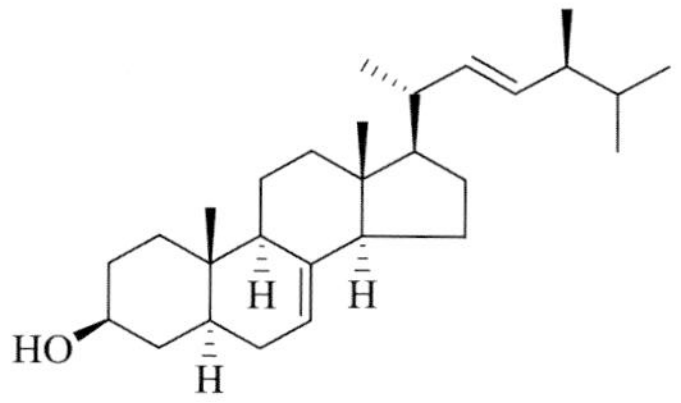

菠菜甾醇

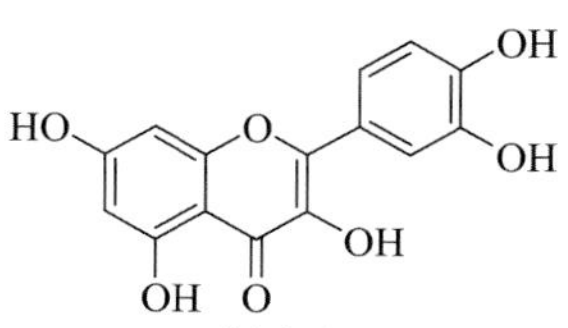

槲皮素

图 35-3 娑罗子中的代表性化学成分

1. 皂苷类化合物

有隐七叶皂苷 A，七叶皂苷（escin）Ⅰa、Ⅰb、Ⅱa、Ⅱb、Ⅲa、Ⅲb、Ⅳa、Ⅳb、Ⅳc、Ⅳd、Ⅳe、Ⅳf、Ⅳg、Ⅳh、Ⅴ、Ⅵ和异七叶皂苷（isoescin）Ⅰa、Ⅰb、Ⅱa、Ⅱb、Ⅲa、Ⅲb、Ⅴ。

2. 黄酮类化合物

有槲皮素-3-O-β-D-葡萄糖苷、山奈酚-3-O-β-D-半乳糖苷、槲皮素-3-O-〔β-D-木糖基（1→2）〕）β-D-葡萄糖苷、槲皮素、山奈酚-3-O-〔-D-木糖基（12）〕-D-葡糖苷、山奈酚-O-〔-D-木糖基（12）〕〔-D-葡糖糖基（16）〕-D-葡萄糖苷，山奈酚-3，7-O-L-二鼠李糖苷，山奈酚-3-O-D-葡萄糖苷。

3. 有机酸类化合物

有天师栗酸、天师酸、富马酸、亚油酸、棕榈酸、油酸、硬脂酸、15-二十四碳烯酸、肉豆蔻酸、月桂酸成分。

4. 香豆素类化合物

有七叶内酯，七叶苷，秦皮苷，双七叶内酯，白蜡素（秦皮亭）。

5. 甾醇类化合物

娑罗子中含有角麦甾二烯、豆甾二烯、豆甾三烯、胆甾醇、β-谷甾醇-3-O-葡糖苷、菠菜甾醇、β-谷甾醇等甾醇类成分。

药理作用

1. 药效学研究

1）抗水肿、抗炎及抗渗出作用。娑罗子含有的七叶皂苷 A～D（即 escin Ia、escin Ib、isoescin Ia、isoescin Ib）对大鼠棉球肉芽肿均有明显的抑制作用，并显示出剂量依赖性。其含有的总皂苷能显著改善由二甲苯导致的小鼠耳朵炎症渗出。七叶皂苷钠对肾上腺素及内毒素所致肺部炎症有明显抑制作用，可用于急性肺炎中肺部急性炎症渗出的防治。七叶皂苷钠可减少模型大鼠出血侧脑区的含水量，并存在一定的剂量依赖关系。

2）抗肿瘤作用。七叶皂苷钠作用于乳腺癌 MCF-7 细胞后，发现七叶皂苷钠以剂量依赖方式抑制 MCF-7 细胞增殖，细胞凋亡率显著增加；对肺腺癌细胞 A549 也有相同的抑制作用，且呈时间剂量依赖性。

3）增加静脉张力。娑罗子中提取的 β-七叶皂苷可通过增强静脉张力，增高静脉压、静脉回心血量和淋巴回流治疗慢性静脉功能不全。

4）抗病毒、抗菌活性。娑罗子含有的七叶树黄酮苷（aescuflavoside）、七叶树黄酮苷 A（aescuflavoside A）、山奈酚-3-O-桑布双糖苷（leucoside）有抗呼吸道合胞病毒（RSV）活性；另外，其含有的七叶皂苷及七叶皂苷钠（α-aescin sodium，β-aescin crystalline，β-aescin sodium）有抗真菌活性。

5）抗氧化作用。七叶皂苷钠能够清除脑组织中的具有毒性的氧自由基，保护脑组织，抑制神经元细胞的凋亡。

6）调节血脂作用。七叶皂苷可能通过抑制胰脂肪酶增加三酰甘油（TG）的排出，进而降低 TG、TC（总胆固醇）。七叶皂苷通过抑制 ox-LDL 诱导的 U937 单核/巨噬细胞源性泡沫细胞的形成，而显著降低 ox-LDL 诱导的 U937 细胞分泌 NO、TNF-α、IL-6、MCP-1 和抵抗素等炎性因子，对动脉粥样硬化产生有益的影响。

7）对胃肠道的保护作用。娑罗子提取物对无水乙醇引起的小鼠胃黏膜损伤具有很好的保护作用。娑罗子提取物具有抗阿司匹林所致胃溃疡的作用，这种作用与给药时间有密切联系。

2. 安全性研究

七叶皂苷钠在使用过程中，可能出现皮肤、肝肾、免疫、心血管、肌肉、神经等多系统损害。

高剂量七叶皂苷具有显著的血液毒性。当浓度超过 40 $\mu g/ml$ 时，七叶皂苷钠可对内皮细胞产生明显毒性，抑制血管内皮细胞的生长，并呈浓度依赖性。不同组分对肾细胞的毒性存在显著差异，MTT 法测得的半数抑制浓度（IC_{50}）值别为：七叶皂苷 AB（26.53±1.67）$\mu mol/L$，CD（35.45±2.16）$\mu mol/L$，ABCD（28.44±1.78）$\mu mol/L$，YTLY（23.34±1.67）$\mu mol/L$。当 AB/CD 比例为 8∶2 和 7∶3 时，七叶皂苷钠既有较强的抗炎作用也有较高的刺激性和毒性；AB/CD 比例为 6∶4 时，七叶皂苷钠具有一定的抗炎作用和较低的刺激性、较低的毒性；AB/CD 比例为 5∶5 时，七叶皂苷钠具有很弱的抗炎作用和血管刺激性，而且在 4 个处方里面毒性最低。四批次七叶皂苷钠小鼠静脉给药 LD_{50} 分别为 9 811 199.76 mg/kg、9 811 123.43 mg/kg、9 811 164.14 mg/kg、9 803 159.57 mg/kg。七叶皂苷钠的肝损害主要发生在用药开始后的 7～12 d，报道的用药剂量在 10～20 mg。

性味与归经 甘，温。归肝、胃经。

功能与主治 疏肝理气，和胃止痛。用于肝胃气滞，胸腹胀闷，胃脘疼痛。

临床应用

1. 临床常用

肝胃气滞证。娑罗子甘温，入肝胃经。能疏肝解郁，理气宽中，和胃止痛。治疗肝胃气滞，胸腹胀闷，胃脘疼痛。常与佛手、木香、香附等配伍。治疗经前乳房胀痛，则与柴胡、郁金、香附等配伍。

2. 临床进展

1）脑水肿、创伤及术后水肿的治疗。七叶皂苷钠联合甘露醇、地塞米松可用于防治各种原因所致的脑水肿，治疗组治疗脑水肿有效率为 85%，也可用于术后消肿。七叶树种子中分离出的七叶皂苷与糖皮质激素联合用药可打破血视网膜屏障，减少黄斑水肿。

2）脑出血的治疗。采用七叶皂苷 10 mg 溶于 0.9%氯化钠注射液 250 ml 中静脉滴注治疗脑出血总有效率为 87%，高于常规治疗的有效率（56%）。

3) 肢体肿胀的治疗。注射用七叶皂苷钠对于肘关节损伤有明显的治疗作用，其有效率（95.35%）明显高于使用甘露醇治疗的有效率（79.07%）。采用注射用七叶皂苷钠 25 mg 溶于 10% 葡萄糖注射液中，静脉滴注治疗胫腓骨骨折所致肢体肿胀，有效率为 95.35%。

4) 静脉疾病的治疗。七叶皂苷钠对静脉曲张、静脉血栓、慢性下肢静脉功能不全、下肢动脉阻塞性疾病及早期视网膜静脉阻塞，有较好的疗效。七叶皂苷亦可提高精索静脉曲张不孕症男性患者的精子质量，治疗不孕不育。

5) 耳鼻喉科疾病的治疗。七叶皂苷钠联合银杏达莫治疗梅尼埃病急性期疗效确切，治疗总有效率为 96.7%，明显高于常规组（80.0%）。且在常规治疗基础上加用七叶皂苷钠治疗，对以耳闷为主诉症状的耳聋、浆液性的分泌性中耳炎有较好的疗效。

6) 术后胃肠功能恢复。七叶皂苷钠通过抗炎、促蠕动、防粘连等作用，能够促进腹部手术后胃肠功能的恢复，并预防肠粘连的发生。七叶皂苷钠还可用于治疗 2 型糖尿病胃旁路术后胃轻瘫，能显著缩短胃半排空时间，改善临床症状和血糖水平。

7) 支气管哮喘。七叶皂苷钠可用于治疗慢性喘息性支气管炎和支气管哮喘，疗效显著。七叶皂苷钠对老年支气管哮喘也有较好的治疗作用。

8) 治疗急性面神经炎。七叶皂苷联合地塞米松治疗周围性面神经炎，七叶皂苷组有效率（治愈＋好转）为 93%，优于地塞米松组（有效率为 82%），且七叶皂苷组副作用较地塞米松组小。

9) 治疗心绞痛。娑罗子制成冲剂和片剂，用于治疗冠心病，对胸闷、胸痛的效果较好，对心绞痛有缓解作用。

10) 治疗烧伤。轻、中度烧伤患者常规治疗的基础上加 β-七叶皂苷钠，伤后 2 d 明显消肿，伤后 3～5 d 肿胀基本消退，烧伤创面渗出减少，疗效较常规治疗要好。

11) 其他应用。随着对七叶皂苷钠在临床上的研究不断深入，其治疗范围也在逐渐扩大，在治疗放射性肺损伤、脊椎综合征、妊娠高血压综合征、郁积性湿疹、糖尿病周围神经病变、新生儿硬肿症，以及其他渗出性疾病、非感染性炎症等方面具有良好效果。复方七叶皂苷钠凝胶在临床上对软组织损伤具有较好的疗效，具有抗组织水肿、促进血液循环、减少血管通透性、防止组织内水分存积和消除局部水肿引起的沉重感和压力等作用，临床上用于挫伤、扭伤、压伤、腱鞘炎、脊椎疼痛症候群、痛风等的治疗效果明显。

用法与用量 3～9 g。

使用注意 气虚及阴虚者忌用，孕妇慎用。

基地建设 竹溪县丰溪镇已建成娑罗子种源基地 120 亩、规范化种植基地示范区 200 亩，推广面积达到 20 000 亩。

体外培育牛黄

Tiwai Peiyu Niuhuang
BOVIS CALCULUS SATIVUS

商品名 体外培育牛黄。

基原 本品以牛科动物牛 *Bos taurus domesticus* Gmelin 的新鲜胆汁作母液，加入去氧胆酸、胆酸、复合胆红素钙等制成。

本草考证 牛黄始载于《神农本草经》，列为上品，曰："牛黄乃百草之精华，为世之神物，诸药莫及。牛黄气味苦平，主惊痫，寒热，热盛狂痓。"其后，历代本草古籍多有记载。唐·孙思邈《千金翼方》云："牛黄性味苦，平，有小毒。主惊痫寒热，热盛狂，除邪逐鬼。疗小儿百病，诸痫热，口不开，大人狂癫。久服轻身增年，令人不忘。生晋地平泽。"明·缪仲淳《本草经疏》云："牛为土畜，其性甘平，惟食百草，其精华凝结为黄，能解百毒而消痰热，散心火而疗惊痫，为世神物，诸药莫及也。牛黄药味气凉，入二经能除热消痰，则风火息，神魂清，诸热自疗矣。小儿百病多属胎热，入心养神，除热解毒，故悉主之。"明·李时珍《本草纲目》记："牛黄味苦、平、有小毒。痘疮紫色，发狂谵语者可用。"清·汪昂《本草备要》记牛黄："治中风入脏，惊痫口噤。"清·吴仪洛《本草从新》记牛黄："清心解热，利痰凉惊，通窍辟邪。治中风入脏，惊痫口禁，小儿胎毒，痰热诸疾。"近代文本《中华本草》中记载：牛黄"清心凉肝；豁痰开窍；清热解毒。主热病神昏；中风窍闭；惊痫抽搐；小儿急惊；咽喉肿烂；口舌生疮；痈疽疔毒"。

据古籍记载可看出，牛黄临床应用已逾两千多年历史，流传下来的数百个经典名方中均用到牛黄。天然牛黄来源稀缺、形成年限较长，价格长期居高不下，难以满足临床治疗需求。2004 年国家食品药品监督管理总局印发了《关于牛黄及其代用品使用问题的通知》，文件明确规定含牛黄的临床急重病症用药品种和国家药监管理部门批准的含牛黄新药，可以将处方中的牛黄以培植牛黄、体外培育牛黄替代牛黄等量投药使用。目前体外培育牛黄已成为牛黄的商品主体。湖北开展体外培育牛黄工艺研究至今已有十余年之久，为其重要的产区。

培育方法 体外培育牛黄的生产工艺分为发酵、配料、干燥、再配料、成石、再干燥等过程。具体步骤如下。

1. 天然牛胆汁的获取

杀牛时，在无菌条件下，摘取胆囊，选用无杂质、金黄色者，倾出胆汁于消毒罐内，按优质牛黄要求，调节牛磺酸，使其含量至 6%，低温保存备用。

2. 制备发酵牛胆汁

将牛胆汁置于发酵罐内，按每 10 000 ml 牛胆汁接种 200 ml 菌体溶液的比例，将大肠杆菌接种至牛胆汁中，发酵 96 h，备用。

3. 制备复合胆红素钙

1）取发酵牛胆汁 20 000 ml 加入 60 000 ml 澄清饱和氢氧化钙液，搅拌、煮沸、冷却至 50℃，取出棕红色沉淀物。

2）向棕红色沉淀物中加冷开水 10 000 ml，搅拌、静置 30 min，倾去上清液备用，加入胆红素至其含量达 45% 以上，再加入胆酸 120 g、去氧胆酸 50 g、硫酸镁 5 g、硫酸锌 5 g，搅拌、均匀、冷却备用。

4. 在 26℃ 室温条件下，培育药用牛胆结石

1）制备牛胆汁。取发酵牛胆汁 1 000 ml，加入经过上述"步骤 3"制备的 1 kg 复合胆红素钙中，再加入复合胆红素钙制备过程中滤出的水溶液 3 000 ml，搅拌成悬浮液，制成牛胆汁。

2）制取牛胆结石。用稀盐酸对成石牛胆汁进行 pH 调节，使其 pH 值为 6。利用偏心摇转机对牛胆汁定向旋转，在 60 转/min 的条件下，旋转 20 min，即形成类球形物，静置培育 4 h 后，取出进行干燥处理，即可制成约 800 g 的牛胆结石成品。

产销情况

1. 商品生产与流通

主产于湖北地区，主要由武汉健民大鹏药业有限公司生产，替代天然牛黄作为原料加入中成药。目前已实现年产量 3 t，原料药供应全国 400 余家制药厂。

2. 商品规格

统货。

药材性状 本品呈球形或类球形，直径 0.5～3 cm。表面光滑，呈黄红色至棕黄色。体轻，质松脆，断面有同心层纹。气香，味苦而后甘，有清凉感，嚼之易碎，不粘牙（图 36-1）。

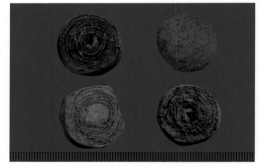

图 36-1 体外培育牛黄

理化鉴别及含量测定

1. 理化鉴别

取本品粉末 10 mg，加三氯甲烷 20 ml，超声处理 30 min，滤过，滤液蒸干，残渣加乙醇 1 ml 使溶解，作为供试品溶液。另取胆酸对照品、去氧胆酸对照品，加乙醇制成每毫升各含 2 mg 的混合溶液，作为对照品溶液。照薄层色谱法（《中国药典》2020年版四部通则 0502）试验，吸取上述两种溶液各 2 μl，分别点于同一硅胶 G 薄层板上，以异辛烷-乙酸乙酯-冰醋酸（15：7：5）为展开剂，展开，取出，晾干，喷以 10% 硫酸乙醇溶液，在 105℃ 加热至斑点显色清晰，置紫外光灯（365 nm）下检视。供试品色谱中，在与对照品色谱相应的位置上，显相同颜色的荧光斑点。

2. 含量测定

采用薄层色谱法（《中国药典》2020 年版四部通则 0502）测定，本品按干燥品计算，含胆酸（$C_{24}H_{40}O_5$）不得少于 6.0%；采用紫外-可见分光光度法（《中国药典》2020 年版四部通则 0401）测定，本品按干燥品计算，含胆红素（$C_{33}H_{36}N_4O_6$）不得少于 35.0%。

质量研究

1. 体外培育牛黄和天然牛黄中 26 种胆汁酸成分的测定

采用高效液相色谱-质谱法测定牛黄中胆汁酸种类及含量，结果显示，与天然牛黄（5 批）相比，体外培育牛黄（10 批，产地为湖北）胆汁酸种类及含量更加稳定，且体外培育牛黄总胆汁酸含量高于天然牛黄。

2. 体外培育牛黄和天然牛黄中胆红素的含量测定

采用高效液相色谱法测定牛黄中有效成分胆红素的含量，结果体外培育牛黄（产地为湖北、山东、广东等）的胆红素含量（24.1%～29.2%）在天然牛黄（产地为杭州、北京、山西等）胆红素含量（17.4%～47.6%）范围之内，体外培育牛黄胆红素含量较稳定。

3. 体外培育牛黄与天然牛黄指纹图谱比较研究

采用液相色谱-质谱联用技术比较体外培育牛黄与天然牛黄中肽类、胆汁酸类和胆红素类 3 类成分的指纹图谱，10 批体外培育牛黄（产地为湖北）和 4 批天然牛黄（产地为中国、巴西、印度等）3 类成分的指纹图谱一致，但各成分含量存在差异。10 批体外培育牛黄指纹图谱具有较好的一致性，质量较稳定。

贮藏 密闭，遮光，防潮，防压，室温保存。

化学成分 主要成分包括胆色素类化合物、胆汁酸类化合物、氨基酸类化合物、微量元素和脂类化合物等，其中胆色素类化合物和胆汁酸类化合物为其特征成分和有效成分（图 36-2）。

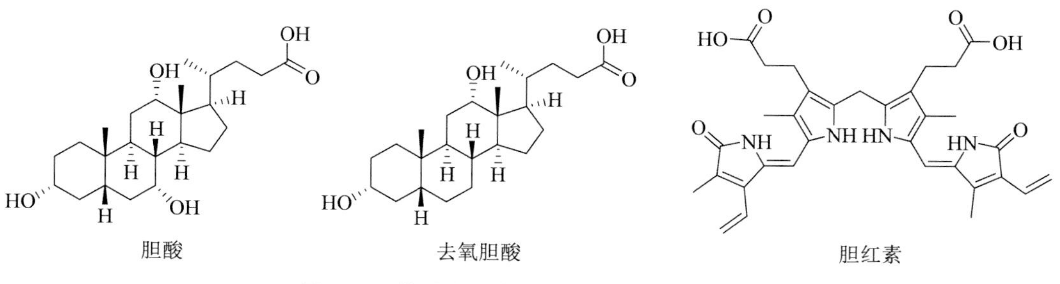

图 36-2 体外培育牛黄中的代表性化学成分

1. 胆色素类化合物

主要为胆红素等。

2. 胆汁酸类化合物

主要有胆酸、去氧胆酸、牛磺酸胆酸盐、甘氨酸胆酸盐等胆酸盐类。

药理作用

1. 药效学研究

1）镇静作用。牛黄可能通过增加中枢抑制性神经递质 γ-氨基丁酸和甘氨酸的含量发挥镇静作用。

2）抗惊厥作用。牛黄可对抗可卡因、咖啡因或戊四氮诱导的小鼠惊厥，延长其惊厥潜伏期，其中对戊四氮所致惊厥的治疗效果最强。牛磺酸直接作用于神经细胞，可拮抗兴奋性氨基酸的神经毒性，降低脑缺血中细胞凋亡的发生，对癫痫及脑缺血再灌注损伤具有明显保护作用。

3）解热作用。体外培育牛黄可以显著抑制酵母所致大鼠发热及伤寒副伤寒三联疫苗致家兔发热。

4）其他作用。体外培育牛黄及其制剂还具有抗炎、心脑细胞的保护和护肝等作用。

2. 安全性研究

1）急性毒性试验。体外培育牛黄小鼠灌胃给药 LD_{50} 为 9 g/kg，为临床用量的 1 800 倍；大鼠灌胃给药 $LD_{50} > 10$ g/kg，为临床用量的 2 000 倍以上。

2）长期毒性试验。体外培育牛黄大鼠耐受 1 500 mg/（kg·d），共 35 d；犬耐受 500 mg/（kg·d），共 33 d。由结果可见，体外培育牛黄对大鼠和犬的长期毒性很低。

3）特殊毒性试验。培养细胞染色体畸变试验、小鼠微核试验、大鼠的一般生殖毒性试验、大鼠致畸敏感期毒性试验、小鼠围产期生殖毒性试验。实验结果均为阴性，表明体外培育牛黄无致畸、致突变作用。

性味与归经 甘、凉。归心、肝经。

功能与主治 清心，豁痰，开窍，凉肝，息风，解毒。用于热病神昏，中风痰迷，惊痫抽搐，癫痫发狂，咽喉肿痛，口舌生疮，痈肿疔疮。

临床应用

1. 临床常用

中医学认为牛黄气清香，味微苦而后甜，性凉。可用于解热、解毒、定惊。

1）治疗热毒证。如《温病正宗》论牛黄解毒丸："温邪入体，病之本在中焦者，先移之于上焦，谓切不可用中焦药。痛哉！中焦之芩、连。而其下即云热邪久羁。方名安宫，用犀角、牛黄。"

2）治疗热扰心神证。如《太平圣惠方》论牛黄散，用"牛黄、犀角屑、朱砂等不计时候服"。可治疗心神恍惚、恐畏闷乱、不得睡卧、意志不定等症。

3）治疗卒中。如《圣济总录》论天竺黄丸方"治卒中者，入药以天竺黄、牛黄、雄黄、龙脑、犀角、麝香等"。

2. 临床进展

1）治疗高热昏迷。安宫牛黄丸配合治疗高热昏迷，显效与总有效率均高于对照组，治疗组相同疗程内达到体温正常、意识清醒病例比率高于对照组。

2）治疗卒中。单味体外培育牛黄治疗痰热闭窍证（卒中），愈显率为 37.9%，总有效率为 86.3%。

3）治疗流行性乙型脑炎。单味体外培育牛黄治疗暑温风痰闭窍证（流行性乙型脑炎），总有效率为 99.2%。

4）治疗口腔溃疡。体外培育牛黄组治疗复发性口腔溃疡，其显效率、有效率、总有效率分别为 40.6%、58.0%、98.6%。

5）治疗感染性疾病。犀黄丸治疗急性下肢丹毒，治疗 1 个疗程痊愈 1 例，治疗两个疗程痊愈 7 例，治疗 3 个疗程痊愈 3 例。

用法与用量 0.15～0.35 g，多入丸散用。外用适量，研末敷患处。

使用注意 孕妇慎用；偶有轻度消化道不适。

基地建设 武汉健民大鹏药业有限公司独家拥有国家中药一类新药体外培育牛黄的完全知识产权，拥有专利技术——国家一类中药新药体外培育牛黄专利，为湖北省、武汉市高新技术企业，拥有国内唯一体外培育牛黄生产线，产品销往全国。

生产基地坐落在武汉江岸区沿江大道，占地面积 118 亩，建筑面积 20 500 m²。拥有通过国家 GMP 认证的体外培育牛黄原料药生产车间、栓剂、硬胶囊剂、片剂、合剂、糖浆剂、丸剂、颗粒剂生产车间、炮制、提取、浓缩、质检中心及供电、供水、纯水、供汽、仓储等公用系统。

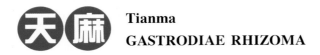

Tianma

GASTRODIAE RHIZOMA

商品名 乌红天麻、乌天麻、红天麻。

基原 本品为兰科植物天麻 *Gastrodia elata* Bl. 的干燥块茎。

本草考证 天麻以赤箭之名始载于《神农本草经》，列为上品，但并未描述其产地。魏晋时期《吴普本草》开始记载天麻："或生太山（今山东泰山一带），或少室（今河南嵩山一带）。"《名医别录》进一步补充"生陈仓、雍州及太山、少室"。陈仓即现今陕西秦岭以北、宝鸡市一带；雍州的行政区域现今包括青海、甘肃、陕西等省及相邻的地区。宋代《开宝本草》曰："天麻，生郓州、利州、太山、崂山诸处。"郓州即今山东省泰安市西南部的东平县和郓城，利州即今四川省的广元市，崂山即今河南省登封市的嵩山一带。宋代《本草图经》记载："今京东、京西、湖南、淮南州郡亦有之。"京东、京西应是北宋京城开封府的东边和西边，即今河南省开封市的东部和西部地区；湖南应是现今湖南省全部及湖北荆山、大洪山以南，鄂州、崇阳以西，巴东、五峰以东等地区；淮南应是现今安徽、江苏的南部和江西、浙江的北部地区；嵩山应是现今河南登封市的嵩山，衡山应是现今湖南衡阳市的衡山。《重广补注神农本草并图经》记载"注云出郓州。考今之所出，赤箭根苗，乃自齐郓而来者为上"。明代《本草品汇精要》亦曰："天麻，邵州、郓州者佳。"《药性粗评》则记载："生山东州郡平泽（今山东菏泽一带），今湖南、淮南（安徽）州郡亦有之。"民国《药物出产辨》记载："四川、云南、陕西、汉中所产者均佳。贵州亦有产，但全无气味，不适用。"《中药材商品规格质量鉴别》记载："以陕西汉中地区的城固、宁强，湖南怀化等地区，湖北的利川等地栽培较多，其中以湖南怀化所产质量较好。"刘大会、龚文玲等对全国天麻主要栽培产区进行了调研情况分析，当前天麻主产区主要为湖北宜昌、恩施、房县、罗田、英山；云南昭通市的彝良、镇雄、大关、永善和丽江市的永胜、古城、宁蒗；贵州大方、德江、施秉，安徽岳西、金寨、霍山；陕西汉中宁强、略阳、勉县；四川广元、南充、荥经；重庆万州、云阳；河南商城、西峡。

野生天麻产地最早的记载为魏晋时期《吴普本草》所述的山东泰山和河南嵩山，现变迁至西南地区，使得道地产区发生了很大变化。现今野生天麻资源逐步衰竭濒危，商品药材基本靠人工种植。随着人工种植技术的不断完善，全国许多地区都引种种植，现在以湖北宜昌和黄冈罗田县等产区的产量最大，其次为安徽岳西和金寨。湖北是当前天麻重要的道地产区之一，"宜昌天麻"已获国家注册商标保护。

原植物 多年生草本，植株高 40～60（80）cm。无根，块茎肉质，椭圆状棱形，灰白色，长 5～10（15）cm，直径 3～5 cm，具较密的节，节上具长约 3 mm 的鳞片状鞘。总状花序顶生，长 5～30 cm；苞片膜质，披针形，长约 1 cm；花淡绿黄色或橙红色，萼片与花瓣合生成壶状，口部偏斜，顶端 5 裂；唇瓣白色，先端 3 裂；合蕊柱长 5～6 mm，子房下位，倒卵形，子房柄扭转，柱头 3 裂。蒴果长圆形或倒卵形，长 1.2～1.8 cm。种子多而极小，成粉末状。花期 6—7 月，果期 7—8 月（图 37-1、图 37-2）。

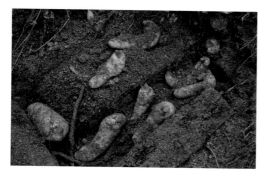

图 37-1 天麻（原植物，发芽前）

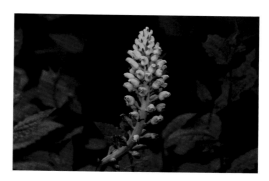

图 37-2 天麻（原植物）

生态环境 天麻喜凉爽、潮湿的环境，一般生长在海拔 800～2 000 m 的山区，适宜温度为 15～30℃，空气相对湿度在 80% 左右，土壤含水量在 40%～60%，pH 值 5.5～6.5 的偏酸性疏松、湿润的砂质壤土中。

适宜区 天麻在湖北省内栽培地主要为大别山区和武陵山区，尤其是宜昌市、恩施州、十堰市、黄冈市最为适宜。

栽培技术

1. 生物学特性

异养植物：天麻无根无叶，为异养植物，其生长发育过程先后与两类真菌产生共生关系。萌发菌侵入种胚促其萌发，形成原球茎；之后蜜环菌代替萌发菌，与天麻形成特殊的共生关系，为其提供营养物质。

生长习性：天麻和蜜环菌生长最适宜温度均为 15～25℃，14℃左右时天麻的块茎开始萌动生长；温度达到 20℃时天麻进入快速生长期，但 30℃以上天麻的生长即受到抑制。土壤以腐殖质丰富、疏松肥沃、土壤 pH 值 5.5～6.5、排水良好的沙壤土为宜。

2. 繁殖技术

天麻的繁殖技术主要包括无性繁殖、有性繁殖和杂交育种。

1）无性繁殖。无性繁殖是直接利用天麻的地下块茎作为种源进行繁殖，但经多代种植后种麻退化和虫害严重。

2）有性繁殖。利用剑麻培育蒴果生产种子，再利用种子培育成麻种（白头麻和米麻）进行繁殖。具体为先引种播种，待开花后进行人工授粉。待长出的蒴果成熟后，将里面的种子均匀铺在已制好的萌发菌菌种叶上，待菌叶上长满白色的气生菌丝后方可播种。事先准备好蜜环菌栽培床，轻取出菌棒，将菌叶撒入菌床，然后用菌棒压住菌叶，覆土 15 cm 左右。然后将潮湿树叶或作物秸秆铺在培养床上，厚度 5 cm 以上。利用有性繁殖生产的白头麻和米麻作种，能够显著提高繁殖系数并保持旺盛的生命。

3）杂交育种。在有性繁殖的基础上通过杂交技术来获得优良品种。将遗传品质异质性大、亲缘关系较远、能优势互补的亲本进行远缘杂交，经多代选择后则可获得理想的稳产高产、优质、抗逆力强的杂交良种。良种标准大小均匀、健壮、外观整齐、个头大、成色好、无创伤。

3. 种植方法

1）高山、丘陵、室内或平地均可种植，野外种植时宜选用半阴半阳的坡地。

2）在天麻种植的时候，将阔叶树木的细枝剁成 3～5 cm 长的枝条，并在菌棒间隙加入枝条或在棒上面再均匀地薄盖一层，增加蜜环菌的分布密度。

3）种麻选用当年的天麻，选择健壮、长势强劲、个头大、成色好、无杂菌侵染、无霉变、外观整齐及无机械损伤的天麻作为种麻。

4）栽培前起垄，垄面长 2～4 m，宽 1 m，沟深 20 cm，畦底平整后铺上一层腐殖土和阔叶树树叶，把剁成短枝条的木材均匀摆在畦底，木材间距离控制在 6～8 cm 为宜。在种植时，把密环菌紧靠放在木材两侧鱼鳞口处，再把天麻种子放在菌枝和木材处，以便使密环菌与天麻种子建立良好的营养共生关系。最后把剩余的白色蜜环菌种分成黄豆颗粒大小，均匀地撒在木材间，并用细沙或腐殖土填平（图 37-3）。

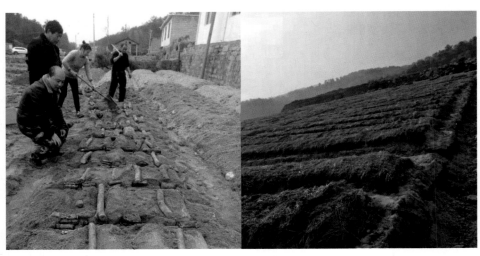

图 37-3　天麻栽培

5）栽植时间：一般在海拔高于 1 000 m 的山区上最佳栽植时间是 10 月下旬～12 月（冬栽）；另外，3—4 月中旬（春栽）也是较好的栽植时间。

6）田间管理：一是加强遮阳降温处理，7 月以后温度超过 28℃时，需要增加空间挡光和树叶覆盖，减少阳光的辐射；二是防冻害，土壤冻前需覆盖稻草和树叶，以防天麻被冻伤；三是加强湿度管理，天麻生长的土壤需要湿润条件。因此，在盛夏要根据土壤情况进行浇水，浇水之后立即覆盖遮阳，浇水一般在中午之前进行。

4. 病虫害防治

1）病害分为真菌病害和蜜环菌病理侵染。针对真菌病害，需选用无污染菌材、优良纯正菌种和严防穴内积水加以防治；为避免蜜环菌对天麻的病理侵染，需要选择排水较好的沙壤土和腐殖土，选择生长强势的种麻，提高其抗逆能力。

2）虫害主要有蝼蛄、蛴螬、蚜虫、蚂蚁等。采用黑光灯诱杀蝼蛄，50％辛硫磷乳油 50～100 g 拌饵料 3～4 kg，撒于种沟中，灭杀蛴螬，50％抗蚜威制成喷雾喷洒天麻孕蕾或花清除蚜虫，清洁卫生和投食毒饵防蚁害。

采收加工

1. 采收

采收时间：无性繁殖冬栽天麻，次年深秋至初冬（即 10—11 月）或第 3 年春季采挖；春栽天麻当年冬季或次年春季采挖。有性繁殖头年 6 月播种，第 2 年 11 月采挖，80％作商品，20％作种麻。因此，对有性繁殖采收时间可根据生产的需要来确定。

采收方法：采收天麻时要认真细致，注意不要损伤麻体（顶芽或块茎）。首先要小心地将表土扒去，取出土上层菌材及填充料，然后轻轻地将天麻取出，这样一层一层地收获。取出的天麻要进行分类，商品麻、种麻、麻米分开盛放。剑麻和大白麻需及时加工，小白麻和米麻做种用。做种用的小白麻和米麻要特别注意妥善贮藏以免造成烂种。最好是采收和栽培同时进行，先备好新菌材和木段（图 37-4）。

2. 加工

天麻如鲜销或交售，只要收获后保持不碰撞、不摔打、无机械伤痕等，然后用软刷将麻体上的泥沙轻轻刷除，装入软衬木箱或塑料箱即可。如加工天麻，则方法较为复杂，一般先用水煮法或笼蒸法进行熟制，然后烘干或晒干。传统生产一般采用笼蒸、炕烘法制干，其操作工艺流程为选级—洗净—蒸煮—烘干。

1）天麻选级。按天麻重量进行 50 g 差度分级，即分别以 50 g 以下、50～99 g、100～150 g、151～200 g、201 g 以上分别置放和处理，并同时剔出病麻、烂麻等不合格品。

根据天麻大小，一级天麻应在 150 g 以上；二级天麻 70～150 g；三级天麻 70 g 以下；四级天麻是残缺虫蛀的。

2）清洗。用清水洗去麻体表面泥沙。

3）蒸煮方法。将洗净的天麻用薄竹片轻轻刮去块茎表面的粗皮，也可用清洁球搓洗，然后分为大（200 g 以上）、中（100～200 g）、小（100 g 以下）三级分别放在清水

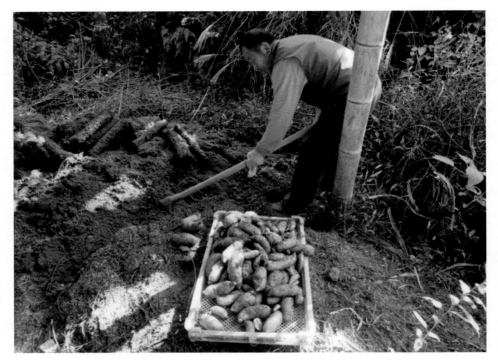

图 37-4　天麻采收

中进行浸泡，并及时采用以下方法进行加工。天麻加工常用的熟制方法有 2 种。

（1）笼蒸法：将洗净的天麻入笼蒸熟。一般做法：大火将水烧开后，先放入个头最大的天麻，大火蒸五六分钟后，再放入第二种较大个头的天麻继续蒸，五六分钟后再放入第三种个头稍小的天麻，再蒸五六分钟，最后放入小天麻，维持大火蒸五六分钟后，一般可全部蒸熟。蒸制过程中应注意：每放入一屉生麻时，须将原笼屉抬起，把新笼屉置于最下层。检查蒸熟度以熟透、无硬心为准。

（2）硫黄熏蒸：煮后的天麻用硫黄熏是为了外形美观，色泽洁白透明，质量好，并可防虫蛀。把出锅的天麻摆放在竹帘上，用塑料布盖严，床下点燃硫黄，熏 5～6 h，然后上炕烘干。或将天麻煮好后放熏房，用硫黄熏 20～30 min。

4）干燥。

（1）炕烘：大火炕烧至炕表温度 50℃，将熟麻单层排列，每 30 min 翻转一次，每 60 min 提高温度 10℃，最高温度 80℃时不再升温，维持该温度至烘干为止。

（2）烘干或晒干：如果天麻量大，最好建一回笼炕，上放竹帘，竹帘上放天麻，开始时温度应保持在 55～65℃，经 30 h 后，温度可达 80℃，不要超过 85℃。一般 60 h 即可烘至全干。也可在 55～65℃温度下，经 48 h，可出炕堆放，用麻袋等物闷盖发汗 8 h，亦可将蒸煮后的天麻直接晒干。然后用木板压扁整形，继续再上炕继续炕干。

除一般加工方法外，天麻可鲜切后进行干燥，具体方法如下：取天麻新鲜块茎，洗净，分级，蒸透，切厚片，干燥。该方法与传统加工方法的优势：工艺过程简单，省时省力，加工的天麻片型大，损耗小。

产销情况

1. 商品生产与流通

近几年，我国天麻人工种植面积约 60 万亩，而湖北省总种植面积达 1.1 万亩，年总产量约 2 000 t，其中宜昌市约 750 t，黄冈市约 180 t，英山县约 180 t，罗田县约 350 t，襄阳市约 100 t，恩施州约 350 t，神农架林区约 100 t。天麻销往全国，并出口至韩国、日本、美国等国。

2. 商品规格

按每千克所含支数分为四个等级。

一等：干货。每千克 26 支以内，无芦茎、空心、杂质、虫蛀、霉变。

二等：干货。每千克 46 支以内。余同一等。

三等：干货。每千克 90 支以内。余同一等。

四等：干货。每千克 90 支以外。凡不合一、二、三等的碎块、空心及未去皮者均属此等。无芦茎、杂质、虫蛀、霉变。

药材性状

本品呈椭圆形或长条形，略扁，皱缩而稍弯曲，长 3～15 cm，宽 1.5～6 cm，厚 0.5～2 cm。表面黄白色至黄棕色，有纵皱纹及由潜伏芽排列而成的横环纹多轮，有时可见棕褐色菌索。顶端有红棕色至深棕色鹦嘴状的芽或残留茎基；另端有圆脐形疤痕。质坚硬，不易折断，断面较平坦，黄白色至淡棕色，角质样。气微，味甘（图 37-5）。

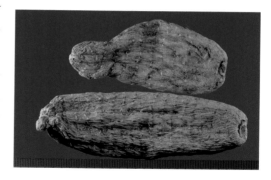

图 37-5 天麻药材

鲜切天麻片为不规则的厚片，外表皮黄白色至黄棕色；切面黄白色至浅棕色，皱缩而稍弯曲，有明显纵向条纹，有时可见点状排成的横环纹，无腐烂黑点；长 3～15 cm，宽 1.5～6 cm，厚 1～2 mm，质坚硬，易折断，角质样，半透明。气微，味甘。

理化鉴别及含量测定

1. 理化鉴别

取本品粉末 1 g，加甲醇 10 ml，超声处理 30 min，滤过，滤液浓缩至干，残渣加甲醇 1 ml 使溶解，作为供试品溶液。另取天麻对照药材 1 g，同法制成对照药材溶液。再取天麻素对照品，加甲醇制成每毫升含 1 mg 溶液，作为对照品溶液。照薄层色谱法（《中国药典》2020 年版四部通则 0502）试验，吸取供试品溶液和对照药材溶液各 10 μl、对照品溶液各 5 μl，分别点于同一硅胶 G 薄层板上，以二氯甲烷-乙酸乙酯-甲醇

-水（2：4：2.5：1）为展开剂，展开，取出，晾干，喷以对羟基苯甲醛溶液（取对羟基苯甲醛0.2 g，溶于乙醇10 ml中，加50％硫酸溶液1 ml，混匀），在120℃加热至斑点显色清晰，置日光下检视。供试品色谱中，在与对照药材色谱和对照品色谱相应的位置上，显相同颜色的斑点。

2. 含量测定

采用高效液相色谱法（《中国药典》2020年版四部通则0512）测定。本品按干燥品计算，含天麻素（$C_{13}H_{18}O_7$）和对羟基苯甲醇（$C_7H_8O_2$）的总量不得少于0.25％。

质量研究

1. 不同产地天麻素含量比较

采用HPLC法测定不同产地天麻中天麻素和天麻苷元含量。结果表明，湖北产天麻中天麻素和天麻苷含量为2.658 5 mg/g和7.022 5 mg/g，同云南、贵州等天麻产区无明显差异。

2. 不同产地天麻高效液相色谱指纹图谱的测定及分析

采用高效液相法对湖北等地22个不同产地天麻药材的指纹图谱进行测定，结果表明，共有20个共有峰，其共有峰一致性较强，不同产地天麻中天麻素含量差异较大。通过天麻聚类分析图可知云南昭通彝良小草坝和湖北宜昌天麻样品与对照品相似度最高。

炮制 洗净，润透或蒸软，切薄片，干燥（图37-6）。

贮藏 置通风干燥处，防蛀。

化学成分 主要含酚类、有机酸类、多糖类及甾体类和其他类（图37-7）。

1. 酚类

天麻中的酚类化合物，含一个苯环的有天麻素香荚兰醇、香荚兰醛、对羟基苯甲醇、对羟基苯甲醛、3，4-二羟基苯甲醛、对羟苄基乙基醚、对羟苄基甲醚、邻苯二甲

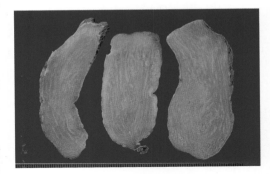

图37-6 天麻饮片

酸二甲酯、苯甲醇、1-furan-2-yl-2-（4-hydroxyphenyl）-ethanone、香荚兰酸、5-（4-hydroxybenzyloxy-methyl）-furan-2-car-baldehyde、gastrodin A、对甲氧基苄基乙醚、对羟基苯甲醇-β-D-吡喃葡萄糖苷。含两个或两个以上苯环的有化合物大麻酚A，巴利森苷，4，4'-二羟基二苯基甲烷，4，4'-二羟基二苄基醚，4-（4'-hydroxybenzyl-oxy）benzyl methyl ether，天麻醚苷，2，2'-亚甲基-二（6-叔丁基4-甲基苯酚），gastrol A，对羟基苄氧基苯甲醇，3，5-二甲氧基苯甲酸4-O-β-D-吡喃葡萄糖苷，4，4'-二羟基二苄基亚砜，4-［4'-（4'-hydroxybenzyloxy）benzyloxy］benzyl methyl ether，天麻羟胺，4'hydroxybenzyl-4-hydroxy-3-（4'-hydroxybenzyl）benzyl ether、硫化二对羟苄。

2. 多糖类

主要有蔗糖、葡聚糖、匀多糖等。

3. 甾体及其苷类

胡萝卜苷（β-daucosterol）、豆甾醇、4-羟苄基-β-谷甾醇（4-hydroxybenzyl-β-sitos-terol）、3β，5α，6β-三羟基豆甾烷（stigmastane-3β，5α，6β-triol）和 β-谷甾醇（β-sti-tostero）。

4. 其他类

包括呋喃醛类、腺苷类、氨基酸及多肽等。

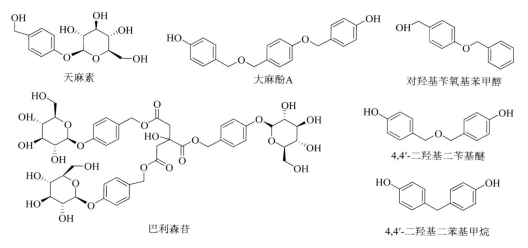

图 37-7　天麻中的代表性化学成分

药理作用

1. 药效学研究

1）镇静催眠作用。天麻具有良好的安神功效，而天麻素具有明显的镇静催眠作用。

2）抗惊厥作用。天麻素具有抗惊厥的药理作用。

3）抗癫痫作用。天麻素可能通过抑制致痫大鼠海马兴奋性氨基酸神经递质受体谷氨酸和激活海马抑制性神经递质受体 γ-氨基丁酸的活性与表达，降低大脑皮质的兴奋性，抑制癫痫的形成及发展。

4）改善记忆功能。天麻具有健脑增智、改善学习记忆的作用，对预防和治疗老年痴呆症具有较好疗效。

5）抗炎作用。天麻苷元是天麻抗炎作用的主要成分。

6）抗肿瘤作用。天麻对胃癌等癌症具有一定的抑制作用，其发挥抗癌作用的主要成分是天麻素和天麻多糖。

7）抗氧化作用。天麻可清除自由基和延缓衰老。天麻素可促进离体脂肪组织释放游离脂肪酸，其作用可能经 β_3-肾上腺素能受体、维拉帕米敏感的 L 型 Ca^{2+} 通道及腺苷酸环化酶介导，增强离体脂肪组织抗氧化能力，使脂肪组织脂质过氧化程度减轻。

8）降血压、降血脂作用。天麻地上部分能明显降低肾性高血压大鼠的收缩压。天麻粉对血清总胆固醇、低密度脂蛋白胆固醇有明显的降低作用。

9）对脑缺血的保护作用。天麻苷元能使大鼠急性脑缺血造成的脑损伤和神经功能障碍明显降低。

10）抗血小板聚集、抗血栓作用。天麻素具有抗血小板聚集和抗血栓作用。

11）其他作用。天麻还可镇痛、抗眩晕、保护心肌细胞和神经细胞、治疗耳聋耳鸣等。

2. 安全性研究

天麻毒性极低。小鼠口服或尾静脉注射天麻素 500 mg/kg，观察 3 d，未见中毒或死亡。小鼠口服天麻苷元剂量为 500 mg/kg，也未见中毒及死亡。天麻苷小鼠灌胃给药 14～60 d，对造血系统、心、肝、肾等器官均无不良影响。乙酰天麻素给受孕 6～15 d 小鼠和大鼠胃内给药 373 mg/kg，对胎盘、胎仔、体重、性别、外观、内脏及骨骼发育均无明显影响。

性味与归经 甘，平。归肝经。

功能与主治 息风止痉、平抑肝阳、祛风通络。用于小儿惊风，癫痫抽搐，破伤风，头痛眩晕，手足不遂，肢体麻木风湿痹痛。

临床应用

1. 临床常用

1）用于肝风内动、惊痫抽搐。天麻主入肝经，功能息风止痉，且味甘质润，药性平和。故可用治各种病因之肝风内动，惊痫抽搐，不论寒热虚实，皆可配伍应用。如治小儿急惊风，常与羚羊角、钩藤、全蝎等息风止痉药同用，如《医宗金鉴》钩藤饮；用治小儿脾虚慢惊，则与人参、白术、白僵蚕等药配伍，如《普济本事方》醒脾丸；用治小儿诸惊，可与全蝎、制南星、白僵蚕同用，如《魏氏家藏方》天麻丸；若用治破伤风痉挛抽搐、角弓反张，可与天南星、白附子、防风等药配伍，如《外科正宗》玉真散。

2）用于眩晕、头痛。天麻既息肝风，又平肝阳，为治眩晕、头痛之要药。不论虚证、实证，随不同配伍皆可应用。用治肝阳上亢之眩晕、头痛，常与钩藤、石决明、牛膝等同用，如《杂病证治新义》天麻钩藤饮；用治风痰上扰之眩晕、头痛，痰多胸闷者，常与半夏、陈皮、茯苓、白术等同用，如《医学心悟》半夏白术天麻汤；若头风攻注，偏正头痛，头晕欲倒者，可配等量川芎为丸，如《普济方》天麻丸。

3）用于肢体麻木、手足不遂、风湿痹痛。天麻又能祛外风、通经络、止痛。用治卒中手足不遂，筋骨疼痛等，可与没药、制乌头、麝香等药配伍，如《圣济总录》天麻丸；用治妇人风痹，手足不遂，可与牛膝、杜仲、附子泡酒服，如《十便良方》天麻酒；若治风湿痹痛，关节屈伸不利者，多与秦艽、羌活、桑枝等祛风湿药同用，如《医学心悟》秦艽天麻汤。

2. 临床进展

1）治疗偏头痛。天麻钩藤饮加减治疗偏头痛，采用天麻钩藤饮加减配合针刺进行治疗，总有效率为92.3%。

2）治疗高血压。常规西药基础上加服天麻钩藤饮加减治疗原发性高血压，其临床疗效优于单纯西药治疗。

3）治疗帕金森病。天麻钩藤饮联合多巴丝肼片治疗帕金森病，UPDRS评分和睡眠质量评分明显高于多巴丝肼片组。

4）治疗脑梗死。天麻注射液治疗急性脑梗死，临床总有效率为88.9%。

5）治疗神经衰弱。天麻注射液联合常规对症方式治疗神经衰弱，能够有效改善临床症状，提高睡眠质量，总有效率为91.11%，明显高于常规治疗（71.11%）。

6）治疗交感神经型颈椎病。颈椎牵引疗法联合半夏白术天麻汤治疗交感神经型颈椎病，总有效率明显优于仅行颈椎疗法。

7）治疗阿尔茨海默病。天麻钩藤饮联合多奈哌齐治疗阿尔茨海默病，明显改善阿尔茨海默病患者的认知功能和自我生活能力，提高临床疗效。

8）治疗贝尔面瘫。天麻牵正汤联合电针治疗贝尔急性面瘫，效果明显优于仅用电针治疗，提高临床疗效。

9）治疗冠心病心绞痛。天麻素联合西药常规治疗冠心病，总有效率为92.5%，显著提高临床疗效。

10）治疗抑郁症。通过基础治疗同时采用天麻注射液穴位注射治疗抑郁症，效果明显优于基础治疗联合针刺治疗。

11）治疗耳鸣。半夏白术天麻汤配合耳穴按压治疗神经性耳鸣，总有效率为87.5%，效果明显。

12）治疗糖尿病。黄芪天麻汤治疗糖尿病，总有效率为85.71%。

用法与用量 3～10 g。

使用注意 若血虚无风火炎症之头痛、口干便闭者不可妄用。

基地建设 湖北省天麻基地以鄂西武陵山区、鄂东大别山区为主。鄂西主要是宜昌市、恩施州（图37-8），主要种植品种为乌红天麻，宜昌市委、市政府把以天麻为特色的中药材产业化纳入了"十五"发展规划，列为六大农业特色产业。宜昌市天麻生产已从过去的粗放性生产发展到基地化、专业化生产。据不完全统计，截至2018年底，宜昌市天麻基地涉及夷陵、五峰、长阳兴山、秭归等种植区内76个多乡（镇）、450多个村，种植面积超过5万亩，产量2 000多t。恩施州天麻基主要分布在建始、巴东，种植面积超过近万亩。鄂东大别山区以英山、罗田为主，主要种植品种以红天麻为主，种植面积超过2万亩。省内其他产区生产规模较小。

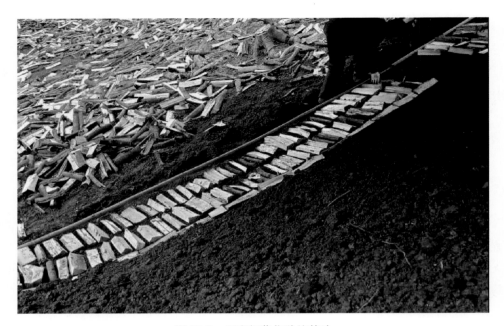

图 37-8 天麻规范化种植基地

（湖北省宜昌市长阳土家族自治县椰坪镇八角庙村）

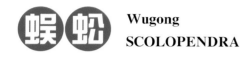

Wugong
SCOLOPENDRA

<u>**商品名**</u> 蜈蚣、金头蜈蚣。

<u>**基原**</u> 本品为蜈蚣科动物少棘巨蜈蚣 *Scolopendra subspinipes mutilans* L. Koch 的干燥体。

<u>**本草考证**</u> 蜈蚣始载于《神农本草经》，列为下品，谓之："味辛，温。主鬼注、蛊毒，啖诸蛇虫鱼毒，杀鬼物老精，温疟，去三虫。"蜈蚣古代称之为"蝍蛆、蒺藜"，《尔雅》谓："蒺藜，蝍蛆也。"后世亦称作"吴公"。《广雅》曰："蝍蛆，吴公也。"《名医别录》载："蜈蚣生大吴（今江苏苏州市吴中区和相城区）川谷及江南，赤头者良。"由此可推测"吴公"可能因为产于"大吴"而得名，后人为表明其虫类属性，将原"吴公"加上"虫"字偏旁为"蜈蚣"，并逐渐为后世所接受。《本草经集注》谓："恶用药及积聚用药均作吴公，证明为古写，虫旁为俗字，后世所加。"《蜀本草》载："（蜈蚣）生山南川谷，及出安（今湖北安陆）、襄（今湖北襄阳）、邓（今河南邓州）、随（今湖北随州）、唐（今河南唐河）等州土石间。"《本草纲目》言："蜈蚣，西南处处有之……南方有极大者，而本草失载。"《本草求真》载"（蜈蚣）赤足黑头者佳，火煨用"。

从上述文献记载可以看出，我国蜈蚣类动物的地理分布区域主要为南方热带、亚热带地区，供药用的蜈蚣种类亦可能并非同一品种来源，这与近年来的蜈蚣资源调查结果一致。根据实地调查，我国蜈蚣种类主要有 14 种，少棘巨蜈蚣主要分布于我国长江中下游沿长江水系区域，该种类分布区域广、产量最大，为我国蜈蚣的优势品种。《中国药典》自 1953 年版起以少棘巨蜈蚣作为蜈蚣药材品种的唯一来源。湖北地理环境独特，东西狭长，长江自西向东穿省而过，南北两侧丘陵、山区夹江呈套状分布，省内山区、平原、湖泊递相交错，低山、丘陵、岗地较多，植被类型多样性丰富，气候温暖湿润，适宜蜈蚣繁衍生息，为蜈蚣生长提供了较好的环境条件，尤其是省北丘陵山区及岗地，为我国蜈蚣的最主要产区。湖北蜈蚣年产量占全国年总产量的 70% 以上，使得蜈蚣成为湖北道地药材品种之一。湖北宜昌、随州等地所产蜈蚣体型壮实，头部暗红色，腿部黄色，品质较优，被称为"金头蜈蚣"。"随州金头蜈蚣"获国家地理标志注册商标保护。

<u>**原动物**</u> 体形扁平而长，全体由头部及躯干部构成 22 个同型环节，长 6～16 cm，

宽 0.5～1.1 cm。头板和躯干第一背板橘红色，最末背板及尾足黄褐色，其余背板深绿色，具光泽；头板近圆形，先端两侧各具复眼 4 个，触角 1 对，17～18 节，基部 6 节光滑，其余各节密具毛绒。头部腹面颚肢 1 对，先端具毒钩；齿板菱形，前端明显分为两部分，各具 5 齿。步足 21 对，黄色或红色，各具 2 附爪；1～20 步足具 1 跗刺；最末步足呈尾状（图 38-1）。

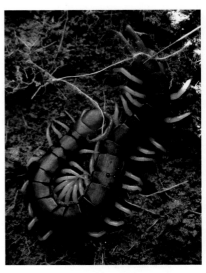

图 38-1　蜈蚣（原动物）

生态环境　蜈蚣主要分布于长江中下游沿长江水系地区海拔高度 600 m 以下的丘陵地带，平原、湖区虽也有分布，但数量较少。多生活在温暖潮湿、富含腐殖质的石缝、草堆、落叶层等环境下，以瓜果、树叶及昆虫、细小动物等为食。适宜生活在气候温暖地区，日平均气温 20℃ 左右，最低温度在 －10℃ 以上；区域内雨量充沛，河流湖泊纵横，湿度大，物种丰富，食物充足。

适宜区　湖北主产区位于宜昌、随州、荆门、襄阳等地。

养殖技术

1. 生物学特性

蜈蚣适宜生长温度为 25～32℃，活动时间为每年 4—10 月，每年秋、冬季气温低于 15℃ 以下，即蛰伏于向阳、避风的沙壤、石下 10～15 cm 深处休眠。在光照长、气温升高、气压大、湿度大、降雨量多的季节，蜈蚣活动频率大，但超过其耐受条件时，如夏天温度超过 32℃ 或下雨天，往往采取躲避措施，减少活动。通常夜间活动多，白天活动少；在晴朗少风的夜晚，一般 20：00—23：00 为活动高峰期。气温高于 25℃ 时活动多，10～15℃ 日活动少，10℃ 以下基本停止活动；天气闷热的夜晚活动多，气温低的夜晚活动少；无风或微风的夜晚活动多，大风的夜晚活动少；雨后的夜晚活动多，雨天的夜晚活动少。

蜈蚣雌雄异体，卵生，并有抱卵、育幼的习性。3 年后性成熟，一般在每年 5—9 月交配，雌体交配 1 次可连续产受精卵 3～5 年。产卵季节在 6 月下旬至 8 月上旬，以 7 月中、上旬为产卵盛期。每年产卵 1 次。每次产卵 30～80 枚，产完卵后，将卵抱在步足之间。抱卵孵化时间长达 35～45 d。随着幼虫生长，一生蜕皮数次。

2. 繁殖技术

1）种蜈蚣的选择。选择 2～3 年体型壮硕、完整无损伤，体色新鲜光泽好，活动正常，体长在 10 cm 以上健康的蜈蚣作为种蜈蚣。

2）交配与繁殖。蜈蚣多于 5—6 月交配，雌蜈蚣交配一次，可终生产出受精卵。6—8 月为产卵期，卵面常富黏液，相互黏聚成卵团，蜈蚣具抱卵习性，将卵团抱于后部足间孵化，并时加舔舐。进入孵化期后，停止进食，约 40 d，小蜈蚣自卵中孵出。

3) 良种选育。挑选体型壮实、活动力强的个体进行分池饲养。及时清除带病蜈蚣或死蜈蚣。

3. 养殖方法

蜈蚣性喜阴暗潮湿、温暖通风环境，应选择在向阳的山南坡地养殖，有利于防洪防涝。蜈蚣胆小怕惊，养殖基地应选择远离人群干扰的安静环境。通常采用箱养、缸养、池养等方法进行饲养。以沙性松软土壤垫底，上以树枝、瓦片等搭棚，保持环境阴凉、通风。蜈蚣善窜、畏水，多于养殖池周围抽沟放水，防止逃窜，并与外界隔离以防惊扰，同时还可增加湿度。基地配备控温、调湿和通风设施，定期监测并记录温湿度。养殖地环境温度保持在 25～30℃，湿度在 70％左右。冬季要做好保暖保湿工作，温度不能低于 0℃。

蜈蚣食性广而杂，喜食各种昆虫，如黄粉虫、蟋蟀、白蚁、蝉、蜘蛛、蝇、蜂以及蚯蚓、蜗牛等，也吃各种畜禽和水产动物的肉、内脏和水果、土豆、胡萝卜、嫩菜等。人工喂养一般可投放黄粉虫等喂食，间杂也投喂一些水果、菜叶等。夏季也可采用灯光诱虫，春、秋季可投以地鳖虫、蚯蚓等。蜈蚣食量较小，一次进食，可以数天不再进食，但因不同个体需分别进食，故仍需每天投喂饲料，未吃完食物应及时清理，防止过期变质导致蜈蚣生病和造成环境污染。蜈蚣有饮水习性，喂养时还应添加饮用水。

蜈蚣养殖时应注意养殖密度，及时把幼体与母体分离，防止因过密相互攻击而导致伤亡或发生食幼现象。其密度一般应控制在 300 条/m² 左右，幼体可适当增加，繁殖期应降低饲养密度。不同大小、年龄蜈蚣宜分开饲养。

蜈蚣养殖过程中应加强日常管理与维护。定期监测与记录环境条件，如温度、湿度。观察蜈蚣进食、运动等生活状态，及时清理带病个体，做好养殖环境清洁卫生，并定期消毒。尤其应做好蜈蚣越冬的保护，防止气温过低导致蜈蚣冻死，可于池上覆盖树叶及草类保温，必要时采取控温措施。

4. 病虫害防治

蜈蚣养殖须做好防鼠防害及防病工作。在饲养过程中，常有老鼠、鸟类及其他动物偷食蜈蚣而致损失，应配备必要的防鼠工具，周边水沟中水应有一定深度，不定期进行巡查，发现天敌，及时清除。蜈蚣患病是蜈蚣养殖过程中面临的最大问题，应做到早预防、早处理，有针对性地进行治疗。

1) 绿霉病。又称作绿僵霉菌病，是蜈蚣养殖过程中的主要疾病。由于气温高、湿度大，环境潮湿，蜈蚣食用霉变食物受到病菌感染而引起。症状为步足出现黑点，久之扩大，步足僵硬，行动呆滞，食欲减退，消瘦死亡。防治方法：清除霉变食物，控制环境温湿度，保持通风；用 0.02％的氯霉素溶液喷雾消毒。

2) 脱壳病。因养殖场所过于潮湿，体内寄生真菌引起脱壳病。表现为初期浮躁不安，来回爬动；后期肌体无力，行动缓慢，终因不食不动死亡。防治方法：以土霉素 0.25 g、干酵母 0.6 g，研成细末，与 400 g 饲料拌匀后喂食。

3）腹胀病。因长期低温阴雨造成消化不良，肚腹鼓胀，行动迟缓。防治方法：适当提高温度，增大活动量，控制食量；以0.2％干酵母溶液让蜈蚣饮用，并以0.02％的磺胺拌料饲喂。

采收加工 春、夏二季捕捉，用热水烫死，以竹片插入头尾，绷直，晒干或低温加热干燥（图38-2）。

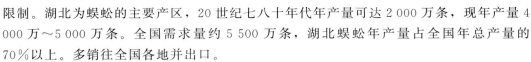

图38-2　晾晒

产销情况

1. 商品生产与流通

蜈蚣多为野生资源，其年产量受到资源限制。湖北为蜈蚣的主要产区，20世纪七八十年代年产量可达2 000万条，现年产量4 000万～5 000万条。全国需求量约5 500万条，湖北蜈蚣年产量占全国年总产量的70％以上。多销往全国各地并出口。

2. 商品规格

蜈蚣商品规格等级一般按长度大小分为3个等级。

一等：干货。体长12 cm以上。无杂质、虫蛀、霉变。

二等：干货。体长10～12 cm。余同一等。

三等：干货。体长10 cm以下，余同一等。

药材性状 本品呈扁平长条形，长9～15 cm，宽0.5～1 cm，多以竹签由头尾穿插支撑。由头部和躯干部组成，全体共22个环节。头部暗红色或红褐色，略有光泽，有头板覆盖，头板近圆形，前端稍突出，两侧贴有颚肢1对，前端两侧有触角1对。躯干部第1背板与头板同色，其余20个背板为棕绿色或墨绿色，具光泽，自第4背板至第20背板上常有两条纵沟线；腹部淡黄色或棕黄色，皱缩；自第二节起，每节两侧有步足1对；步足黄色或红褐色，偶有黄白色，呈弯钩形，最末1对步足尾状，又称尾足，易脱落。质脆，断面有裂隙。气微腥，有特殊刺鼻的臭气，味辛、微咸（图38-3）。

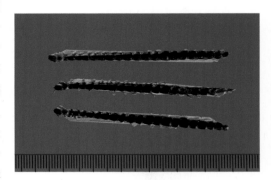

图38-3　蜈蚣药材

湖北金头蜈蚣头部多呈暗红色，腿部黄色。

理化鉴别 取蜈蚣粉末1 g，加甲醇10 ml，超声处理20 min，滤过，滤液蒸干，残渣加水10 ml使溶解，用乙酸乙酯10 ml振摇提取，分取乙酸乙酯液，蒸干，残渣加甲醇1 ml使溶解，即得供试品溶液；另取3,8-二羟基喹啉对照品，加甲醇制成每毫升含1 mg的溶液，作为对照品溶液。照薄层色谱法（《中国药典》2020年版四部通则

0502）试验，吸取上述两种溶液各 5 µl，分别点于同一硅胶 GF$_{254}$薄层板上，以三氯甲烷-甲醇-甲酸（10∶1∶1）为展开剂，展开，取出，晾干，置紫外光灯（254 nm）下检视。供试品色谱中，在与对照品色谱相应的位置上，显相同颜色的斑点。

质量研究

1. 蜈蚣药材 DNA 条形码鉴定研究

提取蜈蚣总 DNA，选择 COI 基因进行 PCR 扩增，测序，并构建系统发育树。经对遗传距离及系统发育关系进行分析，结果显示不同种类样品最大种内遗传距离均小于最小种间遗传距离；基于 COI 序列采用邻接（NJ）法构建的聚类树中，不同种类蜈蚣均单独聚为一枝，可以相互区分。因此基于 COI 条形码序列可以准确鉴定不同种类蜈蚣及药材混伪品。

2. 蜈蚣氮含量测定

采用半微量定氮法测定蜈蚣药材氮含量。结果显示不同种类蜈蚣药材氮含量存在差异，具有种类特性，少棘巨蜈蚣氮含量约为 10%。

3. 高效液相法测定蜈蚣核苷酸类成分含量

采用高效液相色谱法测定蜈蚣药材中胞嘧啶、胞苷、次黄嘌呤、黄嘌呤、尿苷、胸腺嘧啶、2′-脱氧肌苷和胸苷 8 种核苷类成分含量，结果显示样品中核苷类成分总量约为 10%，其中黄嘌呤、次黄嘌呤具有较高含量，不同批次间 8 种核苷类成分含量存在着差异。

炮制

1. 蜈蚣

去竹片或去头、足及竹片（图 38-4）。

2. 焙蜈蚣

取净蜈蚣，洗净，微火焙黄，剪段（图 38-5）。

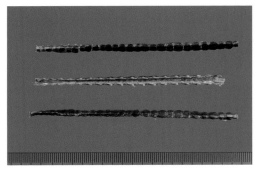

图 38-4　蜈蚣饮片

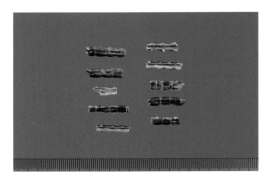

图 38-5　焙蜈蚣饮片

贮藏　置干燥处，防霉，防蛀。

化学成分　主要含有蛋白质、脂肪酸、氨基酸、总脂、微量元素等成分。

1. 蛋白质及多肽类

为蜈蚣的主要成分类别，占总成分的 50%～70%，被认为是蜈蚣的主要活性成分。

2. 氨基酸

主要有组氨酸、精氨酸、鸟氨酸、赖氨酸、甘氨酸、丙氨酸、缬氨酸、亮氨酸、苯丙氨酸、丝氨酸、牛磺酸、谷氨酸等。

3. 总脂

总脂含量达体重 11.24%。其中脂肪酸成分主要有肉豆蔻酸（myristic acid），棕榈酸（palmitic acid），棕榈油酸，十七碳酸（linoleic acid），亚麻酸（linolenic acid），花生酸（arachidic acid），二十碳-烯酸，二十碳二烯酸，二十碳三烯酸，棕榈油酸（palmitoleic acid），正十四碳酸，正十五碳酸，异十五碳酸，14-甲基-十六碳酸等。

4. 其他有机成分

全虫还含有两种类似蜂毒的有毒成分，即组胺样物质及溶血性蛋白质。另外还有胆甾醇、蚁酸等多种成分。

5. 无机元素

主要含有磷、钾、钠、钙、镁、锌、铁等。

药理作用

1. 对心血管系统的作用

蜈蚣水提液可通过降低低切变率全血黏度及血浆纤维蛋白原，改善血液流变学，防止动脉粥样硬化的形成。蜈蚣对纤维蛋白具有溶解作用，有较好的抗凝血及溶栓作用。蜈蚣提取液还能降低局灶性脑缺血再灌注大鼠血浆 vWF 和 TPO 的含量，改善脑缺血再灌注造成的损伤。

2. 抗肿瘤作用

蜈蚣对多种肿瘤具有抑制作用，如对肝癌、肺癌、卵巢癌等具有抗肿瘤活性。其机制主要与抑制肿瘤细胞生长和增殖，诱导肿瘤细胞凋亡，抑制肿瘤血管生成，阻止肿瘤细胞转移有关。

3. 抗炎作用

全蝎蜈蚣配伍对类风湿性关节炎、呼吸道炎症等有一定治疗作用。

4. 镇痛作用

从蜈蚣中提取分离得到一种分子量 13 kD 的蜈蚣多肽单体，具有良好的镇痛作用。从蜈蚣毒素中发现一种具有选择性抑制 NaV1.7 通路的蛋白肽，在热、酸致疼痛模型实验中具有与吗啡等效的镇痛效果，可以作为新型靶向镇痛药用于人类疼痛病的治疗。

5. 中枢抑制作用及抗惊厥作用

蜈蚣水提物给小鼠皮下注射具有明显的中枢抑制作用，其抑制作用随剂量加大而增强，对士的宁所引起的惊厥有明显的对抗作用。蜈蚣醇提取物对超强电休克惊厥模型有一定程度的对抗作用，但对戊四唑惊厥模型作用不明显。

6. 抗病原微生物作用

蜈蚣体内含有的多种多肽类成分，具有抗病原微生物作用。

7. 免疫调节功能

蜈蚣水提取物对腹腔及肺泡巨噬细胞具有激活作用。蜈蚣混悬液能增强小鼠免疫功能。

性味与归经 辛，温；有毒。归肝经。

功能与主治 息风镇痉，攻毒散结，通络止痛。用于肝风内动，抽搐痉挛，小儿惊风，卒中口㖞，半身不遂，破伤风，风湿顽痹，偏正头痛，疮疡，瘰疬，蛇虫咬伤。

临床应用

1. 临床常用

1）用于急慢性惊风，破伤风。蜈蚣能通经活络，平肝息风，肝风平则痉厥自止，故有祛风解痉之效。对急慢性惊风及破伤风呈现痉挛抽搐、角弓反张等症患者，常与全蝎、僵蚕、钩藤等配伍应用。

2）用于风湿痛及毒蛇咬伤。蜈蚣既能止痛，又能解蛇毒，可用于治疗风湿关节痛、蛇虫咬伤等症，单用或与雄黄、白芷、樟脑等配伍，调敷患处。

3）外用治疗疮疡肿毒、瘰疬溃乱等症。蜈蚣有解毒之功效，其与盐浸油，取油搽小儿秃疮；与茶叶末调敷，可治瘰疬溃烂。

2. 临床进展

1）治疗结核病。取蜈蚣去头足，焙干研末，内服，每次用量3～5条，每天2～3次。治疗结核性胸膜炎、结核性肋膜炎、肺结核、散发性结核、肋骨结核、乳腺结核与颈淋巴结结核等。

2）治疗百日咳。取蜈蚣、甘草等分，焙干研末，口服，每天3次，1～2岁每次1.5 g，3～4岁2 g，5～7 d为1个疗程。

3）治疗肿瘤。蜈蚣晒干研末，每天2～3条，分次服。或以蜈蚣100条制成200 ml注射液，每天用2～4 ml，于病灶基底部浸润注射。治疗胃癌、食管癌、肺癌、乳腺癌、皮肤癌、唇腺癌及子宫颈癌等，总有效率为65.12％。

4）治疗颌下淋巴腺炎。取蜈蚣2条，水煎煮，分3次服，每天1剂。3～4 d即可治愈。

5）治疗慢性骨髓炎。取蜈蚣10条，研末，分为7等份，装入胶囊，每天服1份；外用将凡士林纱布条拌药粉填于瘘管内，每天换药1次。

6）治疗烧烫伤。取活蜈蚣若干条，用麻油浸泡半个月，以油浸过蜈蚣面为度。Ⅰ度烧烫伤用蜈蚣油涂抹患处，Ⅱ～Ⅲ度用纱布浸蜈蚣油敷患处，绷带包扎。治疗13例烫伤，4例烧伤，用药1～4次即愈。

7）治疗带状疱疹。蜈蚣3条，焙干研细，加鸡蛋清适量调涂皮损处，每天5～6次；用地榆、紫草、蜈蚣研细粉，凡士林调匀，适量涂抹患处，每天2次；蜈蚣2条（瓦焙）、朱砂3 g，雄黄9 g共研细末，与白酒调和成稀糊状，敷于患处；另用蜈蚣20条、马齿苋60 g、大青叶60 g研成粉末，以麻油调成糊状外用，每天3次。

8）治疗手足顽癣。蜈蚣6条，全蝎6个，马钱子6 g，于500 ml 75％乙醇内浸泡1

周，外搽患处，每天 2～3 次；或用海金沙 50 g、马钱子 10 g、蜈蚣 6 条、全蝎 5 g 烘干研末，放入 250 ml 75% 乙醇浸泡 1 周，药液涂抹患处，3～5 d 患部颜色开始改变，月余愈。

9）治疗慢性阴囊湿疹。蜈蚣 30 条，地龙 20 g，蛇床子 30 g，焙干研成粉末，加香油调成油膏状备用，以此油膏涂抹患处，每天 3 次。

10）治疗鸡眼。蜈蚣 30 条、乌梅 9 g，焙干研末，加菜油适量，浸泡 7～10 d，备用。用 1% 温盐水浸泡患处 15～25 min，待粗皮软化后剪去，外敷本药膏适量，用纱布包扎，每 12 h 换药 1 次；以蜈蚣粉 100 g，冰片 5 g，研匀，先用温水浸泡患处，用小刀修去角化皮块，药粉以胶布封固于鸡眼上，2～3 d 后软化脱落；另以蜈蚣研末，加盐水或醋调外敷，一夜后，去药，可见患处变黑，再经 1 周后鸡眼即脱落。

用法与用量 3～5 g。

使用注意 本品有毒，用量不宜过大；孕妇禁用。

基地建设 蜈蚣多为野生资源，少棘巨蜈蚣为蜈蚣药材的主要来源。随着药用需求的增加及野生资源的日益减少，为促进蜈蚣产业发展，开展蜈蚣基地化养殖是必然趋势。蜈蚣人工养殖起步较晚，近年来部分地区逐渐有尝试，但因技术条件等限制，多未能成功。蜈蚣养殖所面临的主要问题与瓶颈在于如何实现养殖的规模化和管理的规范化，明确育种繁殖、饲养管理等技术要求，提高养殖水平。目前蜈蚣养殖的整体现状为规模小，技术粗放，产量低，仅有少数小规模养殖，但仍无法替代野生资源。湖北宜昌地区有个别养殖户建立有小型基地开展蜈蚣养殖，各基地年产量约 10 万条。

附注 蜈蚣传统加工、包装方式较为简陋，导致药材质量受到多种因素影响，影响了蜈蚣品质提升和产业发展。如何开发和改进蜈蚣加工方法、包装方式，是整个产业面临的新课题，如规范加工方法，使用密封袋或定量包装等，将有利于质量保证和产品升级，促进产业发展。

蜈蚣为节肢动物门唇足纲蜈蚣目蜈蚣科蜈蚣属动物的总称，该类动物广泛分布于世界各地，尤其是热带及亚热带地区。作为古老的生物物种，蜈蚣是节肢动物进化过程中的一个重要分支，因其有限的迁移能力，使不同种类、不同类群生活于相对局限的地理分布区域，因此蜈蚣也成了重要的历史地理学研究材料。我国境内蜈蚣种类主要有 14 种（亚种），有药用记载主要有 7 种，除少棘巨蜈蚣被历版《中国药典》收载外，其他种类被部分地方药材标准收载或文献记载。由于不同种类样品在形态上具有相似性，导致市场上蜈蚣药材常存在混淆现象，应注意鉴别。

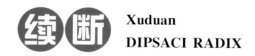

Xuduan
DIPSACI RADIX

商品名 续断、五鹤续断、川续断。

基原 本品为川续断科植物川续断 *Dipsacus asper* Wall. ex Henry 的干燥根。

本草考证 续断始载于《神农本草经》，列为上品。明代以前续断的品种和品质存在众多争议，但自明代开始，川续断开始成为续断药用品种，《滇南本草》曰："续断一名鼓槌草，又名和尚头。"据考证"鼓槌草"及"和尚头"是形容川续断科植物川续断的球形头状花序。《植物名实图考》载："今滇中生一种续断，极似芥菜，亦多刺，与大蓟类似。稍端夏出一苞，黑刺如毵，大如千日红花苞，开花白，宛如葱花，茎劲，经冬不折，土医习用。滇蜀（今云南、四川）密布，疑川中贩者即此种，绘之备考，原图俱别存。"该书首次详细描述了川续断的形态，并绘图备注，根据所绘图可知这正是现今用的川续断。又曰"此药习用，并非珍品，不识前人何以未能的识，川中所产，往与本草乖戾"，由此说明在清代川续断已成为续断的唯一正品来源，并延续至今。《中药材手册》载："续断又名六汗，黑老虎叶根，主产四川涪陵、湖北鹤峰，以四川、湖北产者质量佳。"20世纪80年代后，川续断的主产区被认定是湖北鄂西地区，尤以湖北恩施州的产量大、质量优。分布于湖北、湖南、江西、广西、云南、贵州、四川和西藏等省区，主产于湖北、四川、云南、广东、贵州等地。据考证，续断的主产地在川东、鄂西南及与鹤峰县接壤的湖南石门、桑植等县市。

由以上考证可以看出，续断的主产区古今变化是由云南、四川逐步变迁至当今的湖北，近年来，随着市场需求量的增多，续断野生资源逐渐减少，为满足市场需求，已有部分地区开展续断野生资源的栽培驯化，并建立续断药材规范化种植研究及示范基地，如湖北鹤峰县、重庆武隆区、贵州龙里县及威宁彝族回族苗族自治县等区县，由于湖北五峰土家族自治县和鹤峰县境内的续断产量大、质量优，其所产的续断已占据了市场需求的一大部分，"五鹤续断"的出现进一步表明了湖北产的续断在商贸流通中的品质地位。

原植物 多年生草本，高 50～100 cm，最高可达 2 m。茎直立，具棱和浅槽，密被白色柔毛，棱上有较粗糙的刺毛。叶对生；基生叶有长柄，多为羽状深裂或 3 裂，偶有完整不裂者；茎生叶多为 3～5 羽状分裂，中央裂片最大，椭圆形至椭圆状广卵形，长 8～16 cm，宽 3～8 cm，先端渐尖，基都楔形，两侧裂片较小，基部下侧延成翼状；茎梢的叶较小，3 裂，中央裂片披针形，两侧裂片较小，线形；边缘有粗锯齿，两面密被白色贴伏的柔毛，背面叶脉上常有刺毛。头状花序球形或广椭圆形；总苞片数枚，线形，每花外有一倒卵形苞片，先端突尖呈粗刺状，边缘有绿色针刺毛；副萼密生柔毛；花萼浅盘状，具 4 齿，密被细柔毛；花冠红紫色，4 浅裂，裂片卵圆形；雄蕊 4，着生于花冠管的上部，微伸出或不伸出于花冠外；雌蕊 1，子房下位，花柱细长。瘦果楔状长圆形，长 5～6 mm，具 4 棱，淡褐色，花萼宿存。花期 8—9 月，果期 9—10 月（图 39-1）。

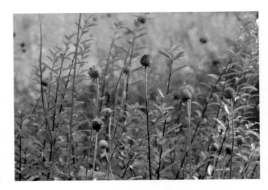

图 39-1　续断（原植物）

生态环境　续断喜较凉爽湿润的气候，耐寒，忌高温。适于土层深厚、肥沃、疏松的土壤。主要生长于山坡、草地、沟边，在干燥地区或质地黏重排水不良的土壤栽培，生长不良，且容易染病死亡。夏季高温达 35℃ 以上时，芭叶萎垂，停止生长，容易遭受旱害，而遇多雨或潮湿环境，地下部分又易发病腐烂。

适宜区　续断在湖北省内最主要的适宜生长区为五峰土家族自治县和鹤峰县，主要以野生为主。

栽培技术

1. 生物学特性

川续断播种后 10～15 d 出苗，当年不开花结果，秋末地上部分枯萎，地下部分越冬。翌年 2 月开始萌芽，抽出茎叶，7 月中旬开花，10—11 月果实成熟。夏季高温季节花序外表虽发育良好，但种子多干瘪，而较晚开花的侧花序，外表虽小，但结出的种子饱满。种子千粒重为 7.8 g 左右。种子萌发适宜温度为 20～25℃，30℃ 高温对萌发有明显的抑制作用。一般每花序含种子 2～4 颗，也有多达 7～8 颗，千粒重 7.5 g 左右。

2. 种植方法

1) 选地与整地。选择坡度≤10°，土层深厚、疏松肥沃、排水良好的沙壤土。秋冬季将土壤深翻 0.3 m 左右，用 70% 代森锰锌粉剂 7.5 kg/hm² 进行土壤消毒。栽种前深耕，每亩施入腐熟农家粪 1 000～2 000 kg，复合肥 50 kg，整平耙细耙碎，整平作畦，畦宽 1.2 m，沟宽 0.3 m，沟深 0.2 m，畦面呈龟背形，四周开好排水沟。

2) 繁殖方法。

(1) 种子繁殖：此种繁殖方式能获得较多种苗，省工省时，符合大面积生产，而且根系发育均匀，品质较好。

采种：9—10 月选择健壮植株上的果实，待呈黄绿色，充实饱满时，采回晾干再抖出种子，种子采收一定要及时，熟后易脱落散失。

播种：播种前将种子用 55℃ 温水浸泡 10 h，捞出摊盒内或放在纱布袋中，置温暖处催芽，每天浇水 1～2 遍，待芽萌动时即可播种。播种时间可分为春播或秋播，地势较高，寒冷较早的地区以春播为宜，在 3 月下旬至 4 月上旬播种，地势较低暖的地区，以秋播为宜，于采种后即行播种，此时气候温暖，雨水充足，土地湿润，种子发芽整齐。幼苗能安全越冬。播种方式可分穴播或条播。穴播按行距 30～40 cm 开穴，株距 17～20 cm，穴深 7～10 cm，每穴播种 10 粒左右。条播以行距 25～30 cm 开沟，沟深 3 cm，宽 7～8 cm，将种子均匀撒入沟内，播种后，先浇农家肥再覆 1～2 cm 薄土。

（2）分株繁殖：在续断采收时，充分利用药用部分剩下的细根和根头，重新栽种，分蘖苗可部分剪去叶片，留下叶柄、心叶，以减少水分蒸发，种苗最好当天采挖当天栽种，栽种密度为行株距 40 cm×（25～30）cm，幼苗成活后能自然露地越冬。

3）田间管理。

（1）间苗补苗：种子直播时，当苗高 7～10 cm 时应进行间苗，每穴栽壮苗 2～3 株；条播的按株距 15 cm 左右定苗。缺苗的地方应补苗。

（2）中耕除草：出苗前后均需保持畦面无杂草，每年除草 3～5 次。第 1 次于苗高 15 cm 左右时，第 2 次于苗高 50 cm 左右时，第 3 次于开花前，以后视田间杂草情况及时拔除。除草宜浅锄，勿伤根及叶片，禁止使用化学药剂。禁止牲畜踩踏，牧区最好围栏管理。

（3）追肥：结合除草进行施肥，第 2 次除草后于晴天施腐熟厩肥、堆肥等农家肥 500～1 000 kg/亩；第 3 次除草后于晴天上午露水干后或下午太阳落山前用 0.2% 硝酸钾溶液叶面喷雾，每 15 d 一次，连喷 4 次。

（4）灌溉排水：天旱适时浇水，雨涝及时排渍。

（5）摘花蕾：除留种用的植株外，抽出的花蕾应及时摘除，以免耗费养分，影响根的生长。

3. 病虫害防治

1）病害。主要为根腐病。高温高湿季节生长期由于土壤板结、渍水等原因可能导致根部腐烂，植株枯萎，甚至死亡。防治方法：选择土壤透气好，凉爽的地区栽种，雨季疏通排水沟，土地进行轮作，如发病重时，可提前采收，以免损失过大。发病初期每亩用立枯净 100 g 兑水 50 kg 喷雾。

2）虫害。

（1）蚜虫：夏秋季危害幼嫩叶、花茎，影响植株生长，开花结籽。防治方法：在有翅蚜往田间迁入期间用黄色黏胶板黏蚜虫。

（2）地下害虫：主要有地老虎、蝼蛄、蛴螬、鼹鼠等地下害虫，咬断幼苗、根茎。可用人工捕捉幼虫，灯光诱捕成虫，毒饵诱杀害虫。

采收加工　秋季采挖。除去根头和须根，用微火烘至半干，堆置"发汗"至内部变绿色时，再烘干。

产销情况

1. 商品生产与流通

续断的主产地位于湖北的西部地区，如巴东、五峰、鹤峰、长阳等地；其次是川东地区，其他地区相对量少，质量较次。其中湖北的五峰和鹤峰的续断产量大而质量优，湖北省野生资源蕴藏量约为 8 000 t，年总采挖量约为 2 500 t，主要销往全国各大药材市场、制药企业、医院并出口。

2. 商品规格

按个头大小等可分为选货和统货两个等级。

选货：干货。长 8 cm 以上，中部直径 1 cm 以上，质软易折，断面皮部墨绿色。无杂质、虫蛀、霉变。

统货：干货。大小不分，质软或硬，断面皮部墨绿色或棕色。余同选货。

药材性状

本品呈圆柱形，略扁，有的微弯曲，长 5～15 cm，直径 0.5～2 cm。表面灰褐色或黄褐色，有纵皱及沟纹。质地较软，久置后容易变硬，易折断且断面不平坦，皮部墨绿色或棕色，外缘褐色或淡褐色，木部黄褐色，导管束呈放射状排列。气微香，味苦、微甜而后涩（图 39-2）。

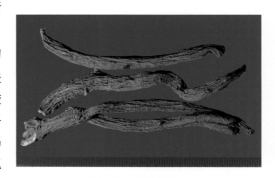

图 39-2　续断药材

理化鉴别及含量测定

1. 理化鉴别

1）取本品粉末 3 g，加浓氨试液 4 ml，拌匀，放置 1 h，加三氯甲烷 30 ml，超声处理 30 min，滤过，滤液用盐酸溶液（4→100）30 ml 分次振摇提取，提取液用浓氨试液调节 pH 值至 10，再用三氯甲烷 20 ml 分次振摇提取，合并三氯甲烷液，浓缩至 0.5 ml，作为供试品溶液。另取续断对照药材 3 g，同法制成对照药材溶液。照薄层色谱法（《中国药典》2020 年版四部通则 0502）试验，吸取上述两种溶液各 5 μl，分别点于同一硅胶 G 薄层板上，以乙醚-丙酮（1∶1）为展开剂，展开，取出，晾干，喷以改良碘化铋钾试液。供试品色谱中，在与对照药材色谱相应的位置上，显相同颜色的斑点。

2）取本品粉末 0.2 g，加甲醇 15 ml，超声处理 30 min，滤过，滤液蒸干，残渣加甲醇 2 ml 使溶解，作为供试品溶液。另取川续断皂苷 Ⅵ 对照品，加甲醇制成每毫升含 1 mg 的溶液，作为对照品溶液。照薄层色谱法（《中国药典》2020 年版四部通则 0502）试验，吸取上述两种溶液各 5 μl，分别点于同一硅胶 G 薄层板上，以正丁醇-醋酸-水（4∶1∶5）的上层溶液为展开剂，展开，取出，晾干，喷以 10％硫酸乙醇溶液，加热斑点显色清晰。供试品色谱中，在与对照品色谱相应的位置上，显相同颜色的斑点。

2. 含量测定

采用高效液相色谱法（《中国药典》2020 年版四部通则 0512）测定。本品按干燥品计算，含川续断皂苷 VI（$C_{47}H_{76}O_{18}$）不得少于 2.0%。

质量研究

1. 不同产地续断中总皂苷成分的含量比较

采用高效液相色谱法测定四川、湖北、贵州、重庆、云南等不同产地续断药材中有效成分总皂苷的含量，结果总皂苷含量在 2.20%～19.91%，其中湖北鹤峰野生续断的总皂苷类有效成分均高于其他地区。

2. 不同产地续断中总生物碱的含量比较

采用紫外-可见分光光度法测定取自四川、湖北、湖南、贵州、重庆、云南、河南、山东、甘肃九省区 23 个不同产地的续断样品中总生物碱含量，结果为 0.010 6%～0.121 2%，不同产地含量有一定的差异。

3. 不同产地续断高效液相色谱指纹图谱的测定

采用高效液相色谱法对湖北、重庆、贵州、湖南等不同产地续断 19 批样品的指纹图谱进行测定，共获得 21 个特征峰，结果表明，其共有峰数一致性较强，且相对保留时间较一致，不同产地续断间的质量差异从指纹图谱看不明显。

4. 不同部位的五鹤续断有效成分积累

五鹤续断的总生物碱主要积累在根部，并随着生长年限的增加而增加，其根中总生物碱的含量积累呈现递增趋势，以三年生的五鹤续断根含量最高，为较优质的药材。多糖和可溶性糖的富含部位也在根部；以生长 3 年的人工种植的五鹤续断根多糖含量最高。蛋白质在不同生长时间和不同部位的含量都无显著性差异；氨基酸的含量在不同部位之间有显著性差异，对于生长年限并无显著性差异。

5. 基于 ITS2 条形码序列鉴定中药材续断及其混伪品

采用 DNA 条形码技术对续断药材及其混伪品进行鉴定，续断药材 ITS2 序列比对后长度为 218 bp；种内 K2P 遗传距离分布于 0～0.009 4，种间 K2P 遗传距离分布于 0.033～0.188 2，NJ 树显示续断药材及混伪品可明显区分，表现较好的单系统性。

炮制

1. 续断片

洗净，润透，切厚片，干燥（图 39-3）。

2. 盐续断

取续断片加盐水拌匀，闷至盐水被吸尽，锅内用文火炒干，取出，放凉。盐炙时，先加适量水溶解食盐后，滤过，备用。每 100 kg 净续断，用食盐 2 kg（图 39-4）。

3. 酒续断

取续断片加黄酒拌匀，闷透，锅内用文火炒至表面微带黑色，取出，放凉。每 100 kg 净续断，用黄酒 10～20 kg。

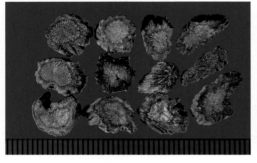
图 39-3　续断片

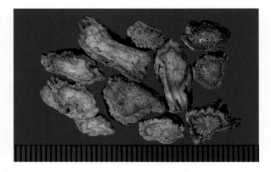
图 39-4　盐续断

贮藏　置干燥处，防蛀。

化学成分　主要含有三萜皂苷类、环烯醚萜类、生物碱类、挥发油类等成分（图 39-5）。

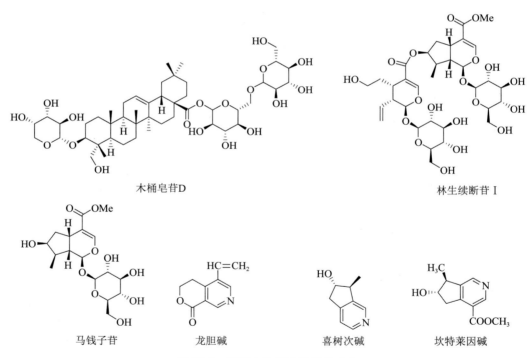

木桶皂苷D

林生续断苷 I

马钱子苷　　　　龙胆碱　　　　喜树次碱　　　坎特莱因碱

图 39-5　续断中的代表性化学成分

1. 三萜皂苷类

木桶皂苷 D 和常春藤皂苷元糖苷等。

2. 环烯醚萜类

马钱子苷、当药苷、茶茱萸苷、双环烯醚萜葡萄糖苷、续断苷和林生续断苷 I 等。

3. 生物碱类

龙胆碱、喜树次碱和坎特莱因碱等。

4. 挥发油类

已鉴定出 40 余种化合物，其中含量较高的有莳萝艾菊酮、2，2，4-三甲基-3-环己烯甲醇、3-乙基-5-甲基苯酚、苯酚、2，4，6-三叔丁基苯酚、4-甲基-1-异丙基-3-环己烯-1-醇等。

5. 其他化合物

还含有蔗糖、β-谷甾醇、胡萝卜苷，以及 Ca、Fe、Mg、Zn、Cu 等微量元素，且微量元素钛的含量较多。

药理作用

1. 药效学研究

1）对子宫的作用。川续断浸膏、总生物碱及挥发油对未孕或妊娠小鼠子宫皆有显著的抑制收缩作用。浸膏与挥发油能显著抑制妊娠小鼠离体子宫的自发收缩频率，川续断生物碱能显著抑制妊娠大鼠在体子宫平滑肌自发收缩活动，降低其收缩幅度和张力，对抗 0.25 U/kg 催产素诱发的妊娠大鼠在体子宫平滑肌收缩幅度和张力的增加，并具有对抗大鼠摘除卵巢后导致的流产作用。用续断水煎剂对家兔离体子宫平滑肌有较强兴奋作用，表现为频率增加，张力提高，多呈强直收缩状态。从川续断中提取的化学成分 DA303 能显著抑制未孕和妊娠大鼠离体子宫的自发收缩活性，对抗 2.5 U/L Oxy 引起妊娠大鼠离体子宫平滑肌的时相性收缩。

2）对神经系统的作用。川续断皂苷具有神经保护作用，对抗 β-淀粉样蛋白神经毒作用，提高细胞生存率，减少由 β-淀粉样蛋白诱导的神经细胞凋亡。

3）对免疫系统的影响。川续断的水煎液能提高小鼠耐缺氧能力，延长小鼠负重游泳持续时间，促进小鼠巨噬细胞的吞噬功能。川续断中多糖组分具有抗补体活性和刺激淋巴细胞的致有丝分裂，其中的蛋白质组分具有抑制巨噬细胞的吞噬作用。

4）抗骨质疏松及促骨损伤愈合。续断水煎液及其总皂苷提取物均有明显的促进骨损伤愈合的作用。

5）抗菌作用。川续断挥发油对金黄色葡萄球菌有较强的抑菌能力，对双球菌也有抑制作用。此外，川续断挥发油还能杀灭阴道毛滴虫。

6）抗炎作用。续断 70％乙醇提取物灌服能显著抑制大鼠蛋清性脚肿胀、二甲苯所致的小鼠耳部炎症，醋酸所致的小鼠腹腔毛细血管通透性亢进及纸片所致的肉芽组织增生。

7）抗氧化作用。川续断能明显降低 MDA 的含量，也可显著降低小鼠肝脏 LPO 含量，增强血清 SOD 及 GSH-R 活力，具较强的抗氧化作用。

8）保肝降脂作用。川续断皂苷Ⅵ可能通过抗氧化机制，对 CCl_4 诱导的小鼠急性肝损伤产生保护作用。川续断皂苷Ⅵ还可以预防或治疗急慢性肝损伤及肝纤维化。

9）抗肿瘤作用。川续断皂苷Ⅵ可促进肿瘤细胞凋亡，发挥抗肿瘤作用。

2. 安全性研究

据报道，临床上服用续断后，极少数患者出现皮肤过敏反应。

性味与归经 苦、辛，微温。归肝、肾经。

功能与主治 补肝肾，强筋骨，续折伤，止崩漏。用于肝肾不足，腰膝酸软，风湿痹痛，跌扑损伤，筋伤骨折，崩漏，胎漏。酒续断多用于风湿痹痛，跌扑损伤，筋伤骨折。盐续断多用于腰膝酸软。

临床应用

1. 临床常用

1）用于肝肾不足，腰膝疼痛，脚软乏力等症。续断能补肝肾，强筋骨，故临床上常与杜仲同用，治疗肝肾不足，腰膝疼痛，脚软乏力等症。

2）用于筋骨折伤等症。续断能通利血脉，有接骨疗伤的功效，为伤科要药，常配伍自然铜、地鳖虫等应用。

3）用于妇女经水过多，妊娠胎动漏血等症。续断能补肝肾而治崩漏，常与杜仲、阿胶、当归、地黄、艾叶炭等配伍应用。

2. 临床进展

1）治疗骨折。外用中药膏剂黑玉续断接骨膏，用于骨折患者的治疗，能够去瘀生新，加快骨折愈合，疗效显著。复方续断接骨丸治疗四肢骨干骨折患者，能促进骨折愈合，缩短疗程，具有明显的消肿止痛功能，且无毒副作用。此外，新伤续断汤加减结合髁支持钢板治疗股骨远端复杂骨折取得良好的效果，且术后骨折愈合较快。

2）治疗腰椎骨质增生。以续断、杜仲等为主入药，治疗腰椎骨质增生患者，总有效率达93.5%。

3）治疗青春期月经病。以党参、五味子、川续断等为主药的十味调经丸治疗青春期月经病患者，总有效率为89.8%。

4）治疗流产。寿胎丸加减联合西医方法治疗先兆性流产，治愈率为85.0%。寿胎丸加减配合西药保胎治疗先兆性流产患者，总有效率为90.9%。采用续断、桑寄生、菟丝子等中药材用于习惯性流产患者的孕前及孕早期中药治疗，治愈率为93%。

5）治疗慢性盆腔炎。在西药抗生素治疗的基础上联合中药消癥散热敷治疗习惯盆腔炎，疗效确切，副作用小。

6）治疗其他疾病。加味寿胎丸在治疗乙肝免疫耐受患者，配合治疗慢性移植肾肾病患者，治疗糖尿病微量白蛋白尿患者，治疗孕妇腰椎间盘突出症等取得良好疗效。

用法与用量 9～15 g。

基地建设 2001年在五鹤续断的原产地恩施自治州鹤峰县走马镇万寺坪建立了湖北省五鹤续断药材GAP研究及示范基地（图39-6）。基地采用"公司＋基地＋农户"的运作方式，建立五鹤续断GAP种植基地6 000亩，产品行销国内外。

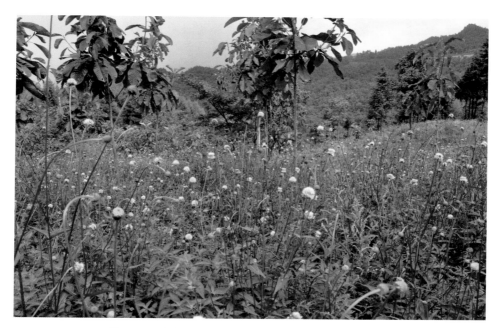

图 39-6　续断规范化种植基地（湖北省恩施州鹤峰县）

附注　同属植物续断 *Dipsacus japonicus* Miq 与药材续断同名异物，其根呈木质化，不能作续断药用。

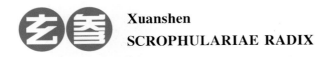

Xuanshen
SCROPHULARIAE RADIX

商品名 玄参、元参。

基原 本品为玄参科植物玄参 *Scrophularia ningpoensis* Hemsl. 的干燥根。

本草考证 玄参始载于《神农本草经》，列为中品，名为"元参"，因玄与元音极近之故。该书记述："元参，味苦微寒。主腹中寒热积聚，女子产乳余疾。补肾气，令人目明。"据《中国植物志》描述"为我国特产，是一分布较广，变异较大的种类，产河北（南部）、河南、山西、陕西（南部）、湖北、安徽、江苏、浙江、福建、江西、湖南、广东、贵州、四川，生于海拔 1 700 m 以下的竹林、溪旁、丛林及高草丛中，并有栽培"。《中药大辞典》（1977 年）中提及"玄参主产浙江、四川、湖北，贵州、湖南、江西等地亦产"。据 1937 年《武汉中药炮制》记载："湖北玄参主产于恩施，品质优良。"《湖北中药手册》载："玄参产地以建始、竹溪为主，主要是人工栽培，其他县也试种。"1963 年恩施地区《中药商志》记载："玄参主产于巴东绿葱坡和建始龙坪。"《湖北植物志》上也指出玄参在湖北建始、巴东有分布。据《恩施州中药商业志》记载："1964 年建始、巴东已有大面积玄参种植，1970 年面积为 1 300 多亩，产量 4 000 多担。"表明湖北玄参到 20 世纪 60 年代已经大面积种植，湖北恩施地区是我国玄参药材除浙江、四川外的第三大主产区。

原植物 高大草本，可达 1 m 余。支根数条，纺锤形或胡萝卜状膨大，粗可达 3 cm 以上。茎四棱形，有浅槽，无翅或有极狭的翅，无毛或多少有白色卷毛，常分枝。叶在茎下部多对生而具柄，上部的有时互生而柄极短，柄长者达 4.5 cm，叶片多变化，多为卵形，有时上部的为卵状披针形至披针形，基部楔形、圆形或近心形，边缘具细锯齿，稀为不规则的细重锯齿，大者长达 30 cm，宽达 19 cm，上部最狭者长约 8 cm，宽仅 1 cm。花序为疏散的大圆锥花序，由顶生和腋生的聚伞圆锥花序合成，长可达 50 cm，但在较小的植株中，仅有顶生聚伞圆锥花序，长不及 10 cm，聚伞花序常 2～4 回复出，花梗长 3～30 mm，有腺毛；花褐紫色，花萼长 2～3 mm，裂片圆形，边缘稍膜质；花冠长 8～9 mm，花冠筒多少球形，上唇长于下唇约 2.5 mm，裂片圆形，相邻边缘相互重叠，下唇裂片多少卵形，中裂片稍短；雄蕊稍短于下唇，花丝肥厚，退化雄蕊大而近于圆形；花柱长约 3 mm，稍长于子房。蒴果卵圆形，连同短喙长 8～

9 mm。花期6－10月，果期9－11月（图40-1、图40-2）。

恩施州种植的玄参品种主要是米玄参，这是恩施州人工栽培中选择驯化的改良种。株高60～150 cm，主茎30～40节，叶绿黄。块根长10～25 cm，直径3～5 cm。单株块根3～5个。单株子芽5～10个，块根纺锤近似长筒形。

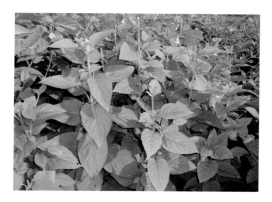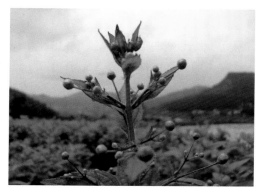

图40-1　玄参（原植物）　　　　　　　　　图40-2　玄参（果期）

生态环境　玄参喜温暖湿润的气候环境，稍耐寒。一般生长在600～1 700 m低海拔的竹林、溪旁、丛林及高草丛中。土壤以土层深厚、疏松肥沃、排水良好的沙质壤土为宜。

适宜区　玄参在湖北省内的适宜种植区主要为鄂西，包括恩施州、宜昌市、十堰市及神农架林区。恩施州建始县、巴东县种植规模较大。

栽培技术

1. 生物学特性

玄参地上部分生长期为3－11月，3月中下旬平均气温为12～13℃。6℃时开始出苗，而后植株生长速度随着气温升高而逐渐加快，当月平均气温达到20～27℃时茎叶生长发育较快，在地上部分生长发育高峰之后，根部生长逐步加快。8－9月气温21～26℃时尾根部生长发育最适时期，根部明显增粗增重。在这一时期内如水分供应充分，根部生长更快，产量亦高；10月后气温逐渐下降，植株生长速度缓慢，直至11月地上枯萎。

2. 种植方法

玄参可用根芽繁殖、分株繁殖和种子繁殖，生产上以根芽繁殖为主。

1）选种与种栽贮藏。11月收获玄参时，选生长粗壮、无病虫害的植株老蔸上未出土、色白的新生芽作繁殖材料。从中选径粗2 cm左右，长3～4 cm的新生根芽，用刀削下，随挖随栽。若翌年春栽，应将老蔸入窖贮藏。在地势高燥的向阳处，挖一深50 cm左右，宽60～90 cm的窖，长度视根芽多少而定。窖底整平，铺10 cm厚的清洁河沙，然后将老蔸根芽分层贮入窖内，一层根芽一层湿沙，埋严芽头，覆土盖草，防止冻害。以后随着气温的下降，加厚土层保温保湿。在积层时可在中央插一束麦秆以利通气，防止发热而造成种源腐烂。每窖贮藏不宜超过 150 kg。窖的四周理好排水沟，窖顶作成龟背形，严防积水腐烂。贮藏期间经常检查，发现霉烂、发芽、长根或窖内发热等现象，要及时翻窖，剔除青色、红紫色、芽鳞开裂或变质的根芽，重新换清洁河沙窖藏。

2）选地。宜选择土层深厚，疏松肥沃，排水良好，含腐殖质丰富的沙质壤土。土壤过于黏重、易积水的地块，植株生长差，根部容易引起腐烂，故不宜种植。同时应避免与上一年种过白术等药材地轮作，以减少病虫害的发生。

3）栽种。12 月至翌年 2 月下旬均可栽种，取出老蔸，削下白色的根芽立即栽种。在整好的畦面上，按行距 50～60 cm、株距 25～30 cm 挖穴。穴深 10 cm 左右，呈"品"字形错开排列。将芽头向上，每穴放种栽 1 个，覆土厚 3～5 cm，浇水湿润，推平畦面，盖草保温保湿。每平方千米约需用种 7.5 kg。

4）田间管理。

（1）中耕除草：根芽栽后 1 个月左右出苗。出苗后及时揭去盖草并进行中耕除草和追肥。

（2）追肥：生长期一般进行 3 次。第 1 次在 4 月上旬齐苗后进行，宜浅松表土，除净杂草，随即每平方千米施入腐熟厩肥或堆肥 150 kg 或三元复合肥 3 kg；第 2 次在 5 月中旬苗高 20～30 cm 时进行，中耕稍深，除净杂草，每平方千米施入腐熟厩肥或堆肥 300 kg 或三元复合肥 6 kg，促进幼苗生长健壮。第 3 次于 7 月上、中旬进行，结合中耕除草，每平方千米施用腐熟厩肥或堆肥 150 kg 或三元复合肥 3 kg 于株旁开环状沟施入，施后覆土盖肥并浇水湿润，促进地下块根膨大。

（3）培土：培土是玄参管理工作中一项重要措施。可保护子芽，使白色子芽增多，牙瓣紧闭，同时减少开花芽、青芽、红芽，以提高子芽质量，并有固定植株，保湿保旱和保肥作用，培土工作一般在 6 月中旬后进行，提畦沟土于畦面，覆盖于株旁即可。

（4）清棵打顶：清棵在苗期 6 月中下旬进行，将基部长出的纤细腋芽全部剔除。打顶在 8 月中下旬主茎花蕾期进行，用大剪刀剪掉主茎无叶花薹。控制上部生殖发育消耗养分，促进块根膨大。

3. 病虫害防治

1）病害。

（1）白绢病：与禾谷类作物实行 5 年以上的轮作，水旱轮作防病效果更好。同时在选地时，不与白术、地黄、乌头等药材和豆科、茄科等易发生白绢病的作物轮作；在翻地时每平方千米施入 50% 退菌特可湿性粉剂 0.225～0.375 kg，拌入草木灰 4.5～5.25 kg，撒于畦面，翻入土中进行土壤消毒；发现病株及时拔除，集中烧毁或深埋，在病穴内和周围撒石灰粉消毒，以防蔓延；选用无病种根，再用 50% 托布津 1 000 倍液浸泡 5～10 min，晾干药液后栽种；发病初期，用 50% 退菌特 500 倍液加 5% 的石灰和 0.2% 的尿素淋灌植株根部。

（2）斑枯病：采收时清除残株病叶，集中烧毁或深埋，消灭越冬病原菌；发病初期用1∶1∶100波尔多液或65％代森锌400～500倍液喷雾，每隔7～10 d 1次，连续2～3次。

2）虫害。玄参主要害虫有蚜虫、红蜘蛛、地老虎、蜗牛等。

农业防治：秋季铲除田间杂草等寄主植物，破坏其越冬场所。深翻冬凝土地。人工捕捉或毒饵诱杀（地老虎）。发现蚜虫、红蜘即喷1∶15烟草灰水防治。

药剂防治：结合冬季除草，喷洒小剂量防污染保环境的杀虫药剂，以降低越冬虫量。用绿僵菌或白僵菌全田傍晚喷雾。

采收加工 于当年10—11月地上茎叶枯萎时即可采挖。先割去茎秆，然后将地下部分挖起，把带有子芽的根状茎择出，掰下块根，去掉芦头。晴天将除尽茎秆、芦头及泥沙的玄参在晒场内白天晾晒，夜间堆积至半干（手捏无柔软感）堆积2～3 d（发汗）上面覆盖秸秆，使块根内部变黑后再晒干。遇雨天将除尽茎秆、泥沙的块根在准备好的炕房内发火烘炕，每层堆积厚度不超过20 cm，炕房内温度控制在50℃以内，每天翻动两次，炕至半干后（手捏无柔软感）停火，堆积4～5 d（发汗）后再发火炕至全干。

产销情况

1. 商品生产与流通

目前种植规模已发展到3万亩以上。2003年以来产量保持在4 000 t以上，年产值达1 800万元，使农民增收2 700元以上。玄参药材主要供应南京金陵药业、中国药材集团、安徽亳州等大型企业及药材交易市场，基本上占领了国内主流市场。

2. 商品规格

一般根据个头分为3个等级。

一等：干货。每千克在36支以内，支头均匀。无芦头、空泡、杂质、虫蛀、霉变。

二等：干货。每千克在72支以内。余同一等。

三等：干货。每千克在72支以外，个头最小在5 g以上。间有破块。余同一等。

药材性状 本品呈类圆柱形，中间略粗或上粗下细，有的微弯曲，长6～20 cm，直径1～3 cm。表面灰黄色或灰褐色，有不规则的纵沟、横长皮孔样突起和稀疏的横裂纹和须根痕。质坚实，不易折断，断面黑色，微有光泽。气特异似焦糖，味甘、微苦（图40-3）。

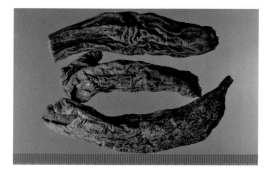

图40-3 玄参药材

理化鉴别及含量测定

1. 理化鉴别

取本品粉末2 g，加甲醇25 ml，浸泡1 h，超声处理30 min，滤过，滤液蒸干，残渣加水25 ml使溶解，用水饱和的正丁醇振摇提取2次，每次30 ml，合并正丁醇液，蒸干，残渣加甲醇 5 ml 使溶解，作为供试品溶液。另取玄参对照药材 2 g，同法制成对照药材溶液。再取哈巴俄苷对照品，加甲醇制成每毫升含 1 mg 的溶液，作为对照品溶液。照薄层色谱法（《中国药典》2020 年版四部通则 0502）试验，吸取上述三种溶液各 4 μl，分别点于同一硅胶 G 薄层板上，以三氯甲烷-甲醇-水（12：4：1）的下层溶液为展开剂，置用展开剂预饱和 15 min 的展开缸内，展开，取出，晾干，喷以 5％香草醛硫酸溶液，热风吹至斑点显色清晰。供试品色谱中，在与对照药材色谱和对照品色谱相应的位置上，显相同颜色的斑点。

2. 含量测定

采用高效液相色谱法（《中国药典》2020 年版四部通则 0512）测定。本品按干燥品计算，含哈巴苷（$C_{15}H_{24}O_{10}$）和哈巴俄苷（$C_{24}H_{30}O_{11}$）的总量不得少于 0.45％。

质量研究

1. 配方施肥对玄参产量和品质的影响

采用高效液相色谱法同时测定了不同施肥配方的玄参药材中梓醇、桃叶珊瑚苷、哈巴苷、栀子苷、安格洛苷 C、哈巴俄苷、肉桂酸 7 种有效成分的含量。玄参中上述 7 种有效成分均具有较高含量，可作为玄参质量评价指标。田间实验表明，9 种配方肥的每平方千米产量均高于复合肥处理，显著高于空白处理，9 种配方肥均可以在生产中推广使用。本研究采用药效成分产量的方法对不同施肥处理对玄参药材质量的影响进行统一评估，配方肥 4 为最优配方。玄参大田种植时施用肥料以 N 27 g/m², P_2O_5 27 g/m²，K_2O 15 g/m² 为宜。

2. 种植模式对玄参产量和品质的影响

以贵州省玄参种植规模最大的道真仡佬族苗族自治县为研究区域，采用田间调查、观测采样与室内分析相结合的方法，比较不同种植方式下玄参的产量和品质的差异性。结果表明，研究区域玄参的主要种植方式有净作、连作（6 年）、轮作（白萝卜）、轮作（玉米）、套作（甘薯）、套作（马铃薯、大白菜）、套作（马铃薯、小白菜）、套作（玉米）8 种，其中玄参-套作方式能够显著提高玄参产量和品质，是值得生产实践推广的最佳种植方式。

炮制 除去残留根茎和杂质，洗净，润透，切薄片，干燥；或微泡，蒸透，稍晾，切薄片，干燥（图 40-4）。

贮藏 置干燥处，防霉，防蛀。

化学成分 主要有环烯醚萜类、苯丙素苷类等成分（图 40-5）。

1. 环烯醚萜类

哈帕苷、哈巴俄苷、8-哈巴俄苷、桃叶珊瑚苷等。

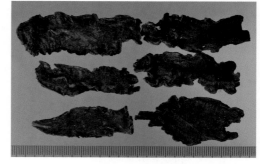

图 40-4 玄参片

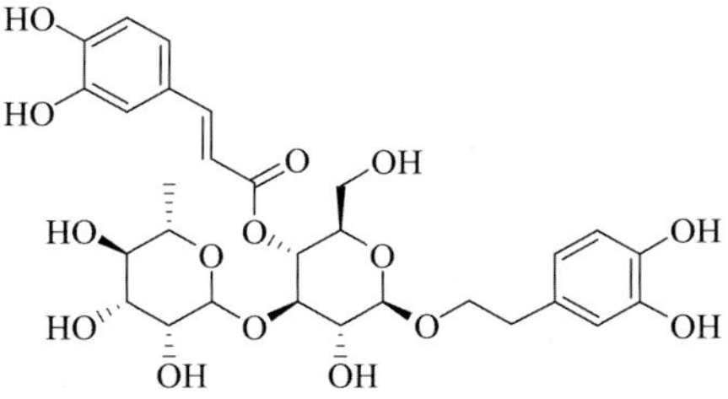

毛蕊花糖苷

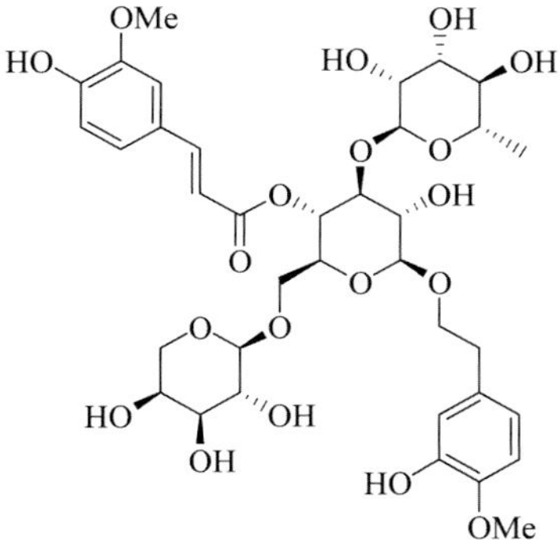

安格洛苷C

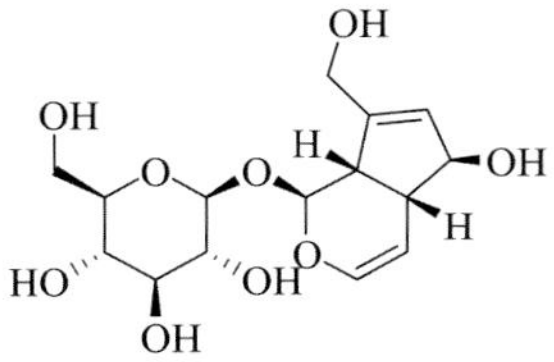

桃叶珊瑚苷

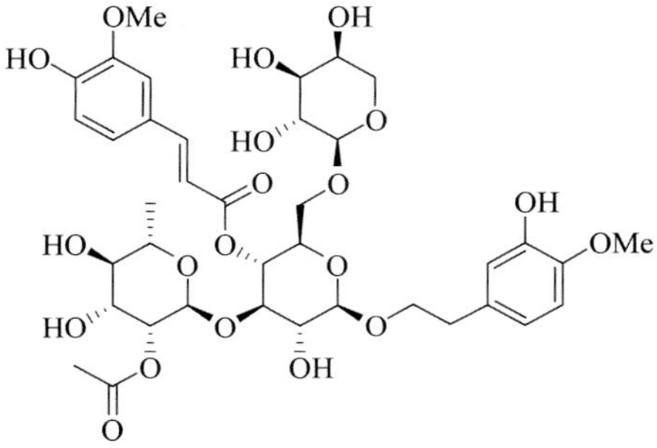

acetylangoroside C

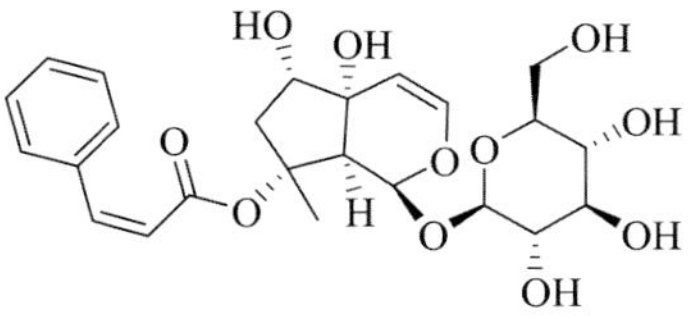

哈巴俄苷

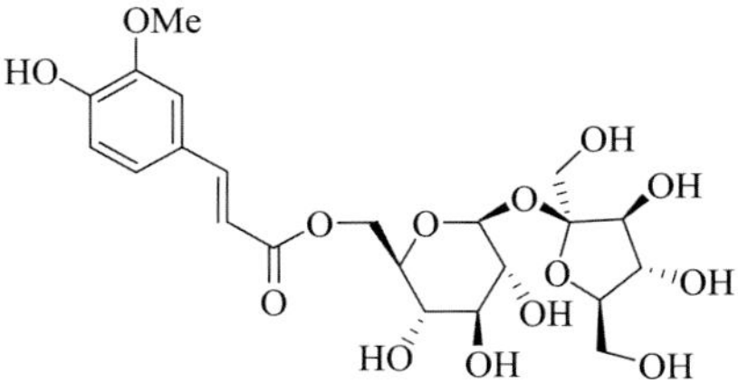

sibirioside B

图 40-5　玄参中的代表性化学成分

2. 苯丙素苷类

毛蕊花糖苷、安格洛苷 C、sibirioside B、acetylangoroside C、3-*O*-乙酰基-2-*O*-对羟基肉桂酰基-α-L-鼠李糖等。

3. 其他

挥发油、氨基酸、油酸、亚麻酸、多酚类、生物碱、糖类、黄酮类、有机酸等。

药理作用

1. 药效学研究

1）降血压作用。玄参流浸膏、醇提液和煎剂都有降低血压的作用。水浸出液、乙醇浸出液及煎剂，对麻醉犬、猫、兔有显著的降压作用。

2）扩张冠状动脉作用。玄参对垂体后叶素所致家兔实验性心肌缺血有保护作用，乙醇提取物能明显增加离体家兔心冠脉流量，增加小鼠心肌铷摄取量。

3）抗血小板聚集的作用。苯丙素类成分有较强的抗血小板聚集作用。

4）改善高尿酸血症。玄参根中分离提取苯丙素类成分，采用次黄嘌呤造成小鼠高尿酸血症，观察苯丙素类成分对小鼠高尿酸血症的影响。苯丙素能显著降低高尿酸血症小鼠体内的尿酸水平，体外实验显示其对黄嘌呤氧化酶有明显的抑制作用，IC_{50} 为 12.25 μg/ml，苯丙素在小鼠高尿酸血症中的降尿酸作用可能与其抑制黄嘌呤氧化酶作用有关。

5）抗疲劳作用。玄参多糖具有降低运动后小鼠血乳酸含量的作用和增加小鼠肝糖原的作用、降低运动后小鼠血清尿氮素含量的作用、延长小鼠游泳时间。

6）抗氧化作用。超声波法提取玄参中多酚类化合物，40％乙醇提取物的总多酚含量最高，而 20％乙醇提取物具有最好的清除 DPPH 自由基的能力。证明玄参中多酚类化合物具有较好的体外抗氧化活性。

2. 安全性研究

玄参中分离出的总黄酮苷元毒性低，小鼠口服急性毒性 LD_{50} 为 555 mg/kg，腹腔注射为 323 mg/kg，玄参所含皂苷有溶血与局部刺激作用。玄参叶 LD_{50} 的 95％可信限为 15.99～19.81 g/kg，显示玄参叶对小鼠的致死量比市售玄参低。两者蓄积性试验结果表明二者均无明显蓄积作用。

性味与归经 甘、苦、咸，微寒。归肺、胃、肾经。

功能与主治 清热凉血，滋阴降火，解毒散结。用于热入营血，温毒发斑，热病伤阴，舌绛烦渴，津伤便秘，骨蒸劳嗽，目赤，咽痛，白喉，瘰疬，痈肿疮毒。

临床应用

1. 临床常用

1）用于温热病营血分证。玄参咸寒，入血分，清热凉血。主要用于温热病热入营分，身热夜甚，心烦不寐，斑疹隐隐，舌绛脉数，可与生地黄、丹参、连翘等同用，如《温病条辨》清营汤。若治温热病气血两燔，发斑发疹者，可配水牛角、石膏、知母等同用，如《温病条辨》化斑汤。

2）用于骨蒸劳嗽，津伤便秘。玄参甘寒质润，苦寒清泄。治肺肾阴虚，劳嗽骨蒸，可配百合、生地黄、贝母等同用，如《慎斋遗书》百合固金汤。治肠燥津亏，水不足以行舟，而结粪不下者，每与生地黄、麦冬同用，如《温病条辨》增液汤。

3）用于咽喉肿痛，瘰疬痰核，疮痈肿毒。玄参清热解毒，滋阴降火，治咽喉肿痛，无论热毒壅盛，还是虚火上炎所致者皆宜。若热毒壅盛之咽喉肿痛，可与黄芩、栀子、桔梗等同用，如《外科正宗》玄参解毒汤。玄参苦寒泻火解毒，兼能咸寒软坚散结。若痰火郁结之瘰疬痰核，常配浙贝母、牡蛎同用，如《医学心悟》消瘰丸。若热毒脱疽，症见患肢暗红微热灼痛，疼痛剧烈者，可配银花、当归、甘草等同用，如《验方新编》四妙勇安汤。

2. 临床进展

1）治疗 2 型糖尿病。以益气养阴清热方，用玄参、金银花各 60 g，当归 30 g，丹参 20 g，甘草 15 g，赤芍 15 g，煎汤服用，联合盐酸二甲双胍肠溶片，治疗 2 型糖尿病阴虚燥热型 108 例，总有效率为 94.44％。

2）治疗充血性心力衰竭。玄参配方颗粒联合福辛普利治疗充血性心力衰竭 30 例，总有效率均为 90％。与治疗前比较，血清 B 型脑钠肽、左室舒张末期内径和左室收缩末期内径均显著降低，左室射血分数显著增加，差异均具有统计学意义（$P < 0.01$）。

3）治疗肛门坠胀。55 例肛门坠胀患者予玄参汤煎汤口服合并连栀矾溶液保留灌肠进行综合治疗，观察临床疗效。玄参汤煎汤口服合并连栀矾溶液保留灌肠治疗肛门坠胀疗效显著。

用法与用量 9～15 g。

使用注意 不宜与藜芦同用。

基地建设 2000 年以来，在建始龙坪和巴东绿葱坡建立了玄参规范化种植基地（图 40-6），全面开展了玄参规范化种植技术研究，极大地提升了湖北省玄参的规范化种植水平。2003 年湖北玄参种植面积迅速扩大到 3 万亩，产量大幅增加。2005 年 12 月基地通过了国家 GAP 现场认证，成了全国 53 个最早通过 GAP 认证的中药材基地之一。2008 年、2009 年恩施州委，恩施州人民政府分别发布了《关于加快推进特色农业板块基地建设的实施意见》《关于 2009 年促进特色农业发展农民持续增收的意见》。文件中明确指出在巴东绿葱坡、建始龙坪建立玄参规范化种植基地。2018－2019 年，湖北省农业厅把玄参标准化生产技术列为湖北省农业主推技术。2019 年湖北省政府办公厅将巴东玄参列为湖北省道地药材"一县一品"优势品种。

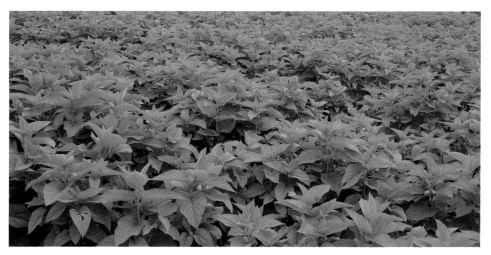

图 40-6 玄参规范化种植基地

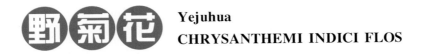

野菊花 Yejuhua
CHRYSANTHEMI INDICI FLOS

商品名 野菊花。

基原 本品为菊科植物野菊 *Chrysanthemum indicum* L. 的干燥头状花序。

本草考证 野菊名可溯源于《礼记·月令》《埠雅》，称作"菊""蘜"。入药最早的本草记载见于《神农本草经》，曰"菊花，一名节华。味苦、平，无毒。……久服利血气、轻身、耐老、延年……，生川泽及田野"；此"菊花"应指现今的野菊花。梁·陶弘景《本草经集注》述"菊有两种，一种茎紫、气香而味苦甘，叶可作羹食者为真菊；一种青茎而大，作蒿艾，气味苦不堪食者名苦薏，非真菊也，叶正相似，惟以甘苦别之"，至此野菊则不再称菊，而称"苦薏"。元·吴瑞《日用本草》述"花大而香者为甘菊，花小而黄者为黄菊，花小而气恶者为野菊"，始有野菊花品名完整记载。明·倪朱谟《本草汇言》述"一种茎青肥大，叶似蒿艾，花小，味极苦涩，名为苦薏，屡服泄人元气，与甘菊花大不同也"；将菊花、野菊花并列条目分述。明·李时珍《本草纲目》述"（野菊）根、叶、茎、花（气味），苦、辛、温，有小毒"，并综合前人论述认为野菊花可"调中止泻，破血，妇人腹内宿血宜之。治痈肿、疔毒、瘰疬、眼疱"并详列附方，表明至明、清，已明确野菊花的性味、功用，且与以栽培为主、品种日益增多的甘味菊（菊花）有明确区分。清·太医院《药性通考》载："甘菊花味兼甘苦……以草辨味，甘者入药，花小味苦者名苦薏，非真菊也。牧童闲谈云真菊延年，野菊泻人。"《中药大辞典》记载："生于山坡草地、灌丛、河水湿地，海滨盐渍地及田边、路旁。广布于华北、东北、华东、华中及西南。"《中华本草》记载："生于山坡草地、灌丛、河水湿地，海滨盐渍地及田边、路旁。广布于华北、东北、华东、华中及西南。"《中药材鉴定图典》记载："主产于湖北、安徽、江苏、江西等地，传统经验认为，以完整、色黄、气香者为佳。"

综上，古文献中自元代《日用本草》始有野菊花品名完整记载，至明、清，已明确野菊花的性味、功用，且与以栽培为主、品种日益增多的菊花有明确区分，但记载野菊花产地的文献甚少。现代文献中野菊花的产地分布极广，主产于湖北、安徽等地，以完整、色黄、无梗、不碎、气香、花未全开者为佳。

原植物 多年生草本，株高 25～100 cm，有地下长或短匍匐茎。茎直立或铺散，分枝或仅在茎顶有伞房状花序分枝。茎枝被稀疏的毛，上部及花序枝上的毛稍多或较多。基生叶和下部叶花期脱落。中部茎叶卵形、长卵形或椭圆状卵形，长 3～7（10）cm，宽 2～4（7）cm，羽状半裂、浅裂或分裂不明显而边缘有浅锯齿。基部截形或稍心形或宽楔形，叶柄长 1～2 cm，柄基部无耳或有分裂的叶耳。两面同色或几同色，淡绿色，或干后两面成橄榄色，有稀疏的短柔毛，或下面的毛稍多。头状花序，直径 1.5～2.5 cm，多数在茎枝顶端排成疏松的伞房圆锥花序或少数在茎顶排成伞房花序。总苞片约 5 层，外层卵形或卵形三角形，长 2.5～3 mm，中层卵形，内层长椭圆形，长 11 mm。全部苞片边缘白色或褐色宽膜质，顶端钝或圆。舌状花黄色，舌片长 10～13 mm，顶端全缘或 2～3 齿。瘦果长 1.5～1.8 mm。花期 10—11 月（图 41-1）。

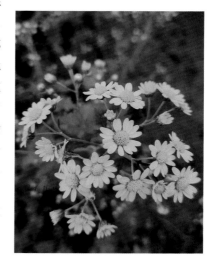

图 41-1　野菊花（原植物）

生态环境　野菊适应性较强，地形环境以海拔 1 000 m 以下，阳光充足、排水良好的向阳坡地或平地为宜。气候条件要求为光照 1 200～1 800 h，积温 4 000℃以上，降雨量 800 mm 以上，年平均气温为 15～25℃，对土壤要求不严格，砂质壤土、黏土等均可种植，土壤微酸性或中性，以土层深厚、疏松肥沃、富含腐殖质的壤土栽培为宜。

适宜区　野菊在湖北省内的适宜种植区主要为幕阜山区及大别山区，尤其是阳新、大悟、麻城、罗田等地最为适宜。

栽培技术

1. 生物学特性

野菊喜阳光充足，温暖湿润气候，耐寒，耐旱。冬天地上枯萎，宿根越冬；开春后，气温在 10℃以上时，在根际的茎节萌发成芽丛。野菊为浅根系植物，喜肥、怕旱怕涝，缺水则生长缓慢，开花少，土壤水分过多，积水易烂根死苗。野菊花苗期生长缓慢，分枝后生长加快，9 月中下旬，当日照短于 12.5 h、夜间气温降到 10℃左右，花蕾开始形成，10 月下旬开始进入花期，开花时自上而下，依次开放；每个花枝，也是自顶循序而下开放。

2. 繁殖技术

野菊的繁殖方式主要有 3 种：种子繁殖、分株繁殖、扦插繁殖。种子繁殖是待野菊种子成熟后，收集、晾干用于播种繁殖。野菊种子发芽率高，刚采收的种子发芽率大于 95%，但随着贮存时间增加，其发芽率也随之降低。分株繁殖或扦插繁殖是以田间采挖的分株苗或嫩枝作为繁殖材料，但因其繁殖系数较小，生产上常常通过种子繁殖的方式，育苗移栽进行推广种植。

3. 种植方法

1）选地整地。选择阳光充足、排水良好的向阳坡地或平地，1—3 月完成一次翻地，土地深耕 30 cm 以上，备用。3—4 月每亩撒施有机肥 300 kg，复合肥 50 kg，机械旋耕后起垄，垄高 20～25 cm，宽 1.0～1.2 m，垄间距 40 cm。

2）种苗移栽（图 41-2）。每年 4—5 月雨前或雨后移栽（可覆地膜），每亩种植 2 000 株，移栽时按照 50 cm×50 cm 株行距开穴，穴深 7～10 cm，种苗栽种穴内、覆土、压实后浇水（下雨天可不浇水）。栽种半月后检查成活率，剔除弱苗、死苗、病苗并进行补苗，补苗后及时浇水，补苗宜在 6 月前完成。野菊花常与柑橘套种（图 41-3）。

3）田间管理。

（1）中耕除草：野菊花生长期通常需除草 2～3 次。第 1 次在栽种后 1 个月进行浅锄。20～25 d 后，结合中耕完成第 2 次除草，此后根据野菊花生长决定是否进行第 3 次除草（田间野菊花封行后草害减轻，通常无须再次除草）。

（2）适时追肥：6 月中旬—7 月初野菊迅速生长期，穴施硫酸钾型复合肥，每穴施肥约 20 g，每亩 40 kg。9 月初进行，叶面喷施磷酸二氢钾，浓度不宜超过 1%，促进花芽分化。

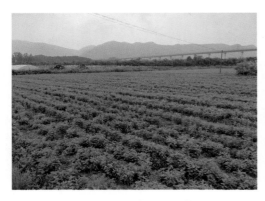

图 41-2　野菊育苗移栽

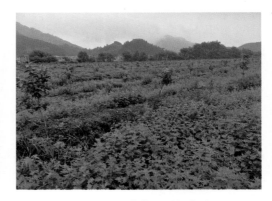

图 41-3　野菊花、柑橘套种

（3）修枝打顶：野菊花生长过程打顶 2 次，第 1 次打顶 5 月中旬，野菊花 50 cm 高时，打去顶梢 10～15 cm，促进分枝。第 2 次打顶 7 月上旬株高 70 cm 时，植株分枝较多，呈圆蓬状，此时摘去中心及边缘四周野菊花顶梢 5～10 cm。

4. 病虫害防治

遵循"预防为主，综合防治"植保方针，通过合理轮作、打顶、土壤消毒、严格管理水肥、结合化学防治措施，保证野菊花健康生长。采用化学防治时，选用高效、低毒生物农药，尽量避免使用化学农药，不得使用禁用农药。

1）叶枯病。发病时间 7—9 月，阴雨潮湿天气，叶色变浅发黄，萎蔫下垂，通过修剪，促进通风透光，及时排水，拔除死苗，必要时化学防治。

2）菊天牛。每年 5—6 月，野菊花移栽后，成虫产卵于野菊花顶梢，顶梢萎蔫。发现后，人工打顶去除受害枝条进行防治。

采收加工　秋、冬二季花初开放时采摘，净选，然后晒干，或蒸后晒干（图 41-4、

图 41-5)。

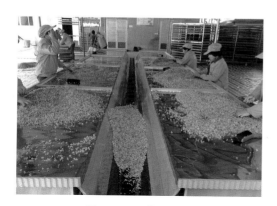

图 41-4 野菊花净选

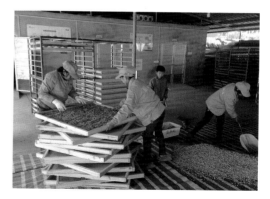

图 41-5 野菊花铺花上架

产销情况

1. 商品生产与流通

产于阳新、大悟、麻城等县市的野菊花常称为"大别山野菊花","大别山野菊花"以质优闻名,年产量千余吨,主要销往全国各大药材市场、制药企业等。

2. 商品规格

统货。

药材性状 本品呈类球形,直径 0.3～1 cm,棕黄色。总苞由 4～5 层苞片组成,外层苞片卵形或条形,外表面中部灰绿色或浅棕色,通常被白毛,边缘膜质;内层苞片长椭圆形,膜质,外表面无毛。总苞基部有的残留总花梗。舌状花 1 轮,黄色至棕黄色,皱缩卷曲;管状花多数,深黄色。体轻。气芳香,味苦(图 41-6)。

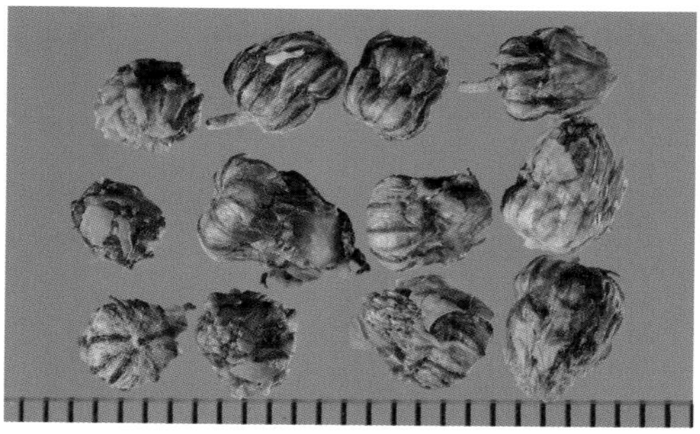

图 41-6 野菊花药材

理化鉴别及含量测定

1. 理化鉴别

取本品粉末 0.3 g,加甲醇 15 ml,超声处理 30 min,放冷,滤过,取滤液作为供试品溶液。另取野菊花对照药材 0.3 g,同法制成对照药材溶液。再取蒙花苷对照品,加甲醇制成每毫升含 0.2 mg 的溶液,作为对照品溶液。照薄层色谱法试验,吸取上述 3 种溶液各 3 μl,分别点于同一硅胶 G 薄层板上,以乙酸丁酯-甲酸-水(2∶1∶1)的上层溶液为展开剂,展开,取出,晾干,喷以 2％三氯化铝乙醇溶液,热风吹干,置紫外光灯(365 nm)下检视。供试品色谱中,在与对照药材和对照品色谱相应的位置上,显相同颜色的荧光斑点。

2. 含量测定

采用高效液相色谱法（《中国药典》2020 年版四部通则 0512）测定，本品按干燥品计算，含蒙花苷（$C_{28}H_{32}O_{14}$）不得少于 0.80%。

质量研究

1. 不同产地野菊花药材中蒙花苷及总黄酮含量测定

采用 HPLC 法测定蒙花苷含量，采用紫外分光光度法测定总黄酮含量，不同产地野菊花药材中蒙花苷及总黄酮含量差别较大，其中湖北、安徽所产野菊花蒙花苷和总黄酮含量较高。

2. 不同产地野菊花中酚酸类含量测定比较

收集湖北、湖南、安徽、广西、广东等地野菊花样品，采用 UPLC 法进行绿原酸、木犀草苷、木犀草素、蒙花苷和芹菜素 5 种成分的含量测定，不同产地野菊花药材中绿原酸含量差别较大，以湖北产野菊绿原酸含量较高，在 1 mg/g 左右。

3. 野菊花不同部位蒙花苷含量比较

采用 RP-HPLC 方法，测定野菊花蕾、茎、叶三个部位的蒙花苷含量，不同产地野菊花蕾中蒙花苷含量有较大差异，野菊花蕾中蒙花苷含量最高，其次为茎、叶。

贮藏 置阴凉干燥处，防潮，防蛀。

化学成分 主要成分为黄酮类化合物、酚酸类化合物、萜类和挥发油类等。其中黄酮类化合物为其特征成分（图 41-7）。

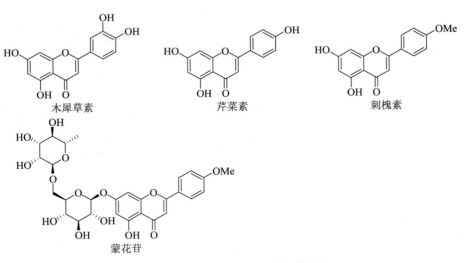

图 41-7　野菊花中的代表性化学成分

1. 黄酮类化合物

有蒙花苷、木犀草素、刺槐素、芹菜素等。

2. 酚酸类化合物

有绿原酸、咖啡酸、奎宁酸、香草酸等。

3. 萜类类化合物

有野菊花醇、野菊花内酯等。

药理作用

1. 药效学研究

现代药理学研究表明，野菊花具有免疫调节、抗炎、神经保护、抗菌抗病毒、保护心血管系统、保肝和抗肿瘤等药理作用。其中，野菊花水提物和挥发油具有抗菌、抗病毒的活性，而野菊花醇提液能够清除氧自由基，具有保肝功能。此外，野菊花药材提取所得的化学成分中，黄酮类成分具有明显心肌保护作用，多糖则具有免疫调节作用。

2. 安全性研究

小鼠每天腹腔注射 0.2 g/kg 野菊花注射液，连续 1 个月，全身各脏器未见明显的损害和毒性反应。野菊花醇提物 0.3 g/kg 每天给犬灌胃，连续 3 周，犬除了呕吐外，对食量、体质量、心电图、血磺溴肽钠存留率均无明显改变，说明野菊花对犬的心脏、肾脏等重要脏器的功能亦无明显影响。

性味与归经 苦、辛，微寒。归肝、心经。

功能与主治 清热解毒，泻火平肝。用于疔疮痈肿，目赤肿痛，头痛眩晕。

临床应用

1. 临床常用

1）治疗流行性感冒。野菊花 20 g，鱼腥草 20 g，煎汤温服。

2）治疗急性扁桃腺炎。野菊花 30 g，蒲公英 20 g，煎剂、漱口并内服。

3）治疗急性结膜炎。野菊花 20 g，桑叶 15 g，水煎服或煎汤熏蒸两用。

4）治疗急性乳腺炎。鲜野菊花、鲜蒲公英、鲜紫花地丁各 50 g，捣烂外敷乳部红肿部位。

5）治疗急性淋巴管炎、丹毒。鲜野菊花、鲜紫花地丁、生栀子捣烂外敷患处。

6）治疗急性传染性肝炎黄疸型。野菊花 20 g，白花蛇舌草 20 g，一枝黄花 20 g，水煎服。

2. 临床进展

治疗外感风热咽痛。复方野菊花含片能明显改善外感风热引起的咽痛、吞咽痛及咽部红肿等症状体征，治疗外感风热引起的咽痛症（急性咽炎、急性卡他性扁桃体炎）安全有效。

用法与用量 9～15 g。外用适量，煎汤外洗或制膏外涂。

基地建设 湖北省阳新县为野菊花药材传统主产区。2012 年，有关企业在阳新县白沙镇、浮屠镇等建立野菊花规范化种植基地，开展种苗繁育、种植、采收加工等技术研究（图 41-8）。2015 年，基地通过国家食品药品监督管理总局 GAP 认证；2019 年，基地获得野菊花有机转换认证证书（115OP1902709）；2020 年，阳新野菊花荣获第二十七届中国杨凌农业高新科技成果博览会"后稷奖"。通过数年发展，目前全县已建成四千余亩野菊花规范化种植基地，配套建设 6 000 m² 基地工作站，200 m² 智能烘房，辐射种植面积 1.4 万余亩，年产优质野菊花药材约 40 万 kg。

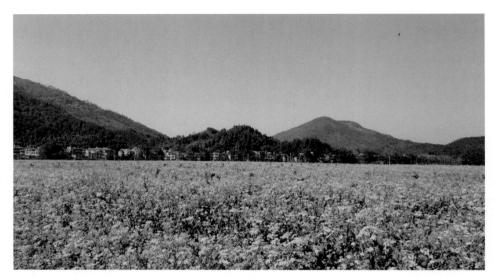

图 41-8　野菊花-柑橘生态种植基地

银杏叶 Yinxingye
GINKGO FOLIUM

商品名 银杏叶、白果叶。

基原 本品为银杏科植物银杏 *Ginkgo biloba* L. 的干燥叶。

本草考证 银杏为我国特有树种，被称为"活化石""孑遗植物"。我国早在晋朝左思撰写的《蜀都赋》（265－290 年）中就记载有"平仲果"，即银杏。《山海经·中山经·中次八经》提到"又東北二百里，曰編山（今湖北随州市内大洪山），其木多梓枏，多桃枝，多柤栗橘柚"。文中枏（或梓枏）当指银杏，说明早在战国时期湖北大洪山地区就有银杏分布。汉末三国时，银杏就已盛植于江南一带，以后历代全国各地广泛种植。据阮阅《诗话总龟》及《曲洧旧闻》卷三记载"京师（今河南开封），旧无银杏，驸马都尉李文和自南方来，移植于私第，因而着子，稍蕃多，不复以南方为贵"，"银杏出宣歙（今安徽宣城和歙县），京师（今河南开封）始惟北李园地中有之，见于欧梅唱和诗，今则畿旬处处皆种。"可知，在宣城和歙县等地区出产银杏，北宋时银杏从南方引入京师汴京，在北李园地种植，后来，汴京处处都种植。宋代王继先《绍兴本草校注》卷十三曰银杏是"世之果实"，"诸处皆产之，唯宜州（今广西宜山）形大者佳"。明代李时珍曰："原生江南，叶似鸭掌，因名鸭脚。宋初始入贡，改呼银杏，因其形似小杏而核色白也，今名白果。"明代《本草品汇精要》中记载"树高五六丈，径三四尺，叶似鸭脚"，"出宣城郡（今安徽芜湖、铜陵、池州、宣城一带），及江南皆有之"，"叶为末，和面作饼，煨熟食之，止泻痢"。关于银杏叶药用的相关文献记载最早出现于明代的《本草品汇精要》。银杏的集中产区在湖北、浙江诸暨、安徽宁国、江苏泰兴、山东郯城、广西、四川、河南、辽宁等地。其中湖北安陆，江苏泰兴和邳州是著名的"银杏之乡"。

据上可看出，自古以来银杏的产区比较广泛，在全国多地均有种植，覆盖了多个省市，北自辽宁沈阳，南达广州。从古到今，湖北都是银杏主要种植的地区，目前湖北的安陆、随州等地成为银杏重要的道地产区，安陆银杏和随州银杏均获国家地理标志产品保护。

原植物 落叶乔木；胸径可达 4 m；幼树树皮浅纵裂，大树之皮呈灰褐色，深纵裂，粗糙；幼年及壮年树冠圆锥形，老则广卵形；树近轮生，斜上伸展，一年生的长枝淡褐黄色，二年生以上变为灰色，并有细纵裂纹；短枝密被叶痕，黑灰色，短枝上亦可长出长枝；冬芽黄褐色，常为卵圆形，先端钝尖。叶扇形，有长柄，淡绿色，无毛，有多数 2 叉状并列细脉，上缘宽 5～8 cm，浅波状，有时中央浅裂或深裂，叶在一年生长枝上螺旋状散生，在短枝上 3～8 叶呈簇生状。球花雌雄异株，单性，生于短枝叶腋或苞腋；雄球花柔荑花序状，具短梗，雄蕊多数，花药常 2 个，长椭圆形；雌球花具长梗，梗端常分两叉，稀 3 叉到 5 叉或不分叉，每叉顶生一盘状珠座，胚珠着生其上，通常仅一个叉端的胚珠发育成种子。种子具长梗，下垂，椭圆形至近圆球形，长 2.5～3.5 cm，直径为 2 cm，外种皮肉质，熟时黄色或橙黄色，外被白粉；中种皮白色，骨质，具 2～3 条纵脊；内种皮膜质；胚乳丰富；子叶 2 枚，稀 3 枚。花期 3—4 月，种子 9—10 月成熟（图 42-1）。

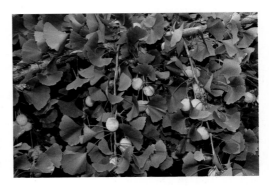

图 42-1　银杏叶（原植物）

生态环境　银杏属喜光树种，主要分布于温带和亚热带气候区内，生长在海拔 1 000 m 以下区域，以气候温暖湿润，年降水量 700～1 500 mm，土层深厚、肥沃湿润、排水良好的地区生长为佳，在土壤瘠薄干燥、多石山坡、过度潮湿的地方均不易成活或生长不良。能在高温多雨及雨量稀少、冬季寒冷的地区生长；能在酸性土壤（pH 值 4.5）、石灰性土壤（pH 值 8）及中性土壤上生长，但不耐盐碱土及过湿的土壤。

适宜区　银杏在湖北省内主要分布在 4 个重点区域，即随州市曾都区、孝感市安陆市、恩施州巴东县和黄冈市罗田县。

栽培技术

1. 生物学特性

银杏为落叶乔木，树龄可达数万年乃至千余年。其根系发达，如果土层深厚，可深入土层 5 m 以上。根系断伤后，可在断端产生大量新根。根系生长无休眠期，全年均可生长。幼龄时枝条生长较旺，新梢生长量可达 1 m 以上。枝条萌芽率强而成枝率低，一年内可发 3～4 个分枝。随着树龄的增长，生长势逐渐降低。银杏的枝条有长枝与短枝之分，长枝每一叶腋均有芽，短枝生长在长枝上，由腋芽发育而成。长、短枝的生长方式是可逆的。短枝可因受刺激等因素而变为长枝，反之，长枝也可以一连几个季节生长缓慢而变成短枝的形状。

银杏每年一般于 3 月中、下旬开始萌芽长叶，4 月中、下旬开花，6 月下旬至 7 月上旬花芽分化，9 月下旬至 10 月上旬种子成熟，11 月上、中旬落叶，全年生长时间 270 d 左右。

银杏雌株生命周期大致可划分为 4 个阶段。从苗木定植到开始开花结实为幼龄期，此时期约 15 年。这一时期树冠和根系生长迅速，一年可抽生 3～4 个分枝。从第一次结实到开始大量结实为初种期，此时期一般在 15～30 年。这一时期树体基本定型，短枝逐年增加，产量逐年提高。树龄在 30～300 年为盛果期，此时期结实率高。树龄在 300 年之后为衰老期，此期枝梢生长量越来越小，短枝死亡量则越来越多，产量大幅度下降。

2. 种植方法

1) 育苗技术。

（1）良种选择：9 月底至 10 月初种子成熟时采收树冠浓密型、节间短、叶子大且厚、叶色浓绿的银杏树种子，然后除去种皮，洗净阴干后筛选充实饱满的种子立即湿沙贮藏。

（2）育苗地选择：选择地势平坦、背风向阳、土层深厚、土质疏松肥沃，附近有水源排水良好的地方作育苗地。对育苗地进行全垦深翻，并结合整地每亩施圈肥或土杂肥 1 000～1 500 kg。

（3）催芽播种：秋季播种可在采种后马上播种，不必催芽。如果春季播种则应进行催芽。在春分前取出沙藏的种子，放在塑料大棚或温室中，注意保湿，待到 60% 以上的种核露芽后，即可播种。银杏播种可采用条播、撒播、粒播，以条播效果好。在苗圃地按 20～39 cm 行距开沟，沟深 5～7 cm，播幅 5～8 cm，下种时种子应南北放置、方向一致、胚根向下，种子缝合线与地面垂直或平行，种尖横向，这样出苗率高，根系正常，幼苗生长粗壮。株距按 8～10 cm，播种后盖上细土，并用塑料地膜覆盖，待幼苗出土后及时去掉地膜，可使出苗早而整齐。

（4）苗期管理：幼苗生长期短、停止生长早、根系不发达，施追肥有明显促进苗木生长的作用。可在 4 月中旬、5 月中旬、7 月中旬各施一次肥，全年施肥量为每亩 10～12 kg 尿素。施肥时不能离幼苗太近，以免烧根、烧叶。

2) 移栽定植。

（1）种植地选择：银杏属喜光树种，应选择坡度不大的阳坡作为造林地。对土壤条件要求不严，但以土层厚、土壤湿润肥沃、排水良好的中性或微酸性土壤为好。对选好的地块进行全面深翻，深度 40～50 cm，深翻时每亩约施杂肥 33 kg，尿素 20 kg，复合肥 15 kg。

（2）栽植：苗木规格。良种壮苗是银杏叶丰产的物质基础，雄树比雌树发芽早、落叶迟、叶片亦大，所以最好采用雄株造林。栽植时间：银杏以秋季带叶栽植及春季萌芽前栽植为主，秋季栽植在 10—11 月进行，此时栽植后土壤温度渐渐降低，树苗趋于休眠而停止生长，可使苗木根系有较长的恢复期。春季发芽前栽植的银杏，由于地上部分很快发芽，根系没有足够的时间恢复，所以生长不如秋季栽植。定植方法：园地平整后，带状开沟（按行距开沟），沟深 30～40 cm，沟宽 20～25 cm，在沟内定植 1～3 年生小苗，让其根系舒展，栽时要浅，边培土边踩实，使根与土紧密结合，然后浇透水，使苗木根茎与地面平，从沟的两侧往苗木处堆土成小垅或小土堆。为防旱防寒（冻），1年生小苗仅留苗尖 2～3 cm，2～3 年生的小苗土堆多 15～30 cm。合理密植：为了多收叶和便于采叶，应适当密植。若土层深厚、肥沃、管理水平高的，可采用行距 1.5～2 m，株距 0.5～1 m，每亩栽 333～890 株；若土壤贫瘠，管理水平一般的，可采用行距 1～1.2 m，株距 0.5～0.8 m，每亩栽 700～1400 株。

为提高苗木成活率，栽植前可用 50～100 mg/L ABT 生根粉 3 号浸根 1 h。栽植时应按起出的苗木大小强弱进行分级，分别栽植，便于管理。同时，栽时对每株苗木的根系进行修整，应剪去过长的主根，尽量保留须根。

3）田间管理。

（1）施肥：银杏栽植后主要通过大量施用氮肥来提高叶片产量。生长期结合松土除草进行追肥，1 年追肥 3 次。第 1 次在萌芽前的 3 月上、中旬施尿素 20～30 kg/亩；第 2 次在新梢生长高峰前的 5 月上旬施尿素 25～40 kg/亩；第 3 次在 7 月下旬施含磷、钾的多元复合肥 20～25 kg/亩，或追施粪肥 500 kg/亩左右。施肥方法采用条沟法，即在行间开一条深 10～20 cm 的沟，将肥料均匀施入沟内，浇水覆土填平。穴施也可单纯施用氮肥。生长季节每月喷施 0.3％尿素＋0.2％磷酸二氢钾或多元有机复合肥，可以加速新梢生长，增加枝条的生长量，提高叶片的光合作用功能和单叶鲜重。

（2）修剪整枝：叶用银杏苗从第 2 年就进入正常生长期，应开始修剪整形。每年冬末或春初修剪一次，剪去部分主枝和高位侧枝，促使主干基部萌芽抽枝。3～5 年生银杏苗，当苗木长至 60～80 cm 时，可在夏季早晨或傍晚将主干枝顶芽（枝梢）剪去，培养多个骨干枝，促进分枝合理布局，扩大树冠，为后期银杏苗叶丰产打下基础。

（3）深翻松土：每年秋季，结合施肥进行行间深翻，以利于熟化土壤和透气。坚持每年深挖松土 1 次，至少树盘周围要保持疏松状态。

（4）及时灌排：春季土壤解冻后要浇 1 遍"萌芽水"。伏旱时需及时灌水，否则高温干旱会使叶片发黄和焦边，影响叶子的产量与质量。土壤封冻前浇 1 遍"封冻水"，以提高树体的越冬性。银杏地大多地势平坦，雨季应开沟排渍。银杏喜湿怕涝，如排水不畅，土壤积水，造成根系无氧呼吸过久，会导致土壤板结，通气不良，会造成黄叶、落叶；或导致中毒烂根，根系窒息，削弱树势，严重者导致整株死亡。

（5）中耕除草：通过中耕，铲除杂草、疏松土壤，不仅可以让土壤的理化性质加以改善，还可节约大量的营养和水分。春季中耕有利于保墒，夏秋中耕有利于抗旱。浇水或降水后要及时进行中耕。每年中耕次数不应少于 4 次，中耕深度不低于 5～10 cm。

3. 病虫害防治

1）病害。主要有苗木茎腐病。多发生在当年播种苗及 2～4 年生的苗木上。一般在雨季之后开始发生，夏季土温增高，致使苗木茎基部灼伤，病菌便从伤口侵入。发病初期，茎基部出现褐斑，后期韧皮部腐烂碎裂至苗木枯死。防治方法：夏季搭建荫棚，排除积水，抚育管理时避免机械损伤，及时拔除病苗，同时对土壤进行消毒。

2）虫害。①铜绿金龟子：可用堆火诱杀、人工捕捉、树上喷洒石灰水驱避。②天牛：可用人工捕捉。③银杏超小卷叶蛾：可用 50％杀螟松乳剂 1 000 倍液喷杀幼虫。④黄刺蛾：可在其幼虫发生初期用 50％辛硫磷乳油 1 000 倍液进行喷雾，效果最好。

采收加工 秋季叶尚绿未变黄之前采收，及时晾干或烘干。

产销情况

1. 商品生产与流通

据全国农产品商务信息公共服务平台公布，2015 年，随州市年产银杏叶 2 000 多 t、银杏果 5 000 多 t。湖北省总种植面积约为 96 000 亩，年产银杏叶 4 000 t，全国每年需求量约为 9 000 t，占 45％。

2. 商品规格

统货。

药材性状 本品多皱折或破碎，完整者呈扇形，长 3～12 cm，宽 5～15 cm。黄绿色或浅棕黄色，上缘呈不规则的波状弯曲，有的中间凹入，深者可达叶长的 4/5。具二叉状平行叶脉，细而密，光滑无毛，易纵向撕裂。叶基楔形，叶柄长 2～8 cm。体轻。气微，味微苦（图 42-2）。

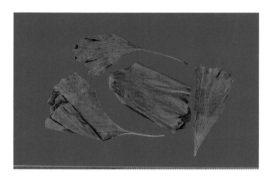

图 42-2　银杏叶药材

理化鉴别与含量测定

1. 理化鉴别

1）取本品粉末 1 g，加 40％乙醇 10 ml，加热回流 10 min，放冷，滤过，取滤液作为供试品溶液。另取银杏叶对照药材 1 g，同法制成对照药材溶液。照薄层色谱法（《中国药典》2020 年版四部通则 0502）试验，吸取上述两种溶液各 6 μl，分别点于同一用 4％醋酸钠溶液制备的硅胶 G 薄层板上，以乙酸乙酯-丁酮-甲酸-水（5∶3∶1∶1）为展开剂，展开，取出，晾干，喷 3％三氯化铝乙醇溶液，热风吹干，置紫外光灯（365 nm）下检视。供试品色谱中，在与对照药材色谱相应的位置上，显相同颜色的荧光主斑点。

2）取本品粉末 1 g，加 50％丙酮溶液 40 ml，加热回流 3 h，滤过，滤液蒸干，残渣加水 20 ml 使溶解，用乙酸乙酯振摇提取 2 次，每次 20 ml，合并乙酸乙酯液，蒸干，残渣加 15％乙醇 5 ml 使溶解，加入已处理好的聚酰胺柱（30～60 目，1 g，内径为 1 cm，用水湿法装柱）上，用 5％乙醇 40 ml 洗脱，收集洗脱液，置水浴上蒸去乙醇，水液用乙酸乙酯振摇提取 2 次，每次 20 ml，合并乙酸乙酯液，蒸干，残渣加丙酮 1 ml 使溶解，作为供试品溶液。另取银杏内酯 A 对照品、银杏内酯 B 对照品、银杏内酯 C 对照品及白果内酯对照品，加丙酮制成每毫升各含银杏内酯 A 0.5 mg、银杏内酯 B 0.5 mg、银杏内酯 C 0.5 mg、白果内酯 1 mg 的混合溶液，作为对照品溶液。照薄层色谱法（《中国药典》2020 年版四部通则 0502）试验，吸取上述两种溶液各 5 μl，分别点于同一用 4％醋酸钠溶液制备的硅胶 G 薄层板上,以甲苯-乙酸乙酯-丙酮-甲醇(10:5:5:0.6)为展开剂,在 15℃以下展开,取出,晾干,在醋酐蒸气中熏 15 min,在 140～160℃中加热 30 min 置紫外光灯(365 nm)下检视。供试品色谱中,在与对照品色谱相应的位置上,显相同颜色的荧光斑点。

2. 含量测定

采用高效液相色谱法(《中国药典》2020 年版四部通则 0512)测定,本品按干燥品计算,含总黄酮醇苷不得少于 0.40％,含萜类内酯以银杏内酯 A($C_{20}H_{24}O_9$),银杏内酯 B($C_{20}H_{24}O_{10}$),银杏内酯 C($C_{20}H_{24}O_{11}$)和白果内酯($C_{15}H_{18}O_8$)的总量计,不得少于 0.25％。

质量研究

1. 不同产地黄酮类成分的含量比较

采用高效液相色谱法测定不同产地黄酮类成分的含量,各产地银杏叶黄酮类成分含量存在的较大的差异,其中 3 个主要苷元成分大部分产地是以槲皮素含量最高,山柰酚次之,而异鼠李素含量最低;总黄酮含量范围为 0.35％～1.26％。其中湖北安陆总黄酮含量与各产地比较处于较高水平。

2. 不同产地银杏叶中总银杏酸的含量比较

采用高效液相色谱法测定不同产地银杏叶样品中总银杏酸质量分数,不同产地银杏叶总银杏酸含量差异较大,所分析 11 个主要产地样品中总银杏酸含量在 1.28％～2.38％。

3. 银杏叶的指纹图谱建立及质量评价研究

采用高效液相法建立银杏叶的 HPLC 指纹图谱测定方法,对树龄、采收期、不同产地银杏叶的指纹图谱进行测定。结果显示,随着树龄的增加,银杏叶中的总黄酮醇苷和萜类内酯的含量整体呈下降趋势,以 2～3 年树龄的银杏叶品质为佳。不同采收时期银杏叶成分量变化较大,总黄酮醇苷含量在 5 月达到了最高峰,而银杏叶萜类内酯含量在 8—9 月含量较高。不同产地银杏叶的指纹图谱相似度变化较大,表明产地对银杏叶的化学成分有影响。而湖北安陆的银杏叶中总黄酮醇苷、萜类内酯的含量均处于中上水平,银杏叶品质良好。

炮制 去净杂质,筛去泥土。

贮藏 置通风干燥处。

化学成分 主要成分为黄酮类、二萜内酯类、酚酸类、聚戊烯醇类、多糖类等,其中黄酮与二萜内酯类成分是银杏叶的有效成分和特征成分,银杏多糖也是银杏叶中一种重要的活性成分,银杏酸是其主要的毒性成分(图 42-3)。

1. 黄酮类化合物

分为黄酮(醇)及其苷类、二氢黄酮类、双黄酮类、黄烷醇类等。

1)黄酮(醇)及其苷类。木犀草素、芫花素、芹菜素-7-葡糖苷、木犀草素-3-葡糖苷、木犀草素-4-葡糖苷、山柰酚、山柰酚-3-O-鼠李糖苷、7-乙酰基-山柰酚-葡萄糖苷、

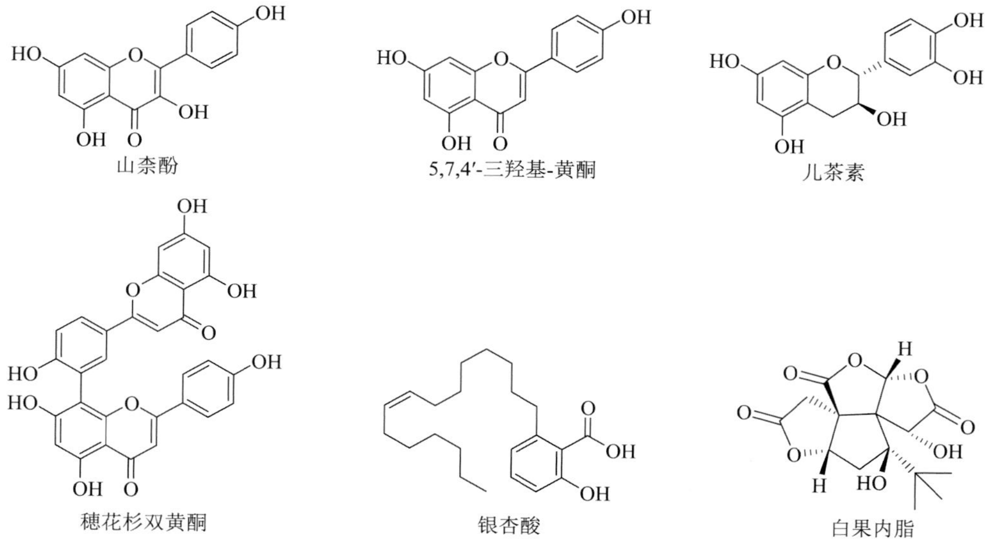

山柰酚

5,7,4′-三羟基-黄酮

儿茶素

穗花杉双黄酮

银杏酸

白果内脂

图 42-3　银杏叶中的代表性化学成分

山柰酚-3-O-（6-（α-L-鼠李糖基)-β-D-葡萄糖基）、山柰酚-3-（6‴-P-香豆酰-葡萄糖基-β-1，4-鼠李糖苷）、芦丁、槲皮素、槲皮素-3-葡萄糖苷、异鼠李素、木犀草素和杨梅素等。

2）二氢黄酮类。香树素、5，7，4′-三羟基-黄酮等。

3）双黄酮类。穗花杉双黄酮、金松双黄酮、异银杏双黄酮、白果素、银杏双黄酮、5′-甲氧基银杏双黄酮、2，3-二氢金松双黄酮、银杏黄酮-7-O-β-D-吡喃葡萄糖醛酸苷、异银杏双黄酮-7-O-β-D-吡喃葡萄糖醛酸苷。

4）黄烷醇类。儿茶素、表儿茶素、没食子酸儿茶素、表没食子酸儿茶素等。

2. 二萜内酯类化合物

银杏内酯、银杏内酯 J、白果内酯、1，10-二羟基-3，14-二去氢银杏内酯、10-羟基-3，14-二去氢银杏内酯、1，7，10-三羟基-3，14-去氢银杏内酯等。

3. 酚酸类化合物

银杏酸、原儿茶酸、P-羟基苯酸、香草酸、咖啡酸、P-香豆酸、阿魏酸、绿原酸、3，3′-二甲氧基-4，4′-二羟基-二苯乙烯、银杏二酚、3，3′-二甲氧基-4，4′-二羟基二苯乙烯。

4. 聚戊烯醇类化合物

聚戊烯醇类成分在银杏植物中目前仅在银杏叶中发现，在根及外种皮中尚未被发现，其类型多属于桦木聚戊烯乙酸酯类化合物。聚异戊烯醇属于多烯醇类（或多萜醇类），是一系列异戊烯基单元首尾相连构成的长链化合物，其分子中异戊烯基单元数为11～20，有顺式和反式两种。

5. 多糖类化合物

GBLPⅠ、GBLPⅡ和GBLPⅢ。

药理作用

1. 药效学研究

1）抗氧化作用。银杏叶提取物（EGB）作为一种天然的自由基清除剂，它的抗氧化作用强于水溶性抗氧剂，它发挥抗氧化和清除自由基作用的主要成分是黄酮类化合物，银杏内酯 M 也有清除自由基的作用，但银杏内酯 A 不具有抗氧化的特性。

2）抗血小板活化因子作用。银杏内酯是血小板活化因子（PAF）天然的特异性拮抗剂，其中银杏内酯 A、B、C、J 为 PAF 强拮抗剂。EGB 作用于细胞膜上的血小板活化因子受体从而拮抗 PAF 诱导的血小板聚集及血栓的形成。EGB 的抗血小板活化因子作用在脑组织中的研究较多见，EGB 在缺血缺氧性脑损伤过程中能降低脑组织产生的内源性 PAF 水平。研究还发现，银杏内酯 EGb761 对二磷酸腺苷、PAF 诱导的体内外血小板聚集均有抑制作用，并对花生四烯酸诱导的体内血小板聚集有抑制作用，但对其体外血小板聚集的抑制作用很弱。

3）扩张或收缩血管作用。EGB 可通过增加血管内皮细胞中的 Ca^{2+} 浓度，激活 NO 的合成和释放，引起血管舒张，增加心血管流量，改善心肌缺血缺氧。其中银杏黄酮类化合物促进血管内皮细胞内钙离子浓度的升高使血管舒张。EGB 还可以提升前列环素 PGI_2 水平，从而拮抗 TXA_2 引起的血管收缩和血小板聚集。研究发现不同浓度的银杏黄酮对血管产生不同的作用，当临床上应用 10～200 mg/L 的银杏黄酮时，可通过释放血管内皮松弛因子和前列环素而松弛血管；而当使用 300 mg/L 以上高浓度银杏黄酮时，则主要通过抑制内皮依赖性舒张而起到促进血管收缩的作用。另外，银杏叶制剂也有扩张眼底血管的作用。

4）降血脂作用。EGB 通过参与调节血脂、脂蛋白-胆固醇代谢，从而减少胆固醇在外周组织的聚集和对血管内皮细胞的损害，起到防止动脉粥样硬化形成的作用。它能够明显改善冠状动脉粥样硬化性心脏病患者体内血清中胆固醇和甘油三酯的水平，使血液黏度降低，从而延缓了动脉粥样硬化的发生和发展。

5）保护神经细胞作用。银杏内酯 A 可促进脊髓损伤后神经纤维的修复和运动功能的恢复，且高剂量银杏内酯 A 治疗效果会更好。EGB 可增强神经细胞活性和保护神经细胞染色体，且能促进神经干细胞的存活与增值并在一定时期内能够使神经干细胞分化为神经元样细胞。此外，EGB 内的成分还具有对抗谷氨酸神经毒性的功能，从而保护急性脑梗死后的脑组织。银杏叶提取物 EGb761 可以抵抗 6-羟基多巴胺、神经毒素、1-甲基-4-苯基-1，2，3，6-四氢吡啶、1-甲基-4-苯基吡啶离子（MPP^+）等可以导致帕金森症状的物质，起到神经保护作用。

6）抗菌作用。EGB 对金黄色葡萄球菌和链球菌的最低抑菌浓度（MIC）为 12.5 mg/ml，对多杀性巴氏杆菌的最低抑菌浓度为 25 mg/ml，对大肠埃希氏菌的最低抑菌浓度为 50 mg/ml，对鼠伤寒沙门氏菌的最低抑菌浓度为 100 mg/ml。EGB 对金黄色葡萄球菌、多杀性巴氏杆菌、链球菌的最低杀菌浓度（MBC）均为 25 mg/ml，对大肠埃希氏菌和鼠伤寒沙门氏菌的最低杀菌浓度为 100 mg/ml。

7）抗炎作用。银杏叶对致炎因子的表达有着明显的抑制作用，减轻炎症变化。银杏内酯 B 可通过抑制脑缺血-再灌注过程中炎症介质因子的释放，降低脑缺血-再灌注所致的脑损伤。同时，银杏叶片可降低炎症因子水平、抑制清道夫受体 A 表达。

8）抗肿瘤作用。银杏黄酮是一种良好的 STAT3 抑制剂。还能够抑制人前列腺癌 PC-3 细胞活性。

9）免疫调节作用。EGB 可通过促进免疫器官的发育、增强机体的非特异性免疫及特异性免疫发挥其免疫调节作用。不同剂量的 EGB 均可提高胸腺和脾脏的器官质量指数，还可增强大鼠腹腔内巨噬细胞的吞噬作用及各级淋巴细胞的增殖能力。EGB 不仅能提高腹腔巨噬细胞的吞噬能力和能使血清 IgG 含量明显增加，还能明显提高红细胞 C3b 受体花环率，具有增强红细胞免疫功能的作用。

10）镇痛作用。我国古代很早就开始使用银杏叶来通络止痛。而现代药理学研究也表明 EGB 具有镇痛的作用。EGb 761 减弱慢性压迫性损伤（CCI）引起的神经性疼痛，可以衰减热痛觉过敏和机械性异常疼痛，且作用呈剂量相关性。此外，EGB 能清除活性氧和抑制受损背根神经节（DRG）中 JNK 的活性，这可能是 EGb 761 治疗 CCI 神经病理性疼痛的潜在机制。

11）平喘作用。银杏越来越广泛地应用在哮喘防治中，其作用机制为抑制哮喘有关的炎症介质和调节免疫功能，还可以影响 MAPK、NF-κB 等信号通路来防治哮喘。慢性哮喘模型的气道组织学研究发现，EGB 除没有减轻平滑肌厚度以外，减轻了其他所有肺组织的病理学改变。银杏内酯 B 还能有效抑制辅助性 T-helper 2 cytokines 在支气管肺泡灌洗中的增加，银杏内酯 B 治疗哮喘的机制与抑制 MAPK 通路有关。此外，银杏总黄酮（FG）通过诱导凋亡减少嗜酸性粒细胞数目，可能是 FG 拮抗哮喘炎症的一个重要机制。

12）其他作用。EGB 可通过抑制 Leptin 表达而起到保护酒精性脂肪肝大鼠肝脏的作用。银杏黄酮对 CCL_4 所致的小鼠肝损伤也具有一定保护作用。银杏聚戊烯醇与低聚壳聚糖配伍能使 p53、gadd45 蛋白表达明显降低，具有一定的抗辐射作用。

2. 安全性研究

银杏叶小鼠经口 LD_{50}＞21.5 g/kg，该样品属无毒级。小鼠急性经口毒性 MTD＞20 g/kg，遗传毒性试验结果均为阴性。30 d 喂养试验未显示明显毒性。30 209 例舒血宁注射液（银杏叶经提取制成的灭菌水溶液）安全性医院集中监测研究显示：发生不良反应 34 例，不良反应发生率 0.113%，属于偶见不良反应。

性味与归经 甘、苦、涩，平。归心、肺经。

功能与主治 活血化瘀，通络止痛，敛肺平喘，化浊降脂。用于瘀血阻络，胸痹心痛，中风偏瘫，肺虚咳喘，高脂血症。

临床应用

1. 临床常用

1）用于胸痹心痛，心悸怔忡。银杏叶能活血化瘀，兼止痛。常单用或与田三七、川芎、丹参等同用，以加强活血化瘀之功，如《经验方》生脉田芪汤。银杏叶益心敛肺，配伍人参益气养荣，若胸痹心痛，与人参同用，如《临床药物新用联用大全》人参银杏叶胶囊。

2）用于喘咳。本品苦涩之性，既降肺气又收敛止咳喘而入肺经，单用；或配杏仁、贝母等同用。若热痰咳喘，银杏叶配伍地龙清热解痉平喘，如《经验方》地龙平喘汤。

3）用于泻痢，白带。银杏叶能涩肠止泻痢而归大肠经。其味涩，能涩肠止泻，若泻痢日久，积滞已尽者，可单用本品为末和面作饼食之，如《本草品汇精要》。

2. 临床进展

1）治疗冠心病。在常规治疗基础上加用舒血宁注液治疗冠心病，患者体征和生化指标均得到明显的改善。单硝酸异山梨酯片联合银杏叶片治疗心绞痛，对冠状动脉粥样硬化性心脏病心绞痛的疗效显著，心电图改善总有效率为86%，心绞痛症状改善总有效率为91%。

2）治疗高血压。银杏叶提取物联合厄贝沙坦治疗高原地区老年高血压，降压效果稳定，不良反应少，无肝肾损害，疗效优于单一应用厄贝沙坦治疗。

3）治疗高脂血症。阿托伐他汀钙加用银杏叶片治疗高脂血症合并血流变异常的门诊患者，血脂及血流变改善情况均明显优于单纯应用降脂药。

4）治疗癫痫。丙戊酸钠联合银杏叶片治疗癫痫患者，能明显改善癫痫患者的认知功能损害。

5）治疗脑衰弱综合征。用银杏叶片治疗脑衰弱综合征，总有效率为100%。

6）治疗眩晕。采用银杏叶片治疗中枢性眩晕，治疗期间停用其他药物。治疗后眩晕发生次数减少及眩晕发病程度有明显改善。

7）治疗支气管哮喘。浓缩银杏叶口服液治疗支气管哮喘，可明显改善肺功能指标，且延长服药时间疗效会更好。用单味银杏叶煎剂，复方银杏叶煎剂，以及"两叶一姜"（银杏叶、艾叶、生姜）煎剂等，对治疗慢性支气管炎均有疗效。

8）治疗老年性痴呆症。银杏叶提取物静滴治疗老年痴呆症，总有效率为86.1%。

9）治疗脑梗死。临床常规治疗基础上加用银杏叶黄酮注射液治疗后的急性脑梗死患者血清 HIF-1α、TNF-α 和 caspase-3 水平均降低。阿司匹林肠溶片联合银杏叶片治疗多发性颅内动脉粥样硬化性狭窄的脑梗死，可以降低脑梗死复发率，更好改善多发性颅内动脉粥样硬化性狭窄脑梗死临床症状。

10）治疗耳鸣。将耳鸣患者给予甲钴胺和银杏叶片同时服用，结果治疗组有效率为84.1%。将急性特发性耳鸣患者112例给予银杏叶片＋弥可保＋泼尼松治疗，发现其对急性期特发性耳鸣的疗效有明显的优势。

11）治疗脑动脉硬化。舒血宁联合黄芪治疗脑动脉硬化症，总有效率为 91.86%。

12）治疗糖尿病周围神经病变。联合应用银杏达莫与甲钴胺治疗 2 型糖尿病周围神经病变，能控制患者的临床症状，改善其神经传导速度，增强疗效，且不良反应少。

13）治疗肺癌。全身化疗联合应用银杏叶注射液治疗住院晚期肺癌，改善率为 81.36%，治疗后的血浆纤维蛋白原和 D-二聚体显著降低。

14）治疗视网膜病变。舒血宁注射液联合阿司匹林治疗糖尿病视网膜病变，总有效率为 88%。

用法与用量 9～12 g。

使用注意 有实邪者忌用。

基地建设 湖北省几个主要生产银杏的基地建设情况如下。

1. 随州市银杏基地

随州市曾都区洛阳镇被誉为"华夏古银杏之都"，以洛阳镇为核心的 14 个乡镇保存了大量的古银杏资源。被湖北省政府批准为"洛阳银杏自然保护小区"，据全国农产品商务信息公共服务平台公布，保护小区内有采叶型苗圃基地 1.1 万亩，拥有千岁以上的银杏树 300 多株，百岁以上的 1.7 万多株（图 42-4）。

2. 安陆市银杏基地

安陆地处鄂中腹地，境内有全国最大的古银杏群落，拥有千年以上古银杏 59 株，百年以上银杏 4 683 株，被誉为"银杏之乡"。安陆市依托丰富的银杏资源优势，建立许多大型苗圃园。据安陆市林业局公布，2013 年安陆市拥有银杏面积达 20 多万亩，发展银杏苗叶基地 5 000 亩。

3. 巴东县银杏基地

巴东县地处三峡库区，素有"古银杏群落之乡"的美誉，气候、土壤适宜银杏树种植。

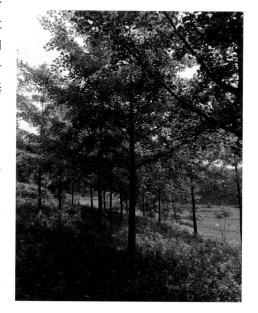

图 42-4 银杏规范化种植基地
（随州市洪山镇）

经湖北省人民政府 2003 年批准成立了"巴东县古银杏群落保护小区"。至 2014 年，全县已有银杏树木资源 1 800 万株，其中百年以上的银杏 747 株，千年以上银杏 249 株，累计栽植银杏 2 万余亩，培育苗木 1 000 余亩，银杏产业已成为巴东县颇具特色的龙头产业之一。

4. 恩施市银杏基地

恩施市居"华中药库"的中心，属湖北省乃至全国中药材主产区之一。白果乡地处恩施市西部，素有"银杏之乡"的美称，银杏种植和银杏叶加工成为当地主导产业。另外，恩施市的白杨坪镇也发展银杏种植基地 5 000 多亩。

附注

（1）银杏种子也可入药，中药名白果。白果：性味甘、苦、涩、平；有毒。归肺、肾经。具有敛肺定喘，止带缩尿的功效。用于痰多喘咳，带下白浊，遗尿尿频。

（2）银杏叶制剂：银杏叶中黄酮类、内酯类化合物具有良好的降脂作用，目前国内已开发了银杏达莫、舒血宁注射液、银杏酮酯及其制剂、杏灵、银杏叶提取物注射液、杏芎氯化钠注射液、银杏叶口服制剂系列产品，湖北省作为银杏主产区，已有企业生产相应制剂。

（3）银杏叶中白果酸、氢氰酸具有毒性，生产加工和使用过程中，应注意控制其含量。

（4）银杏：为湖北省随州市特产，随州银杏种子白果色泽洁白，种仁质地细腻，黏糯清香，略有苦感。随州千年银杏谷随州市洛阳镇永兴村，于 2004 年入选环境保护部发布的全国自然保护区名录，建立了 17.14 km² 中国野生植物银杏自然保护区，目前为国家 AAAA 级旅游景区。2014 年，原国家质检总局批准对"随州银杏"实施地理标志产品保护。

栀子

Zhizi

GARDENIAE FRUCTUS

商品名 栀子、山栀子、黄栀子。

基原 本品为茜草科植物栀子 *Gardenia jasminoides* Ellis 的干燥成熟果实。

本草考证 栀子原名卮子，始载于《神农本草经》，列为中品，曰："卮子，味苦、寒，……一名木丹，生川谷。"《史记·货殖传》云："巴蜀地饶卮。"《名医别录》曰："卮子，一名越桃，生南阳山谷。"《本草图经》曰："栀子，生南阳（今河南南阳市）川谷，今南方及西蜀州郡皆有之。"据《重修政和经史证类备用本草》栀子附图之图注"临江军（今江西清江）栀子""江陵府（今湖北荆州）栀子""建州（今福建省福州市）栀子"。《植物名实图考长编》载："述异记云：洛阳（今河南洛阳）有卮茜园。"《本草品汇精要》刘文泰在论述栀子中云其道地品种在"临江军（今江西清江），江陵府，建州"。《千金翼方》《新修本草》《证类本草》皆云"生南阳川谷"。《本草纲目》曰："卮，酒器也。……蜀中有红卮子，花烂红色，其实染物则赭红色。"《本经疏证》记载："其（栀子）树喜湿而畏寒。"《中国药材产地生态适应性区划》中记载"栀子主要分布于江西、福建、湖北等省"。

据上可看出栀子的道地产区从古至今发生了明显变化。汉代时期四川境内栀子分布较多，东晋至宋朝均以河南南阳的栀子为道地，四川等地也广泛存在。自元代以后栀子的道地产区则衍变成江西、福建、湖北等地，其中江西清江、福建建瓯、湖北江陵作为栀子道地产区的记载较多。现代栀子在长江中下游地区广泛分布，大部分地区有栽培，主产于江西、福建、湖北等省。湖北江陵（今湖北荆州）一带是古代典籍记载的栀子道地产区之一。

原植物 常绿灌木，高达 2 m。枝上长具灰褐色毛茸。叶对生或 3 叶轮生，革质、椭圆形、长圆状倒披针形或长圆状倒卵形，长 5～14 cm，宽 2～7 cm，先端渐尖，稍钝头，基部渐狭，全缘，上面光亮无毛，下面脉腋间簇生短毛，有短叶柄；托叶鞘状。花单生，有短梗；花萼筒长 1～2 cm，先端 5～7 裂，裂片线状披针形，与萼筒近等长或稍长；花冠白色，芳香，高脚碟状，花冠筒长 3～4 cm，先端 5～7 裂，裂片倒卵形或倒披针形，长 2.5～3 cm，覆瓦状排列；雄蕊与花冠裂片同数，花丝极短，花药线形，稍露出于花冠管外；子房下位，1 室。蒴果倒卵形或椭圆形，长 2～4 cm，黄色或橘红色，有 5～9 条翅状纵棱，萼片宿存。
种子多数，嵌生在肉质胎座上。花期 5－7
月，果期 8－11 月（图 43-1）。

生态环境 栀子喜温暖湿润气候环境，
主要生长在 1 000 m 以下低坡丘陵地带，常
与落叶灌木林、山冈矮林、灌木草丛、山地
草垫灌丛等植被混合生长。较耐旱，以排水
良好、肥沃、疏松的酸性红壤土生长为宜，
平原、丘陵、山地均能种植。

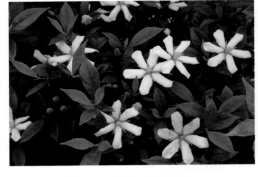

图 43-1　栀子（原植物）

适宜区 栀子在湖北省内的主要适宜种
植区为东部的大别山区和中部江汉平原，尤其以蕲春、大悟、江陵等地最为适宜，栽
培面积最大。

栽培技术

1. 生物学特性

栀子适宜生长温度为 20～25℃，10℃ 时根系叶鞘开始萌动，30℃ 以上生长缓慢。
春梢多在 3 月下旬至 5 月下旬抽生，群体抽生较整齐；夏梢在 6－8 月初于春梢顶端抽
生，群体抽生不整齐；秋梢在 8－9 月抽生，群体抽生较整齐。群体从初花至终花约经
55 d，多集中于蕾后 15 d 开放，当日开花在 18－22 点。果期 7－11 月，果实从开花到
果熟约经 150 d，根据果实发育的状态，可分为 4 个阶段即生理落果期、果实膨大期、
果实着色期和果实成熟期。生理落果多是 6 月中下旬谢花后的幼果脱落，果实膨大期
在 7－8 月，此期果实迅速膨大，9 月初进入果实着色期，10 月底至 11 月初当果实颜
色变成黄色至金黄色或黄红色时，标志果实完全成熟。

栀子扦插繁殖 2～3 年即可开花结实，种子繁殖第 3～4 年开始开花结实。6～7 年
开始进入盛果期，可结实 20～25 年。

2. 繁殖技术

生产中主要使用种子育苗和扦插育苗两种方式。

1）种子育苗。

（1）采集种子：选树势健壮，结果多且果实饱满、色泽鲜艳的植株，待充分成熟
时采摘作种。

（2）种子处理：果实采后晒至半干再浸入 40℃ 左右的温水中，待果壳软化后用手
揉搓，将籽揉散，捞出沉于水底的饱满种子，晒干贮藏，也可用细砂拌匀覆盖贮藏。

（3）育苗地选择：育苗地宜选东南向的山脚处或半阳的丘陵地，土壤以疏松、肥
沃、透水通气良好的沙壤土为宜。播前深耕 30 cm 左右，除去石砾及草根，每亩施腐
熟厩肥或土杂肥 1 000～2 000 kg，耙细整平，做宽 1.2～1.5 m、高 15～20 cm 的苗床，
苗床上开行距 15 cm、深 2 cm 的播种沟。

（4）种子前处理：用 45℃ 温水浸种 12 h。

（5）播种育苗：3—4 月进行播种，每亩用种量 2～3 kg，将处理后的种子均匀撒入播种沟内，盖火土灰至畦面，再盖上稻草或薄膜，保持土壤湿润。出苗后除去薄膜或揭去盖草，进行常规育苗管理，育苗一年即可移栽。

2）扦插育苗。适宜扦插的时期为 4—6 月，植株成活率高。从树势健壮的中幼龄树上选择生长健壮、无病虫害的 1～2 年生枝条，剪成 10～12 cm 长的插穗，剔除下部的叶片，用 $20\times10^{-6}\sim50\times10^{-6}$ 的吲哚乙酸处理 24 h，用纸吸干插穗表面水渍。按株行距 10 cm×15 cm 进行扦插，扦插时将 2/3 长度的插穗斜插入苗床上，保持苗床适宜的温湿度，40～50 d 后插穗生根，培育一年即可移栽。

3. 种植方法

1）选地整地。种植地选择土层深厚、土壤肥沃、排灌方便、质地疏松的阳坡、半阳坡山地。如坡度大，作梯田保土保水。种植前全面清理园内杂草、灌木、树桩、石砾等杂物，深翻 25～30 cm，按株行距 1 m×1.5 m 开穴，穴深 40～50 cm。

2）移栽定植。在秋季寒露至立冬间或春季雨水至惊蛰间进行移栽，每亩定植 400～450 株。移栽前穴内施磷肥和生物有机肥各约 0.25 kg，选择地径 0.4 cm 以上、高度在 30 cm 以上，主根短而粗，侧须根发达，无病害的苗木，移栽到事先挖好的定植穴内，每穴栽苗 1 株，将苗放于穴中央，回土填至 1/2 时，轻轻往上一提，使根系舒展，然后填土至满穴用脚踏实，浇透定根水，再覆盖松土，定植一个月内应定期浇水保苗。移栽当年，应对死苗进行补植。

3）田间管理。

（1）中耕除草：栀子栽后当年，生长缓慢，要及时中耕除草，全年中耕 3～4 次，冬季锄草结合培土。

（2）追肥：栀子定植后，第 1 年春季每亩施腐熟农家厩肥或堆肥 1 000～2 000 kg，冬季每亩施用生物有机肥约 50 kg；第 2 年 4—5 月追肥 1 次，每亩施用生物有机肥约 50 kg，冬季每亩施用厩肥 1 000～2 000 kg。随着植株长大，每年可增加厩肥和有机肥的用量。

（3）整形修剪：整形在定植的第一年进行。当其长到 40 cm 高时要摘心定干，使之发枝。选 3 个生长发育良好，分枝角度较大的发枝作主枝，使其成为心形树形。当主枝长到 15 cm 时，再行摘心，培养副主枝和侧枝，树高和冠幅均保持在 1 m 左右。修剪一般在冬季或早春进行。修剪时，先除去主干根茎部的萌蘗和主干主枝上的萌芽，然后剪去病虫枝、枯枝、交叉枝和徒长枝。树冠内部生长过密或细弱的枝条，应进行疏删，使枝条分布均匀。对 7 月中旬以前抽生的夏梢进行摘心，促进多抽秋梢。

（4）保花保果：栀子在定植 2～3 年后开花，应及时摘除花朵，减少养分消耗，使树体健壮。第 4 年起不再摘花，需进行保花保果。开花期间，选择阴天或者傍晚，用 0.15% 硼砂 + 0.2% 磷酸二氢钾喷施叶面，花谢 3/4 时喷洒 0.3% 尿素 + 0.2% 磷酸二氢钾混合液，每隔 10～15 d 喷一次，连续 2 次，可提高坐果率。

4. 病虫害及防治

1）病害。主要病害有褐斑病、炭疽病、煤污病、根腐病、黄化病等，3—11月皆可能发生病害，严重时植株落叶、落果或枯死。在病害发生初期或发生期施用多菌灵、退菌特等可有效防治病害。病害发生期间，加强修剪，做到疏枝透光，并烧毁病枝、病叶；早春和初秋为重点防治时期，均衡肥水灌溉、做好雨后杀菌；盛长期发病前，用甲基托布津或者多菌灵每隔10 d喷1次，连喷2～3次。

2）虫害。主要虫害为卷叶蛾、咖啡透翅蛾、日本龟蜡蚧。卷叶蛾危害树梢，嫩叶；咖啡透翅蛾危害树梢，嫩叶和花蕾，通常1～2条幼虫可将大部分嫩梢吃掉；日本龟蜡蚧危害树梢，叶片及主干。卷叶蛾、咖啡透翅蛾等鳞翅目害虫，可用1%苦参碱×印楝素乳油800～1 000倍液、1%除虫菊素×苦参碱微囊悬浮剂交替防治；龟蜡蚧属泌蜡性害虫，可用吡虫啉、噻虫嗪进行防治。平时加强田间管理，及时清理落叶，增强树势，提高植株抵抗力。春梢和秋梢期为防治重点，要做到均衡肥水，防治植株徒长，造成枝条偏嫩，减少虫害发生。

采收加工 果实呈红黄色时采收。一般在每年9—11月，选晴天露水干后或午后进行采摘。

采摘后的鲜果应于通风处摊开，防止霉变，并及时加工干燥。加工时先采用水煮或水蒸法进行处理。①水煮法：将盛有栀子的笋筐放入已沸腾的锅内，浸泡30s后捞出。②水蒸法：将栀子倒入蒸桶中蒸至上气。然后对处理过的栀子进行干燥，可采用晒干或烘干。①晒干：日晒夜露至七成干时，堆沤回潮2～3 d，再摊开晒干，这样可保证果实内外干燥一致，成色佳，品质好。②烘干：温度以不超过60℃为宜，烘烤时要不断地、轻轻地翻动果实，火势先大后小，白天烘，晚上回潮，反复数次即成干果。

产销情况

1. 商品生产与流通

湖北栀子主要分布在黄冈、宜昌、黄石、孝感、恩施等地，湖北省每年栀子产销量约1 300 t，年总产值约1 300万元，销全国。

2. 商品规格

统货。

药材性状 本品呈长卵圆形或椭圆形，长1.5～3.5 cm，直径1～1.5 cm。表面红黄色或棕红色，具6条翅状纵棱，棱间常有1条明显的纵脉纹，并有分枝。顶端残存萼片，基部稍尖，有残留果梗。果皮薄而脆，略有光泽；内表面色较浅，有光泽，具2～3条隆起的假隔膜。种子多数，扁卵圆形，集结成团，深红色或红黄色，表面密具细小疣状突起。气微，味微酸而苦（图43-2）。

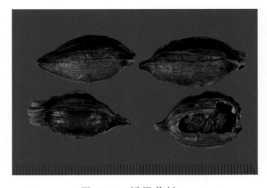

图43-2　栀子药材

理化鉴别及含量测定

1. 薄层鉴别

取本品粉末 1 g，加 50％甲醇 10 ml，超声处理 40 min，滤过，取滤液作为供试品溶液。另取栀子对照药材 1 g，同法制成对照药材溶液。再取栀子苷对照品，加乙醇制成每毫升含 4 mg 的溶液，作为对照品溶液。照薄层色谱法（《中国药典》2020 年版四部通则 0502）试验，吸取上述 3 种溶液各 2 μl，分别点于同一硅胶 G 薄层板上，以乙酸乙酯-丙酮-甲酸-水（5∶5∶1∶1）为展开剂，展开，取出，晾干。供试品色谱中，在与对照药材色谱相应的位置上，显相同颜色的黄色斑点；再喷以 10％硫酸乙醇溶液，在 110℃加热至斑点显色清晰。供试品色谱中，在与对照药材色谱和对照品色谱相应的位置上，显相同颜色的斑点。

2. 含量测定

照高效液相色谱法（《中国药典》2020 年版四部通则 0512）测定，本品按干燥品计算，含栀子苷（$C_{17}H_{24}O_{10}$）不得少于 1.8％。

质量研究

1. 不同产地栀子中栀子苷含量的比较

采用高效液相色谱法测定不同产地栀子苷含量，结果显示，江西栀子样品中栀子苷的平均含量为 5.43％，湖北房县栀子样品中栀子苷平均含量为 8.01％，湖北房县的栀子苷含量超过江西，可能与房县地区的土壤、气候等条件有关。

2. UPLC 法测定栀子中的 4 种成分

收集来自江西、四川、重庆、湖南、湖北、福建、河北、河南、山东和浙江 10 个地区不同产地共计 30 批生栀子、2 批炒栀子和 2 批焦栀子样品，分别测定京尼平龙胆二糖苷、栀子苷、西红花苷 Ⅰ、西红花苷 Ⅱ 的含量。结果显示，京尼平龙胆二糖苷含量为 0.33％～1.72％，栀子苷为 1.59％～5.90％，西红花苷 Ⅰ 为 0.19％～1.26％，西红花苷 Ⅱ 为 0.04％～0.17％。

3. 基于多成分定量及指纹图谱分析评价不同产地栀子质量

采用 UPLC 切换波长法，以乙腈-水为流动相进行梯度洗脱，对收集的 44 批不同产地栀子样品中的栀子苷、西红花苷 Ⅰ 和西红花苷 Ⅱ 进行含量测定。对不同产地的栀子苷、西红花苷含量比较，栀子苷含量：湖北＞江西≈湖南≈四川≈河南＞浙江，西红花苷含量：江西≈湖南＞四川≈湖北＞河南≈浙江。在指纹图谱研究中，标定了 16 个共有峰，样品相似度均在 0.9 以上。以上结果表明不同产地栀子质量存在一定差异，其中江西、湖南、河南栀子质量接近，但与湖北、浙江栀子差异较大，而四川栀子样品间存在差异。

4. 不同产地栀子药材及土壤无机元素含量特征与有效成分的相关性研究

采用电感耦合等离子体发射光谱及液相色谱对全国范围内 36 个产地的栀子及土壤无机元素、有效成分含量进行测定，发现不同产地栀子及其土壤中无机元素存在较大的差异。总体上，Ca、B、Cu、Zn、K 和 Cr 是栀子药材的特征无机元素，药材中 B、Cu、Zn、P、Ca 与土壤中无机元素显著相关。栀子有效成分含量受多方面因素影响，土壤无机元素的含量是因素之一。以上研究为合理施肥、改良土壤及提高品质提供理论依据。

炮制

1. 栀子

除去杂质，碾碎（图 43-3）。

2. 炒栀子

取净栀子，照清炒法（《中国药典》2020 年版四部通则 0213）炒至黄褐色（图 43-4）。

3. 焦栀子

取栀子，或碾碎，照清炒法（《中国药典》2020 年版四部通则 0213）用中火炒至

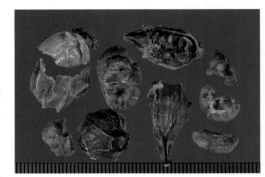

图 43-3　碎栀子

表面焦褐色或焦黑色，果皮内表面和种子表面为黄棕色或棕褐色，取出，放凉（图 43-5）。

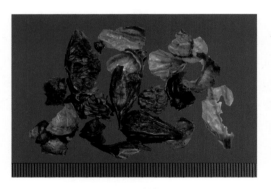

图 43-4　炒栀子

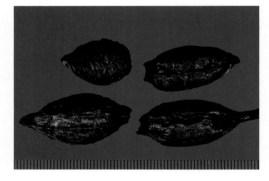

图 43-5　焦栀子

贮藏　置通风干燥处。

化学成分　主要含有环烯醚萜类、二萜类、三萜类、黄酮类、有机酸酯类、木脂素类、挥发油等成分，其中环烯醚萜类化合物是其特征性成分（图 43-6）。

1. 环烯醚萜类

栀子苷、京尼平-1-β-龙胆苷、羟异栀子苷、山栀子苷，栀子酸、车叶草苷、去乙酰车叶草苷酸甲酯、栀子酮苷、鸡矢藤次苷甲酯、10-乙酰京尼平、cerbina、6″-香豆酰京尼平龙胆双糖苷等。

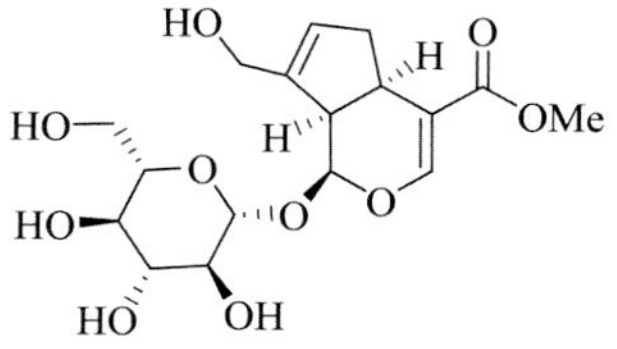

栀子苷

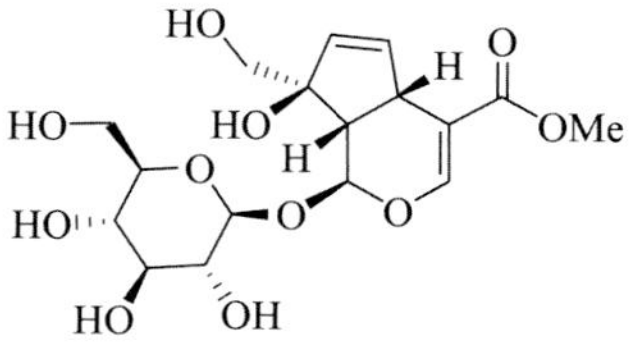

羟异栀子苷

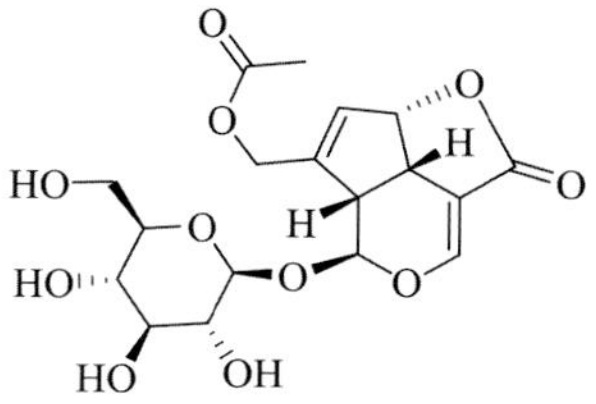

车叶草苷

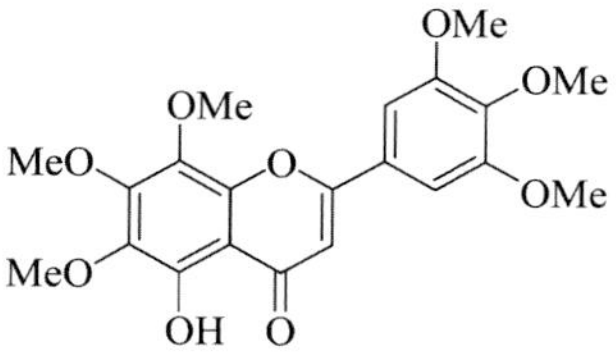

栀子素A

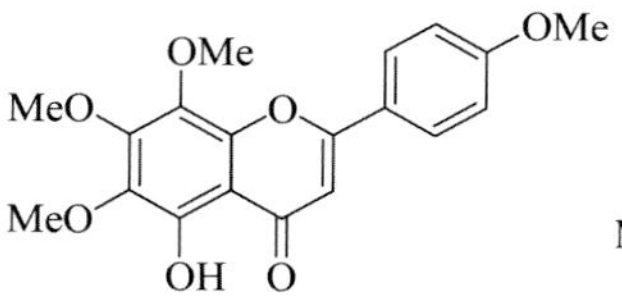

栀子素B

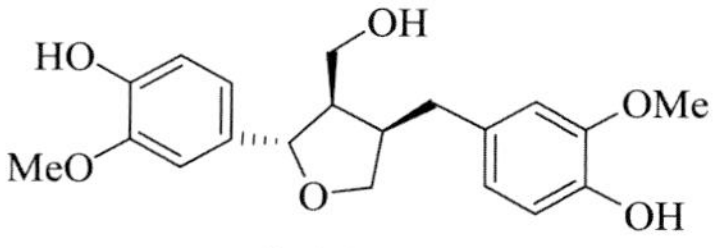

落叶松脂素

图 43-6　栀子中的代表性化学成分

2. 二萜及三萜类

棉根皂苷、齐墩果酸、常春藤皂苷元、斯皮诺素、泰国树脂酸、栀子花乙酸、藏红花素-二-β-D-龙胆二糖苷、藏红花素-β-D-龙胆二糖-β-D-葡萄糖、藏红花素-β-D-龙胆二糖苷、藏红花素-β-D-葡萄糖苷、新西红花苷 A、19α-羟基-3-乙酰乌苏酸、藏红花素-β-D-龙胆二糖-β-D-葡萄糖酸酯、铁东青酸等。

3. 黄酮类化合物

栀子素 A、5-羟基-6，7，8，3′，4′，5′-六甲基黄酮、栀子素 B、栀子素 C、栀子素 D、栀子素 E、3′，4′，5′-三甲基汉黄芩素、3，4′-二甲氧基汉黄芩素、4′-二羟基汉黄芩素、3′，4′-二羟基汉黄芩素、3′，4′，5′-三羟基汉黄、5，7，3′，4′-四羟基-6，8-二甲氧基黄酮、4′，5，6，7-四羟基-3，3′，5′-三甲氧基黄酮、5-羟基-3，4′，5，6，7-五甲氧基黄酮、3′，5-二羟基-3，4′，5′，6，7-五甲氧基黄酮、5，5′-二羟基-6，7，2′，3′-四甲氧基黄酮及罕见的 5，3′，5′-三羟基-3，6，7，4′-四甲氧基黄酮、5-羟基-6，7，3′，4，5′-五甲氧基黄酮、6-甲氧基-3-氧-甲基山萘酚、3-氧-甲基山柰酚、4，7-hydroxy-flavone 等。

4. 有机酸脂类

苦藏红花酸、hexacosylp-cournarate、绿原酸、3，4-二咖啡酰-5-（3-羟基-3-甲基戊二酰）奎尼酸、3，4-二氧-咖啡酰奎尼酸、3-氧-咖啡酰-4-氧-芥子酰奎尼酸、3，5-二氧-咖啡酰-4-氧（3-羟基-3-甲基）戊二酰奎尼和 3-咖啡酰-4-芥子酸等。

5. 木脂素类

栀子脂素甲、丁香脂素、松脂素、丁香脂素-4-*O*-β-D-吡喃葡萄糖苷、落叶松脂素、八角枫木脂苷 D、落叶脂素、落叶脂素-9-*O*-β-D 吡喃葡萄糖苷、蛇菰宁、山橘脂酸、榕醛和肥牛木素。

6. 挥发油

栀子中挥发油主要有：2-乙基-2-己烯醛、反，反-2，4-癸二烯醛、11-十八碳烯酸甲酯、6，10，14-三甲基-2-十五酮、12-乙酰氧基-9-十八碳酸甲酯、1，2，3，4，7，8，9，10-八氢-1，6-二甲基-4-异丙基-1-羟基萘、硬脂酸、9，12-十八碳二烯酸、3，7，11-三甲基-1，6，10-十二碳三烯-3-醇等。

7. 其他类

D-甘露醇、苏丹Ⅲ、β-谷甾醇、二十九烷和胆碱等。

药理作用

1. 药效学研究

1）抗炎作用。栀子中的栀子苷不仅可抑制早期炎症水肿，还能抑制晚期炎症组织增生和肉芽组织生成。栀子中的京尼平可抑制小胶质细胞活性，显示出明显的抗炎活性。栀子乙酸乙酯提取物和90％甲醇提取物均能明显抑制二甲苯引起的小鼠耳郭肿胀和甲醛引起的足趾肿胀。

2）抗菌作用。栀子水浸液在体外能抑制多种皮肤真菌，对金黄色葡萄球菌、溶血性链球菌、白喉杆菌等具有一定的抗菌作用，还能杀死钩端螺旋体及血吸虫，并且具有抗埃可病毒的作用。

3）对软组织损伤的治疗作用。栀子乙酸乙酯提取物和90％甲醇提取物对小鼠、家兔软组织损伤均有显著的治疗作用。

4）解热镇痛作用。目前临床栀子治疗热病高热，栀子生品及炮制品的95％乙醇提取物皮下注射，对大鼠颈背部所致发热有较好的解热作用，栀子苷可对醋酸诱发的小鼠扭体反应呈明显抑制作用。

5）镇静作用。栀子生品及炮制品水煎液均具有较好的镇静作用，其中炒焦品、炒炭品、烘品镇静作用优于生品。

6）保肝作用。栀子生品95％乙醇提取物对四氯化碳（CCl_4）所致小鼠急性肝损伤的保护作用最强，炒品、炒焦品、姜炙品也有较好的作用，炒炭品则无此作用。

7）利胆作用。栀子水煎液的有效成分为环烯醚萜类，具有明显的胆囊收缩作用。

8）对胃功能的影响。栀子生品对饥饿小鼠胃酸分泌和胃蛋白酶活性均有明显的抑制作用。京尼平可抑制胃液分泌，并能使胃张力减少。对于离体肠管，京尼平对乙酰胆碱及毛果芸香碱所致的收缩呈弱的拮抗作用。

9）对心脏功能的作用。栀子提取物能降低心肌收缩力。

10）对实验性急性胰腺炎的作用。在急性出血坏死性胰腺炎早期，栀子能明显地改善胰、肝、胃、小肠血流，尤其能使胰腺的血流基本保持正常供给，减轻胰腺炎的胰腺病损，降低早期死亡率，有效地改善急性胰腺炎的预后。

11）降血压作用。栀子水煎液和醇提取物对麻醉或不麻醉猫、兔、大鼠，无论口服、腹腔或静脉给药均有降血压作用。

12）防治动脉粥样硬化及血栓。栀子果实提取物（GFE）在体外能增强纤维蛋白的溶解活性，对培养中牛动脉内皮细胞具有增殖作用。

13）对免疫反应的作用。当归、栀子复方对贝切特氏综合征所表现的口腔黏膜病变和外生殖器溃疡有效，且抑制Ⅰ型过敏性反应，并对细胞免疫有抑制作用。

14）抗焦虑作用。Kamishoyosan（KSS）是一种用于治疗女性停经精神性综合征的汉方，由十味草药组成，栀子为其中重要一味药。通过小鼠群居接触（SI）试验发现，薄荷与栀子的热水提取物可增加SI时间，与KSS的疗效相同。结果表明栀子及京尼平苷在KSS的抗焦虑作用中发挥了作用。

15）抗氧化作用。栀子提取物及其成分熊果酸和京尼平有较强的抗氧化活性。从栀子中分离到的水溶性多糖对2，2-联氮基-双（3-乙基苯并噻唑啉-6-磺酸）二氨盐（ABTS）、1，1-二苯基-2-三硝基苯肼（DPPH）和羟基自由基具有显著的清除能力。

16）抗癌作用。栀子提取物的二氯甲烷具有一定的抗癌活性，京尼平可作为一种化学预防剂，预防或减轻转移性乳腺癌。

2. 安全性研究

栀子中的栀子苷有潜在的肝毒性。栀子苷小、中剂量组中细胞色素氧化酶CYP3A2的酶活性最高，在临床用药中可能存在护肝作用。而大剂量组酶活性明显下降，使栀子苷的毒性成分代谢减慢，导致蓄积而使毒性反应表现明显。骨髓微核试验、Ames试验、睾丸染色体畸变试验表明栀子无致癌、致畸、致突变等特殊毒性。

性味与归经 苦，寒。归心、肺、三焦经。

功能与主治 泻火除烦，清热利湿，凉血解毒；外用消肿止痛。用于热病心烦，湿热黄疸，淋证涩痛，血热吐衄，目赤肿痛，火毒疮疡；外治扭挫伤痛。

临床应用

1. 临床常用

1）用于热病心烦。栀子能清泻三焦火邪而除烦，为治热病心烦、躁扰不宁之要药，每与淡豆豉合用，如《伤寒论》栀子豉汤。

2）用于湿热黄疸。栀子可清热利湿，用于治疗湿热黄疸症。历代中医均以栀子为治疗发黄的主药，常与甘草、黄柏合用，如《伤寒论》栀子柏皮汤。

3）用于血淋涩痛。栀子可清下焦之火，可治疗热毒血淋等症，常配车前子、滑石同用，如八正散。

4）用于血热吐衄。栀子配黄芩、黄连、黄柏同用，治疗三焦火盛迫血妄行之吐血、衄血，如黄连解毒汤。与青黛、瓜蒌、诃子等合用，治疗肺热咳血，如《丹溪心法》咳血方。

5）用于肝火上炎证。肝经有热，目赤肿痛、多泪、口苦口干、心中烦热、夜睡不安更适宜，用栀子可以清肝热，常配大黄，如栀子汤。

6）用于烧伤感染。有发热、烦热、烦渴、烦躁等热度症状，可用栀子清火解毒，但须配黄柏、生地、连翘等，并重用黄芪托毒，减少毒素吸收，方如加味四顺清凉饮。

此外，栀子还可用于火毒疮疡，可与金银花、蒲公英配伍；用于治疗跌打扭伤、挫伤，以生栀子研末，用面粉、鸡蛋清（蛋白）调匀、湿敷肿处；如治痔疮热痛，用黑山栀研末，以凡士林调匀后，局部涂抹可以止痛；治急性胃肠炎、腹痛、上吐下泻，与南五味子、青木香配伍；治热水肿，与木香、白术合用。

2. 临床进展

1）治疗小儿发热。取生山栀酒精浸泡液与适量的面粉和匀，制成面饼，临睡前贴压于患儿的涌泉穴（双），内关穴（双），次晨取下，以患儿皮肤呈青蓝色为佳，总有效率为 100%。

2）治疗食管炎和口疮。用栀子汤《伤寒论》治疗食管炎伴口疮，服药 20 d 后口疮治愈，食管炎自觉症状及腹痛消失。继续服用本方一段时间。胃内照相检查，示食管溃疡完全治愈。

3）治疗扭挫外伤。栀子粗粉 250 g，薄荷脑 12.5 g，乙基纤维素 10 g，乙醇加至 250 ml。采用渗摘法提取栀子有效成分，浓缩后加入佐药，制成涂膜剂，应用治疗跌打扭伤患者，治愈率为 100%。治疗脱位、软组织损伤。涂药后疼痛消除时间最短者 10 min，最长者 34 h，平均为 20 h，肿胀消退时间最短为 10 h，最长为 4 d，平均为 2 d。

4）治疗冠心病。栀子、桃仁各 12 g，加烧蜜 30 g，调成糊状，摊敷在心前区，面积约 7 cm×15 cm，用纱布敷盖。初每天换药 1 次，2 次后 7 d 换药 1 次，6 次为 1 个疗程。用于治冠心病，症状均有好转。

5）治疗急性病毒性肝炎高胆红素血症。茵陈蒿汤重用栀子、大黄治疗急性病毒性肝炎高胆红素血症疗效满意，有效率为 80%。肝炎有关症状随胆红素明显下降而明显好转，谷丙转氨酶大多伴随下降。

6）治疗急性卡他性结膜炎。用栀子泡饮治疗急性卡他性结膜炎，总有效率为 89.7%。

7）治疗软组织损伤。采用栀子粉加蛋清外敷治疗，踝关节、膝关节软组织损伤，治愈率高达 75%。

用法与用量 6～10 g。外用生品适量，研末调敷。焦栀子用量 6～9 g。

使用注意 脾虚便溏者忌服。

基地建设 目前，湖北多地均有种植。恩施州建始县种植面积约 4 000 亩，黄冈市蕲春县种植面积约 2 000 亩，英山县种植面积约 1 000 亩，罗田县种植面积约 1 000 亩，麻城市种植面积约 1 000 亩，孝感市大悟县种植面积约 1 000 亩，黄石市大冶市种植面积约 1 000 亩，宜昌市长阳县种植面积约 1 000 亩，武汉市新洲区种植面积约 1 000 亩。

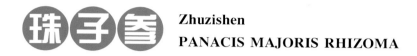

珠子参

Zhuzishen

PANACIS MAJORIS RHIZOMA

商品名 珠子参。

基原 本品为五加科植物珠子参 *Panax japonicus* C. A. Mey. var. *major*（Burk.）C. Y. Wuet K. M. Feng 或羽叶三七 *Panay japonicus* C. A. Mey. var. *bipinnatifudus*（seem.）C. Y. Mey. etK. M. Feng 的干燥根茎。湖北主产珠子参药材的基原植物为珠子参。

本草考证 珠子参始载于《滇南本草》，其"味甘、微苦，性温、平。止血生肌，服之无甚功效"。清·袁栋的《书影丛说》记载了珠子参的形态特征，指出"云南姚安府也产人参，其形扁而圆，谓之珠儿参"。清·吴仪洛《本草从新》记载了珠子参的炮制及品质评价，指出"珠儿参，出闽中，以大而明透者为佳。须多去皮，再用滚水泡，因其苦之味在外皮，近中心则苦味减而稍甘"。清·《滇南闻见录》记录了珠子参的形状大小和色泽，还增加了珠子参的炮制方法，即将珠子参与糯米拌在一起蒸，记载为"珠参"条："永川宾川之间产珠参，大者如莲子，小如梧子，红黄色，似人参。以糯米拌蒸之，晶莹可爱，味苦中带甘，亦似参性宜补……"

原植物 多年生草本，高约 80 cm。根状茎串珠状，故名"珠子参"，节间通常细长如绳；有时部分给节密生呈竹鞭状。叶片纸质且较大，几乎全缘，长可达 10 cm，宽可达 3.5 cm，叶柄极短至 1.2 cm。掌状复叶 3～5 枚轮在茎顶；叶柄长约 9 cm；小叶通常 5 枚，两侧的较小，小叶柄长 5～15 mm，中央小叶片椭圆或椭圆状卵形，长 10～13 cm，宽 5～7 cm，先端长渐尖，基部近圆形或楔形，边缘有细密锯齿，边缘及两面散生刺毛。伞形花序单一，有时其下生 1 至多个小伞形花序；花小、淡绿色；花萼先端有 5 尖齿；花瓣 5 枚，卵状三角形，先端尖；雄蕊 5 枚，花丝短；子房下位，花柱通常 2 个，分离。果为核果状浆果，圆形，熟时鲜红色。花期 7—8 月，果期 8—10 月（图 44-1、图 44-2）。

生态环境 珠子参喜温暖湿润气候，忌强光直射，耐寒而惧高温，怕积水，忌连作。生长于海拔 2 000～3 000 m，年均温度 8～12 ℃，山坡、灌木林下阴湿的地区。适宜在中性或偏酸性、土质疏松、排水良好、略有坡地、富含腐殖质的土壤中生长，在黏土中生长不良。

适宜区 珠子参在湖北省内的适宜种植区主要为随州、宜昌、十堰、恩施州等地。

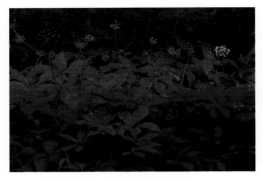
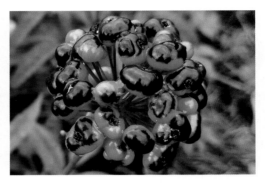

图 44-1 珠子参（原植物）　　　　　　图 44-2 珠子参（果期）

栽培技术

1. 生物学特性

珠子参适宜生长温度为 $16 \sim 23\ ℃$，植株生长速度随着温度升高而加快，当气温超过 $28\ ℃$ 时，植株地上部分生长受到抑制，茎叶出现下垂萎缩现象。地下根茎在 9 月形成越冬芽，在 12—1 月分化形成 $1 \sim 2$ 个白色类圆珠根茎，4 月底出苗，5—8 月是根茎快速膨大增长时期，9 月又从类圆珠形根茎上分生出越冬芽。适宜在中性或偏酸性（pH 值 $=5.5 \sim 6.5$）的土壤中生长，忌连作同属植物。

2. 种植方法

1）选地整地。珠子参播种育苗地，前茬作物以禾本科植物最好，或选生荒地、或停种 4 年以上的地，朝东或朝南向阳坡，坡度在 $15\ ℃$ 以内，以沙质壤土为好。育苗地选好后，深翻，次年春季再翻耕，细整耙平，每亩用 70％代森锰锌粉剂 0.5 kg 进行土壤消毒处理，然后做成 1.2 m 宽的高畦，沟宽 30 cm，沟深 15 cm。移栽定植地的选择、整地与育苗相同，但对土壤肥力的要求比育苗地要好。

2）搭设荫棚。按 6 cm×8 cm×200 cm 规格定制钢筋水泥桩，行距 3 m，桩距 2 m，深度 $40 \sim 50$ cm，在田间栽桩，水泥桩应栽在畦面中间，每隔一畦栽一排，顺畦栽桩，顶部用铁丝按"♯"形固定，内空 $150 \sim 160$ cm。育苗地覆盖遮阳布，要求荫蔽度 65％左右，移栽地要求荫蔽度 55％左右，遮阳布用扎丝与"♯"形铁丝网固定。搭设整体荫棚，但要根据地势分段搭设，并留好作业道。

3）播种育苗。珠子参用种子繁殖。从播种到药材收获需要 6 年时间，其中育苗为 2 年时间，定植后栽培 4 年时间。

（1）选种与种子处理：珠子参为多年生宿根草本植物，植株年限短，种子不成熟，故应选择 $5 \sim 6$ 年生植株采种。本品主花薹多生侧花序，应摘除所有侧花序只留主花薹，在 9 月中、下旬，选晴天采摘浆果，成熟一批采摘一批，将采摘来的浆果及时水洗搓去果肉，并用 150 mg/L 赤霉素浸种 24 h 后，以湿润河砂（种子：河砂＝1：4）储藏待播。

（2）播种：珠子参播种以 12 月上、中旬为宜，过早易遭受鼠害，过迟生长不良。一般采用撒播，播种要均匀，保持粒距 3～5 cm，盖火土灰 3 cm 厚，最后盖草保温，出苗时撤除。每亩用种子 5 kg，育苗 1 亩，可满足 10 亩大田栽培所需。

（3）苗地管理：幼苗出土后，及时撤除盖头草，并除草间苗，苗高 3～5 cm 时，可按株距 6 cm 定苗，并追肥 1～2 次，每亩施磷酸二氢钾或复合肥 20 kg。做好灌溉排水，干旱时浇水，雨涝时排水，以免引起病虫害。苗期病害主要是立枯病，发现后应及时防治，否则会成片死亡。防治方法是：雨前或雨后用 70% 代森锰锌 800 倍液喷雾地上部茎叶，严重时拔除病株，以 1：1：120 倍波尔多液灌根，连续 2～3 次即可控制。

4）田间管理。

（1）除草施肥：全年除草 4～5 次，保持参园清洁。雨季过后，结合除草松土 2～3 次。并追肥 2～3 次，肥料为稀释的人畜粪水、磷肥和复合肥及土杂肥等。追施人粪水一般在开花始期进行，250～350 kg／亩；花盛期结合松土，施用过磷酸钙 35 kg／亩，以促进果实成熟和根茎生长；结合防寒越冬措施施用厩肥、土杂肥 300 kg／亩。

（2）疏花留种：珠子参 4 年生植株多数抽薹开花，但极少结实，故应在出土展叶而未抽薹时摘除整个花序，以减少养分消耗。5 年生以上植株主花薹多生侧花序，而侧花序果实是很难成熟的，为了保证主花序种子的有效性，应当及时摘除多余的侧花序。

（3）防寒越冬：珠子参喜肥趋湿的特性造成其地下根茎横走向上生长，每年增生一节或一珠，且芽孢生于根茎珠子一端或两端，因而易于露出表土。据观察，凡越冬芽裸露地表面呈现绿色的植株，展叶反而较晚，且瘦弱大部分早衰。为了保证地下根茎及芽孢的正常生长和发育，每年越冬前，结合追施盖头肥，加盖一层厚 5 cm 的防寒土，并于第 2 年春季出苗前 10 d 撤除。

（4）荫棚管理：珠子参种植在海拔 2 600 m 以上的高山中，冬季雪大，对棚架破坏较严重，为减少损失，于越冬前应将遮阳布卷起，来年出苗时再恢复遮盖。

3. 病虫草害防治

1）病害。

（1）立枯病、猝倒病：发病初期用 30% 多抗霉素水剂 1 000 倍液＋99% 噁霉灵 2 000倍液喷施防治。

（2）疫病：发病前喷施 75% 百菌清可湿性粉剂 1 000 倍液预防，发病初期用 70% 代森锰锌可湿性粉剂 600 倍液喷施防治。

（3）根腐病：发病初期选用农用链霉素 3 000～4 000 倍液等药剂进行防治。

2）虫害。地老虎、蛴螬、蝼蛄：采用毒饵诱杀，50% 辛硫磷乳油 50～100 g 拌饵料 3～4 kg，均匀撒于珠子参的畦面和作业道上。

【采收加工】 移栽珠子参定植 3～4 年，在 9 月下旬至 10 月上旬地上部茎叶枯萎时采收。收获选晴天进行，将全株挖出土，除去泥沙，剪去茎秆，留根茎，除去须根及芽孢，用清水刷洗干净，晾干表面水分后，上炕烘干，烤烘应避免直火，先用文火，逐渐升温，最高温度应控制在 60℃ 以内，并经常翻炕。

产销情况

1. 商品生产与流通

野生资源分布为神农架 40%，恩施 20%，十堰 20%，宜昌 20%，湖北省总种植面积约 500 亩，年产量 100 t，总产值 4 000 万元。

2. 商品规格

可按个头大小分为两等。

一等：干货。每千克 240 只以内。无破碎，无杂质、须根、虫蛀、霉变。

二等：干货。大小不分，间有破碎及节间碎段。无须根、虫蛀、霉变。

药材性状

根茎节膨大部分呈类球形、扁球形或不规则菱角形，直径 1～2.5 cm，有的一侧或两侧残存细的节间。表面黄棕色或棕褐色，粗糙，有明显的纵皱纹，中部有略呈环状的疣状突起及细根痕，有的可见略凹陷的茎痕。质坚硬，不易折断，断面黄白色，粉性，有黄色分泌道斑点。蒸煮品淡红棕色，半透明，角质。气微，味苦微甜（图44-3）。

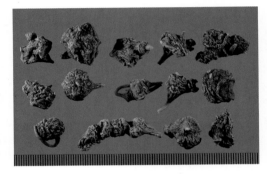

图 44-3　珠子参药材

理化鉴别及含量测定

1. 理化鉴别

取本品粉末 1 g，加甲醇 30 ml，超声处理 40 min，滤过，滤液蒸干，残渣加水 20 ml加热使溶解，用水饱和正丁醇振摇提取 3 次（20 ml、15 ml、15 ml）、合并正丁醇液，蒸干，残渣加甲醇 5 ml 加热使溶解，作为供试品溶液。另取竹节参皂苷 IVa 对照品、人参皂苷 Ro 对照品，加甲醇制成每毫升各含 2 mg 的溶液，作为对照品溶液。照薄层色谱法（《中国药典》2020 年版四部通则 0502）试验，吸取上述 3 种溶液各 1 μl，分别点于同一硅胶 G 薄层板上，以正丁醇-乙酸乙酯-甲醇酸-水（5：10：0.5：0.3：3.5）上层溶液为展开剂，展开，取出，晾干，喷以 10% 硫酸乙醇溶液，在 105℃ 加热至斑点显色清晰，置紫外光灯（365 nm）下检视。供试品色谱中，在与对照品色谱相应的位置上，显相同颜色的荧光斑点。

2. 含量测定

采用高效液相色谱法（《中国药典》2020 年版四部通则 0512）测定。本品按干燥品计算，含竹节参皂苷 IVa（$C_{42}H_{66}O_{14}$）不得少于 3.0%。

炮制　除去杂质，用时捣碎。

贮藏　置干燥处，防蛀。

化学成分 主要成分为三萜及其皂苷类、挥发油类、甾体及其皂苷类、黄酮类等（图 44-4）。

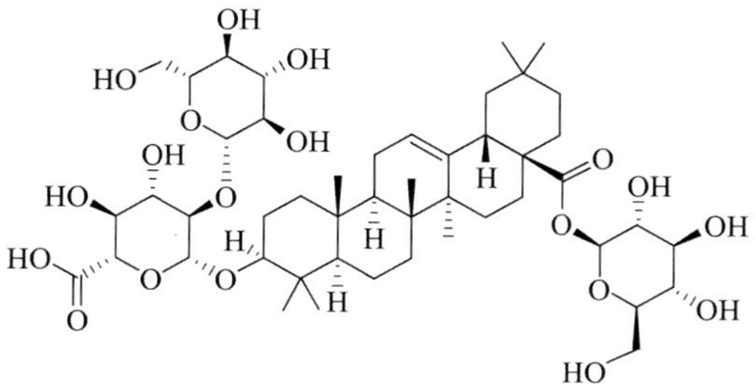

竹节参皂苷

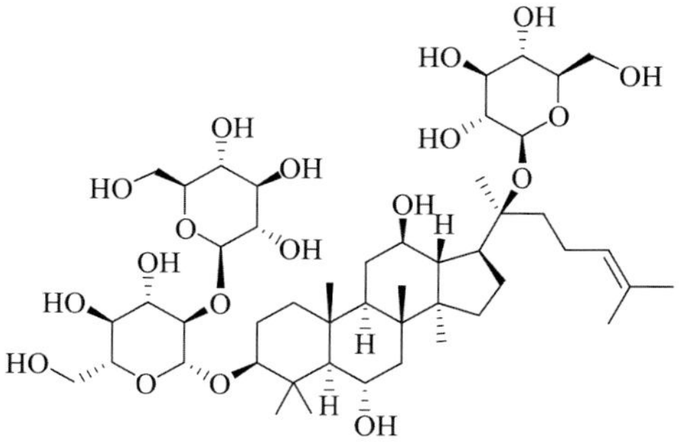

人参皂苷Rd

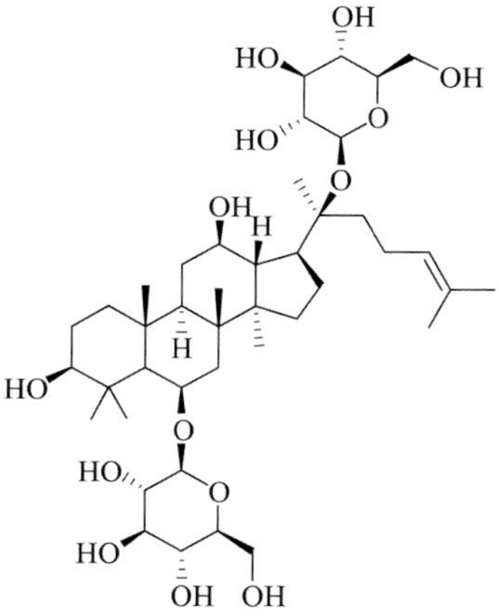

人参皂苷Rg1

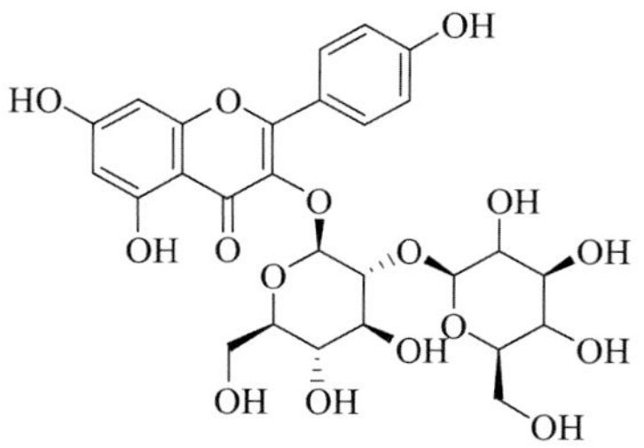

人参黄酮苷

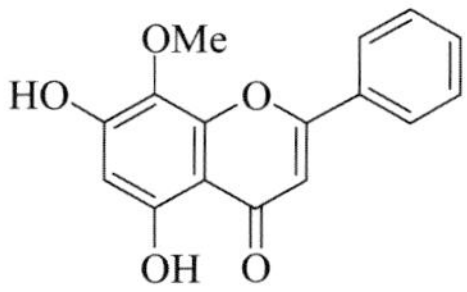

5,7-二羟基-8-甲氧基黄酮

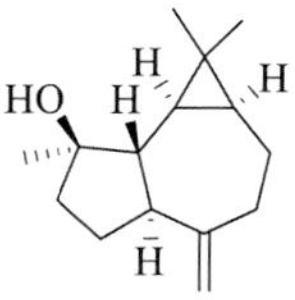

斯巴醇

图 44-4　珠子参中的代表性化学成分

1. 三萜及皂苷类

人参皂苷 Rd、人参皂苷 Rg1、竹节参皂苷等。

2. 挥发油类

2，6-二特丁基苯酚、斯巴醇、α-紫罗兰酮、新植二烯、降姥鲛-2-酮、β-芹子烯等。

3. 甾体及皂苷类

β-谷甾醇、β-谷甾醇乙酸酯、胆固醇、胆固醇醋酸酯等。

4. 黄酮类

人参黄酮苷、5，7-二羟基-8-甲氧基黄酮等。

药效学研究

1. 镇痛、镇静、抗炎作用

1）珠子参总皂苷有明显镇静作用，能明显减少醋酸所致的小鼠扭体反应次数和延长戊巴比妥钠和硫喷妥钠对小鼠的睡眠时间。

2）通过小鼠耳郭肿胀、小鼠腹腔毛细血管通透性和小鼠棉球肉芽肿增生实验，发现珠子参总皂苷可对抗二甲苯所致小鼠耳郭肿胀，减少醋酸致小鼠毛细血管通透性增加，大剂量组可抑制肉芽组织增生。

2. 抗肿瘤作用

1）MTT 实验发现，从珠子参中分离得到的 6 个皂苷类化合物中，化合物三七皂苷 R2、人参皂苷 Rf 对骨肉瘤细胞 MG63 具有抗肿瘤活性，其可诱导细胞周期阻滞效应，并诱导细胞凋亡。人参皂苷 Ro 对胃癌细胞和食管癌细胞具有明显的抗肿瘤活性。

2）珠子参总皂苷对体外人早幼粒白血病 HL-60 细胞，有一定细胞毒作用，抑制该细胞增殖和诱导其分化。此作用机制是由于细胞被阻滞在 G_0/G_1 期，使 DNA 的合成受阻及通过促进细胞进入 G_0 期而不进入分裂周期。

3）珠子参多糖能抑制小鼠 H22 肝癌移植瘤生长，干扰细胞周期，有效抑制外周血清中 VEGF 表达，从而发挥抗肿瘤效应。

3. 改善缺血性损伤

珠子参总皂苷可增强受损脑组织 ATP 酶活性，改善受损脑组织 GSH-Px 和 SOD 活性、降低 MDA 含量及脑能量代谢，从而减轻缺血缺氧对脑组织的损伤，对小鼠局灶性脑缺血损伤产生明显的保护作用。

4. 改善造血与凝血

珠子参水提取物对兔静脉血具有较强促凝血作用，可能与增强内源途径凝血因子的活性有关，具有较大的开发利用价值。

5. 免疫系统作用

珠子参总皂苷具有增强 LPS 诱导小鼠腹腔巨噬细胞分泌 IL-1、增强 Con A 诱导小鼠淋巴细胞产生 IL-2 的功能。还能明显增强丝裂原 PHA 诱导下的 T 细胞增殖，表明珠子参能增强机体的免疫功能。

性味与归经　苦、甘，微寒。归肝、肺、胃经。

功能与主治　补肺养阴，祛瘀血止痛，止血。用于气阴两虚，烦热口渴，虚劳咳嗽，跌扑损伤，关节痹痛，咳血，吐血，衄血，崩漏，外伤出血。

临床应用

1. 临床常用

1）用于咳血。珠子参、枇杷叶、白茅根、仙鹤草、川贝母等适量水煎服，可用治痰热咳嗽，痰中带血。

2）用于跌打损伤，腰腿痛。珠子参适量，泡酒内服。

3）用于痈肿疮疡。珠子参适量，用陈醋磨浓汁外涂；亦可同时取适量珠子参，水酒各半煎服。

2. 临床进展

1）治疗缺血性卒中。由扭子七、凤尾七、头发七、金刷把、伸筋草等多种稀有太白山草药组成化瘀通络汤，治疗缺血性卒中恢复期患者38例，并以临床较为常用的补阳还五汤治疗为对照组，结果表明，治疗组证候疗效及改善多项实验室检查指标等方面均优于对照组，其有效率分别为97.37%、90.00%。

2）治疗原发性骨质疏松症。以楤木、珠子参、骨碎补、川续断、千年健、土鳖虫组成太白续骨胶囊，联合阿仑膦酸钠，治疗原发性骨质疏松症患者30例。对照组用阿仑膦酸钠治疗30例。治疗组与对照组比较，治疗组VAS、活动能力（躯体功能、肌力及跌倒风险）评分改善优于对照组（$P<0.05$）。

3）治疗糖尿病。运用"中医传承辅助平台"，分析"疾病-证候-治法-中药"之间的关系，探讨丁学屏教授诊治糖尿病及其慢性并发症的临证经验及用药规律发现，治糖尿病阴虚热盛证医案共39例，共使用109味中药，使用频率30%以上者24味，其中珠子参列于第12位，频次为23次。

用法与用量 3～9g。外用适量，研末敷于患处。

使用注意 用药适量。

竹节参

Zhujieshen
PANACIS JAPONICI RHIZOMA

商品名 竹节参、竹节人参、竹节三七、白三七。

基原 本品为五加科植物竹节参 *Panax japonicus* C. A. Mey. 的干燥根茎。

本草考证 竹节参始载于《百草镜》，以根茎状如竹节而得名。明代《本草原始》所载三七项下的图示为竹鞭状，结节膨大，每节有一圆形而微凹的茎痕，侧面有根痕。其图注："三七类竹节参，味甘而苦，亦似参味，但色不同，参色黄白，而三七黄黑。"由图文分析其特征，可知此三七实为竹节参类。据此亦可推知明末已有竹节参入药用，并与今药用竹节参相同。这可能是记载竹节参入药的最早本草文献。以后又在清代《本草纲目拾遗》的昭参项下记有"浙产含温山中，出一种竹节三七，色白如僵蚕，每条上有凹痕如白，云此种血症良药"。并引沈学士云："竹节三七即昭参，解醒第一，有中酒者，嚼少许，立时即解。"按以上所描述药材形状、性味及功用等特征与现在的竹节参特征相符。

竹节参早年主要是在民间应用。在湖北鄂西地区恩施土家族苗族自治州民间具有悠久而广泛的应用基础，在当地习称为"白三七"。1988年湖北省农科院中药材研究所在恩施州竹节参原产地野生转家种取得成功，并建成了规范化种植基地，使湖北省恩施、宣恩、咸丰三个县市成为目前我国竹节参的主要产地。

原植物 多年生草本，高 50～80 cm，或更高。根茎横卧，呈竹鞭状，肉质肥厚，白色，结节间具凹陷茎痕。叶为掌状复叶，轮生于茎顶；叶柄长 8～11 cm；小叶通常 5，叶片膜质，倒卵状椭圆形至长圆状椭圆形，长 5～18 cm，宽 2～6.5 cm，先端渐尖，稀长尖，基部楔形至近圆形，边缘具细锯齿或重锯齿，上面叶脉无毛或疏生刚毛，下面无毛或疏生毛茸。伞形花序单生于茎顶，有花 50～80 朵或更多，总花梗长 12～20 cm，无毛或有疏短柔毛；花小，淡绿色，小花梗长约 10 mm；花萼绿色，先端 5 齿，齿三角状卵形；花瓣 5，长卵形，覆瓦状排

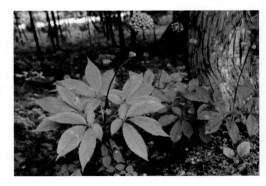

图 45-1 竹节参（原植物）

列；雄蕊5，花丝较花瓣短；子房下位，2～5室，花柱2～5，中部以下连合，上部分离，果时外弯。核果状浆果，球形，未成熟时呈绿色，成熟后为半红半黑色，靠近果实基部为红色，顶端为黑色，直径5～7 mm。种子2～5，白色，三角状长卵形，长约4.5 mm。花期5—6月，果期7—9月（图45-1、图45-2、图45-3）。

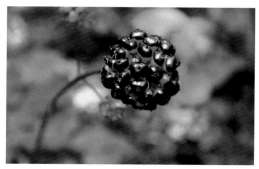
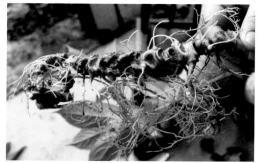

图45-2　竹节参（果期）　　　　　图45-3　竹节参（根茎）

生态环境　竹节参喜冷凉、湿润气候，为阴性植物，喜散射光或斜射光，忌强光直射，耐寒惧高温。多生长在海拔1 200～2 500 m的密林及灌丛中，或阴湿的沟边及山路旁。人工栽培时要搭棚，以适应竹节参对光温的需求。对土壤要求比较严格，适宜生长在排水良好、富含腐殖质的中性或微酸性沙质黄棕壤、黄壤和红壤壤土中，并以潮土和腐殖土为主。适宜生长的气候属亚热带季风气候，产地内山脉纵横，丘陵起伏，夏无酷热，冬无严寒，水热源丰富，年平均气温约14.8℃左右，无霜期220 d，其生长伴生植物群落主要为乔木层、灌木层和草本层。

适宜区　湖北省内竹节参野生资源较广泛地分布于鄂西地区。栽培资源在湖北省恩施市红土乡、新塘乡，宣恩县椿木营乡，鹤峰县中营乡、五峰县湾谭、采花均有较好发展。

栽培技术

1. 生物学特性

竹节参常于4月下旬至5月上旬出土，6月初展开全叶，6月中、下旬开花，7月上旬结果，8月中、下旬果实成熟。9月中、下旬地上部分枯萎，地上部分生长期约180 d。竹节参喜肥趋湿，忌阳光直射，喜寒冷隐蔽的环境，在海拔1 200～1 800 m的二高山和低高山林下生长良好。

2. 种植方法

1) 选地整地。宜选择地势背风向阳，坡度5°～20°，土层深厚，土质疏松，富含腐殖质的地块。地选好后深耕耙细，结合整地每亩施入腐熟农家肥约2 500 kg左右，饼肥100 kg，生石灰50 kg，整平耙细后，做成高20 cm，宽120 cm的畦，畦面略呈龟背形。

2）播种育苗。

（1）选种及处理：就地采籽播种，可于 8 月中、下旬在田间选择生长健壮、无病虫害、粒大、成熟早的 4 年以上植株果实，除去果皮，并用 0.3％高锰酸钾溶液或 10％福尔马林溶液浸种 10 min，捞出后用清水冲洗，再用湿沙进行保存，（种子：河沙＝1：4），保存期内要防止湿沙干燥，一般以湿沙捏之成团，扔之即散为度。保存的种子在播种前还需进行精选，将瘦小和保存过程中发生霉变或失水的种子除掉，再用上述方法进行一次消毒处理，既可播种。

（2）播种期：11 月中、下旬播种，过早播种，田间易生长杂草，不利于来年田间管理，过迟播种，会直接影响出苗率及根的生长，同时，由于竹节参多在海拔较高的高寒山区栽培，下雪较早，不利于播种。

（3）播种方法：以撒播为主。每亩播种量 20 kg，将处理好的种子均匀地撒于整好的畦面上。播种后盖火土灰，以畦面见不到种子外露为度。肥料必须经过充分堆积、拌匀、细碎，盖肥厚度约 1 cm，厚薄要均匀，以利出苗整齐。

（4）竹节参的无性繁殖：主要采用根茎切段繁殖。试验证明：竹节参无论顶生节，还是中间节，也无论是单节、双节还是多节，都能作为切段繁殖的材料，节多出苗率高，苗质优。第二年能否出苗的关键是切段的时间，上一年 10 月以前切段繁殖，第二年 80％茎段能出苗，11 月中旬切段的仅 30％出苗，不出苗的茎段也不会死亡，第二年会长出芽苞，第三年还能出苗。繁殖材料的年龄和大小对第二年出苗的大小起决定作用：多年生粗根茎（茎粗 2 cm 左右）即使只有一节，第二年出苗后仍能开花结实，多节开花结实更多；如果茎粗小于 1 cm，出的苗仅如二年生以下的小苗，不开花。

3）移栽定植。

（1）适时移栽：移栽的适宜时期是主根顶端的芽苞未萌动前。一般在 9 月下旬至 10 月下旬。如芽苞已开始萌发，叶芽与花芽外露则不宜再移植，否则易感染病害，移栽成活率降低。

（2）取苗、分级与消毒：竹节参育苗需 2 年时间，为提高移栽成活率，当天挖取的苗尽量当天栽完，当天栽不完的种苗，可用湿润沙土埋藏保存，防止种根失水过多。挖出苗后，依据幼苗的大小幼弱，分成大、中、小三个等级，并把芽苞受损伤的或受病虫危害的剔除。将分级的种根分别进行消毒，可用 1：1：200 的波尔多液浸 10～15 min 后取出，待种根表面水分稍干后，即可进行定植。

（3）定植方法：以穴栽为主，穴距 27 cm×27 cm。在经过消毒并已平整的畦面上，挖 5 cm 深的平底穴，每穴种植一株，每亩可移栽种苗 8 000 株。移栽时每畦地上种苗的芽苞的排列顺着一个方向，种根平卧，芽苞朝上，为保护根条不外露，每行的最后一株及畦尾的最后一行，将种根转向内侧而芽苞朝外，并注意不要太靠近畦边，以免在浇水或雨季畦面泥土塌落时，芽苞露出土面。

4）田间管理。

（1）移苗补苗：在移栽后发现缺苗现象时，应及早采取移苗补苗措施，也可去病换健或去弱补强，以保证全苗壮。宜在 5 月中、下旬的阴天或傍晚时，选择健壮的同龄竹节参苗带土移栽，栽后浇定根水并加强管理。

（2）除草培土：早春齐苗后，应勤除杂草以保证田园清洁。除草时如发现裸露于土面的芽苞或根茎，应及时培细土，并适当踩压土面，以保证植株的正常生长。

（3）浇水排水：竹节参不耐高温和干旱，所以，高温和干旱季节要勤浇水，始终保持畦面湿润，保持土壤含水量 25％～40％，园内相对湿度达 60％～70％。雨季要疏通好排水沟，严防田间积水，并要注意降低田间的空气湿度。

（4）追肥：每年追肥 1～2 次，追肥多用稀释的人畜粪水及磷肥、复合肥等。追施人畜粪水一般在开花期进行，每亩 2 000～3 000 kg，花期结合松土，施过磷酸钙每亩 50 kg，或复合肥每亩 20 kg，以促进果实成熟或根茎生长。

（5）摘蕾与留种：竹节参留种多选择四年生以上的健壮植株，三年生苗种子一般不能成熟，因此，三年生及不留种的田块，当花序轴长 2 cm 左右时，将整个花序摘除。测试结果表明，摘蕾可使产量提高 20％左右。留种植株应在 6—7 月结合中耕除草，摘除侧花序，保留主花薹，促进种子成熟和提高种子质量，因为侧花序上的种子一般是不能正常成熟的。

（6）冬季清园：入冬后气温下降，病菌和害虫躲进枯枝落叶、杂草和土壤里度过冬天，成为下一年竹节参病虫害的主要来源。因此，每年 11 月，都要进行清园，清除地上茎叶及园内外杂草，集中到园外深埋或烧毁。清园后再用杀虫、杀菌剂进行全面消毒。一般用 1∶1∶100 波尔多液喷雾。同时，每亩撒施事先预备好的腐熟农家肥约 2 500 kg，然后清沟，将沟土盖于畦面上，厚度以能盖住农家肥为宜，俗称"越冬肥"，以利越冬和来年竹节参的正常生长。

3. 病虫害防治

1）病害。主要病害有疫病、立枯病、根腐病等。防治应采取农业综合措施与药剂防治并举方案，多雨季节注意及时清沟排涝，松土施肥，在雨天或露水未干时，不能开展田间作业，发现病株应及时清除，并用生石灰消毒病穴，控制传染。

（1）疫病：主要危害叶片，为苗期和成株期主要病害，发病率在 15％～25％。病叶变成暗绿色水渍状病斑，严重时叶片枯萎，根部受害，造成倒状。防治方法：以发病前施药为主，叶面喷雾 70％代森锌 800 倍液或 1∶1∶120 波尔多液。严重时拔除病株，用生石灰消毒病穴，雨后注意及时清沟排水。

（2）立枯病：主要危害参苗，受害苗茎基部呈黄褐色，腐烂隘缩变细，地上茎折倒，造成大片死亡。3 年以上的植株受害后，病茎呈撕裂状。该病为土壤带菌，春季出苗时开始发病，7 月以后发病自行停止。防治方法：发病期用 70％代森锰锌 800 倍液喷雾，每隔 5～7 d 一次，连续 3 次。

（3）根腐病：主要危害根和芽苞，使根腐烂变为灰黑色或呈锈红色，发病时用50％多菌灵600倍液或1∶1∶100波尔多液浇灌病穴；及时拔除病株，病穴用生石灰消毒；雨季及时排水。

2）虫害。主要害虫有蛴螬、地老虎、蝼蛄等，主要危害其根茎及幼苗。防治方法：首先应保证施用的有机肥料充分腐熟。若田间发现虫害可用辛硫磷乳油1 000倍液灌根。防治地老虎、蝼蛄时用50％辛硫磷乳油50 g拌在5 kg棉籽饼上，制成毒饵于傍晚在菜田内每隔一定距离撒成小堆，亦可以切碎的鲜草20～30 kg拌匀成毒饵，于傍晚撒施于参苗根部表面诱杀。

采收加工 移栽竹节参定植4年（及6年）后在9月下旬到10月上旬地上部茎叶枯萎倒时采收。延长栽培年限，虽然可以提高产量，但由于增重部分中须根、支根增重比例较大，而主根增重比例较小，所以主产区都是定植4年后采收。采收时选晴天进行，将全株挖出，除去泥土，剪去地上部茎秆，留根茎，除去须根及芽苞。用清水洗净泥沙，在洗泥过程中，要边洗边将根体上的须根摘下。洗泥既要保质，又要加速。注意竹节参在水中浸泡时间不能超过5 min。否则，加工后的产品断面起粉，并影响内在质量。清洗后的竹节参，晾干表面水分后，按大、中、小分级，上炕烘烤，炕房可参照烟叶炕房修建，烤烘应先用文火，逐渐升温，最高温度应控制在50 ℃以内，并经常翻动，保证干燥均匀一致。

产销情况

1. 商品生产与流通

湖北省总种植面积约3 000亩，年产量约为75 t，年总产值约1 400万元。

2. 商品规格

统货。

药材性状 本品略呈圆柱形，稍弯曲，有的具肉质侧根。长5～22 cm，直径0.8～2.5 cm。表面黄色或黄褐色，粗糙，有致密的纵皱纹及根痕。节明显，节间长0.8～2 cm，每节有一凹陷的茎痕。质硬，断面黄白色至淡黄棕色、黄色点状维管束排列成环。气微，味苦、后微甜（图45-4）。

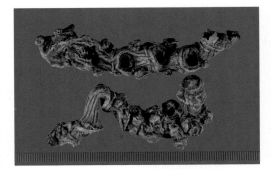

图45-4 竹节参药材

理化鉴别及含量测定

1. 理化鉴别

取本品粉末（过二号筛）0.2 g，置50 ml具塞锥形瓶中，加60％甲醇25 ml，超声提取（500 W，28 kHz）40 min，过滤，取滤液作为供试品溶液。另取人参皂苷Ro和竹节参皂苷Ⅳa对照品，分别加60％甲醇制成每毫升含1 mg的溶液，作为对照品溶液。照薄层色谱法（《中国药典》2020年版四部通则0502）试验，吸取供试品溶液和对照品溶液各 10 μl，分别点于同一 GF_{254} 薄层板上，以三氯甲烷-甲醇-甲酸-水（4.5：1.5：0.1：0.3）的下层溶液为展开剂，展开，取出，晾干，喷以 10% 硫酸乙醇溶液，加热至斑点显色清晰，置紫外光灯（365 nm）下检视。供试品色谱中，在与对照品色谱相应的位置上显相同颜色的斑点。

2. 含量测定

采用高效液相色谱法（《中国药典》2020 年版四部通则 0512）测定。本品按干燥品计算，含人参皂苷 Ro（$C_{48}H_{76}O_{19}$）和竹节参皂苷 Ⅳa（$C_{42}H_{66}O_{14}$）分别不得少于 1.5%。

质量研究

1. 不同产地竹节参中总皂苷、三萜苷元、齐墩果酸的含量测定

采用分光光度法测定不同产地 12 批竹节参药材总皂苷的含量，结果表明，恩施野生与椿木营种植基地、云南昭通产竹节参总皂苷含量较高，为 238.39～255.48 mg/g。采用高效液相色谱法测定三萜苷元齐墩果酸含量，结果不同产地竹节参样品中三萜皂苷元齐墩果酸含量为 63.21～71.25 mg/g，含量相差不大。

2. 湖北产竹节参中多糖的含量测定

采用分光光度法测定湖北产竹节参中多糖的含量，发现多糖提取率为 10.79%～14.3%，总糖含量为 70.01%，还原糖含量为 5.82%，多糖含量为 64.19%。

3. 竹节参栽培品的质量评价研究

采用 HPLC-UV 法对恩施产不同年限栽培品与野生品的指纹图谱和主要皂苷成分含量进行测定。结果显示，恩施竹节参野生品和栽培品中的化学成分没有明显差异，并且主要成分竹节参皂苷 Ⅴ、竹节参皂苷 Ⅳa、竹节参皂苷 Ⅳ 和 Pjs-2 含量差异不大，因此认为恩施竹节参栽培品可以作为竹节参野生品的替代品。同时对不同年限竹节参栽培品进行主成分含量研究时发现，1 年生到 7 年生的竹节参栽培品化学成分差异不大，但其主要成分的含量差异较大，综合主成分含量及产量等诸多因素，确定 6 年为栽培品竹节参的最佳采收期，其竹节参皂苷 Ⅴ、竹节参皂苷 Ⅳa、竹节参皂苷 Ⅳ 和 Pjs-2 含量分别为 27.89 mg/g、91.15 mg/g、24.70 mg/g 和 143.74 mg/g。

4. 竹节参及其近缘植物品种鉴别的 RAPD 分析

采用 RAPD 分子标记技术对竹节参及其易混淆人参属近缘植物进行遗传多样性分析，研究中应用 16 条 RAPD 引物进行 RAPD 分析，筛选出具有特异性条带的 4 条引物构建 DNA 指纹图谱，共扩增出 46 条带，其中多态性条带 42 条，多态性比率为 91.30%。利用其中的多态性条带，绘制出图谱关系分析图，构成竹节参及其近缘植物的人工绘制品种鉴定图。

炮制 用时捣碎。

贮藏 置通风干燥处，防蛀。

化学成分 主要成分为三萜皂苷类化合物、多糖类化合物、挥发油等。其中三萜皂苷类化合物、多糖类化合物为其特征成分和有效成分（图 45-5）。

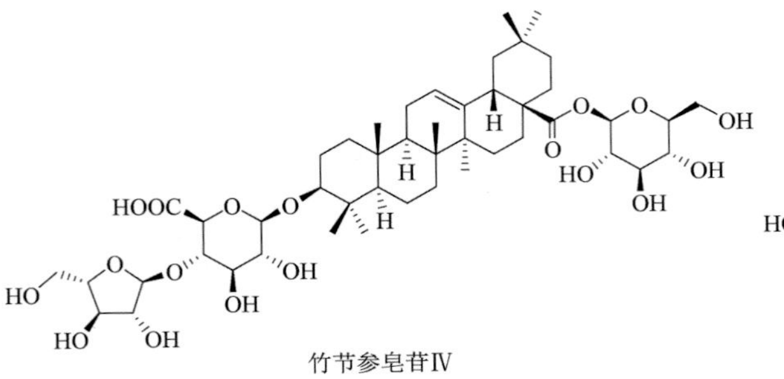

竹节参皂苷Ⅳ

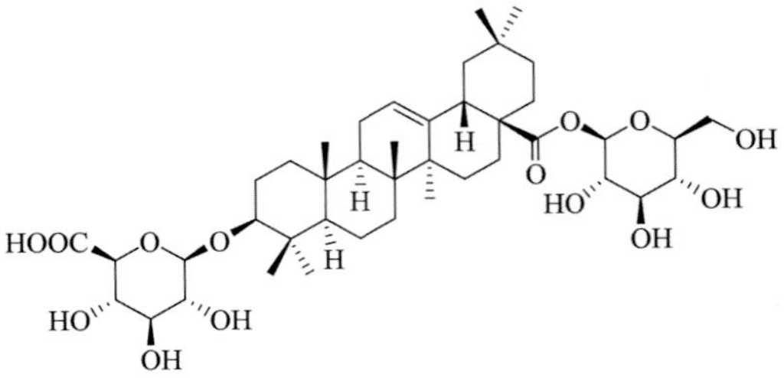

竹节参皂苷Ⅳa

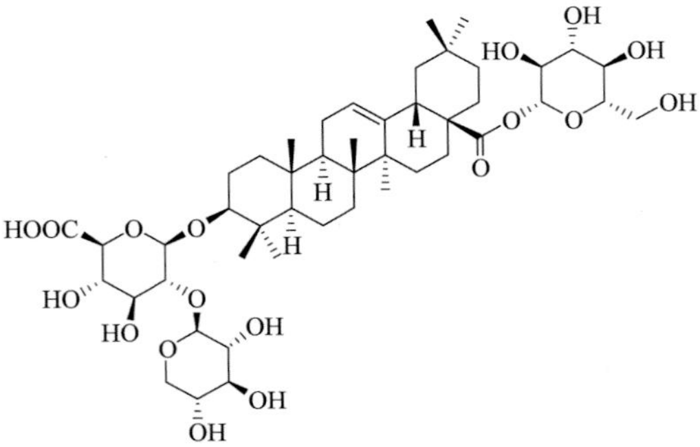

竹节参皂苷pjs-2

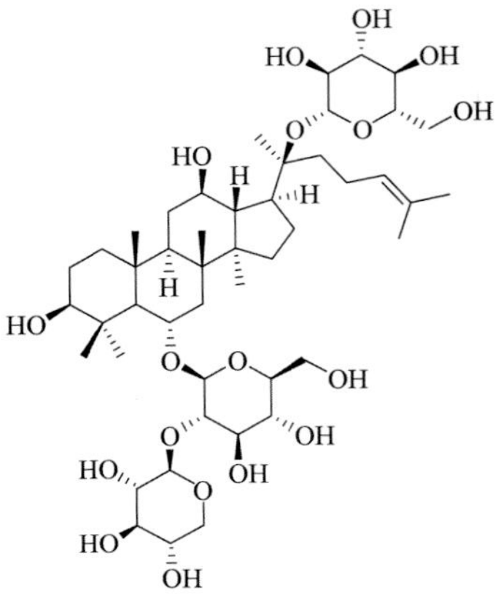

三七皂苷R1

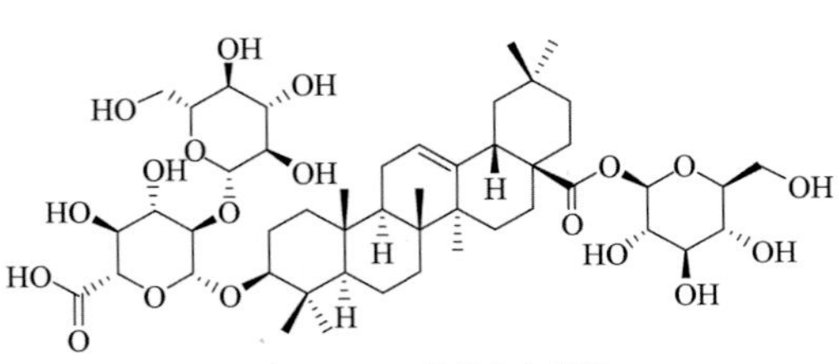

竹节参皂苷Ⅴ

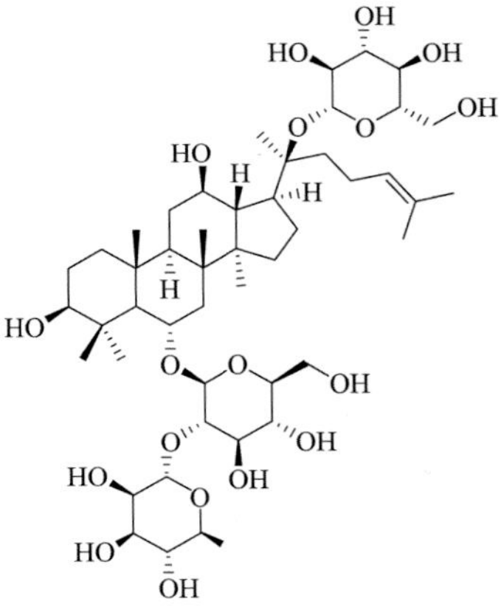

人参皂苷Re

图 45-5　竹节参中的代表性化学成分

1. 三萜皂苷类

按照母核结构类型及取代基的不同，可分为齐墩果烷型五环三萜类、达玛烷型四环三萜类和奥寇梯木醇型皂苷类。齐墩果烷型五环三萜类有齐墩果酸、竹节参皂苷 Ib、

竹节参皂苷 Ⅱ、竹节参皂苷 Ⅳ、竹节参皂苷 Ⅳa、竹节参皂苷 Ⅴ、Gardeniside C、伪人参皂苷 RT1、伪人参皂苷 Rp1、Hemsgiganosides B、Cynarasaponin C、pjs-1、pjs-2 和 pjs-4 等。

达玛烷型四环三萜类根据化学结构的差异，又可分为 2 种类型，即 20（S）-原人参二醇型、20（S）-原人参三醇型。20（S）-原人参二醇型化合物，有叶三七皂苷 J、三七皂苷 R4、Fa、Fc、Fe、人参皂苷 Rb1、Rb3、Rc、Rd、F2、竹节参皂苷 Ia、Ⅲ、Ⅶ、FK6、20（S）-protopanaxadiol 和七叶胆皂苷 ⅩⅦ。20（S）-原人参三醇型化合物，有叶三七皂苷 D、E、F，20（S）-protopanaxatriol、20-O-glu-ginsenoside Rf、三七皂苷 R1、R2、R6、三七皂苷 J、人参皂苷 Re、Rg1、Rg2、Rh1、Rf、6‴-O-acetylginsenoside Re。其他达玛烷型的皂苷有三七皂苷 G、H、I、R1、R2，notoginsenoside G 等。

奥寇梯木醇型皂苷，又称 20（S），24（S）-环氧达玛-3β，6α，12β，25-四醇型四环三萜皂苷，如伪人参皂苷 F11、伪人参皂苷 RT4、叶三七皂苷 A、B、C、vina-ginsenosides R1、R2、R6 及（24S）-majonoside R2。

2. 多糖类

竹节参多糖 A、竹节参多糖 B、PJCP-1、RPS3、多糖 PP1-PP5。

3. 挥发油等脂溶性化合物

有 β-檀香烯、β-金合欢烯、亚油酸乙酯、(Z，Z)-3，13-十八碳二烯-1-醇、二十九烷、棕榈酸、亚麻酸、1-十八碳烯、3-甲基-2-丁酮、3-甲基丁酸、正己酸、辛酸、丙基丙二酸、3-甲基戊酸、(E)-2-辛烯醛、苯乙醛、己酸丙烯酯、庚酸、辛酸、3，7-二甲基-1，7-辛二烯-3-醇、三环 [2.2.1.0^{2,6}] 庚烯、(E，E)-2，4-癸二烯醛、(E)-α-香柠檬烯]、(1S-外)-2-甲基-3-亚甲基-2-（4-甲基-3-戊烯基）双环 [2.2.1] 庚烷、1aR-（1aα，4α，4aβ，7bα)-1a，2，3，4，4a，5，6，7b-八氢-1，1，4，7-四甲基-1H-环丙烯并奥、(1S-桥)-2-甲基-3-亚甲基-2-（4-甲基-3-戊烯基）双环 [2.2.1] 庚烷、7，11-二甲基-3-亚甲基-1，6，10-十二（三）烯或 β-金合欢烯、2R-（2α，4aα，8aβ)-1，2，3，4，4a，5，6，8a-八氢-4a，8-二甲基-2-（1-异丙烯基）萘、反式-α-佛手柑油烯)、2-异丙烯基-5-异丙基-7，7-二甲基双环 [4.1.0]-3-庚烯、γ-榄香烯、α-白菖考烯、1-（4-羟基-3-甲氧基苯基）乙酮、(-) 匙叶桉油烯醇、橙花叔醇、2-十五炔-1-醇、3，4，5，6-四甲基辛烷、反式-3，5，6，8a-四氢-2，5，5，8a-四甲基-2H-1-苯并吡喃、2，3，5，8-四甲基癸烷、正十六酸或棕榈酸、(3aR，5aS，8R，9aS，9bR)-十氢-8-羟基-3a，6，6，9a-四甲基萘并 [2，1-b] 呋喃-2（1H)-酮、镰叶芹醇或 4，6-二炔-1，9-十七二烯-3-醇、8-氧代环十七烯-2-酮、十八酸、四十四烷、庚醛、2-甲基-1-庚烯-6-酮、1，7-辛二烯、3，3，5-三甲基-1，4-己二烯、(E)-（5-戊氧基-2-戊烯)、(Z)-2-壬烯醛、1-甲基-4-（2-甲基环氧乙基）-7-氧代双环 [4.1.0] 庚烷、十三烷、(Z，E)-3，7，11-三甲基-1，3，6，10-十二（四）烯、土青木香烯、2，4a，5，6，7，8，9，9a-八氢-3，5，5，-三甲基-9-亚甲基-1H-苯并环庚烯、香木兰烯、罗汉柏烯、2R-（2α，4aα，8aβ)-4a，8-二甲基-2-（1-异丙烯基)-1，2，3，4，4a，5，6，8a-八氢化萘、异丙基乙醚、2-乙氧基戊烷、

(-)-3，7，7-三甲基螺［5.5］-2-十一烯、(R)-（3，5，5，9-四甲基-2，4a，5，6，7，8-六氢-1H-苯并环庚烯）、2，10-二甲基十一烷、3-十二烷基环己酮、表蓝桉醇、2，4-十一（二）烯-1-醇、4-甲氧基-2（1H）-奎诺酮、2，4-二叔丁基苯酚、邻苯二甲酸-1-丁基-2-（2-乙基己基）酯、1-碘代十三烷、2-十四炔、二十烷、9-辛基十七烷、十二烷、可巴烯和丁二酸。

4. 其他类

有 8 种人体必需氨基酸在内的共 17 种水溶性氨基酸、15 种无机元素、维生素 C 等。

药理作用

1. 药效学研究

1）抗炎作用。竹节参对多种体内外炎症模型具有良好的改善作用。竹节参提取物对蛋清、甲醛或右旋糖酐所致大鼠关节炎及棉球肉芽肿均有明显的抗炎作用，对去肾上腺大鼠甲醛性"关节炎"亦有明显的抑制作用。竹节参总皂苷对二甲苯所致的小鼠耳肿胀有抑制作用，并可抑制弗氏完全佐剂所致大鼠足肿胀作用。

2）免疫调节作用。竹节参皂苷和多糖具有增强免疫功能的作用，同时还可作为免疫佐剂通过特异性或非特异性免疫增强作用提高血清抗体水平。

3）抗衰老作用。竹节参具有延缓机体多脏器衰老的作用，并能在一定程度上改善衰老机体的功能。

4）对心肌的保护作用。竹节参能明显减轻大鼠心肌缺血或梗死面积，其对心肌的保护作用是通过上调抗氧化酶相关基因表达进而抑制心肌细胞凋亡实现的。

5）保肝降脂作用。竹节参提取物及竹节参皂苷可通过减轻氧化应激改善急性酒精性肝损伤，减少肝细胞脂滴和脂肪变性细胞的比例。

6）对胃肠功能影响。竹节参皂苷Ⅳa 可减轻高脂小鼠模型中出现的肠道相关形态学变化，降低小肠绒毛长度、杯状细胞数量及减轻增殖细胞核抗原 PCNA 与原癌基因 Bmi1 表达，改善小肠干细胞过度增殖分化。

7）抗肿瘤作用。竹节参对结肠腺癌、肝癌等癌症有一定的抑制作用。

2. 安全性研究

现代毒理学研究表明，竹节参提取物对大鼠灌胃给药的基本安全剂量为生药 3.2 g/kg。将大鼠随机分为对照组和竹节参提取物低、中、高剂量（生药 3.2 g/kg、6.4 g/kg、12.8 g/kg）组，每天剂量分别为临床成人用量的 25、50、100 倍，每周 6 次，连续灌胃给药 180 d，停药恢复 30 d，期间持续观察大鼠的一般状况。结果显示与对照组相比，给药期间竹节参提取物中、高剂量组的红细胞比容、白细胞、谷丙转氨酶、谷草转氨酶和葡萄糖的含量显著升高；停药 30 d 后以上指标恢复正常。在给药期及恢复期间，大鼠体重呈稳定增长趋势，与对照组相比，各剂量组大鼠一般情况、进食量和体重无明显影响。

性味与归经 甘、微苦，温。归肝、脾、肺经。

功能与主治 散瘀止血，消肿止痛，祛痰止咳，补虚强壮，用于痨嗽咯血，跌扑损伤，咳嗽痰多，病后虚弱。

临床应用

1. 临床常用

1）用于跌打损伤，外伤青肿，淤血疼痛、骨折等症。方一：竹节参 15 g，水煎兑酒服。方二：竹节参 20 g、五加皮 20 g、当归 30 g、小蛇参 10 g，用白酒 2 kg 浸泡 3～5 d 即可，每次服 15 ml。

2）用于病后体虚，脾胃气伤，精神疲乏，四肢无力，少气口言等症。方以竹节参 10 g、玉竹 10 g、山药 20 g，水煎服。

3）用于风湿骨关节疼痛。方一：竹节参、桃仁、当归各 9 g，红花、木香各 6 g，水煎服。方二：竹节参 50 g、细辛 3 g，水煎服。

2. 临床进展

1）治疗外伤出血。竹节参 15 g 研末或鲜品捣烂外敷。

2）治疗头晕。竹节参 30 g、辣子七 15 g、天麻 30 g，共研细粉，每用 10 g，与鸡蛋同蒸，每晨吃一次。

3）治疗劳伤虚弱。方一：竹节参 30 g、雪里见 6 g、地筋 15 g，用蜂蜜同炒后，泡酒服。方二：竹节参、土党参各 9 g、竹根七 15 g，水煎服。方三：竹节参、党参各 10 g、当归 6 g，水煎服。

4）治疗妇科崩漏带下，产后血晕。方一：竹节参 10 g、地锦草 12 g、冷水七 10 g、水煎冲红糖服。方二：竹节参、珠子参各 5 g、地榆 10 g，水煎服。

5）治疗吐血、咯血。方一：每次用竹节参粉 3 g 兑红糖冲服。方二：竹节参、白茅根各 10 g、麦冬 6 g，水煎服。方三：竹节参、枇杷叶各 9 g、白茅根、仙鹤草各 9 g、贝母 6 g，水煎服。

6）治疗心绞痛。方一：竹节参 6 g、五虎进 3 g，研末兑酒服。方二：竹节参 6 g、碧血雷 3 g，研末兑酒服。

7）治疗腰痛。方一：竹节参 9 g、丝茅根 6 g、桑根皮 9 g，水煎兑酒服。方二：竹节参、土鳖虫各 15 g，泡酒服。

8）治疗痔疮出血。竹节参、白茅根各 10 g、绞股蓝 20 g，水煎服。

9）治疗鼻衄。竹节参 3 g、栀子 6 g，水煎服。

10）治疗咳嗽、咳痰。竹节参、枇杷叶各 9 g、竹根七 15 g、贝母 6 g，水煎服。

用法与用量 6～9 g。

使用注意 孕妇忌服。

基地建设 竹节参人工种植基地主要位于恩施宣恩县、咸丰县等地，主要分布在恩施州二高山以上地区，包括在海拔 1 600 m 的恩施市新塘乡建立了 3 个竹节参中试示范基地、在海拔 1 700 m 的宣恩县椿木营乡建立了 2 个中试示范基地、在海拔 1 800 m 的恩施市红土乡建立了 2 个中试示范基地。总种植面积约 9 000 亩（图 45-6）。

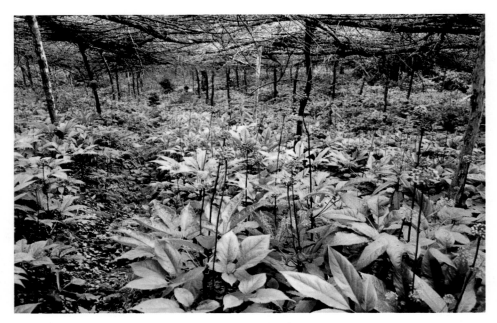

图 45-6　竹节参规范化种植基地（恩施市新塘乡）

紫苏叶 **Zisuye**
PERILLAE FOLIUM

商品名 紫苏叶、苏叶。

基原 为唇形科植物紫苏 *Perilla frutescens*（L.）Britt 的干燥叶（或带嫩枝）。

本草考证 紫苏叶以"苏"之名始载于《名医别录》，列为中品。陶弘景曰："苏叶有紫色而气甚香；其无紫色，不香似荏者，名野苏，不堪用。"苏颂曰："苏，紫苏也。处处有之。以背面皆紫者佳。夏采茎叶，秋采实。"《本草品汇精要》云："吴中（今江苏省苏州市南部）者佳。"胡世林所著《中国道地药材》中记载："现时生产基地以湖北产量为大，销全国。"《中华本草》记载："紫苏叶以湖北、河南、四川、广东、江苏等地产量大，并以湖北、广东、河北等地品质佳。"根据上述文献记载，结合当今实际生产情况来看，湖北省为紫苏叶的道地产区之一。

原植物 一年生本草，株高 60～200 cm，有特殊芳香。茎直立，方形，紫色或绿紫色，多分枝，被长柔毛。单叶对生，叶片宽卵形或圆卵形，先端渐尖或突尖，边缘有粗圆锯齿，两色紫色，或表面绿色，背面紫色，上面被疏柔毛，下面脉上被贴生柔毛。轮伞花序的花，组成顶生或腋生、偏向一侧、密被长柔毛的假总状花序，每花有一苞片；花萼钟状，下被长柔毛，有黄色腺点；花冠紫红色或粉红色至白色，上唇微缺，下唇 3 裂；雄蕊 4，花粉囊 2 室；子房 4 裂，花柱着生于子房底。小坚果倒卵形，灰棕色。花期 7—8 月，果期 9—10 月（图 46-1、图 46-2）。

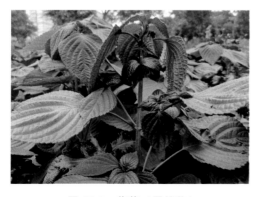

图 46-1　紫苏（原植物）

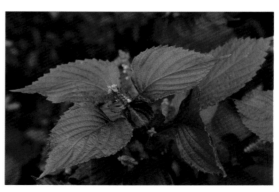

图 46-2　紫苏（花期）

生态环境 紫苏适应性强，对土壤要求不严，在排水良好，沙质壤土、壤土、黏壤土房前屋后、沟边地边，以及肥沃的土壤上均可种植，且生长良好。前茬作物以蔬菜为宜。果树幼林下均能栽种，在温暖湿润气候环境下生长旺盛。

适宜区 紫苏叶在湖北省内的适宜种植区主要有恩施土家族苗族自治州、利川市、襄阳市等。

栽培技术

1. 生物学特性

紫苏种子8℃以上就能发芽，最适宜的发芽温度为18～25℃，在温湿度适宜的条件下，3～4 d即可发芽。开花适宜温度为26～38℃，属典型的短日照植物，故秋季开花。器官形成时不耐干旱，土壤应保持湿润，适宜的空气相对湿度为75％～80％，空气过干，会使紫苏茎叶粗硬，纤维增多，品质降低。

2. 繁殖技术

主要采用种子直播，直播生长快，收获早，节省劳力，但要注意及时间苗，掌握好株行距，过稀或过密都会影响产量。在生产实践中，为节省种子和提高复种指数，多采用育苗移栽法。

1）育苗移栽。干旱地区无灌溉条件或种子缺乏，前茬作物未收获等情况下，都可用育苗移栽法。苗床选向阳温暖的地方，施足堆肥，并施入适量的磷酸钙或草木灰作底肥。播前先浇透水，待适耕时再翻土作床，将种子均匀撒于床面，并覆盖细土，保持畦面湿润，用木板轻拍床面，使种子与床面紧密接触，以利于吸水发芽出苗。一般7～10 d可出苗，为使幼苗粗壮，幼苗期不要浇水太勤。当苗长到15～20 cm高时即可移栽，移栽前将苗床浇透，随挖随栽。在整好的地上按50 cm行距开沟，沟深15 cm左右，将苗按30 cm的株距摆在沟内一侧，浇透水，水完全渗下后扶正苗，用细土覆盖。

2）直播。紫苏种子保质期短，常温下贮藏1～2年后发芽率降低，宜在干燥低温处保存。北方在4月中下旬播种，南方3月下旬播种，条、穴播均可。条播按行距50 cm开1 cm浅沟，播后覆薄土并稍加压实，有利于出苗，每平方千米播种量0.15 kg左右；按株距行30 cm×50 cm穴播，播后覆薄土，每亩播种量0.15 kg左右。

3. 种植方法

1）选地与整地。选择阳光充足，便于灌溉，土壤疏松与肥沃的地块种植。土地深耕前每亩施腐熟有机肥2 500 kg，饼肥50 kg，磷酸二铵20 kg，硫酸钾5 kg，耕翻晒垡，耙平整细，使有机肥与畦土充分混匀，做成宽1.3～1.6 m的高畦。干燥地作平畦，浇透底水，每平方千米均匀撒播0.105 kg左右的种子。

2）田间管理。

1）间苗：在苗高3～5 cm时间苗，拔除过密或生长纤弱的植株，直播者苗高10～15 cm时按30 cm株距定苗；穴播者每穴留苗2～3株。

2）中耕除草：苗高 3～5 cm 时松土锄草，做到有草即除。及时松土，但不宜过深，以免伤根。

3）追肥：紫苏施肥量大则枝叶茂盛。进入 6 月后，外界条件适合植株生长，因此，需大量的水分和养分供应，应及时追肥。追肥用人畜粪尿每亩 2 000 kg，或用尿素每平方千米 0.1～0.15 kg。施后过一个月再施 1 次，施后枝叶茂盛可提高产量。

（4）灌溉排水：苗期和花期，若遇干旱天气应及时浇水，保持土壤湿润。多雨季节应及时排水，以防积水烂根。

4. 病虫防害

1）病害。紫苏主要病害为锈病，开始时植株基部的叶背发生黄色斑点，可用 25％ 粉锈宁 1 000 倍液喷雾防治。

2）虫害。危害紫苏的害虫主要有叶螨、蚜虫、青虫和蚱蜢等，使叶片穿孔失去商品价值。在防治上，可选择 60％ 速灭杀丁乳剂 10 000 倍液进行防治，喷药一定要在叶片采摘后立即进行，为降低农药残留量可延后下一次采叶时间，两对叶片同时采摘。

采收加工 南方 7－8 月，北方 8－9 月，枝叶茂盛时收割，摊在地上或悬于通风处阴干，干后将叶摘下即可。

产销情况

1. 商品生产与流通

紫苏约有 2000 年的药用历史，主要用于药用、油用、香料、食用等方面，其叶（苏叶）均可入药，嫩叶可生食、作汤，茎叶可腌渍。近些年来，紫苏因其特有的活性物质及营养成分，成为一种倍受世界关注的多用途植物，经济价值很高。湖北省种植面积约为 2 000 亩，年产量约为 1 000 t。主要销往全国各大药材市场、制药企业、医院，并出口。

2. 商品规格

统货。

药材性状 叶片多皱缩卷曲、破碎，完整者展平后呈卵圆形，长 4～11 cm，宽 2.5～9 cm。先端长尖或急尖，基部圆形或宽楔形，边缘具圆锯齿。两面紫色或上表面绿色，下表面紫色，疏生灰白色毛，下表面有多数凹点状的腺鳞。叶柄长 2～7 cm，紫色或紫绿色。质脆。带嫩枝者，枝的直径 2～5 mm，紫绿色，断面中部有髓。气清香，味微辛（图 46-3）。

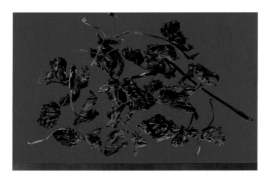

图 46-3　紫苏叶药材

理化鉴别及含量测定

1. 理化鉴别

取本品粉末 0.5 g，加甲醇 25 ml，超声处理 30 min，滤过，滤液浓缩至干，加甲醇 2 ml 使溶解，作为供试品溶液。另取紫苏叶对照药材，同法制成对照药材溶液。照薄层色谱法（《中国药典》2020 年版四部通则 0502）试验，吸取上述两种溶液各 3 μl，分别点于同一硅胶 G 薄层板上，以乙酸乙酯-甲醇-甲酸-水（9：0.5：1：0.5）为展开剂，展开，取出，晾干，喷以 10% 硫酸乙醇溶液，在 105℃ 加热至斑点显色清晰，置紫外光灯（365 nm）下检视。供试品色谱中，在与对照药材色谱相应的位置上，显相同颜色的荧光斑点。

2. 含量测定

采用挥发油测定法（《中国药典》2020 年版四部通则 2204）测定紫苏叶中挥发油含量，本品含挥发油不得少于 0.40%（ml/g）。

质量研究

1. 不同产地紫苏叶中迷迭香酸的含量测定

采用 HPLC 法测定了来源于湖南、河北、江苏、福建、广东、安徽、江西、湖北、浙江和河南 10 个不同产地的紫苏叶中迷迭香酸含量，结果为 0.06%～1.07%。其中以湖北（0.96%）产的紫苏中迷迭香酸相对较高。

2. 不同时期紫苏叶中迷迭香酸的含量测定

采用高效液相色谱法法测定了从 5—10 月紫苏叶中迷迭香酸含量。从 5 月开始到 7 月，迷迭香酸含量逐渐下降，从 7 月到 8 月逐渐升高并达到最大，8—10 月含量又逐渐下降。因此，最佳采收期应为 8 月，此时植株生长旺盛。

3. 紫苏全生长期 16 种无机元素的分布规律

采用电感耦合等离子体质谱仪（ICP-MS）冷焰模式和 CCT 模式测定紫苏中 16 种无机元素含量，结果表明，16 种元素总体上均随生长天数增加而含量呈下降趋势，有 8 种元素在紫苏茎中的含量均高于根、叶部位，如 K、Mg、Na、Fe。

炮制 除去杂质和老梗；或喷淋清水，切碎，干燥。

贮藏 置阴凉干燥处。

化学成分 主要成分为挥发油、黄酮类、酚类及苯丙素类、苷类等。其中挥发性成分、黄酮类和酚类成分是紫苏的主要有效成分（图 46-4）。

1. 挥发油

包括萜类、脂肪族和芳香族化合物。萜类化合物有 α-金合欢烯、柠檬烯、β-月桂烯、紫苏醇、紫苏醛、紫苏酮、紫苏烯、薄荷烯酮、薄荷烯二酮、香薷酮、反式柠檬烯等。芳香族类化合物有 1-甲基-4-（1-甲基乙基）苯、苯甲醛、邻苯二甲酸二丁酯、穿心莲内酯、N-苯基-2-萘胺、6-甲基-苯并二氢吡喃4-酮、肉豆蔻酸甲酯、细辛脑、洋

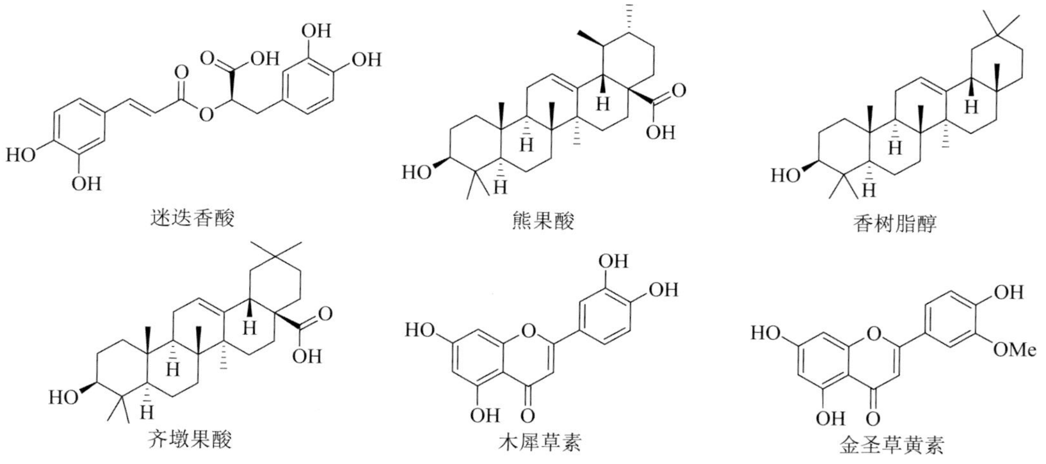

迷迭香酸　　　　　　熊果酸　　　　　　　香树脂醇

齐墩果酸　　　　　　木犀草素　　　　　　金圣草黄素

图 46-4　紫苏叶中的代表性化学成分

芹醚、苯乙烯、对二甲苯和芹菜脑等。

2. 黄酮类

有木犀草素、芹菜素、芹菜素-7-*O*-葡萄糖苷酸和金圣草黄素等。

3. 酚酸类

有迷迭香酸、5-咖啡酰奎宁酸、咖啡酸、咖啡酸-3-*O*-葡萄糖苷、迷迭香酸-3-*O*-葡萄糖苷、迷迭香酸甲酯等。

4. 三萜类

有熊果酸、科罗索酸、委陵菜酸、山香二烯酸、香树脂醇、马斯里酸、齐墩果酸、角鲨烯、pomolic acid、augustic acid 和 3-epi-maslinic acid。

5. 苷类

有茉莉-5′-氧-葡萄糖苷、紫苏苷 B、紫苏苷 A、紫苏苷 C、紫苏苷 D、紫苏苷 E、野樱苷、接骨木苷、苦杏仁苷异构体、benzyl-β-*D*-glucopyranoside、5′-β-*D*-glueopyranosy-loxyjasmonic acid、3-β-*D*-glucopyranosyl-3-*epi*-2-isocucurbic acid、3-β-*D*-glucopyrano-syloxy-5-phenylvaleric acid 等。

药理作用

1. 药效学研究

1）抗菌、抗病毒作用。紫苏叶的水煎剂对金黄色葡萄球菌有抑制作用。浸膏中的紫苏醛、柠檬醛起主要抑菌作用。紫苏醛为 $100 \sim 200\,\mu g/ml$ 时能阻止皮肤丝状菌的生长。柠檬醛为 $25 \sim 100\,\mu g/ml$ 时有阻止丝状菌生长的活性。紫苏的水提物具有抗乙型肝炎病毒的作用。

2）抗炎、抗过敏作用。紫苏提取物能显著抑制透明质酸酶活性，降低小鼠皮肤蓝斑的吸光值，明显抑制巴豆油所致小鼠耳郭肿胀且显著拮抗组织胺所致的大鼠皮肤毛细血管通透性增加。

3）降血脂作用。苜蓿和紫苏的提取液混合物可预防大鼠在高脂饮食状态下血清总胆固醇（TC）和低密度脂蛋白胆固醇（LDL-C）的升高，并可预防肝脂肪浸润和胆固醇沉积。

4）抗氧化作用。紫苏叶中的花青素具有较强清除自由基的能力，抗氧化作用强。

5）解热作用。紫苏叶挥发油对2，4-二硝基苯酚致热的大鼠发热现象有一定的预防作用，有较显著的降温作用。

6）镇静镇痛作用。紫苏水提取物可减少正常小鼠的自由活动次数，并且对用戊巴比妥灌胃的小鼠的催眠有一定协同作用，同时紫苏水提取物对戊四氮致惊厥小鼠的潜伏期有延长作用。

7）止血、抗凝血作用。紫苏同时具有止血和抗凝两种相拮抗的药理作用。紫苏能明显地缩短出、凝血时间和凝血酶原时间，持续缩小微小动脉的直径，并能增加离体动物器官的灌流阻力，具有一定的止血功效。同时，不同浓度的紫苏注射液均能明显延长大鼠及家兔的凝血时间。

8）抗肿瘤作用。紫苏油中α-亚麻酸能够抑制人白血病U937细胞增殖，并促使其发生凋亡。

9）其他。紫苏叶水煎剂对CCl_4吸入引起的大鼠小肠黏膜绒毛损伤有明显的改善作用。紫苏还具有增强小鼠细胞免疫功能、体液免疫功能和非特异免疫功能，益智，降压，提高小鼠抗不良应激的能力，降低低切时的全血黏度、全血还原黏度，降低红细胞聚集指数和红细胞电泳指数等作用。

2. 安全性研究

紫苏是国家批准的药食同源植物之一，作为一种常用食物或调料，认为无毒。

性味与归经 辛、温，归肺、脾经。

功能与主治 解表散寒，行气和胃。用于风寒感冒，咳嗽呕恶，妊娠呕吐，鱼蟹中毒。

临床应用

1. 临床常用

1）用于感冒。利用其发汗散寒之功能，用于风寒表证，症见恶寒、发热、无汗，如表征兼有气滞，可与香附子、陈皮等同用。

2）用于胸闷、呕恶。紫苏叶有理气宽中之功效，临床上常用于脾胃气滞、胸闷、呕恶，不论有无表证，均可应用，常与藿香配伍使用。

3）用于妊娠恶阻、胎动不安。紫苏叶能行气安胎，故常与砂仁、陈皮等同用。

4）用于食鱼蟹后引起的吐泻腹痛。紫苏叶有解鱼蟹毒之效，可单味煎服或与生姜合用治疗食鱼蟹引起的吐泻腹痛。

2. 临床进展

1）治疗风寒感冒。使用紫苏叶饮片与紫苏叶免煎颗粒治疗风寒感冒疗效均理想，能够改善患者的临床症状。

2）治疗寻常疣。以鲜紫苏叶外擦患处，每天 1 剂，每次 10～15 min，一般 3～6 次可愈。

3）治疗慢性支气管炎。干紫苏叶与干姜（10：1）制成 25％药液，每天早晚各服 10 ml，10 d 为 1 个疗程。用此方治疗慢性支气管炎，有效率达 77％。

用法与用量 5～10 g。

使用注意 脾虚大便稀薄、腹泻、气虚者忌用。阴虚喘咳者慎服。

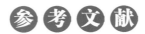

参考文献

[1] GE Y，WANG Z，XIONG Y，et al. Anti-inflammatory and blood stasis activities of essential oil extracted from *Artemisia argyi* leaf in animals [J]. Journal of Natural Medicines，2016，70（3）：531-538.

[2] TAN R，JIA Z. Eudesmanolides and Other Constituents from *Artemisia argyi* [J]. Planta Medica，1992，58（4）：370-372.

[3] ZHENG X，DENG C，SONG G，et al. Comparison of Essential Oil Composition of *Artemisia argyi* Leaves at Different Collection Times by Headspace Solid-Phase Microextraction and Gas Chromatography-Mass Spectrometry [J]. Chromatographia，2004，59（11-12）：729-732.

[4] 曹利，卢金清，叶欣. 蕲艾的化学成分和药理作用研究进展 [J]. 中国药房，2017，28（10）：1423-1425.

[5] 冯祯钰，安静. 艾灸过敏一例 [J]. 中国针灸，2005，25（12）：899-899.

[6] 洪宗国. 艾与蕲艾的生药学研究与开发 [J]. 中医药学刊，2003，21（8）：1356-1357，1366.

[7] 胡吉清，夏恒建，郭双喜，等. 蕲艾挥发油、总黄酮和鞣质含量测定及最佳采收期确定 [J]. 中华中医药杂志，2016，31（8）：3013-3016.

[8] 林杰，卢金清，江汉美，等. 栽培蕲艾挥发油 GC-MS 指纹图谱研究 [J]. 中药材，2016，39（8）：1793-1796.

[9] 卢化，张义生，黎强，等. 蕲艾的 HPLC 指纹图谱研究 [J]. 中国药房，2015，26（9）：1255-1257.

[10] 梅全喜. 艾叶 [M]. 北京：中国中医药出版社，1999.

[11] 梁飞. 道地药材考 [D]. 北京：北京中医药大学，2013.

[12] 中国科学院中国植物志编辑委员会. 中国植物志 [M]. 北京：科学出版社，2004.

[13] 吴征镒. Flora of China [M]. 北京：科技出版社，2005.

[14] 姚兆敏，汪电雷，彭华胜，等. 白术 UPLC 指纹图谱模式识别及含量测定研究 [J]. 中药新药与临床药理，2018，29（5）：622-629.

[15] JIANG J，XU K，FENG Z，et al. Four new sesquiterpenes from *Atractylodes lancea* [J]. Phytochemistry Letters，2018，26：88-92.

[16] XU K，JIANG J，FENG Z，et al. Bioactive Sesquiterpenoid and Polyacetylene Glycosides from *Atractylodes lancea* [J]. Journal of Natural Products，2016，79（6）：1567-1575.

[17] LI X，WANG J，LI X，et al. Studies on the chemical constituents of *Atractylodes chinensis* (DC.) Koidz. [J]. Journal of Shenyang Pharmaceutical University，2014，19（3）：178-179.

[18] 谭敏. 白术活性多糖的分离纯化及组成研究 [D]. 长沙：湖南师范大学，2010.

[19] 陈静，孙云超，冉小库，等. 白术利尿作用研究 [J]. 中国现代中药，2016，18（5）：563-567.

[20] 李燕，陈素红，吉星，等. 白术多糖对自发性 2 型糖尿病小鼠血糖及相关指标的影响 [J]. 中国实验方剂学杂志，2015，21（10）：162-165.

[21] 陈一竹，杨文龙，郭玲玉，等. 白术内酯 3 抗血小板作用及其机制 [J]. 国际药学研究杂志，2016，43（3）：514-517.

[22] 张景，舒少华，朱振兴，等. 半夏"一种多收"生态种植模式 [J]. 中国现代中药，2018，20（10）：1199-1201.

[23] 郭巧生. 药用植物栽培学 [M]. 北京：高等教育出版社，2009.

[24] 王帆林. 荆半夏化学指纹图谱研究 [D]. 武汉：华中农业大学，2016.

[25] 柯昌毅. 半夏 5 种不同溶剂提取物对小鼠祛痰镇咳作用的研究 [J]. 中国药房，2012，23（39）：3652-3654.

[26] 孙付军，黄克亮，李晓晶，等. 半夏白术天麻汤裁方治疗高脂血症的实验研究 [J]. 中国实验方剂学杂志，2010，16（7）：157-160.

[27] 社会嫦. 半夏泻心汤治疗糖尿病的临床应用分析 [J]. 世界最新医学信息文摘，2018，18（77）：184-185.

[28] 曹璐敏，王鹏程. 半夏泻心汤加碱治疗功能性消化不良临床观察 [J]. 实用中医药杂志，2018，34（6）：648-649.

[29] 王国强. 全国中草药汇编 [M]. 3 版. 北京：人民卫生出版社，2014.

[30] 蔡少青，李胜华. 常用中药材品种整理和质量研究：第 4 册，北方编 [M]. 北京：北京医科大学出版社，2001.

[31] 轩子群. 中华鳖健康养殖实用新技术 [M]. 北京：海洋出版社，2009.

[32] 李军德，黄璐琦，曲晓波. 中国药用动物志 [M]. 2 版. 福州：福建科学技术出版社，2013.

[33] 肖培根. 新编中药志 [M]. 北京：化学工业出版社，2002.

[34] 彭巧玲，蒲友光，王志方，等. 中华鳖线粒体基因组序列分析 [J]. 中国生物化学与分子生物学报，2005，21（5）：591-596.

[35] 李楠，虞平添，焦兆群，等. 特异性扩增技术鉴定龟甲与鳖甲 [J]. 中成药，2018，40（10）：2328-2333.

[36] 廖彭莹，周利琴，廖丹葵，等. 柱前衍生化高效液相色谱法测定鳖甲生、制品中氨基酸的含量 [J]. 中药材，2016，39（4）：802-805.

[37] 肖云芝，万露，刘朝勇，等. 鳖甲 HPLC 指纹图谱的分析模式探讨 [J]. 中国实验方剂学杂志，2015，21（6）：32-36.

[38] 胡春玲，唐尹萍，施静妮，等. 鳖甲多肽的全合成及对肝星状细胞的作用 [J]. 医药导报，2011，30（10）：1278-1280.

[39] 汉·张仲景，宋·林亿校正，杨鹏举等注释. 金匮要略 [M]. 北京：学苑出版社，2008.

[40] 严健民. 五十二病方补注 [M]. 北京：中医古籍出版社，2005.

[41] 梁·陶弘景. 本草经集注 [M]. 北京：人民卫生出版社，2010.

[42] 陈仁山，蒋淼，陈思敏，等. 药物出产辨（二）[J]. 中药与临床，2010，1（2）：60-63.

[43] 金世元. 金世元中药材传统经验鉴别 [M]. 北京：中国中医药出版社，2010.

[44] 卢赣鹏. 500 味常用中药材的经验鉴别 [M]. 北京：中国中医药出版社，2002.

[45] 付梅红，朱东海，方婧，等. 苍术的化学、分子生药学和药理学研究进展 [J]. 中国中药杂志，2009，34（20）：2669-2672.

[46] 张贝贝，方婧，许海玉，等. HPLC 测定道地产地和主产地茅苍术中 β-桉叶醇及其他成分的含量 [J]. 中国实验方剂学杂志，2011，17（8）：116-118.

[47] 赵森淼，王瑞，俞桂新，等. 苍术的定性定量分析方法研究 [J]. 药物分析杂志，2010，30

（5）：954-958.

[48] MENG H，LI G，DAI R，et al. Chemical constituents of *Atractylodes chinensis*（DC.）Koidz. [J]. Biochemical Systematics and Ecology，2010，38（6）：1220-1223.

[49] 韩丽，欧阳臻，杨凌，等. 茅苍术多糖的分析 [J]. 中药材，2008，31（12）：1841-1843.

[50] TAGUCHI I，KIYOHARA H，MATSUMOTO T，et al. Structure of oligosaccharide side chains of an intestinal immune system modulating arabinogalactan isolated from rhizomes of *Atractylodes lancea* DC [J]. Carbohydrate research，2004，339（4）：763-770.

[51] DUAN J，WANG L，QIAN S，et al. A new cytotoxic prenylated dihydrobenzofuran derivative and other chemical constituents from the rhizomes of *Atractylodes lancea* DC [J]. Archives of pharmacal research，2008，31（8）：965-969.

[52] 李超，黄显章，张超云，等. 不同产地苍术红外指纹图谱研究 [J]. 中药材，2019，42（1）：51-56.

[53] 李孟洋，巢建国，谷巍，等. 高温胁迫对不同产地茅苍术光合特性及生理指标的影响 [J]. 南方农业学报，2015，46（9）：1651-1657.

[54] ZHAO M，WANG Q，OUYANG Z，et al. Selective fraction of *Atractylodes lancea*（Thunb.）DC. and its growth inhibitory effect on human gastric cancer cells [J]. Cytotechnology，2014，66（2）：201-208.

[55] MASUDA Y，KADOKURA T，ISHII M，et al. Hinesol，a compound isolated from the essential oils of *Atractylodes lancea* rhizome，inhibits cell growth and induces apoptosis in human leukemia HL-60 cells [J]. Journal of natural medicines，2015，69（3）：332-339.

[56] 郭金鹏，王萍，孙如宝，等. 苍术挥发油化学成分及其抗菌活性的研究 [J]. 时珍国医国药，2011，22（3）：566-568.

[57] 庄俊嵘，徐德生，刘力. 苍术效用与临床应用分析 [J]. 上海中医药杂志，2015，49（4）：76-77.

[58] 梅全喜，李文佳. 鲜冬虫夏草的研究与应用 [M]. 北京：中国中医药出版社，2019.

[59] 国家中医药管理局《中华本草》编委会. 中华本草 [M]. 上海：上海科学技术出版社，1999.

[60] 李全平，贺媛，刘杰明，等. 冬虫夏草寄主昆虫选育及生殖退化研究 [J]. 菌物学报，2016，35（4）：456-466.

[61] 李文庆，陈铃，周建桥，等. 鲜冬虫夏草的理化鉴别 [J]. 中国药师，2019，22（5）：962-965.

[62] 李文庆，李文佳，董彩虹，等. 冬虫夏草繁育品和野生品虫草酸含量比较 [J]. 菌物研究，2018，16（2）：102-105.

[63] 昝珂，黄莉莉，过立农，等. 基于特征图谱及多指标成分含量的冬虫夏草野生与人工繁育品比较研究 [J]. 中国中药杂志，2017，42（20）：3957-3962.

[64] 陈罡，黄亮，李文佳，等. 冬虫夏草核磁特征指纹图谱建立及鉴别研究 [J]. 世界科学技术-中医药现代化，2014，16（11）：2371-2379.

[65] 詹泽苹，李华，黄亮，等. 冬虫夏草繁育品与野生品红外指纹图谱一致性评价 [J]. 中国现代中药，2016，18（3）：312-315.

[66] 钱正明，李文庆，孙敏甜，等. 冬虫夏草化学成分分析 [J]. 菌物学报，2016，35（4）：476-490.

[67] ZHAO J，XIE J，WANG LY，et al. Advanced development in chemical analysis of Cordyceps [J]. Journal of Pharmaceutical and Biomedical Analysis，2013，87（1434）：271-289.

[68] YAN J，WANG W，WU J. Recent advances in *Cordyceps sinensis* polysaccharides：Mycelial

fermentation，isolation， structure， and bioactivities：A review ［J］. Journal of Functional Foods，2014，6 (1)：33-47.

［69］ HONG W，JING L，BAO H，et al. Extracts of *Cordyceps sinensis* inhibit breast cancer cell metastasis via down regulation of metastasis-related cytokines expression ［J］. Journal of Ethnopharmacology，2017，214：106-112.

［70］ 季宇彬，白雪莲，霍小位，等. 冬虫夏草繁育品对恶性黑色素瘤 B16 细胞增殖及迁移能力的影响 ［J］. 中草药，2018，49 (2)：368-373.

［71］ 郑健，霍晓奎，王妍，等. 野生及人工繁育冬虫夏草对肾阳虚小鼠补肾作用的对比研究 ［J］. 中国药学杂志，2018，55 (22)：1908-1912.

［72］ 苏颂，尚志钧辑校. 图经本草 ［M］. 合肥：安徽科学技术出版社，1994.

［73］ 刘迪，吴和珍，王平，等. 湖北省中药材产业现状及战略发展思考 ［J］. 中国现代中药，2016，18 (6)：696-702.

［74］ 邬正文. 谈杜仲栽培技术与开发利用的研究 ［J］. 农业与技术，2015，35 (10)：131.

［75］ 田景剑. 杜仲栽培技术 ［J］. 湖南林业科技，2015，42 (4)：94-96.

［76］ 孔强，吕文海. 13 批不同产地杜仲药材质量检测分析 ［J］. 中成药，2010，32 (5)：803-805.

［77］ 林芳，王云红，万丽，等. 一测多评法结合指纹图谱对杜仲质量控制的研究 ［J］. 中国实验方剂学杂志，2012，18 (13)：78-82.

［78］ 严颖. 杜仲药材的品质评价研究 ［D］. 南京：南京中医药大学，2018.

［79］ DEYAMA T，IKAWA T，KITAGAWA S，et al. Part Ⅳ. Isolation of a new sesquilignan glycoside and iridoid ［J］. Chem Pharm Bull，1986，34 (12)：4933-4945.

［80］ DEYAMA T，IKAWA T，KITAGAWA S，et al. Part Ⅵ. Isolation of a new sesquili gnan and noelignan gly-coside ［J］. Chem Pharm Bull，1987，35 (5)：1803-1812.

［81］ GEWALI T，HATTORI M，KITAGAWA S. Constituents of the stems of *Eucommia ulmoides* Oliver. ［J］. Shoyakugaku Zasshi，1988，42 (3)：247-250.

［82］ 成军，白焱晶，赵玉英. 杜仲叶苯丙素类成分的研究 ［J］. 中国中药杂志，2002，27 (1)：38-40.

［83］ 孙燕荣，董俊兴，吴曙光. 杜仲化学成分研究 ［J］. 中药材，2004，27 (5)：341-343.

［84］ 贾智若，朱小勇，李兵，等. 不同产地杜仲叶挥发油成分的 GC-MS 分析 ［J］. 中国实验方剂学杂志，2013，19 (19)：118-121.

［85］ 唐芳瑞，张忠立，左月明，等. 杜仲叶黄酮类化学成分 ［J］. 中国实验方剂学杂志，2014，20 (5)：90-92.

［86］ KWAN C，ZHANG W，DEYAMA T，et al. Endothelium-dependent vascular relaxation induced by *Eucommia ulmoides* Oliver. bark extract is mediated by NO and EDHF in small vessels ［J］. Naunyn Schmiedebergs Archives of Pharmacology，2004，369 (2)：206-211.

［87］ GU J，WANG J，YAN J，et al. Effects of lignans extracted from *Eucommia ulmoides* Oliver. and aldose reductase in-hibitor epalrestat on hypertensive vascular remodeling ［J］. Journal of Ethnopharmacology，2011，133 (1)：6-13.

［88］ LUO L，WU W，ZHOU Y，et al. Antihypertensive effect of *Eucommia ulmoides* Oliver. extracts in spontaneously hypertensive rats ［J］. Journal of Ethnopharmacology，2010，129 (2)：238-243.

［89］ 栾芳菲. 竹叶提取物和杜仲提取物体外抗癌活性研究 ［D］. 长沙：中南林业科技大学，2016.

[90] 李欣，刘严，朱文学，等. 杜仲的化学成分及药理作用研究进展 [J]. 食品工业科技，2012，33 (10)：378-381.

[91] AKIHISA T，UCHIYAMA E，KIKUCHI T，et al. Anti-Tumor-Promoting Effects of 25-Methoxyporicoic Acid A and Other Triterpene Acids from *Poria cocos* [J]. Journal of Natural Products，2009，72 (10)：1786-1792.

[92] 林雨露，张俐娜，金勇，等. 人工培养菌种茯苓菌丝体多糖的分离、组成和分子量 [J]. 高分子学报，2003，1 (1)：97-103.

[93] WANG Y，ZHANG M，RUAN D，et al. Chemical components and molecular mass of six polysaccharides isolated from the sclerotium of *Poria cocos* [J]. Carbohydrate Research，2004，339 (2)：327-334.

[94] CHEN Y，CHANG H. Antiproliferative an differentiating effects of polysaccharide fraction from fuling (*Poria cocos*) on human leukemic U937 and HL-60cells [J]. Food and Chemical Toxicology，2004，42 (5)：759-769.

[95] 易中宏，郑一敏，胥秀英，等. 分光光度法测定茯苓中总三萜类总成分的含量 [J]. 时珍国医国药，2005，16 (9)：847-848.

[96] 段启，王跃生，王少军，等. 不同产地茯苓药材高效液相色谱指纹图谱的实验研究 [J]. 中国实验方剂学杂志，2006，12 (7)：11-13.

[97] 赵强强. 茯苓多糖的抗炎效果及其对小鼠免疫功能影响的初步研究 [D]. 武汉：华中科技大学，2010.

[98] 马玲，尹蕾，王兵，等. 茯苓研究进展 [J]. 亚太传统医药，2015，11 (12)：55-59.

[99] 黄斯，潘雨薇，蓝海，等. 茯苓酸药理学研究进展 [J]. 中成药，2015，37 (12)：2719-2721.

[100] WANG Y，ZHANG J，ZHAO Y，et al. Mycology, cultivation, traditional uses, phytochemistry and pharmacology of *Wolfiporia cocos* (Schwein.) Ryvarden et Gilb.：A review [J]. Journal of Ethnopharmacology，2013，147 (2)：265-276.

[101] 雷载权. 中药学 [M]. 上海：上海科学技术出版社，1995.

[102] 许立敏. 妇科千金片联合桂枝茯苓丸治疗慢性盆腔炎的临床研究 [J]. 现代药物与临床，2018，33 (11)：3003-3006.

[103] 清·康熙. 麻城县志 [M]. 刻本. 麻城：麻城市地方志编纂委员会办公室，1670 (康熙九年).

[104] 宋·范成大. 范村菊谱 [M]. 北京：紫禁城出版社，2007.

[105] 湖北省质量技术监督局.《福白菊》湖北省地方标准：DB42/T 334-2021 [S]. 湖北：2021.

[106] ALVAREZ C，BISHOP C，PASCUAL V. Antifungal activity of the essential oil of flowerheads of garland Chrysanthemum (*Chrysanthemum coeoelarium*) against agricultural pathogens [J]. Phytochemistry，2001，57 (7)：99-102.

[107] UKIYA M，AKIHISA T，YASUKAWA K，et al. Constituents of Compositae Plants 2-triterpene diols，triols，and their 3-O-Triterpene fatty acid esters from edible Chrysanthemum flower extract and their anti-inflammatory effects [J]. Journal of Agricultural & Food Chemistry，2001，49：318.

[108] 毕淑峰，刘梦如，史贤鹏，等. 福白菊精油化学成分的分析 [J]. 北京联合大学学报，2018，32 (4)：77-80.

[109] 陈科力，李鹏，叶从进，等. 福田河白菊与其他菊花栽培品种 HPLC 指纹特征研究 [J]. 中草药，2004，35 (9)：95-98.

[110] 刁燕春. 试论菊花在中药试剂中的临床药理应用 [J]. 中国现代药物应用, 2014, 8 (16): 219-220.

[111] 蒋惠娣, 夏强, 徐万红, 等. 杭白菊的心血管药理作用及其机制研究进展 [J]. 世界科学技术-中医药现代化, 2002, 4 (2): 31-33.

[112] 李鹏, 陈科力, 叶从进. 湖北福田河白菊质量研究 [J]. 中药材, 2004, 27 (2): 102-103.

[113] 凌礼潮. 麻城福白菊种植历史考证 [J]. 亚太传统医药, 2012, 8 (11): 193-194.

[114] 王春霞, 陈志良. 菊花的药理和临床应用研究 [J]. 广东医学, 2005, 26 (12): 1740-1741.

[115] 熊永兴. 福白菊种质资源研究及其优良品系的优选 [D]. 武汉: 湖北中医药大学, 2014.

[116] 张健, 钱大玮, 李友宾, 等. 菊花的化学成分研究 [J]. 天然产物研究与开发, 2006, 18 (1): 71-73.

[117] 李金玲, 赵致, 龙安林, 等. 贵州野生钩藤生长环境调查研究 [J]. 中国野生植物资源, 2013, 32 (4): 58-60.

[118] 郭星, 曾常青. HPLC 法测定不同产地钩藤中异钩藤碱和钩藤碱的含量 [J]. 河南中医, 2010, 30 (1): 40-41.

[119] 张华, 李姗. 贵州不同产地钩藤的总生物碱含量测定 [J]. 贵州农业科学, 2017, 45 (1): 119-121.

[120] 郑虎占, 余靖, 董泽宏. 中药现代研究与应用: 第四卷 [M]. 北京: 学苑出版社, 1998.

[121] 千群, 李江疆. 钩藤碱对心血管系统部分药理作用研究 [J]. 宁夏医学杂志, 1998, 20 (5): 289-291.

[122] SAKAKIBARA I, TERABAYASHI S, KUBO M, et al. Effects on locomoti on of indole alka-loids from the hooks of uncaria plants [J]. Phytomedicine, 1999, 6 (3): 163-168.

[123] HSIEH C, TANG N, CHIANG S, et al. Anticonvulsive and free radical scavenging actions of twoherbs *Uncaria rhynchophylla* (Miq) Jack and Gastrodia data Bl. in kainicacid-treated rats [J]. Life Sciences, 1999, 65 (20): 2071-2082.

[124] 胡雪勇, 孙安盛, 余丽梅, 等. 钩藤总碱抗实验性脑缺血的作用 [J]. 中国药理学通报, 2004, 20 (11): 1254-1256.

[125] 张贵君. 现代中药材商品通鉴 [M]. 北京: 中国中医药出版社, 2001.

[126] 时逸人. 中国药物学 [M]. 上海: 上海卫生出版社, 1956.

[127] 孙芳. 湖北省野生药用植物资源特点 [J]. 时珍国医国药, 2007, 18 (12): 3147-3148.

[128] 南京中医药大学. 中药大辞典 [M]. 上海: 上海科技出版社, 2014.

[129] 吴启端, 陈小露. 石菖蒲挥发油的药效指纹图谱研究 [J]. 中药新药与临床药理, 2017, 28 (2): 211-215.

[130] 林双峰, 邹衍衍, 李小兵, 等. 石菖蒲去挥发油水提液的 LC-MS 分析 [J]. 现代生物医学进展, 2010, 10 (15): 2952-2957.

[131] 闻芳. 中药材石菖蒲与其易混淆品的鉴别 [J]. 中国中医基础医学杂志, 2013, 19 (8): 947-948.

[132] 李敏. 九节菖蒲药理活性及其化学成分研究 [D]. 西安: 陕西师范大学, 2012.

[133] 吴淑英. 石菖蒲的资源调查及品质评价 [D]. 福州: 福建中医药大学, 2017.

[134] 李广志, 陈峰, 沈连钢, 等. 石菖蒲根茎的化学成分研究 [J]. 中草药, 2013, 44 (7): 808-811.

[135] 倪刚, 于德泉. 石菖蒲的化学成分研究 [J]. 中国中药杂志, 2013, 38 (4): 569-573.

[136] 陈新俊，程黎晖. 石菖蒲的药理作用和临床应用探讨 [J]. 中草药，2007 (05)：797-799.

[137] 尚志钧辑较. 神农本草经 [M]. 北京：学苑出版社，2014.

[138] 明·李时珍，柳长华，柳璇校注. 本草纲目 [M]. 北京：中国医药科技出版社，2011.

[139] 胡世林. 中国道地药材 [M]. 哈尔滨：黑龙江科学技术出版社，1989.

[140] 温春秀，刘灵娣. 紫苏生产加工适宜技术 [M]. 北京：中国医药科技出版社，2018.

[141] 赵永华. 紫苏薄荷：药用动植物种养加工技术 [M]. 北京：中国中医药出版社，2001.

[142] 张鑫. 紫苏有效成分提取与资源分类 [D]. 太原：中北大学，2010.

[143] 何育佩，郝二伟，谢金玲，等. 紫苏药理作用及其化学物质基础研究进展 [J]. 中草药，2018，49 (16)：3957-3968.

[144] 张辰露，梁宗锁，吴三桥，等. 不同方法提取紫苏叶挥发油成分 GC-MS 分析 [J]. 中药材，2016，39 (2)：337-341.

[145] LEE J，PARK K，LEE M，et al. Identification，characterisation，and quantification of phenolic compounds in the antioxidant activity-containing fractionfrom the seeds of Korean perilla（*Perilla frutescens*）cultivars [J]. Food Chemistry，2013，136 (2)：843-852.

[146] 霍立娜，王威，刘洋，等. 紫苏叶化学成分研究 [J]. 中草药，2016，47 (1)：26-31.

[147] ZHOU X，YAN L，YIN P，et al. Structural characterisation and antioxidant activity evaluation of phenolic compounds from cold-pressed *Perilla frutescens* var. arguta seed flour [J]. Food Chemistry，2014，164 (3)：150-157.

[148] 艾鑫卫，胡思平，龚姮姮，等. 高效液相色谱-串联质谱法测定各生长期紫苏中酚类物质的含量 [J]. 食品科学，2016，37 (18)：126-132.

[149] 黄亮辉. 紫苏化学成分药材质量分析研究 [D]. 西安：西北大学，2011.

[150] 阳丽华. HPLC 测定不同产地紫苏叶中迷迭香酸的含量 [J]. 海峡药学，2018，30 (5)：61-63.

[151] 阴健，郭力弓. 中药现代研究与临床应用 [M]. 北京：学苑出版社，1994.

[152] 董玲婉，周丽娜. 紫苏药理作用研究进展 [J]. 中国药业，2008，17 (1)：61-62.

[153] 王晓辉. 紫苏化学成分和抗肿瘤的研究 [D]. 长春：吉林大学，2016.

[154] 廖朝林. 湖北本草撷英 [M]. 武汉：湖北人民出版社，2016.

[155] 涂星，徐新华，张燕，等. 恩施地区濒危野生竹节参生态环境及伴生植物群落特征研究 [J]. 中国中药杂志，2016，41 (9)：1596-1601.

[156] 林先明. 珍贵药材竹节参规范化栽培技术研究 [D]. 武汉：华中农业大学，2006.

[157] 郑菊艳，邹坤，陈强，等. 竹节参质量标准研究 [J]. 中药材，2014，37 (12)：192-194.

[158] 徐彬，陈平，陈新，等. 酶法提取竹节参中多糖成分的工艺研究 [J]. 中国中药杂志，2008，33 (13)：1549-1551.

[159] 袁丁，周志勇，何毓敏，等. 竹节参化学成分及指纹图谱初步研究 [J]. 中国药房，2009，20 (18)：1399-1401.

[160] 许成，张长城，李菁，等. 基于 RAPD 标记竹节参及其近缘植物的品种鉴别 [J]. 时珍国医国药，2016，27 (1)：101-104.

[161] YANG X，WANG R，ZHANG S，et al. Polysaccharides from Panaxjaponicus C. A. Meyer and their antioxidant activities [J]. Carbohydrate Polymers，2014，101 (1)：386-391.

[162] YUAN Q，ZHANG D，LIU C，et al. Chikusetsusaponin V Inhibits LPS-Activated Inflammatory Responses via SIRT1/NF-κB Signaling Pathway in RAW264. 7 Cells [J]. Inflammation，

2018，41（6）：2149-2159.

[163] WANG T，DAI Y，DUN Y，et al. Chikusetsusaponin V inhibits inflammatory responses via NF-κB and MAPK signaling pathways in LPS-induced RAW 264. 7 macrophages [J]. Immunopharmacol Immunotoxicol，2014，36（6）：404-411.

[164] 王东帆，王瑞，袁丁，等. 竹节参总皂苷改善高脂高糖饮食小鼠的神经炎症及可能的机制 [J]. 现代食品科技，2018，34（7）：8-13.

[165] SHU G，JIANG S，MU J，et al. Antitumor immunostimulatory activity of polysaccharides from Panax japonicus C. A. Mey：Roles of their effects on CD4＋ T cells and tumor associated macrophages [J]. International Journal of Biological Macromolecules，2018，111：430-439.

[166] 宋亚男，袁丁，张长城，等. 竹节参总皂苷通过调节 AMPK/Sirt1/NF-κB 通路抑制衰老大鼠心肌细胞凋亡的作用研究 [J]. 中国中药杂志，2017，63（23）：4656-4660.

[167] 宋亚男，王烙佩，郑杰，等. 竹节参总皂苷通过调节 TGF-β1/Smad3 通路改善衰老大鼠心肌纤维化的作用研究 [J]. 中国中药杂志，2018，64（22）：4513-4518.

[168] DUN Y，LIU M，CHEN J，et al. Regulatory effects of saponins from Panax japonicus on colonic epithelial tight junctions in aging rats [J]. Journal of Gioseng Research，2018，42（1）：50-56.

[169] 阮波，王东帆，张长城，等. 从内质网应激途径探讨竹节参总皂苷对自然衰老大鼠脑组织的保护作用 [J]. 中药材，2017，40（8）：1930-1934.

[170] 邓丽丽，王佳文，袁丁，等. 竹节参总皂苷通过 NLRP1 和 NLRP3 炎症小体途径减轻衰老大鼠神经细胞凋亡的作用研究 [J]. 中草药，2017，48（23）：4941-4945.

[171] 熊海容，吴利春，段丽，等. 竹节参总皂苷通过调节 miR-34a/PPARα 干预小鼠脂肪肝的作用研究 [J]. 现代食品科技，2017，33（8）：1-6.

[172] 袁丁. 竹节参基础与应用研究 [M]. 北京：科学出版社，2015.

[173] 张宝恒. 现代中药药理手册 [M]. 北京：中国中医药出版社，1998.

[174] 苏敬，尚志钧辑校. 新修本草 [M]. 合肥：安徽科学技术出版社，2004.

[175] 苏颖，赵宏岩. 本草图经 [M]. 北京：人民卫生出版社，2011.

[176] 国家药典委员会. 中华人民共和国药典：一部 [M]. 北京：中国医药科技出版社，2015.

[177] 杨潼. 中国动物志 [M]. 北京：科学出版社，1996.

[178] 肖凌，徐小玲，何开勇，等. 生物检定技术应用于水蛭抗凝血活性测定的研究 [J]. 中国药学杂志，2015，50（3）：258-262.

[179] 荆文光，符江，刘玉梅，等. 水蛭的化学成分 [J]. 中国实验方剂学，2014，20（19）：120-123.

[180] FRITZ M. The development of hirudin as an antithrombotic drug [J]. Thrombosis Research，1994，74（1）：1-23.

[181] 陈秋月，黄米武，柯绍发，等. 水蛭胶囊对颈动脉斑块稳定性及血小板膜糖蛋白分子表达的影响 [J]. 中华中医药杂志，2009，24（12）：1643-1645.

[182] 方圆. 水蛭提取物对肝癌 Hep G2 细胞 DNA 甲基化转化酶的影响研究 [D]. 长沙：湖南中医药大学，2011.

[183] 杨仓良. 毒药本草 [M]. 北京：中国中医药出版社，1995.

[184] 杨仓良，程方. 毒性中药古今用 [M]. 北京：中国医药科技出版社，1993.

[185] 顾学裘. 银杏药学研究与临床开发 [M]. 北京：中国医药科技出版社，2004.

[186] 宋·王继先等撰，尚志钧校注. 绍兴本草所有注 [M]. 北京：中医古籍出版社，2007.

[187]　高学敏. 中药学 [M]. 北京：人民卫生出版社，2012.

[188]　药材资料汇编编审委员会. 药材资料汇编 [M]. 北京：中国商业出版社，1999.

[189]　于杰. 银杏栽培与利用 100 问 [M]. 贵阳：贵州民族出版社，2009.

[190]　左雄中. 湖北省银杏树资源研究 [D]. 武汉：华中农业大学，2005.

[191]　朱晓燕，徐立侠. 叶用银杏栽培技术 [J]. 现代农业科技，2018，13：68，70.

[192]　方志先. 湖北恩施药用植物志 [M]. 武汉：湖北科学技术出版社，2006.

[193]　黄萍. 不同产地银杏叶中总银杏酸的含量比较 [J]. 中国实验方剂学杂志，2013，19 (12)：129-131.

[194]　丁银花，孙永成，王振中，等. 银杏叶的指纹图谱建立及质量评价研究 [J]. 中草药，2015，46 (6)：901-905.

[195]　WU Y, GUO J, ZHOU Q, et al. De novo transcriptome analysis revealed genes involved in flavonoid biosynthesis, transport and regulation in Ginkgo biloba [J]. Industrial Crops and Products, 2018, 124：226-235.

[196]　HYUN S, KANG S, SON K, et al. Biflavone Glucosides from Ginkgo biloba Yellow Leaves [J]. Chemical and Pharmaceutical Bulletin, 2005, 53 (9)：1200-1201.

[197]　张现涛，梁军，刘红霞，等. 银杏叶内酯 N 对实验性大鼠脑缺血再灌注损伤的保护作用 [J]. 中国实验方剂学杂志，2012，18 (1)：141-144.

[198]　何钢，刘嵬，李会萍，等. 银杏叶多糖分离纯化、结构鉴定及抗氧化活性研究 [J]. 食品工业科技，2015，36 (22)：81-86.

[199]　ABDEL-WAHAB B, El-Aziz S. Ginkgo biloba protects against intermittent hypoxia-induced memory deficits and hippocampal DNA damage in rats [J]. Phytomedicine, 2012, 19 (5)：444-450.

[200]　CAO W, HUANG H, FANG L, et al. Protective effect of ginkgo proanthocyanidins against cerebral ischemia/reperfusion injury associated with its antioxidant effects [J]. Neural regeneration research, 2016, 11 (11)：1779-1783.

[201]　郭明，刘玥，许琳，等. 中药银杏制剂的心血管药理效应：机制与展望 [J]. 中国科学：生命科学，2014，44 (6)：543-550.

[202]　徐芳. 银杏叶提取物的体外抑菌及免疫调节作用研究 [D]. 长沙：湖南农业大学，2014.

[203]　CAI Z, WANG C, LIU P, et al. Ginkgo biloba extract in combination with sorafenib is clinically safe and tolerable in advanced hepatocellular carcinoma patients [J]. Phytomedicine, 2016, 23 (12)：1295-1300.

[204]　王勇，司丽芳，李相能，等. 银杏叶提取物增强大鼠脾脏和胸腺的免疫功能 [J]. 细胞与分子免疫学杂志，2015，31 (6)：792-795.

[205]　周德生主编. 常用中药配伍与名方精要 [M]. 太原：山西科学技术出版社，2006.

[206]　苗明三. 食疗中药药物学 [M]. 北京：科学出版社，2001.

[207]　明·兰茂. 滇南本草 [M]. 昆明：云南人民出版社，1975.

[208]　谢宗万. 中药材品种论述：中册 [M]. 上海：上海科学技术出版社，1984.

[209]　蔡少青，王璇. 常用中药材品种整理和质量研究：第 6 册 [M]. 北京：北京医科大学出版社，2003.

[210]　张万福. 五鹤续断的地道历史考证 [J]. 中国中药杂志，2003，28 (11)：1100-1101.

[211]　陈昆鹏，胡召玲. 药用植物续断中国潜在分布区和生态特征 [J]. 河南科技学院学报（自然科学版），2018，46 (1)：8-14.

［212］ 郝群波. 高海拔地区续断的高效栽培方法：CN201410055452. X［P］. 2014-05-28.

［213］ 朱净民，李隆云，马鹏，等. 续断的 HPLC 指纹图谱研究［J］. 中国药房，2012，23（11）：1012-1014.

［214］ 雷美艳，陈晓辰，马晓冲，等. 基于 ITS2 条形码序列鉴定中药材续断及其混伪品［J］. 四川农业大学学报，2014（3）：265-269.

［215］ 中国医学科学院药物研究所. 中药志：第二册［M］. 北京：人民卫生出版社，1993.

［216］ HUNG T，NA M，THUONG P，et al. Antioxidant activity of caffeoyl quinic acid derivatives from the roots of dipsacus asper wall［J］. Journal of Ethnopharmacology，2006，108（2）：188-192.

［217］ 高秀芝，马鲁豫，金艳霞，等. 川续断化学成分及药理作用研究进展［J］. 亚太传统医药，2010，6（7）：142-146.

［218］ 褚骋，强昂. 新伤续断汤加减结合髁支持钢板治疗股骨远端复杂骨折的临床疗效［J］. 临床医学研究与实践，2018，3（17）：120-121.

［219］ 杨小欣，许小玲，王张平，等. 续断在中医骨伤科中的应用［J］. 中医正骨，2003，15（2）：52.

［220］ 谢纲，曾建国. 莲子心的主要成分和药理作用研究进展［C］. 2007 年中华中医药学会第八届中药鉴定学术研讨会暨中国中西医结合学会中药专业委员会全国中药学术研讨会论文集. 湖南省中药提取工程研究中心，2007，27：384-386.

［221］ 郑宝东. 中国莲子种质资源主要品质的研究与应用［D］. 福州：福建农林大学，2004.

［222］ 吴岩斌，郑远斌，吴锦忠，等. HPLC 指纹图谱评价不同种质的莲子品质［J］. 福建中医学院学报，2009，19（2）：28-30.

［223］ RAJ P，NISHA P. Phytochemical Profile and Biological Activity of Nelumbo nucifera［J］. Evidence-Based Complementary and Alternative Medicine，2015，2015：1-16.

［224］ 王晓娜，王晓梅，杨素珍，等. 莲主要部位功能活性成分概述［J］. 食品研究与开发，2016，37（1）：216-220.

［225］ 廖立，舒展，李笑然，等. 莲类药材的化学成分和药理作用研究进展［J］. 上海中医药杂志，2010，44（12）：82-84.

［226］ ZHU M，LIU T，GUO M，et al. Current Advances in the Metabolomics Study on Lotus Seeds［J］. Frontiers in Plant Science，2016，7（891）：1-9.

［227］ LIAO C，LIN J. Lotus (Nelumbo nucifera Gaertn) plumule polysaccharide protects the spleen and liver from spontaneous inflammation in non-obese diabetic mice by modulating pro-/anti-inflammatory cytokine gene expression［J］. Food Chemistry，2011，129（2）：245-252.

［228］ LIU W，YI D，GUO J，et al. Nuciferine, extracted from Nelumbo nucifera Gaertn, inhibits tumor-promoting effect of nicotine involving Wnt/β-catenin signaling in non-small cell lung cancer［J］. Journal of Ethnopharmacology，2015，165：83-93.

［229］ 刘志勇，易坚，邹小明，等. 莲子心萃取物抑制大鼠肝纤维化的作用机制研究［J］. 中国临床药理学杂志，2015，31（17）：1749-1753.

［230］ 清·黄元御撰，秦悦整理. 黄元御药解［M］. 北京：中国医药科技出版社，2011.

［231］ 刘霞，曹秀荣，陈科力，等. 湖北麦冬的研究进展［J］. 医药导报，2008，27（10）：1231-1234.

［232］ 余伯阳. 从麦冬入手，探讨中药材现代系统研究的思路和方法［J］. 中国天然药物，2007，5（1）：10-12.

[233] 王晓华.湖北麦冬的品质研究 [D].武汉：湖北中医药大学，2005.

[234] 王月，苏贺，詹延廷，等.不同类别湖北麦冬种苗生长发育状况的比较 [J].中国中药杂志，2017，42（7）：1287-1291.

[235] 刘霞，张琼光，向阳，等.大孔吸附树脂同步提取湖北麦冬总多糖和总皂苷 [J].时珍国医国药，2009，20（5）：1235-1236.

[236] 胡仲义，吴帆，徐兵兵，等.不同地区麦冬遗传多样性的 ISSR 分析 [J].中国野生植物资源，2015，34（3）：23-26.

[237] 吴发明，张思荻，曾俊，等.HPLC-ELSD 法测定不同产地麦冬中 4 种代表性成分的含量 [J].药物分析杂志，2016，36（8）：1370-1376.

[238] 彭婉，马骁，王建，等.麦冬化学成分及药理作用研究进展 [J].中草药，2018，49（2）：477-488.

[239] 曹爽，付绍智，王永多，等.麦冬多糖药理作用研究进展 [J].安徽农业科学，2015，43（28）：63.

[240] WANG S，ZHANG Z，LIN X，et al. A polysaccharide，MDG-1，induces S1P1 and bFGF expression and augments survival and angiogenesis in the ischemic heart [J]. Glycobiology，2010，20（4）：473-484.

[241] XIONG S，LI A，HUANG N，et al. Antioxidant and immunoregulatory activity of different polysaccharide fractions from tuber of Ophiopogon japonicas [J]. Carbohydrate Polymers，2011，86（3）：1273-1280.

[242] 陈祥洪.湖北麦冬抗Ⅱ型糖尿病活性与物质基础研究 [D].武汉：华中科技大学，2011.

[243] 肖作奇.湖北麦冬多糖质量控制与抗糖尿病活性研究 [D].武汉：华中科技大学，2014.

[244] 袁春丽，孙立，袁胜涛，等.麦冬有效成分的药理活性及作用机制研究进展 [J].中国新药杂志，2013，22（21）：2496-2502.

[245] FAN Y，MA X，ZHANG J，et al. Ophiopogon polysaccharide liposome can enhance the non-specific and specific immune response in chickens [J]. Carbohydrate Polymers，2015，119：219-227.

[246] CHEN J，YUAN J，ZHOU L，et al. Regulation of different components from Ophiopogon japonicus on autophagy in human lung adenocarcinoma A549Cells through PI3K/Akt/mTOR signaling pathway [J]. Biomedicine & Pharmacotherapy，2017，87（7）：118-126.

[247] MINGBO L，WEI S，WAN G，et al. Methylophiopogonanone A Protects against Cerebral Ischemia/Reperfusion Injury and Attenuates Blood-Brain Barrier Disruption In Vitro [J]. PLOS ONE，2015，10（4）：1-14.

[248] 陈哲，冯佳悦，曹诚，等.襄麦冬多糖及皂苷体外活性研究 [J].食品研究与开发，2018，39（13）：7-12.

[249] 刘易慧.湖北麦冬多糖对细胞和 KKAy 小鼠模型的抗糖尿病作用及机制研究 [D].武汉：华中科技大学，2013.

[250] 查红群，邹红，曾灵芝，等.沙参麦冬汤治疗晚期肺癌的价值研究 [J].中国中医药现代远程教育，2018，16（24）：102-103.

[251] 康四和，邓海英，江珍玉，等.我国药用蜈蚣分类鉴定及资源研究 [J].中药材，2016，39（4）：727-731.

[252] 徐国钧，徐珞珊，王峥涛，等.常用中药材品种整理和质量研究：第三册 [M].福州：福建科学技术出版社，1999.

［253］ 刘武占，范建伟，李艳芳，等.蜈蚣药材中3，8-二羟基喹啉的定性定量分析方法研究［J］.药物分析杂志，2017，37（4）：639-643.

［254］ 张红印，陈俊，贾静，等.中药材蜈蚣及其混伪品DNA条形码鉴别研究［J］.中国中药杂志，2014，39（12）：2208-2211.

［255］ 康四和.中国蜈蚣属动物分类鉴定及药用蜈蚣药材质量评价研究［D］.武汉：湖北中医药大学，2018.

［256］ 张琪，朱叶华，文红梅，等.HPLC-PDA同时测定不同品种及产地蜈蚣中8种核苷类成分［J］.中国实验方剂学杂志，2017，23（14）：57-61.

［257］ 王丽娜，何玲，程卉，等.蜈蚣提取液对局灶性脑缺血再灌注大鼠血浆VWF和TPO的影响［J］.中国实验方剂学杂志，2012，18（14）：192-195.

［258］ MA W，LIU R，QI J，et al. Extracts of centipede *Scolopendra subspinipes* mutilans induce cell cycle arrest and apoptosis in A375 human melanoma cells［J］. Oncology letters，2014，8（1）：414-420.

［259］ 李海燕，杨佩兰，黄海茵，等.全蝎-蜈蚣药对对哮喘模型大鼠气道炎症及气道重塑的影响［J］.中国实验方剂学杂志，2013，19（1）：206-210.

［260］ YANG S，DI Y，Cody KANG，et al. Discovery of a selective Na（V）1. 7 inhibitor from centipede venom with analgesic efficacy exceeding morphine in rodent pain models［J］. PNAS，2013，110（43）：17534-17539.

［261］ HYEMIN C，JAE-SAM H，DONG G，et al. Antifungal effect and pore-forming action of lactoferricin B like peptidederived from centipede *Scolopendra subspinipes* mutilans［J］. Biochimica et Biophysica Acta，2013，1828（11）：2745-2750.

［262］ 杨媚月，张志国，李求，等.蜈蚣外用的现状与展望［J］.中成药，2012，34（7）：1343-1346.

［263］ 云南省食品药品监督管理局.云南省中药饮片标准［S］.昆明：云南美术出版社，2005.

［264］ 唐·孙思邈，钱超尘编，高文柱注.千金翼方校注［M］.北京：学苑出版社，2016.

［265］ 任春荣.神农本草疏经［M］.北京：中国中医药出版社，2015.

［266］ 明·汪昂撰，郑金生整理.本草备要［M］.北京：中国医药科技出版社，2012.

［267］ 清·吴仪洛撰，阎忠涵校注.本草从新［M］.北京：中国医药科技出版社，2016.

［268］ 沈丕安.中华本草［M］.上海：上海科学普及出版社，2017.

［269］ 张程亮，向东，刘东，等.牛黄的现代研究（一）：回顾与展望［J］.医药导报，2017，36（1）：1-8.

［270］ 蔡红娇.一种利用天然牛胆汁在动物牛体外培育药用牛胆结石的方法：01133550. 5中国［P］.2001.

［271］ 雷凯，刘雅楠，张程亮，等.HPLC-MS/MS法测定体外培育牛黄与天然牛黄中26种胆汁酸成分［J］.中草药，2018，49（10）：2447-2453.

［272］ 邹秦文，石岩，魏锋，等.牛黄系列药材化学成分比较及其药理作用研究概况［J］.中国药事，2014，28（6）：646-650.

［273］ 吴涛，张程亮，蔡红娇，等.牛黄及体外培育牛黄的药理作用研究进展［J］.中国药师，2014，17（8）：1396-1399.

［274］ 梅慧奇，陈碧，黄增峰，等.体外培育牛黄对急性脑出血致全身炎症反应综合征患者TNF-α、IL-6的影响［J］.中国中医急症，2008，17（12）：1663-1667.

［275］ 刘友梁.矿物药与丹药［M］.上海：上海科学技术出版社，1962.

［276］ 高天爱.矿物药及其应用［M］.北京：中国中医药出版社，1997.

[277] 南宋·雷敩撰，尚志钧辑校.雷公炮炙论［M］.合肥：安徽科学技术出版社，1991.

[278] 陈仁山.药物出产辨［M］.广州：广东中医药专门学校印刷部，1931.

[279] 孙晓静，邹戬，张义生，等.不同产地石膏中主要成分含量比较［J］.医药导报，2013，32
（8）：1078-1080.

[280] 王薇，周才新，张义生，等.不同产地石膏中微量元素的比较分析［J］.中国药师，2014，17
（6）：972-974.

[281] 杨柳，王薇，梁惟俊，等.不同产地石膏的扫描电镜观察［J］.中国药师，2015，18（2）：
326-328.

[282] 晋·葛洪撰.肘后备急方［M］.北京：人民卫生出版社，1963.

[283] 宋祁撰.益部方物略记［M］.北京：中华书局，1985.

[284] 范成大撰.吴船录［M］.北京：中华书局，1985.

[285] 田艺蘅撰.留青日札摘抄［M］.北京：中华书局，1985.

[286] 清·周学海著.读医随笔［M］.北京：人民军医出版社，2010.

[287] 郝近大著.中国中药材及原植（动）物彩色图［M］.广州：广东科技出版社，2014.

[288] 张辰露，李新生，梁宗锁，等.七叶树属植物的分布特征及化学成分研究进展［J］.西北林学
院学报，2009，24（6）：142-145.

[289] 明孟碟.天师栗规范化种植技术研究［D］.武汉：湖北中医药大学，2017.

[290] 石召华，关小羽，张一娟，等.娑罗子药材的化学品质研究［J］.中国实验方剂学杂志，2013，
19（11）：144-147.

[291] 石召华，叶利春，关小羽，等.娑罗子药材HPLC指纹图谱的建立及其在药材鉴定中的应用
［J］.中国实验方剂学杂志，2018，24（14）：52-56.

[292] 石召华.七叶树属植物资源及品质研究［D］.武汉：湖北中医药大学，2013.

[293] 马玲云，马双成，魏锋，等.中药娑罗子的化学成分分析［J］.亚太传统医药，2010，6（9）：
13-15.

[294] 陈雪松，陈迪华，斯建勇，等.天师栗化学成分的研究［J］.药学学报，2000，35（3）：
198-200.

[295] XIN W，ZHANG L，SUN F，et al. Escin exerts synergistic anti-inflammatory effects with low
doses of glucocorticoids in vivo and in vitro［J］. Phytomedicine. 2011，18（4）：272-277.

[296] DOMANSKI D，ZEGROKA-STENDEL O，PERZANOWSKA A，et al. Molecular Mechanism
for Cellular Response to β-Escin and Its Therapeutic Implications［J］. PLOS ONE. 2016，11
（10）：1371.

[297] 余志红，苏萍，王奕，等.β-七叶皂苷钠治疗慢性静脉功能不全的研究［J］.中国实验方剂学
杂志，2011，17（11）：2200-222.

[298] VARINSKA L，FABER L，KELLO M，et al. β-Escin Effectively Modulates HUVECS Prolif-
eration and Tube Formation［J］. Molecules，2018，23（1）：197-202.

[299] KIMURA H，OGAWA S，ISHIHARA T，et al. Antioxidant activities and structural charac-
terization of flavonol O-glycosides from seeds of Japanese horse chestnut［J］. Food Chemistry，
2017，228：348-355.

[300] 梅珊珊，宋海庆，丁建平，等.七叶皂苷钠的不良反应及防治［J］.中华临床医师杂志（电子
版），2012，6（24）：8289-8291.

[301] 杨名，裴晓华.娑罗子中有效成分的药理学及临床应用［J］.世界中药，2017，12（12）：
3138-3141.

［302］ 刘霞，徐冲，吴文辉，等．益胃消瘀颗粒质量标准研究 ［J］．中国中医药信息杂志，2018，25（3）：77-80．

［303］ 侯广平．七叶皂苷钠的主要临床应用研究现状 ［J］．中国药师，2006，9（1）：57-58．

［304］ FANG Y，ZHAO L，YAN F，et al．Escin improves sperm quality in male patients with vari-cocele-associated infertility．［J］．Phytomedicine，2010，17（3-4）：192-196．

［305］ 赵京春．金世元中药材传统鉴别经验 ［J］．北京中医，2003，22（3）：42-43．

［306］ 陈士林．中国药材产地生态适宜性区划 ［J］．中国现代中药，2011，13（8）：50．

［307］ 邹宗成，谭慧芳，郑刚，等．巴东独活规范化生产标准操作规程 ［J］．中国现代中药，2016，18（10）：1309-1311．

［308］ 王者悦．中国药膳大辞典 ［M］．大连：大连出版社，1992．

［309］ 郑宏钧，詹亚华．现代中药材鉴别手册 ［M］．北京：中国医药科技出版社，2001．

［310］ 姚惠平，贺云彪．气质联用和多维分辨法分析独活的挥发性成分 ［J］．中医药导报，2016，22（15）：54-57．

［311］ 王计瑞，谭均，李隆云，等．独活的 HPLC 指纹图谱及 4 个香豆素类成分的测定 ［J］．药物分析杂志，2018，38（6）：955-963．

［312］ 朱艳．不同产地独活有效成分的比较 ［D］．沈阳：辽宁中医药大学，2007．

［313］ ZHANG Y，YANG X．Tissue distribution study of columbianadin and its active metabolite co-lumbianetin in rats ［J］．Biomedical Chromatography，2016，30（2）：56-262．

［314］ SINGH G，BHATTI R，MANNAN R，et al．Osthole ameliorates neurogenic and nflammatory hy-peralgesia by modulation of iNOS，COX-2，and inflammatory cytokines in mice ［J］．Inflam-mopharmacology，2019，27（5）：949-960．

［315］ 林黎，钱晓萍，刘宝瑞，等．中药独活的化学成分及其抗肿瘤活性的研究进展 ［J］．现代肿瘤医学，2011，19（2）：373-376．

［316］ 张杰，谢映红．独活对痴呆大鼠脑组织中炎性细胞因子的影响 ［J］．中医药学报，2015，43（1）：27-29．

［317］ ZHANG Z，LENG W，Li G，et al．Osthole Enhances Osteogenesis in Osteoblasts y Elevating Transcription Factor Osterix via cAMP/CREB Signaling In Vitro and n Vivo ［J］．Nutrients，2017，9（6）：588．

［318］ 苏君，陈美华，谢彬，等．银质针导热联合独活寄生汤治疗肾虚督寒型强直性脊柱炎的临床研究 ［J］．云南中医中药杂志，2018，39（8）：57-58．

［319］ 王平，黄必胜，詹亚华，等．从源头抓起促进湖北中药产业快速发展 ［J］．湖北中医药大学学报，2013，15（5）：44-46．

［320］ 陶弘景．名医别录 ［M］．北京：中国中医药出版社，2013．

［321］ 吴普．吴普本草 ［M］．北京：人民卫生出版社，1987．

［322］ 佚名．博物志 ［M］．上海：上海古籍出版社，2012．

［323］ 刘文泰．本草品汇精要 ［M］．北京：中国中医药出版社，2013．

［324］ 贾谊．阎振益，钟夏校注．新书：卷 3《壹通》［M］．北京：中华书局，2000．

［325］ 王继先．绍兴本草校注 ［M］．北京：中医古籍出版社，2007．

［326］ 潘胜利，顺庆生，柏巧明，等．中国药用柴胡原色图志 ［M］．上海：上海科学技术出版社，2002．

［327］ 甘启良．竹溪植物志 ［M］．武汉：湖北科学技术出版社，2005．

［328］ 全国中草药汇编写组．全国中草药汇编第二版上册 ［M］．北京：人民卫生出版社，1996．

[329]　湖北省中药资源普查办公室等. 湖北中药资源名录 [M]. 北京：科学出版社，1990.

[330]　傅书遐. 湖北中药植物志：第 3 卷 [M]. 武汉：湖北科学技术出版社，2001.

[331]　杜士明，叶芳，杨光义. 柴胡属植物种质资源研究概况 [J]. 现代中医药研究与实践. 2012，
　　　　26（6）：8-11.

[332]　封海东，周明，张文明，等. 鄂西北地区北柴胡高效实用人工种植技术 [J]. 湖北农业科学，
　　　　2017，56（24）：4821-4823.

[333]　杜士明. 鄂西北地区柴胡与北柴胡品质的比较研究 [D]. 武汉：湖北中医药大学，2013.

[334]　蔡华，杜士明，叶方，等. 鄂西北地区不同生长条件柴胡中柴胡皂苷含量比较研究 [J]. 中国
　　　　药师，2013，16（7）：4-6.

[335]　叶方，杨光义，杜士明，等. 鄂西北地区柴胡及其地上部分总黄酮含量比较研究 [J]. 中国药
　　　　师，2013，16（1）：52-54.

[336]　叶方，杨光义，杜士明，等. 鄂西北地区竹叶柴胡 HPLC 特征图谱研究 [J]. 中国医院药学杂
　　　　志，2013，33（4）：5-9.

[337]　谭玲玲，陈莹，蔡霞，等. 北柴胡的生物学及化学成分的研究进展 [J]. 中草药，2005，36
　　　　（9）：1431 -1433.

[338]　曹峰，唐阿梅. 不同柴胡剂量小柴胡汤对 LPS 诱导发热大鼠模型体温及血清 IL-1β、IL-6、
　　　　TNF-α 的影响 [J]. 中医药现代化，2014，16（1）：58-62.

[339]　杜士明，杜婷，王刚，等. 竹叶柴胡与北柴胡解热镇痛作用的比较研究 [J]. 中国医院药学杂
　　　　志，2013，35（7）：20-24.

[340]　孙蓉，黄伟，尹建伟，等. 北柴胡不同炮制品柴胡皂苷 a 含量及急性毒性实验比较研究 [J].
　　　　中国实验方剂学杂志，2010，16（13）：190-193.

[341]　张仲景. 伤寒杂病论 [M]. 南宁：广西人民出版社，1980.

[342]　汪苓友. 伤寒论辨证广注 [M]. 上海：上海卫生出版社，1958.

[343]　张时彻. 摄生众妙方 [M]. 北京：中医古籍出版社，2004.

[344]　太平惠民和剂局. 太平惠民和剂局方 [M]. 北京：人民卫生出版社，2007.

[345]　张介宾. 景岳全书译注 [M]. 北京：中国人民大学出版社，2010.

[346]　李东恒. 脾胃论 [M]. 太原：山西科学技术出版社，2017.

[347]　李东恒. 内外伤辨惑论 [M]. 北京：中国医药科技出版社，2016.

[348]　张锡纯. 医学衷中参西录 [M]. 北京：中医古籍出版社，2016.

[349]　肖承悰. 傅青主女科 [M]. 北京：人民卫生出版社，2015.

[350]　张虹. 柴胡的功效及其临床配伍应用 [J]. 中医药临床杂志，2010，22（1）：81-82.

[351]　刘海艳. 小柴胡汤治疗慢性乙型肝炎的临床研究 [J]. 光明中医，2018，33（19）：2844-2845.

[352]　尚志均，林乾良，郑金生. 历代中药文献精华 [M]. 北京：科学技术文献出版社，1989.

[353]　尹正国，曹林忠，陈秉雄，等. 骨碎补效用历史沿革及现代机制浅析 [J]. 光明中医，2015，
　　　　30（6）：1368-1371.

[354]　唐慎微. 证类本草 [M]. 北京：中国医药科技出版社，2011.

[355]　吴其濬. 植物名实图考 [M]. 北京：中华书局，1963.

[356]　DYMOND J，SHEPHERD J，QI J. A Simple Physical Model of Vegetation Reflectance for
　　　　Standardising Optical Satellite Imagery [J]. Remote Sensing of Environment，2015，75（3）：
　　　　350-359.

[357]　陈士林，魏建和，孙成忠，等. 中药材产地适宜性分析地理信息系统的开发及蒙古黄芪产地适
　　　　宜性研究 [J]. 世界科学技术，2006，8（3）：47-53.

[358] 张银丽. 蕨类植物的繁殖与配子体发育研究 [D]. 杭州：浙江林学院，2008.

[359] 李朝阳，周羲，陈军，等. 槲蕨的光合特性与环境因子的关系 [J]. 中药材，2012，35（3）：347-351.

[360] 隋洪飞，尹世强，邹爱英. 骨碎补化学成分研究 [J]. 中草药，2015，46（20）：2992-2995.

[361] WANG X，ZHEN L，ZHANG G，et al. Osteogenic effects of flavonoid aglycones from an osteoprotective fraction of *Drynaria fortunei*—an in vitro efficacy study [J]. Phytomedicine，2011，18（10）：868-872.

[362] LIAO C，KUO H. Increased risk of large post-void residual urine and decreased long-term success rate after intravesical onabotulinumtoxin A injection for refractory idiopathic detrusor overactivity [J]. Journal Of Urology，2013，189（5）：1804-1810.

[363] 彭双，韩立峰，王涛，等. 骨碎补中的化学成分及药理作用研究进展 [J]. 天津中医药大学学报，2012，31（2）：122-125.

[364] 梁永红，叶敏，韩健，等. 骨碎补的木脂素和黄酮类成分研究 [J]. 中草药，2011，42（1）：25-30.

[365] 高颖，房德敏. 骨碎补黄酮类化合物的研究进展与开发前景 [J]. 中草药，2009，40（2）：323-326.

[366] 冯霞. 补肾中药的临床药理作用分析 [J]. 世界最新医学信息文摘，2016，16（79）：37-38.

[367] 王洪图. 内经 [M]. 北京：人民卫生出版社，2005.

[368] 清·张志聪，张淼等点校. 本草崇原 [M]. 北京：学苑出版社，2011.

[369] 张孟闻，宗愉，马积藩. 中国动物志：爬行纲 第一卷 总论 龟鳖目 鳄形目 [M]. 北京：科学出版社，1998.

[370] 蔡雪芹，翁如柏，钟小庆. 乌龟养殖技术规范 [J]. 海洋与渔业，2016，8：58-59.

[371] ZHOU H，JING Y，NIE L，et al. The Historical Speciation of Mauremys Sensu Lato：Ancestral Area Reconstruction and Interspecific Gene Flow Level Assessment Provide New Insights [J]. PLOS ONE，2015，10（12）：e014471112.

[372] 刘桐辉，王锦，李明成，等. 中药材龟甲细胞色素 b 基因特异性鉴定研究 [J]. 中国药学杂志，2012，47（3）：182-185.

[373] 刘晓帆，刘春生，杨瑶珺，等. 基于 COI 基因的龟甲及其混伪品的 DNA 条形码研究 [J]. 中国中药杂志，2013，38（7）：947-950.

[374] DAVY C，KIDD A，WILSON C. Development and Validation of Environmental DNA（eDNA）Markers for Detection of Freshwater Turtles [J]. PLOS ONE，2015，10（7）：e0130965.

[375] 盛瑜，李梓橦，刘玲，等. 龟甲药材的红外指纹图谱鉴别研究 [J]. 时珍国医国药，2017，28（5）：1127-1129.

[376] 骆达，李惠芬，李秀兰，等. 异疏氰酸苯酯衍生化-HPLC 法测定龟甲中胶原蛋白 [J]. 中草药，2009，39（36）：851-852.

[377] 李长泉. 龟甲药理作用及临床应用的现代研究 [J]. 长春中医药大学学报，2003，19（4）：55-56.

[378] 陈可冀. 新编抗衰老中药学 [M]. 北京：人民卫生出版社，1998.

[379] 李熙灿，谢学明，黄春花，等. 龟板醇提物对大鼠骨髓间充质干细胞氧化损伤的修复及其抗脂质过氧化作用 [J]. 中草药，2007，38（7）：1043-1046.

[380] 汪松，解焱. 中国物种红色名录：第一卷 [M]. 北京：高等教育出版社，2004.

[381] 林先明，唐春梓，郭杰，等. 湖北省地道药材厚朴规范化种植研究及其基地建设进展 [J]. 世

界科学技术-中医药现代化，2008，10（6）：90-95.

[382] 李平，何文妮，孙博航，等.厚朴超临界提取物的化学成分研究 [J].中国现代中药，2008，10（2）：26-27.

[383] 袁雨婕，余少冲，葛发欢，等.分子蒸馏技术分离厚朴油化学成分GC-MS分析 [J].中国天然药物，2010，8（1）：47-50.

[384] 朱元元，封志平，徐长超，等.厚朴总生物碱对豚鼠离体气管平滑肌的影响 [J].中草药，2009，40（增刊）：190-193.

[385] 孙宏伟，李海波.厚朴酚通过自噬途径促进肺癌细胞死亡 [J].中医药信息，2010，27（6）：86-89.

[386] 陈笈，王伯初.厚朴的药理研究进展 [J].重庆大学学报，2005，28（9）：136-139.

[387] 董素云，周玉来，周芳.厚朴温中汤治疗功能性消化不良疗效观察 [J].实用中医药杂志，2010，26（10）：677.

[388] 吴广，谢柏艳，张勇慧，等.不同环境对湖北贝母总生物碱含量与指纹图谱的影响 [J].医药导报，2008，6：707-710.

[389] 张鹏.湖北贝母总生物碱及其制剂的药学研究 [D].武汉：华中科技大学，2006.

[390] 张国欣.中药湖北贝母指纹图谱的研究 [D].武汉：华中科技大学，2005.

[391] 尹春萍，刘文涛，徐顺清，等.湖北贝母与川贝母随机扩增引物DNA的鉴别 [J].医药导报，2007，26（4）：359-361.

[392] 阮汉利，张勇慧，吴继洲.湖北产贝母属植物生物碱成分研究进展 [J].天然产物研究与开发，2002，14（3）：80-88.

[393] ZHANG Y，YANG X，ZHOU X，et al. Alkaloids from Fritillaria hupehensis [J]. Chinese Journal Of Chemistry，2007，25（11）：1728-1731.

[394] ZHANG Y，YANG X，ZHANG P，et al. Cytotoxic alkaloids from the bulbs of Fritillaria hupehensis [J]. Chemistry & Biodiversity，2010，5（2）：259-266.

[395] TONG L，ZHU Z，PI H，et al. A New Cyclic Peptide from Bulbs of Fritillaria hupehensis [J]. Chemistry of Natural Compounds，2015，51（5）：923-925.

[396] 张勇慧.湖北贝母镇咳祛痰平喘生物活性成分的系统研究 [D].武汉：华中科技大学，2004.

[397] 杨曦亮.湖北贝母微量生物碱的结构研究及浙贝乙素衍生物LD50的测定 [D].武汉：华中科技大学，2006.

[398] 唐·韩保昇著，尚志钧辑复.蜀本草 [M].合肥：安徽科学技术出版社，2005.

[399] 唐宗英，乔璐，阮桢媛，等.资源树种川黄檗的研究进展 [J].中国农学通报，2016，32（2）：82-86.

[400] 杨俐，孟祥霄，李洪运，等.川黄柏和关黄柏全球产地生态适宜性分析 [J].中国实验方剂学杂志，2019，25（4）：168-175.

[401] 李保柱.黄柏形态特征及繁育栽培技术 [J].现代农村科技，2017，3：41.

[402] 唐艳梅.黄柏有效成分的含量测定及其指纹图谱研究 [D].雅安：四川农业大学，2006.

[403] 汤欢，向丽，赵莎，等.启用DNA条形码ITS2序列对市售药材黄柏的鉴定研究 [J].世界科学技术-中医药现代化，2016，18（2）：184-190.

[404] SUN L，ZHOU L，TIAN J，et al. Effect of *Phellodendron chinense* Schneid extract on chronic bacterial prostatitis induced by Chlamydia in rats [J]. Tropical Journal of Pharmaceutical Research，2016，15（3）：507-511.

[405] LU C，MENG X，LI H，et al. Effect of *phellodendron chinense* extract on carrageenan-induced

chronic prostatitis in rats [J]. Tropical Journal of Pharmaceutical Research，2015，14（2）：257-262.

[406] 李嘉诚，吴岚，蔡同凯，等. 黄柏化学成分及其药理作用研究进展 [J]. 药学实践杂志，2018，36（5）：389-392.

[407] 杨磊，张延英，李卉，等. 黄柏煎剂的抗炎、抗菌作用研究 [J]. 实验动物科学，2014，31（4）：14-17.

[408] GAO Y，HOU R，LIU F，et al. Obacunone causes sustained expression of MKP-1 thus inactivating p38 MAPK to suppress pro-inflammatory mediators through intracellular MIF [J]. Journal of Cellular Biochemistry，2017，119：837-849.

[409] 李玲. 黄柏碱抗 ROS 介导的氧化应激相关机制研究 [D]. 重庆：西南大学，2017.

[410] 王秋红，杨欣，王蒙，等. 黄芩与黄柏协同保护黄药子致肝毒性的实验研究 [J]. 中国中药杂志，2016，41（5）：898-903.

[411] 曾秀芳，曾建亭，张洪. 不同产地黄连的质量评价 [J]. 郧阳医学院学报，2009，28（2）：151-152.

[412] 盖晓红，刘素香，任涛，等. 黄连的化学成分及药理作用研究进展 [J]. 中草药，2018，49（20）：4919-4927.

[413] 宋建芳，王宏洁，司南，等. 黄连解毒汤的抗氧化作用及抑制乙酰胆碱酯酶活性的研究 [J]. 中国实验方剂学杂志，2010，16（5）：61-64.

[414] PARK S，MIN B，JUNG J，et al. Combination of Pelargonium sidoides and *Coptis chinensis* root inhibits nuclear factor kappa B-mediated inflammatory response in vitro and in vivo [J]. BMC Complementary And Alternative Medicine，2018，18（1）：20-32.

[415] 王丽，胡樱凡，童东，等. 黄连碱对内毒素发热大鼠解热作用的 PK-PD 研究 [J]. 中国药理学通报，2017，33（4）：552-556.

[416] CHOU S，HSIANG C，LO H，et al. Exploration of anti-cancer effects and mechanisms of Zuo-Jin-Wan and its alkaloid components in vitro and in orthotopic HepG2 xenograft immunocompetent mice [J]. BMC Complementary And Alternative Medicine，2017，17（1）：121-131.

[417] ZHANG M，YU Y，WANG S，et al. Cardiotoxicity evaluation of nine alkaloids from *Rhizoma Coptis* [J]. Human Experimental Toxicology，2018，37（2）：185-195.

[418] 谢猛. 基于 XBP1 激活的抗溃疡性结肠炎活性黄连碱衍生物的设计合成及其构效关系研究 [D]. 北京：北京协和医学院，中国医学科学院，2016.

[419] 何军，陈永丰，张红利. 黄连上清胶囊联合米诺环素治疗慢性牙周炎的临床研究 [J]. 现代药物与临床，2018，33（10）：2660-2664.

[420] 许珍珍. 中药配合黄连膏外敷治疗颈淋巴结炎临床观察 [J]. 湖北中医药大学学报，2017，19（5）：72-74.

[421] 宋·唐慎微. 张存惠修订. 重修政和经史证类备用本草 [M]. 北京：中国医药科技出版社，2011.

[422] 冉先德. 中华药海（精华本）[M]. 北京：东方出版社，2010.

[423] 刘合刚. 药用植物优质高效栽培技术 [M]. 北京：中国医药科技出版社，2001.

[424] 何美莲，程小卫，陈家宽，等. 桔梗皂苷类成分及其质量分析 [J]. 中药新药与临床药理，2005，16（6）：457-460.

[425] 芦金清，徐伟平，刘合刚，等. 湖北产栽培桔梗与野生桔梗的质量比较 [J]. 湖北中医杂志，2002，24（3）：48-49.

[426] 李仪奎. 中药药理学 [M]. 北京：中国中医药出版社，1993.

[427] 黄承智，梁志瑞，王光，等. 加味桔梗汤联合西药治疗支气管扩张症 100 例 [J]. 广西中医药，2015，38 (6)：55-56.

[428] 杨芳，徐文江. 桔梗枳壳汤加味方联用兰索拉唑治疗胃溃疡临床疗效分析 [J]. 陕西中医，2015，36 (10)：1356-1357.

[429] 周映伽，黄杰，沈红梅. 中药如味桔梗汤防治放射性食管炎 80 例临床观察 [J]. 昆明医科大学学报，2013，9 (1)：68-70

[430] 杨教，陈勇，张廷模，等. 桔梗止痛功效初探 [J]. 四川中医，2010，28 (11)：63-64.

[431] 李晶，白志川，刘杨. 木瓜药材 HPLC 指纹图谱研究 [J]. 植物科学学报，2011，29 (2)：238-242.

[432] 李云志，江洪波. 皱皮木瓜化学成分与药理作用研究进展 [J]. 化工技术与开发，2018，47 (6)：35-38.

[433] SONG Y, ZHANG L, GAO J, et al. Speciosaperoxide, a new triterpene acid, and other terpenoids from Chaenomeles speciosa [J]. Journal of Asian Natural Products Research，2008，10 (3)：214-217.

[434] 杨颖博，杨阳，李霞，等. 皱皮木瓜化学成分研究 [J]. 中药材，2009，32 (9)：1388-1390.

[435] CHEN J, CHANG Y, WU S, et al. Inhibition of Escherichia coli heat-labile enterotoxin-induced diarrhea by Chaenomeles speciosa [J]. Journal of Ethnopharmacology，2007，113 (2)：233-239.

[436] 李世刚，陈燕. 资木瓜多糖对小鼠佐剂性关节炎的作用及其机制 [J]. 中国实验方剂学杂志，2011，17 (12)：159-162.

[437] 宋·卢多逊，李昉等撰，尚志钧辑校. 开宝本草 [M]. 合肥：安徽科学技术出版社，1988.

[438] 赵尔宓，黄美华，宗愉，等. 中国动物志：爬行纲 第三卷 有鳞目 蛇亚目 [M]. 北京：科学出版社，1998.

[439] 徐国钧. 中药材显微分析 [M]. 北京：人民卫生出版社，1986.

[440] 陈康，蒋超，袁媛，等. 快速 PCR 方法在蛇类药材真伪鉴别中的应用 [J]. 中国中药杂志，2014，39 (19)：3673-3677.

[441] 曹树萍. 淫羊藿类及蛇类药材的鉴定和质量评价研究 [D]. 北京：北京中医药大学，2014.

[442] 王成芳，包永睿，孟宪生，等. 蕲蛇药材高效毛细管电泳指纹图谱的研究 [J]. 辽宁中医杂志，2010，37 (5)：893-894.

[443] 蒋福升，马哲龙，陈金印，等. 蕲蛇提取物抗炎镇痛药理作用的研究 [J]. 蛇志，2013，25 (2)：97-99.

[444] 王俊杰，范永升，丁志山，等. 蕲蛇抗炎作用有效部位筛选及其作用机制研究 [J]. 中国中医药科技，2013，20 (6)：611-613.

[445] 刘滨，刘维. 蕲蛇治疗类风湿关节炎的临床研究 [J]. 天津中医药，2016，33 (8)：470-471.

[446] 钱炎均. 金龙胶囊联合 FOLFOX4 方案治疗晚期胃癌 28 例 [J]. 中国药业，2012，21 (2)：66-67.

[447] 徐国钧，徐珞珊，王峥涛. 常用中药材品种整理和质量研究：第四册，南方协作组 [M]. 福建：福建科学技术出版社，2001.

[448] 邸子真，张颖，姜鸿，等. 不同种源射干遗传多样性与质量分析 [J]. 中国实验方剂学杂志，2017，23 (5)：37-41.

[449] 邱鹰昆，高玉白，徐碧霞，等. 射干异黄酮类化合物的分离与结构鉴定 [J]. 中国药物化学杂

志，2006，16（3）：175.

[450] JIN L，CHEN H，JIN Y，et al. Chemical constituents from *Belamcanda chinensis* [J]. Journal of Asian Natural Products Research，2008，10（1）：89-94.

[451] JIN L，CHEN H，XIANG Z，et al. New flavone and isoflavone glycosidefrom *Belamcanda chinensis* [J]. Chinese Chemical Letters，2007，18（2）：158.

[452] 李国信，齐越，秦文艳，等.射干提取物止咳祛痰药理实验研究 [J].实用中医内科杂志，2008，22（2）：3.

[453] 林久茂，王瑞国，郑良朴.射干对小鼠免疫功能的影响 [J].福建中医学院学报，2005，15（3）：93.

[454] 何雯，李檬，张英.中西医结合治疗小儿急性化脓性扁桃体炎 38 例 [J].中国儿科杂志，2009，5（1）：29.

[455] 吴普，尚志钧辑校.吴氏本草经 [M].北京：中医古籍出版社，2005.

[456] 郑金生.中华大典·医药卫生典·药学分典四 [M].成都：巴蜀书社，2012：561.

[457] 许希周，药性粗评.中药本草：五六卷 [M].北京：华夏出版社，1999.

[458] 冯耀南.中药材商品规格质量鉴别 [M].广州：暨南大学出版社，1995.

[459] 刘大会，龚文玲，詹志来，等.天麻道地产区的形成与变迁 [J].中国中药杂志，2017，42（18）：3639-3644.

[460] 易思荣，肖波，黄娅，等.中药材天麻的现代栽培技术研究进展 [J].中国现代中药，2013，15（8）：677-679.

[461] 周美，柳小兰，张明，等.高效液相色谱法测定天麻中 4 种化合物的含量 [J].理化检验（化学分册），2017，53（10）：1146-1150.

[462] 毕荣璐，赵峰宁，郭文，等.天麻 HPLC 指纹图谱研究 [J].广西中医药大学学报，2017，20（2）：53-57.

[463] LEE J，JANG Y，KANG H，et al. Anti-inflammatory action of phenolic compounds from Gastrodia elata root [J]. Archives of Pharmacal Research，2006，29（10）：849-858.

[464] LEE Y，WOO M，KIM C，et al. Two new benzofurans from Gastrodia elata and their DNA topoisomerases Ⅰ and Ⅱ inhibitory activities [J]. Planta Medica，2007，73（12）：1287-1291.

[465] 张伟，宋启示.贵州大方林下栽培天麻的化学成分研究 [J].中草药，2010，41（11）：1782-1785.

[466] YANG X，ZHU J，YANG R，et al. Phenolic constituents from the rhizomes of Gastrodia elata [J]. Natural Product Research，2007，21（2）：180-186.

[467] 宋振玉.中草药现代研究：第一卷 [M].北京：北京医科大学中国协和医科大学联合出版社，1995.

[468] 王莉，肖红斌，梁鑫淼.天麻化学成分研究（Ⅲ）[J].中草药，2009，40（8）：1186-1189.

[469] 李云，王志伟，刘大会，等.天麻化学成分研究进展 [J].山东科学，2016，29（4）：24-29.

[470] 邹宁，吕剑涛，薛仁余，等.天麻素对小鼠的镇静催眠作用 [J].时珍国医国药，2011，22（4）：807-809.

[471] 张乐多，龚晓健，胡苗苗，等.天麻素抗血管性痴呆作用及其机制 [J].中国天然药物，2008，6（2）：130-134.

[472] KIM B，KOPPULA S，KIM J，et al. Modulation of LPS-stimulated neuroinflammation in BV-2 microglia by Gastrodia elata：4-Hydroxybenzyl alcohol is the bioactive candidate [J]. Journal of Ethnopharmacol，2012，139（2）：549-557.

[473] 姜丽，王玉蓉，曹唯仪，等.基于改善微循环药效的天麻素与葛根素配伍合理性研究［J］.世界科学技术-中医药现代化，2013，15（2）：244-248.

[474] 韩大荣.天麻研究新进展［J］.中国处方药，2018，16（4）：19-21.

[475] 顾雅君，张瑞英，温秀荣，等.天麻的化学成分和药理作用［J］.食药用菌，2014，22（2）：84-85.

[476] 陈黎.鄂西北白及产地适宜性与品质评价研究［D］.武汉：湖北中医药大学，2014.

[477] 蒋俊，陈红霞，汤兴利，等.基于中医药美白理论的白及研发思考［J］.中草药，2017，48（11）：2313-2320.

[478] 廖祯诚.基于"药辅合一"的双重特点研究白及多糖口腔黏附片制备工艺及促口腔溃疡愈合作用［D］.成都：成都中医药大学，2019.

[479] 孙爱静，庞素秋，王国权.白及化学成分与抗肿瘤活性研究［J］.中国药学杂志，2016，51（2）：101-104.

[480] 万大群，赵仁全，刘海，等.白及的成分、药理作用和临床应用研究进展［J］.中国药业，2017，26（2）：93-96.

[481] 颜智，刘刚，刘育辰，等.白及化学成分、药理活性及质量评价研究进展［J］.广州化工，2018，46（16）：56-58，62.

[482] 仰莲.白及芪类化学成分及其抗人肺癌细胞 A549 活性研究［D］.成都：成都中医药大学，2016.

[483] 张龙霏，胡晶红，张永清.白及药理研究进展［J］.中国现代中药，2014，16（1）：83-86，89.

[484] 张曼，韩亭亭，胡春芳，等.白及产业现状及可持续发展策略［J］.中草药，2019，50（20）：5103-5108.

[485] 中国经济植物志编委会.中国经济植物志［M］.北京：科学出版社，2012.

[486] 周伟璐，孔维军，杨美华，等.中药化妆品中原料药的潜在毒副作用评析［J］.中草药，2016，47（2）：352-357.

[487] CHEN Z，ZHAO Y，ZHANG M，et al. Structural characterization and antioxidant activity of a new polysaccharide from Bletilla striata fibrous roots［J］. Carbohydrate Polymers，2020，227：115362.

[488] HE X，WANG X，FANG J，et al. Bletilla striata：Medicinal uses，phytochemistry and pharmacological activities［J］. Journal of Ethnopharmacology，2017，195：20-38.

[489] ZHOU D，CHANG W，LIU B，et al. Stilbenes from the tubers of Bletilla striata with potential anti- neuroinflammatory activity［J］. Bioorganic Chemistry，2020，97：103715.

[490] 中华人民共和国药学会.《中药材商品规格等级百合》团体标准（T/CACM 1021. 21-2018）［S］.北京：2018.

[491] 杜萌，刘璇，丁安伟，等.酸性染料比色法测定百合中总生物碱的含量［J］.江苏中医药，2012，44（1）：62-63.

[492] 周秀玲，李家敏.不同品种百合中多糖和皂苷含量的测定［J］.江苏农业科学，2011，39（5）：432-433.

[493] 张志杰，蔡宝昌，李林，等.百合的 GC/MS 指纹图谱研究［J］.中成药，2006，28（5）：625-627.

[494] 郭秋平，高英，李卫民.中药百合 HPLC 指纹图谱研究［J］.中成药，2011，33（8）：1280-1285.

[495] CHUN H. Supercritical fluid extraction-high performance liquid chromatography determination

of colchicine in lily［J］. Natural Product Research and Development，2003，15（1）：5-8.

［496］ MUNAFO J，RAMANATHAN A，JIMENEZ L，et al. Isolation and Structural Determination of Steroidal Glycosides from the Bulbs of Easter Lily（Lilium longiflorum Thunb.）［J］. Journal of Agricultural and Food Chemistry，2010，58（15）：8806-8813.

［497］ 陈志刚，朱泉，王芬. 百合多糖纯化及分子质量测定［J］. 食品科学，2013，34（17）：1-4.

［498］ LUO J，LI L，KONG L. Preparative separation of phenylpropenoid glycerides from the bulbs of Liliumlancifolium by high-speed counter-currentchromatography and evaluation of their antioxidantactivities［J］. Food Chemistry，2012，131（3）：1056-1062.

［499］ 张慧芳. 中药百合化学成分与药效机制研究［D］. 南京：南京中医药大学，2007.

［500］ WANG T，HUANG H，ZHANG Y，et al. Role of effective composition on antioxidant，anti-inflammatory，sedative-hypnoticcapacities of 6 common edible Lilium varieties［J］. Journal of Food Science，2015，80（4）：857-868.

［501］ 周凤梧. 古今药方纵横［M］. 北京：人民卫生出版社，1987.

［502］ 张仲景·东汉. 续修四库全书：子部：医家类：金匮要略四卷［M］. 上海：上海古籍出版社，2002.

［503］ 杨世雷，杨扬. 大黄的历代功效及临床应用［J］. 中药与临床，2018，9（1）：46-47.

［504］ 王岩，宋良科，王小宁，等. 大黄种质考证与资源分布［J］. 中国药房，2013，24（11）：1040-1043.

［505］ 廖朝林，由金文. 湖北恩施药用植物栽培技术［M］. 武汉：湖北科学技术出版社，2006.

［506］ 王玉，杨雪，夏鹏飞，等. 大黄化学成分、药理作用研究进展及质量标志物的预测分析［J］. 中草药，2019，50（19）：4821-4837.

［507］ 傅兴圣，陈菲，刘训红，等. 大黄化学成分与药理作用研究新进展［J］. 中国新药杂志，2011，20（16）：1534-1538.

［508］ 高亮亮. 唐古特大黄、药用大黄和掌叶大黄的化学成分和生物活性研究［D］. 北京：北京协和医学院，2012.

［509］ LIN C，WU C，LIN T，et al. Determination of 19 rhubarb constituents by high-performance liquid chromatography-ultraviolet-mass spectrometry［J］. Journal of Separation Science，2006，29（17）：2584-2593.

［510］ 黄娟，张庆莲，邵单炫，等. 大黄的药理作用研究进展［J］. 中国医院用药评价与分析，2014，14（3）：282-284.

［511］ 张廷模. 临床中药学［M］. 北京：中国中医药出版社，2004.

［512］ 邱颂平. 大黄的药学和临床研究［M］. 北京：中国中医药出版社，2007.

［513］ 甘国菊，刘海华，龙祥云，等. 恩施州大黄产业发展现状及对策［J］. 现代农业科技，2019，738（4）：72-74.

［514］ 陈彩英，邓翀，赵雁翎，等. 野菊花的本草源流考证［J］. 湖南中医药大学学报，2015，35（5）：69-72.

［515］ 魏民，韩正洲，马庆，等. 基于超高效液相色谱技术确定野菊花适宜采收期［J］. 广州中医药大学学报，2018，35（3）：519-524.

［516］ 韩正洲. 野菊资源研究与野菊花药材品质评价［D］. 广州：广州中医药大学，2017.

［517］ 袁焱，陈超，菊海，等. 不同产地野菊花挥发油化学成分比较研究［J］. 中国实验方剂学杂志，2009，15（11）：31-33.

［518］ 汪国鹏. 野菊花有效组分的鉴定特征研究［D］. 北京：北京中医药大学，2006.

[519] 高美华，李华，张莉，等.野菊花化学成分的研究 [J].中药材，2008，31（5）：682-684.

[520] 谭晓杰，贾英，陈晓辉，等.RP-HPLC法测定野菊花注射液中绿原酸和咖啡酸的含量 [J].药物分析杂志，2005，6：651-653.

[521] 袁学勤，迟静波，胥云.HPLC测定野菊花中绿原酸的含量 [J].中成药，2005，27（4）：493-494.

[522] ZHANG Q，LI J，WANG C，et al. A gradient HPLC method for the quality control of chlorogenic acid，linarin and luteolin in Flos Chrysanthemi Indici suppository [J]. Journal of Pharmaceutical and Biomedical Analysis，2007，43：753-757.

[523] 吴钉红，杨立伟，苏薇薇.野菊花化学成分及药理研究进展 [J].中药材，2004，27（2）：142-144.

[524] 刘建萍.中药野菊花的研究概况 [J].天津药学，2007，19（4）：66-68.

[525] 王志东，梁容瑞，李宗芳.中药野菊花的药理作用研究进展 [J].医学综述，2009，15（6）：906-909.

[526] 陈传千，沈艳平，屈跃丹，等.野菊花提取物药理作用的研究进展 [J].吉林医药学院学报，2010，31（3）：175-178.

[527] 苏锟，黄勇，李娟，等.野菊花提取物对慢性支气管炎大鼠TNF-α及中性粒细胞功能的影响 [J].中药新药与临床药理，2009，4：300-303.

[528] 王勇，林友平，邓可斌，等.复方野菊花含片治疗外感风热咽痛症临床研究 [J].中国中医药信息杂志，2012，19（3）：6-8.

[529] 刘东辉.喜炎平注射液静脉给药联合野菊花注射液雾化吸入治疗疱疹性咽峡炎的疗效观察 [J].中国现代药物应用，2019，13（1）：8-10.